国家卫生和计划生育委员会"十三五"规划教材

全国高等学校教材

供护理学专业用

临床护理技能学

第 2 版

主 编 李云芳 齐卫东

副主编 姜云霞 孙黎惠 高玉芳 王爱敏

编 者（以姓氏笔画为序）

王 敏（青岛大学护理学院）　　　　　佟玉荣（首都医科大学燕京医学院）

王爱敏（青岛大学护理学院）　　　　　张 梅（青岛大学护理学院）

王朝阳（山东大学附属济南市中心医院）　林 雁（福建医科大学护理学院）

刘成玉（青岛大学医学部）　　　　　　周艳萍（广西医科大学护理学院）

齐卫东（山东大学附属省立医院）　　　姜云霞（青岛大学护理学院）

安姝靖（青岛大学附属医院）　　　　　姚珊珊（青岛大学附属医院）

孙惠娟（青岛大学附属医院）　　　　　徐 宏（哈尔滨医科大学附属第二医院）

孙黎惠（青岛大学附属医院）　　　　　高玉芳（青岛大学附属医院）

李云芳（青岛大学附属医院）　　　　　黄美萍（青岛大学护理学院）

吴小玲（四川大学华西医院）　　　　　蒋 丽（四川大学华西医院）

人民卫生出版社

图书在版编目（CIP）数据

临床护理技能学/李云芳，齐卫东主编.—2版.—北京：人民
卫生出版社，2017

ISBN 978-7-117-24311-7

Ⅰ.①临…　Ⅱ.①李…　②齐…　Ⅲ.①护理－技术－医学院
校－教材　Ⅳ.①R472

中国版本图书馆 CIP 数据核字（2017）第 065665 号

人卫智网　www.ipmph.com	医学教育、学术、考试、健康，
	购书智慧智能综合服务平台
人卫官网　www.pmph.com	人卫官方资讯发布平台

临床护理技能学
第 2 版

主　　编：李云芳　齐卫东
出版发行：人民卫生出版社（中继线 010-59780011）
地　　址：北京市朝阳区潘家园南里 19 号
邮　　编：100021
E - mail：pmph @ pmph.com
购书热线：010-59787592　010-59787584　010-65264830
印　　刷：北京市卫顺印刷厂（聚源）
经　　销：新华书店
开　　本：787×1092　1/16　印张：22
字　　数：535 千字
版　　次：2011 年 3 月第 1 版　　2017 年 5 月第 2 版
　　　　　2017 年 5 月第 2 版第 1 次印刷（总第 2 次印刷）
标准书号：ISBN 978-7-117-24311-7/R·24312
定　　价：52.00 元

打击盗版举报电话：010-59787491　E-mail：WQ @ pmph.com
（凡属印装质量问题请与本社市场营销中心联系退换）

护理技能是临床护士必须掌握的基本功，加强临床护理技能培养是高等学校护理学专业教学的重要内容。传统教学中护理技能的培养主要分散在各专业课程中，具有阶段性、内容多、完整性和系统性差、训练机会少等特点和不足。随着护理学事业的发展和科学技术的进步，新的护理学行业标准相继出台，为了规范临床护理技能教学与培训，培养综合素质高、实践能力强的护理学人才，我们组织医学院校的临床护理学教师对《临床护理技能学》第1版进行了修订。

在修订过程中，我们严格遵循"教材继承性与创新性相结合的原则"，在继承第1版教材中成熟内容的基础上，以国家卫生与计划生育委员会"十三五"规划教材编写要求、美国心脏协会2015版心肺复苏及心血管急救指南、护理学的行业标准等为基础，综合了健康评估、基础护理学、内科护理学、外科护理学、妇产科护理学、儿科护理学、急救护理学等专业的基本护理技术和考核标准，并增加了临床情景，临床护理技能操作中常见并发症的发生原因、预防及处理的内容，更加体现了整体护理观和突出了临床护理思维能力的培养，强化了操作过程与沟通环节，并力求切合临床实际。本教材适用于高等学校护理学专业本科生、研究生使用，也可为护士规范化培训、临床护士技能培训与考核使用。

《临床护理技能学》第2版的编者来自全国高等院校和教学医院，均为长期从事护理学教学和临床护理工作的双师型教师，他们具有较高的理论水平和丰富的临床实践经验。在编写过程中，力求全面、准确、有所创新，但由于编者的水平有限，难免存在纰漏或不准确之处，敬请广大师生和读者批评指正，并提出宝贵意见和建议，以利改正。

李云芳　齐卫东
2017年1月

目　录　CONTENT

第一章

健康评估的方法

健康评估作为护理程序的第一步，是对护理对象的健康资料进行有计划地、系统地采集，将所采集的资料进行分析、判断。根据评估结果确定护理诊断，并为制定、实施护理计划提供依据。健康评估的主要内容有健康史评估、身体评估和诊断性检查等。

第一节　健康史评估方法

健康史评估的主要方法是问诊（inquiry）。问诊是护士通过与病人及有关人员的交谈、询问，以获取其所患疾病的发生、发展情况，诊治经过、既往身心健康状况等健康史的方法。健康史评估的目的有：①发现症状；②获得对健康资料的准确定量描述；③确定健康事件发生的准确时间；④确定健康事件是否对病人的生活产生影响。

一、问诊的重要性

问诊是护士与病人进行的一种具有明确的护理专业性目标的、有序的对话过程。成功的问诊是确保健康资料完整性和准确性的关键。不仅在病人刚入院时进行问诊，而在病人整个诊疗期间都应随时进行问诊。

（一）问诊是建立良好护患关系的桥梁

问诊是护患沟通、建立良好护患关系的最重要时机和桥梁，正确的问诊方法和良好的问诊技巧，使病人感到护士亲切和可信，能主动配合护士的工作，这对病人的诊断、治疗和康复十分重要。

（二）问诊是获得诊断依据的重要手段

通过问诊获取的健康资料对护理诊断具有极其重要的意义。一个具有深厚医学知识和丰富临床护理经验的护士，常常通过问诊就能对许多病人提出相当准确的护理诊断。尤其是在某些疾病的早期，机体只是处于功能或病理生理改变的阶段，还缺乏器质性或组织、器官形态学方面的改变，而身体评估、诊断性检查往往无阳性发现，问诊所获得的健康资料却能作为早期护理诊断的依据。实际上，有些疾病，如感冒、支气管炎、心绞痛、消化性溃疡、糖尿病、癫痫等，通过详细的问诊，多能做出确切的医疗诊断和护理诊断。

（三）问诊是了解病情的主要方法

通过问诊可全面了解病人所患疾病的发生、发展、病因、诊治经过及既往健康状况等，了解病人的社会心理状况及其对疾病的影响，有利于全面了解病人的健康状况，消除或减轻其不必要的顾虑及不良影响，从而提高护理质量。

（四）问诊可为进一步评估提供线索

如病人以咳嗽、咯血为主要症状时，若同时伴有午后低热、盗汗等健康史，则提示可能为肺结核。根据这一线索进行详细的肺部评估和（或）影像学检查，一般可明确护理诊断。相反，忽视问诊，必然使健康史采集粗疏，病情了解不够详细、确切，而造成错误的护理诊断。

二、问诊的方法与技巧

问诊的方法和技巧与获取健康史资料的数量和质量有密切的关系，这涉及沟通交流技能、护患关系、医学知识、仪表礼节，以及提供咨询和教育病人等多方面。行之有效的问诊方法与技巧，对护士有着重要的实用价值。

（一）营造轻松舒适的环境

由于对医疗护理环境的生疏和对疾病的恐惧，病人在接受问诊前常伴有紧张情绪，往往不能顺畅有序地诉说自己的感受及病情演变的过程。护士应主动营造一种宽松和谐的环境，以解除病人的不安心情。注意保护病人隐私，最好不要在有陌生人在场时开始问诊。如果病人要求家属在场，护士可以同意。

一般从礼节性的交谈开始，先作自我介绍（佩戴胸牌是很好自我介绍的方式），讲明自己的职责。使用恰当的言语或体态语表示愿意解除病人的病痛，尽自己所能满足他（她）的要求。如问诊开始应正确称呼病人，询问姓名时，如：先生您贵姓？怎么称呼？这样的交流会迅速缩短护患之间的距离，改善互不了解的生疏局面，使问诊能顺利地进行。同时使病人感受到护士亲切与可信，自然就会产生乐意提供真实、详细的健康史，愿意配合护理工作的心态。

（二）选用恰当的问诊方法

问诊的方法有 3 种，即以病人为中心的问诊方法、以护士为中心的问诊方法，以及两种方法相结合的问诊方法，其特点见表 1-1。

表 1-1　问诊方法及特点

方法	特点
以病人为中心的问诊方法	①采用开放式问诊，鼓励病人诉说自己认为最重要的事情，关注病人的情感和需求，让病人充分表达自己的想法，而不是应付护士的想法 ②有利于建立和谐的医患关系
以护士为中心的问诊方法	①采用封闭式问诊，不是聆听病人的诉说，而是问诊特定的问题，以获得特定的细节 ②信息不完整和（或）不准确，限制了护士与病人和谐医患关系的建立
两种方法相结合的问诊方法	采用两种相结合方法获得病人的生理、心理和个人社会活动等方面的资料

1. 封闭式问诊　是指使用一般疑问句，病人仅以"是"或"否"即可回答。如："你现在心情好吗？"只要求病人回答"好"或"不好"。封闭式问诊直接简洁，易于回答、节省时间，但因要回答的内容已包含在问句中，护士难以得到问句以外的更多的信息，且这种问诊具有较强的暗示性。

2. 开放式问诊　是指使用特殊疑问句，病人要将自己的实际情况加以详细描述才能回答。如"你为什么事烦恼？"病人不能用"是"或"否"来回答，而是通过详细讲述引起烦恼的具体事情来回答。开放式问诊因问句中不包含要回答的内容,病人只有根据自己的具体情况才能回答,这样可以获得较多的资料,且问诊不具有暗示性。但开放式问诊因内容复杂,要求病人具有一定的语言表达能力,护士也要花费较多的时间耐心倾听。

采取哪种问诊方式可根据不同的情况选择使用。一般说,为了获得和掌握更多的健康资料,调动病人的主动性和积极性,宜多采用开放式问诊。

(三)一般由主诉开始

问诊一般由主诉开始,由浅入深、有目的、有层次、有顺序地进行问诊。多从简易问题开始,待病人对环境适应和心情稳定后,再问诊需要思考和回忆才能回答的问题。如"你病了几天了?哪里不舒服?"。如病人主诉头痛,可以问:"你头痛有多长时间了?能说出怎么样疼痛吗?""多在什么情况下疼痛?""什么情况下疼痛加重或减轻?""疼痛发作时有无其他症状?""经过哪些治疗?""你认为效果怎样?"等。

(四)注意时间顺序

注意主诉和现病史中症状或体征出现的先后顺序。护士应问诊清楚症状出现的确切时间,注意首发症状至目前的演变过程。根据时间顺序追溯症状的演变,以避免遗漏重要的资料。有时环境变化或药物可能就是病情减轻或加重的因素。按时间线索仔细问诊病情可使护士更有效地获得这些资料。护士可用以下方式问诊,如:"……以后怎么样?""然后又……",这样在核实所得资料的同时,可以了解事件发展的先后顺序。

(五)态度要诚恳友善

耐心与病人交谈,细心听取病人的诉说。对病人回答的不确切和不满意时要耐心启发病人。如"不用急,再想一想,能不能再详细些?"。不要因急于了解情况而进行套问和逼问,以免病人为满足护士的问诊而随声附和或躲避回答,如"腹痛时伴有恶心呕吐吗?""胸痛时向左肩放射吗?"。

仪表、礼节和友善的举止有助于发展与病人的和谐关系,使病人感到温暖亲切,能获得病人的信任以致说出原想隐瞒的敏感事情。适当的时候应微笑或赞许地点头示意。

恰当地运用一些评价、赞扬与鼓励语言,可促使病人与护士的合作,使病人受到鼓舞而积极提供信息。

(六)避免重复问诊

问诊时要注意系统性、目的性和必要性,护士应全神贯注地倾听病人的回答,不应该问了又问。杂乱无章的问诊是漫不经心的表现,这样会降低病人对护士的信心和期望。

(七)避免使用有特定意义的医学术语

在选择问诊的用语时应注意病人的文化背景以及对医学术语的理解。必须采用常人易懂的词语代替难懂的医学术语,如"鼻出血、隐血、谵妄、里急后重、间歇性跛行"等,以免导致健康史资料不确切、不完整。

(八)及时核实有疑问的情况

针对病人诉说中不确切或有疑问的情况,注意及时核实。如果病人提供了特定的诊断和用药,就应问诊清楚诊断是如何做出的及用药剂量等。还要核实其他一些信息,包括饮酒史、吸烟史、兴奋药品和咖啡因服用史以及过敏史等。有关习惯和嗜好方面的情况应包括名称、用量和时间。例如,对于饮酒史,应问诊清楚饮什么酒、饮多少、多长时间以及饮酒的方式等。

（九）结束语

问诊结束时，要感谢病人的合作，告知病人与护士合作的重要性，并说明下一步计划、护士的作用和义务，对病人的要求、希望（如改变饮食习惯、治疗等）等。

（十）分析与综合

在问诊过程中，护士要不断地思考、分析、综合、归纳病人所诉说的症状之间的内在联系，分清主次、去伪存真，这样的健康资料才有价值。问诊之后，应将病人的诉说加以归纳、整理，按规范格式写成健康史。

三、问诊的注意事项

（一）选择合适的时间

问诊是一种情感交流的过程，时间选择得好，问诊往往能得到病人的配合。问诊的内容及其时间选择应该考虑病人的情绪。对待不同的病人，选择不同的时机。对危重病人，在做简要的问诊和重点评估之后，立即进行抢救。详细的健康史与身体评估可在病情好转后再作补充，以免延误治疗。

（二）选择良好的问诊环境

选择比较安静、舒适和私密性好的环境，光线、温度要适宜。在有多张病床的病房里，护士应该利用自己的问诊技巧，弥补环境条件的不足，如适当控制声音的大小，含蓄设计隐秘的问题等。

（三）选择适宜的人际沟通方式

不同文化背景的病人在人际沟通的方式上存在着文化差异。护士应熟悉自己与病人的文化差异，使问诊过程中的语言和行为能充分体现对病人的理解和尊重。

不同年龄的病人，由于其所处的生理及心理发育阶段不同，沟通交流能力亦不同。老年病人因其可能存在听力、视力、记忆力等功能的减退，问诊时应注意简单、通俗，语速要慢，给病人留有足够的思考和回忆时间，必要时予以适当的重复等。对于不能自述的儿童，要注意家长或知情者代述健康史的可靠性；对能自述者，要充分重视其心理（如怕打针、吃药等），严密观察回答时的反应，以利于判断健康史的可靠性。

危重病病人可能反应迟钝、回答缓慢，或因治疗无望有拒绝、抑郁、孤独等心理，护士要予以理解。并根据不同的情况采取恰当的措施，真诚地关心、鼓励和安慰病人，以获取更多的信息。

（四）注意非语言沟通

问诊时要与病人保持视线接触，运用必要的手势、保持适当的距离，适时点头或应答，避免分散病人注意力。

（五）不要有不良的刺激

问诊时不要直呼病人的名字或床号，要防止对病人有不良刺激的语言和表情，如说"麻烦""难办"，皱眉、摇头、脚不停地拍击地板或用铅笔敲纸等，这样会增加病人的思想负担，甚至使病情加重。

（黄美萍）

第二节 身体评估方法

身体评估是护士运用自己的感官或借助于一些简单的评估工具,来了解机体健康状况的一组最基本的评估方法。身体评估常用的器械见表1-2。

表1-2 身体评估常用的器械

器械种类	所用器械
必需的	听诊器、眼-耳底镜、笔形手电筒、叩诊锤、音叉(128Hz)、别针或大头针＊、皮尺、便携式可视卡
可选择的	鼻腔集光镜、鼻窥镜、音叉(512Hz)
大部分医疗机构均具备的	血压计、压舌板、敷药棒、纱布垫、手套、润滑剂、防意外出血用的愈创木脂卡、阴道窥镜

＊为了预防HIV和肝炎病毒的传播,应该用一次性的大头针

身体评估一般于采集健康史结束后开始,但一般状态的评估往往与问诊同时进行。身体评估的目的是为了进一步支持和验证问诊中所获得的有临床意义的症状,发现病人所存在的体征及对治疗和护理的反应,为确认护理诊断寻找客观依据。

身体评估的注意事项:①环境安静、舒适和具有私密性,最好以自然光线作为照明;②评估前先洗手,以避免医源性交叉感染;③评估按一定的顺序进行。通常先观察一般状况,然后依次评估头、颈、胸、腹、脊柱、四肢及神经系统,以避免不必要的重复或遗漏。必要时进行生殖器、肛门和直肠的评估;④身体评估过程中要做到动作轻柔、准确、规范,内容完整而有重点;⑤护士的态度要和蔼,要关心体贴病人。

身体评估的基本方法有视诊、触诊、叩诊、听诊和嗅诊。只有触诊和叩诊需要手法技巧,检查时一定要娴熟、轻柔,一般不需要用力触诊和叩诊,以免使病人紧张而拒绝评估。每次身体评估都是对视诊、触诊、叩诊、听诊和嗅诊5种评估方法的锻炼,这既是基本技能的练习过程,也是临床经验的积累过程,同样也是与病人交流、沟通、建立良好医患关系的过程。

一、视诊

视诊(inspection)是以眼睛来观察病人全身或局部状态的检查方法。通过视诊可以观察到许多全身及局部的体征,但对特殊部位(如眼底、呼吸道、消化道等)则需借用某些器械(如检眼镜、内镜等)帮助检查。

视诊方法简单,技巧最少。但其适用范围广,可提供重要的诊断资料和线索,有时仅用视诊就可明确一些疾病的诊断。视诊又是一种常被忽略的诊断和检查方法,极易发生视而不见的现象。学习视诊需要反复练习,并记住:"视觉是一种能力,而眼力则是一种技巧"。

视诊最好在自然光线下进行,夜间在普通灯光下不易辨别黄疸和发绀,苍白和皮疹也不易观察清楚。侧面来的光线对观察搏动或肿物的轮廓有一定的帮助。

1.常规视诊 体格检查的第一步就是从整体观察病人,从病人走进诊室(或病房)开始,就要观察病人的步态、有无目光接触、说话的方式、体位、表情、营养状况、身体的比例、有无畸形、有无异常举动等。

2. 近距离视诊   就是把注意力集中在某一部位进行细致的观察,如皮肤科护士主要是通过近距离视诊皮损来评估患者的健康状况。但是,很多依靠视诊获得的重要医学信息,都是借助于各种仪器来完成的,如显微镜、检眼镜、结肠镜、胃镜、支气管镜和喉镜等。

二、触诊

触诊(palpation)是护士通过手与病人体表局部接触后的感觉(触觉、温度觉、位置觉和振动觉等)或病人的反应,发现其有无异常的检查方法。手的不同部位对触觉的灵敏度不同(表 1-3),其中以指腹和掌指关节的掌面最为灵敏,触诊时多用这两个部位。临床上使用触诊的范围很广,尤以腹部检查最常采用触诊。通过触诊可以发现温度、湿度、震颤、波动、摩擦感、压痛、搏动、捻发音,以及肿大的器官、包块等。

表 1-3   触诊的感觉与评价

感觉	评价
触觉	指尖是区分触觉最灵敏的部位
温度觉	手背或手指的背部对温度比较灵敏(此处皮肤较其他部位薄)
振动觉	掌指关节掌面或手的尺侧对振动比较灵敏
位置觉或协调性	关节与肌肉活动(如用手指抓)对位置觉或协调性比较灵敏

(一)触诊方法

触诊时,由于目的不同而施加的压力也不一致,因此,触诊可分为浅部触诊法与深部触诊法。

1. 浅部触诊法   护士将一手轻轻放在病人的被检查部位,利用掌指关节和腕关节的协同动作,轻柔地进行轻压触摸(图 1-1)。浅部触诊法(light palpation)可触及的深度为 1~2cm,适用于检查体表浅在病变、关节、软组织,浅部的动脉、静脉、神经,阴囊和精索等。浅部触诊法一般不引起病人痛苦及肌肉紧张,更有利于检查腹部有无压痛、抵抗感、搏动、包块和某些肿大脏器等。

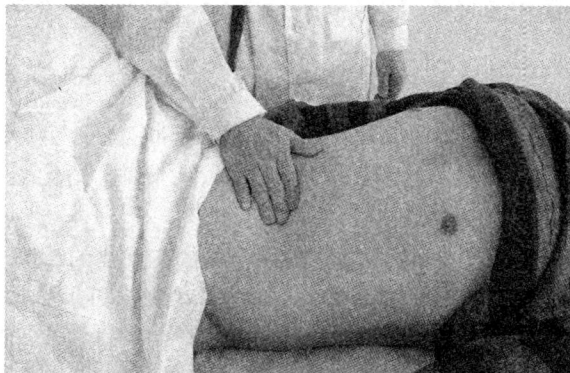

图 1-1   浅部触诊法

2. 深部触诊法   护士将一手或两手重叠放置于病人的被检查部位,由浅入深,逐渐加压以达深部。深部触诊法(deep palpation)触及的深度常在 2cm 以上,有时可达 4~5cm,适用于检查腹腔病变和脏器情况,根据检查目的和手法的不同又分为 4 种。

（1）深部滑行触诊法（deep slipping palpation）：病人取仰卧位，双下肢屈曲，嘱病人张口平静呼吸，或与病人谈话以转移其注意力，尽量使其腹肌放松；护士以右手并拢的二、三、四指末端逐渐触向腹腔的脏器或包块，在被触及的脏器或包块上作上、下、左、右的滑行触诊（图 1-2）。如为肠管或索条状包块，则需作与长轴相垂直方向的滑行触诊；常用于腹腔深部包块和胃肠病变的检查。

（2）双手触诊法（bimanual palpation）：护士将左手置于病人的被检查器官或包块的后部，并将被检查部位推向右手方向，以利于右手触诊，右手中间三指置于腹部进行触诊（图 1-3）。双手触诊法多用于肝脏、脾脏、肾脏和腹腔包块的检查。

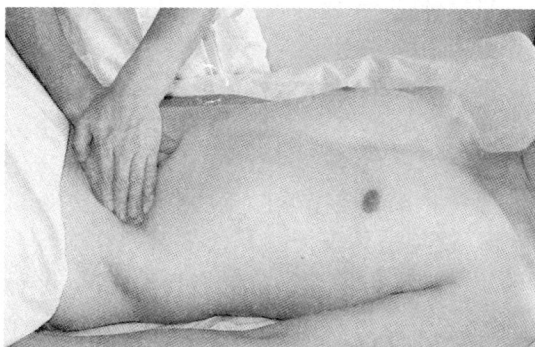

图 1-2　深部滑行触诊法

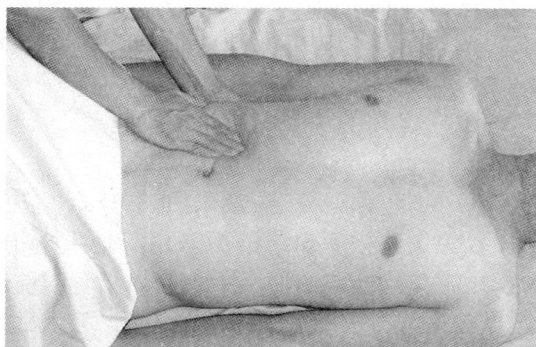

图 1-3　双手触诊法

（3）深压触诊法（deep press palpation）：护士以一、二个手指在被检查部位逐渐深压（图 1-4），以用于检查腹腔深在病变的部位或确定腹部压痛点，如阑尾压痛点、胆囊压痛点等。

（4）冲击触诊法（ballottement）：护士将三、四个手指并拢，以 70°～90° 角放置于腹壁相应的部位，作数次急速而较有力的冲击动作（图 1-5），在冲击时可出现腹腔内器官在指端浮沉的感觉，一般只适用于大量腹水时肝脏、脾脏难以触及者。但冲击触诊可使病人感到不适，应避免用力过猛。

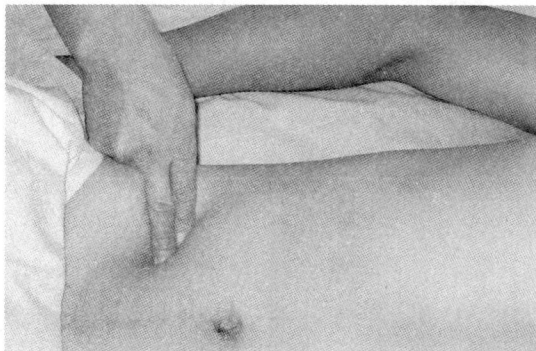

图 1-4　深压触诊法

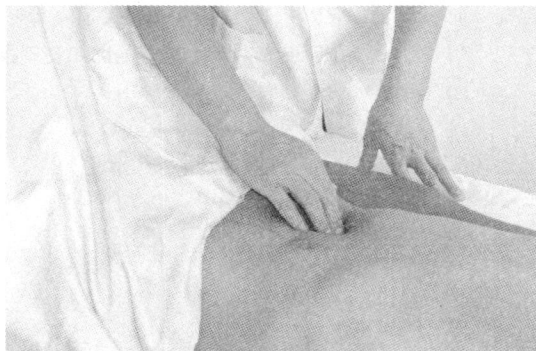

图 1-5　冲击触诊法

（二）注意事项

1. 准备工作　触诊前应向病人说明触诊的目的和怎样配合，触诊时手要温暖轻柔，避免病人紧张，以免影响触诊效果。

2. 站位要准确 护士与病人都应采取适宜的位置,护士应站在病人的右侧,面向病人,以便随时观察病人的面部表情变化;病人取仰卧位时,双手自然置于体侧,膝关节屈曲,放松腹肌。

3. 病人准备 进行下腹部触诊时,可根据需要嘱病人排空大小便,以免影响触诊。

4. 用心触诊 触诊时要手脑并用,边触诊边思考,反复斟酌,以判断病变的性质和来源。

三、叩诊

叩诊(percussion)是护士用手指叩击病人体表,使之振动而产生音响变化的检查方法。由于器官密度、组织构成和叩诊的力度不同,产生的叩诊音也不同。

叩诊多用于肺脏、心脏、肝界和腹水的检查,也用于了解肝区、脾区及肾区等有无叩击痛。

(一) 叩诊方法

根据检查手法与目的不同,叩诊又分间接叩诊法(indirect percussion)与直接叩诊法(direct percussion)。

1. 间接叩诊法 广泛采用的方法。①护士左手中指第二指节紧贴于叩诊部位(勿施重压,以免影响被叩组织的振动),其他手指稍微抬起(避免与体表接触);②右手手指自然弯曲,以中指指端叩击左手中指第二指骨的前端,叩击方向应与叩诊部位的体表垂直;③叩诊时以腕关节与指掌关节的活动为主,避免肘关节及肩关节参与运动(图 1-6,图 1-7);④一个部位每次只需连续叩击 2～3 下,如未能获得明确印象,可再连续叩击 2～3 下。

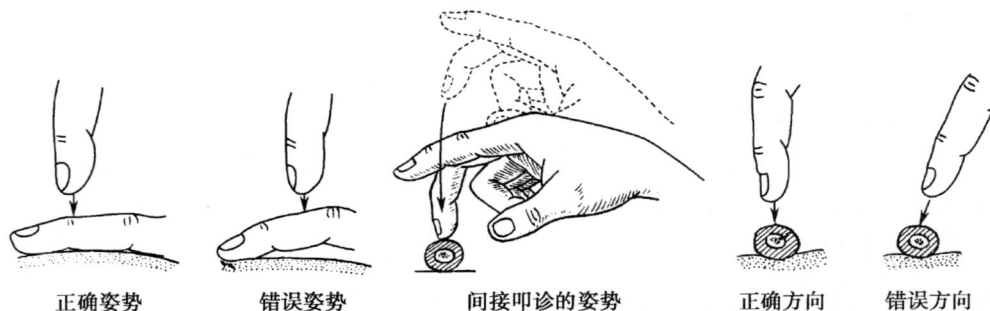

正确姿势 错误姿势 间接叩诊的姿势 正确方向 错误方向

图 1-6 间接叩诊法模式图

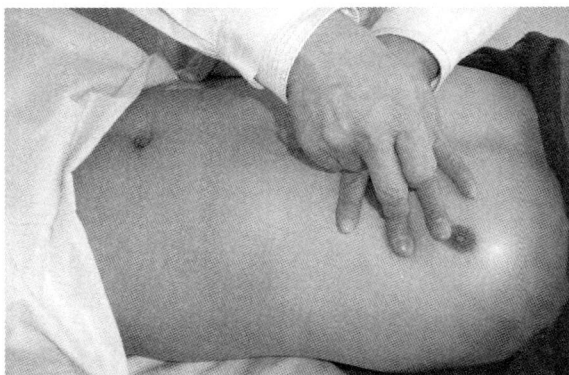

图 1-7 间接叩诊法

2．直接叩诊法　护士用右手中间三指的掌面直接拍击被检查的部位,借拍击的反响和指下的振动感来判断病变的方法(图1-8)。直接叩诊法主要适用于检查胸部或腹部面积较广泛的病变,如大量胸水或腹水等。

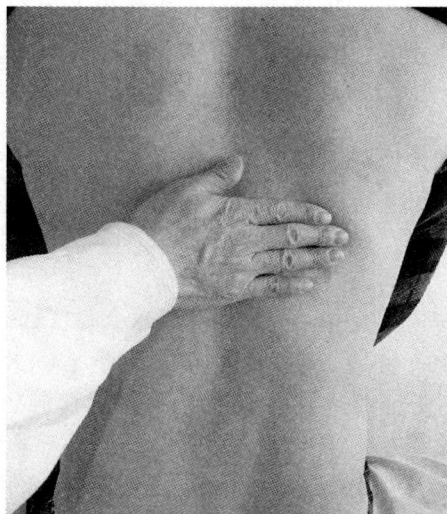

图1-8　直接叩诊法

(二) 叩诊音

叩诊音即被叩击部位产生的音响。根据音响的强弱、频率等的不同将叩诊音分为5级,即实音(flatness)、浊音(dullness)、清音(resonance)、过清音(hyperresonance)和鼓音(tympany)。叩诊音的时限与组织密度呈负相关,实音持续时间最短,随着组织密度减小,叩诊音的时限逐渐延长。各种叩诊音的特点和临床意义见表1-4。

表1-4　各种叩诊音的特点及临床意义

叩诊音	音响强度	音调	持续时间	正常存在部位	临床意义
实音	最弱	最高	最短	心、肝	大量胸腔积液、肺实变
浊音	弱	高	短	心、肝被肺覆盖部分	肺炎、肺不张、胸膜增厚
清音	强	低	长	正常肺部	无
过清音	更强	更低	更长	无	肺气肿
鼓音	最强	低	最长	胃泡区	气胸、肺空洞

(三) 注意事项

1．准备工作　环境应安静,以免影响叩诊音的判断。叩诊前应嘱病人充分暴露被叩诊部位,并使肌肉放松。

2．体位　因叩诊的部位不同,病人须采取相应的体位。如叩诊胸部时取坐位或卧位;叩诊腹部时取仰卧位。

3．确定肋间　叩诊心脏和肺脏时,一定要先确定叩诊的肋间(胸骨角是寻找肋间的标志)。

4．注意对称部位的比较　叩诊时应注意对称部位的比较与鉴别。

5. 注意音响与振动的比较　叩诊时不仅要注意叩诊音响的变化，还要注意不同病灶振动的差异。

6. 掌握叩诊的基本要领　紧（左手中指第二指骨紧贴叩诊部位）、翘（左手其他手指稍抬起，勿与体表接触）、直（以右手中指指端垂直叩击左手中指第二指骨前段）、匀（叩击的力量要均匀一致）、快（每次叩击后右手要快速抬起）。

四、听诊

听诊（auscultation）是护士用耳或借助于听诊器听取身体内有运动舒缩能力的器官，或有气体、血液流动的器官所发出的声音，以识别正常与病理状态的方法，听诊常用于心血管、肺及胃肠道等的检查。

（一）听诊方法

1. 直接听诊法　直接听诊法（direct auscultation）是听诊器问世以前的听诊法。即用耳郭直接贴在病人的体表上进行听诊，用此法所听得的体内声音很微弱，而且既不卫生也不方便。广义的直接听诊包括听诊语音、咳嗽、呼吸、嗳气、肠鸣、呻吟、啼哭以及病人发出的其他任何声音。

2. 间接听诊法　间接听诊法（indirect auscultation）是指采用听诊器（stethoscope）进行的听诊。此法方便，使用范围广，主要用于听诊心脏、肺脏、腹部、血管等。

听诊器由耳件、胸件及软管三部分组成，胸件有两种类型：①钟型：适用于听诊低调声音，如二尖瓣狭窄的舒张期隆隆样杂音（图1-9）。使用钟型胸件时，胸件应轻轻接触体表被检查部位，但必须完全密合。否则会牵拉钟型胸件周围的皮肤，使之发挥与膜型胸件相似的功能，过滤低调的声音；②膜型：适用于听诊高调的声音，如主动脉瓣关闭不全的杂音等。使用膜型胸件时，胸件要紧贴体表被检查部位（图1-10）。

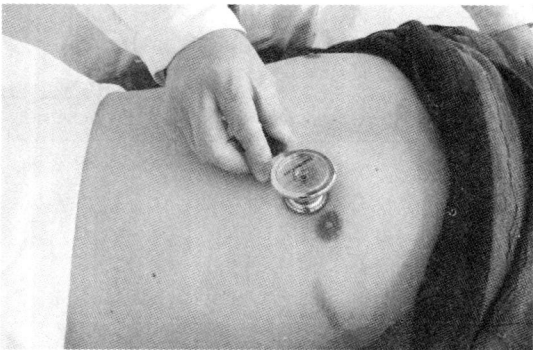

图1-9　采用钟型胸件听诊　　　　　图1-10　采用膜型胸件听诊

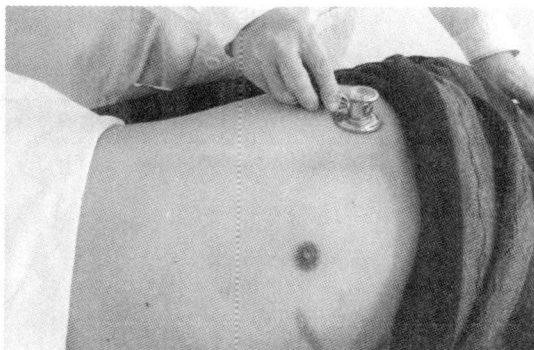

（二）注意事项

1. 准备工作　①环境要安静、温暖、避风。寒冷可引起病人肌束颤动，出现附加音，影响听诊效果；②应根据病情嘱病人采取适当的体位，对衰弱不能起床的病人，为减少病人翻身的痛苦，以使用膜型听诊器为佳。

2. 正确使用听诊器　听诊前应注意耳件方向是否正确，管腔是否通畅；胸件要紧贴于被听诊的部位，避免与皮肤摩擦而产生附加音。绝不能隔衣听诊。

3. 排除干扰 听诊时注意力要集中，听诊心脏时要排除呼吸音的影响，听诊肺部时也要排除心音的影响。

五、嗅诊

嗅诊（smelling）是通过嗅觉判断发自病人的异常气味与疾病之关系的一种评估方法。这些异常气味多来自皮肤、黏膜、呼吸道、胃肠道、呕吐物、排泄物、分泌物、脓液与血液等。嗅诊时用手将病人散发的气味扇向护士自己的鼻部，然后仔细判断气味的性质和特点。临床常见的气味及其临床意义见表1-5。

表1-5 临床常见的气味及其临床意义

来源	临床意义
汗液	一般无强烈刺激性气味。酸性汗味见于风湿热或长期服用水杨酸、阿司匹林等解热镇痛药物；特殊的狐臭味见于腋臭等
痰液	无特殊气味。血腥味见于大量咯血；恶臭味提示可能有支气管扩张或肺脓肿
脓液	一般无特殊臭味，如有恶臭应考虑气性坏疽的可能
胃内容物	单纯饮食性内容物略带酸味。如酸味过浓提示食物在胃内滞留时间长，胃内容物发酵
呕吐物	粪便味则提示可能为幽门梗阻或腹膜炎；呕吐物混有脓液并有令人恶心的甜味（似烂苹果味）则多见于胃坏疽
大便	腐败性臭味多由消化不良或胰腺功能不足引起；腥臭味见于细菌性痢疾；肝腥味见于阿米巴性痢疾
尿液	浓烈的氨味见于膀胱炎及尿潴留，鼠尿味见于苯丙酮尿症，苹果样气味见于糖尿病酮症酸中毒，大蒜臭味见于有机磷中毒杀虫剂，腐臭味见于膀胱癌晚期
呼气	具有浓烈的酒味见于饮酒后或醉酒者；刺激性蒜味见于有机磷中毒杀虫剂；烂苹果味见于糖尿病酮症酸中毒病人；氨味见于尿毒症；肝腥味见于肝性昏迷

第三节 其他评估方法

健康资料的采集，除问诊和身体评估外，临床上常采用的评估方法还有诊断性检查，如实验室检查和器械检查等。

一、实验室检查

实验室检查（laboratory examination）是运用物理学、化学、生物学等技术，对病人的血液、尿液、粪便以及其他排泄物、分泌物、脱落物、穿刺物等标本进行检查，从而获得病原学、病理形态学或器官功能状态等资料，结合健康史、临床症状和体征进行全面分析的评估方法。

实验室检查与临床护理有着十分密切的关系。一方面，大部分实验室检查的标本需护士去采集；另一方面实验室检查的结果作为客观资料的重要组成部分，又可协助和指导护士观察、判断病情，做出护理诊断，因此实验室检查是健康评估的重要内容之一。

实验室检查主要包括临床一般检查、临床血液学检查、临床生物化学检查、临床病原生物学及血清学检查、临床免疫学检查以及临床遗传学检查等。

二、器械检查

器械检查(instrument examination)是评估病人各系统生理功能的常用方法,对探索疾病发病机制、病理生理变化、明确诊断、指导治疗、判断疗效和疾病的康复、劳动力鉴定等都有重要的意义。临床上常用的器械检查手段有心电图检查、影像学检查等。作为护理人员,在了解各项检查原理的基础上,还应掌握各项检查前的准备方法,以保证检查的顺利实施,检查结果的客观、准确有利于相关资料的采集。

(孙黎惠 刘成玉)

第二章

健康史评估

健康史（health history）是生活中对病人心理和躯体健康产生影响的相关事件，是建立初步护理诊断的基础之一，也是护理诊断过程的第一步。健康史的基本要素包括：①无法被护士观察到的感觉；②过去被病人观察到的，而无法被护士确认的一些异常改变；③不容易核实的以往事件（如过去的护理诊断或治疗等）；④病人的家族健康史和社会经济地位状况。

健康史主要包括一般资料、主诉、现病史、既往史、用药史、成长发展史、家族健康史、系统回顾等内容。

一、一般资料

一般资料（general data）包括病人姓名、性别、年龄、民族、婚姻、出生地、文化程度、宗教信仰、工作单位、职业、家庭地址、电话号码、入院日期及记录日期等。性别、年龄、职业等可为某些疾病的诊断提供有用的信息，文化程度、宗教信仰等有助于了解病人对健康的态度及价值观。同时，应注明资料来源（若资料来源并非病人本人，应注明其与病人的关系）及其可靠程度。

二、主诉

主诉（chief complaints）为病人感受到的最主要的痛苦、最明显的症状或体征，也是本次就诊的最主要原因及其持续时间。记录主诉要简明扼要，应用一句话加以概括，并同时注明主诉自发生到就诊的时间。如"咽痛、高热 2 天""活动后心慌气短 2 年，下肢水肿 2 周"。一般不超过 20 个字，或不超过 3 个主要症状。主诉要准确反映病人的主要矛盾，一般不要使用诊断名词，但特殊情况下，如"胃癌术后化疗"亦可作为主诉。体征一般不作为主诉，但能为病人所感知的体征而无明显症状者亦可作为主诉，如发现腹部包块、下肢水肿等也可作为主诉。

三、现病史

现病史（history of present illness）是围绕主诉详细描述病人自患病以来疾病的发生、发展和诊疗、护理的全过程，是健康史的主体部分。为使现病史层次清楚、简明扼要，可按 3 个层次记录现病史：①病史过程；②有鉴别意义的阴性症状；③患病后一般情况的改变。其主要内容及评价见表 2-1。

表 2-1 现病史的主要内容及评价

内容	评价
患病时间与起病情况	何时、何地、如何起病,起病缓急,病程长短,与本次发病有关的病因和诱因。现病史的时间应与主诉保持一致
主要症状发生和发展	按症状发生的先后详细描述症状的性质、部位、程度、发作频率、持续时间、严重程度、有无缓解或加重的因素,有无伴随症状等。记录要精练,类同的症状不需反复描述,但症状的性质、程度等发生变化时应记录变化的情况
伴随症状	与主要症状同时或随后出现的其他症状,应记录其发生的时间、特点和演变情况,与主要症状之间的关系等。与鉴别诊断有关的"阴性症状"也应记录
诊治经过	发病后曾在何时、何地做过何种检查和治疗,诊断及治疗、护理措施及其效果
一般情况	患病后病人的精神、体力状态,食欲及食量的改变,睡眠与大小便的情况等
健康问题对其影响	病人对自己目前健康状况的评价及疾病对生理、心理、社会各方面的影响

四、既往史

既往史(past history)包括病人既往的健康状况和患过的疾病(包括各种传染病)、外伤、手术史、预防接种史,以及对药物、食物和其他接触物的过敏史等,特别是与现病史有密切关系的疾病。记录顺序一般按年月的先后排列。诊断肯定者可用病名并加引号;诊断不肯定者,可简述其症状、时间和转归。既往史的主要内容有:①一般健康状况,有无慢性疾病,如高血压、肝脏疾病、糖尿病病史等,是病人对自己既往健康状况的评价;②急性、慢性传染病史;③预防接种史,包括预防接种时间及类型;④有无外伤、手术史;⑤有无过敏史,包括食物、药物、环境因素中已知的过敏物质等。

五、用药史

用药史(medication history)是指病人用过哪些药物,有无反应,特殊药物如激素、抗结核药物、抗生素等应记录其用法、剂量和时间,询问当前用药情况,包括药物名称、剂型、用法、用量、效果及不良反应等。对于用药史,主要询问药物过敏史、药物疗效及副作用,同时可了解病人的自我照顾能力。

六、成长发展史

成长发展史(growth and development history)是反映病人健康状况的重要指标之一。

1. 生长发育史 根据病人所处的生长发育阶段,判断其生长发育是否正常。对儿童来说,主要向家长了解孩子出生时的情况及生长发育的情况。

2. 月经史(menstrual history) 包括月经初潮的年龄、月经周期和经期天数,经血的量和颜色,经期症状,有无痛经与白带多少,末次月经日期(last menstrual period, LMP),闭经日期,绝经年龄。记录格式如下:

$$初潮年龄 = \frac{行经期(天)}{月经周期(天)}末次月经时间(LMP)或绝经年龄$$

3. 婚姻史(marital history) 包括婚姻状况、结婚年龄、配偶健康情况、性生活情况、夫妻关系等。

4.生育史（childbearing history） 包括妊娠与生育次数，人工或自然流产的次数，有无死产、手术产、围产期感染及计划生育状况等。对男性病人也应询问是否患过影响生育的疾病。

5.个人史（personal history） 包括出生地、居住地区和居留时间（尤其是疫源地和地方病流行区）、受教育程度、经济生活和业余爱好等社会经历；工种、劳动环境、对工业毒物的接触情况及时间等职业及工作条件情况；起居与卫生习惯、饮食的规律与质量。烟酒嗜好的时间与摄入量，以及其他异嗜物和麻醉药品、毒品等习惯与嗜好，有无不洁性生活史，是否患过性病等。

七、家族健康史

家族健康史（family history）包括双亲与兄弟、姐妹及子女的健康与患病情况，特别应询问是否患有与病人相同的疾病，有无与遗传有关的疾病。对已死亡的直系亲属要问明死因与年龄。

八、系统回顾

系统回顾（review of systems）是通过回顾病人有无各系统或与各功能性健康型态相关的症状及其特点，全面系统地评估以往发生的健康问题及其与本次健康问题的关系。通过系统回顾可避免遗漏重要的信息。系统回顾的组织与安排可根据需要采用不同的系统模式，如身体、心理、社会模式或功能性健康型态模式等。

1.身体、心理、社会模式的系统回顾

（1）身体方面：身体方面的系统回顾项目及内容见表2-2。

表2-2 身体方面的系统回顾项目及内容

项目	内容
一般健康状况	有无疲乏无力、发热、出汗、睡眠障碍及体重改变等
头颅及其器官	有无视力障碍、耳聋、耳鸣、眩晕、鼻出血、牙痛、牙龈出血、咽喉痛、声音嘶哑等
呼吸系统	有无咳嗽、咳痰、咯血、胸痛、呼吸困难等
心血管系统	有无心悸、活动后气短、心前区疼痛、端坐呼吸、血压增高、晕厥、下肢水肿等
消化系统	有无食欲减退、吞咽困难、腹痛、腹泻、恶心、呕吐、呕血、便血、便秘、黄疸等
泌尿生殖系统	有无尿频、尿急、尿痛、血尿、排尿困难、夜尿增多、颜面水肿、尿道或阴道异常分泌物等
内分泌系统与代谢	有无多饮、多尿、多食、怕热、多汗、怕冷、乏力、显著肥胖或消瘦、色素沉着、闭经等
造血系统	有无皮肤苍白、头昏眼花、乏力、皮肤出血点、瘀斑、淋巴结大、肝脾大等
肌肉与骨关节系统	有无疼痛、关节红肿、关节畸形、运动障碍、肌肉萎缩、肢体无力等
神经系统与精神状态	有无头痛、头昏、眩晕、记忆力减退、意识障碍、抽搐、瘫痪，有无幻觉、妄想、定向力障碍、情绪异常等

（2）心理方面：①感知能力：视、听、触、嗅等感觉功能有无异常，有无错觉、幻觉等；②认知能力：有无定向力、记忆力、注意力、语言能力等障碍；③情绪状态：有无焦虑、抑郁、失望、沮丧、恐惧、愤怒等情绪；④自我概念：对自己充满信心、有价值感，还是觉得自己无能为力、毫无希望或成为别人的累赘等；⑤对疾病和健康的理解与反应；⑥应激反应及应对方式等。

（3）社会方面：①价值观与信仰；②受教育情况：包括曾接受过的各种专业教育以及所取得的成绩或成果；③生活与居住环境：包括卫生状况、居民的素质等，注意有无饮食、饮水、空气污染及各种噪音等威胁健康的因素；④职业及工作环境：所从事过的工种、有无影响正常的生活规律等，工作环境中的卫生状况、有无噪音、工业毒物接触等；⑤家庭：包括家庭人口构成、家庭关系是否融洽、病人在家庭中的地位、患病后对家庭的影响、家人对病人的态度等；⑥社交状况；⑦经济负担：家庭的经济状况如何，特别是有无因检查、治疗等经济负担而给病人带来心理压力。

2．功能性健康型态模式的系统回顾　功能性健康型态模式涉及人类健康和生命过程的 11 个方面。

（1）健康感知 - 健康管理型态：自觉一般健康状况如何；为保持或促进健康所做的最重要的事情及其对健康的影响；有无烟、酒、毒品嗜好，每天摄入量，有无药物成瘾或药物依赖、剂量及持续时间；是否经常作乳房自检；平时能否服从医护人员的健康指导。是否知道所患疾病的原因，出现症状时采取的措施及其结果。

（2）营养 - 代谢型态：食欲及日常食物和水分摄入种类、性质、量，有无饮食限制；有无咀嚼或吞咽困难及其程度、原因和进展情况；近期体重变化及其原因；有无皮肤、黏膜的损害；牙齿有无异常等。

（3）排泄型态：每天排便与排尿的次数、量、颜色、性状，有无异常改变及其类型、诱发或影响因素，是否应用药物。

（4）活动 - 运动型态：进食、转位、洗漱、如厕、洗澡、穿衣、行走、上下楼梯、购物、备餐等生活自理能力及其功能水平，有无借助轮椅或义肢等辅助用具。日常活动与运动方式、活动量、活动耐力，有无医疗或疾病限制。

（5）睡眠 - 休息型态：日常睡眠情况，睡眠后精力是否充沛，有无睡眠异常及其原因或影响因素，是否借助药物或其他方式辅助入睡。

（6）认知 - 感知型态：有无听觉、视觉、味觉、嗅觉、记忆力、思维能力、语言能力等改变，视觉、听觉是否借助辅助用具；有无疼痛及其部位、性质、程度、持续时间等；学习方式及学习中有何困难等。

（7）自我感知 - 自我概念型态：如何看待自己，自我感觉如何；有无导致焦虑、抑郁、恐惧等情绪的因素。

（8）角色 - 关系型态：职业、社会交往情况；角色适应及有无角色适应不良；独居或与家人同住；家庭结构与功能，有无处理家庭问题的困难，家庭对病人患病或住院的看法；是否参加社会团体；与朋友关系是否密切，是否经常感到孤独；工作是否顺利；经济收入能否满足个人生活所需。

（9）性 - 生殖型态：性别认同和性别角色、性生活满意程度、性生活有无改变或障碍；女性月经史、生育史等。

（10）应激 - 应对型态：是否经常感到紧张，用什么方法解决（药物、酗酒或其他）；近期生活中有无重大改变或危机，当生活中出现重大问题时如何处理，能否成功，对其最大的帮助者是谁等。

（11）价值 - 信念型态：能否在生活中得到自己所需要的，有无宗教信仰等。

（高玉芳）

第三章

身 体 评 估

第一节　身体评估的顺序及项目

一、系统身体评估的原则

身体评估是一种采用多种评估方法获得病人健康资料的方法，由于操作的局限性，尚无一个例行的评估程序。不同的护士可能倾向于一种评估顺序。一般情况下，护士对大多数病人都能进行常规评估或基本评估，且对相同年龄或性别的病人采取的评估方法与顺序可能大致相同。但是，护士必须掌握有效的、系统的评估方法，以获得更有效的资料，因此，身体评估必须遵循一些原则。

1. 按部位评估、按系统思考　为了评估方便，减轻病人的痛苦，护士可按照部位进行身体评估，但必须按照系统进行思考，这对确立正确的诊断十分重要。

2. 评估顺序合理有效　对所有病人都应采取从头到脚、先前面后背部的顺序，以免遗漏评估部位或体征，同时，还要掌握正常变异。科学合理、规范有序的身体评估，既可以最大限度地保证身体评估的效率，又可以减少病人的不适，同时也方便护士的操作。

3. 尽量减少病人体位的变动　过多的、不恰当的体位变动都会增加病人和护士的不适感，且浪费时间。因此，系统身体评估时病人最好只变动1～2次体位。

4. 尊重和保护病人的隐私　护士要尊重病人的羞怯心理，注意保护病人的隐私。采用专业的、娴熟的评估方法可以得到病人的有效配合与支持，可以极大地减少评估敏感部位（如乳房、生殖器和肛门等）所产生的误会。

5. 局部评估与全身评估相结合　在实际工作中，有些病人不需要进行系统身体评估，尤其是对就诊间隔时间较短的复诊病人，或仅有局部病变的病人，此时采用局部评估或重点评估即可达到目的。但一定要结合病人的实际情况，具体问题具体分析。

6. 保证病人的知情权　在进行身体评估时，要让病人了解身体评估的计划、内容和顺序，及时预见护士的操作，以便有效地配合护士的评估。

7. 与病人有效的沟通与交流　护士在观察病人同时，病人也在注意护士的言行。所以，护士要建立与病人的有效沟通和交流，特别注意其面部表情与体态语，不要随意发表评论，确保语言交流与非语言交流都能传递有效的医学信息与专业精神，以取得病人的最大信任和配合。

8. 坚持原则但又有灵活性　系统身体评估必须坚持系统全面、合理有序，但还要注意具体操作的灵活性。面对急诊病人、重症病人，在重点评估后，立即进行抢救或治疗，待病情稳定后再补充其他的内容。对不能坐起病人的背部评估,只能在侧卧状态下进行。肛门直肠、外生殖器的评估应根据病情需要,确定是否评估,如确需评估应注意保护病人的隐私。

9．评估方法既娴熟又规范　身体评估的方法具有很强的技艺性,务求规范合理、娴熟,并应用得当。

10．手脑并用且用心思考　在系统身体评估时,强调边评估边思考,正确评价评估结果;边评估边与病人沟通,以便进一步核实补充评估内容。

二、系统身体评估的顺序及项目

系统身体评估的基本项目是根据系统身体评估的原则而拟定的,按照基本项目进行身体评估,有利于护士养成良好的职业习惯和行为规范,也有利于完成住院病历书写。按照基本项目,反复实践,可以熟能生巧,面对具体情况也能合理取舍,应用自如。

（一）准备

1．准备和清点评估工具。

2．自我介绍(姓名、职称,与病人握手,并进行简短交谈以融洽医患关系)。向病人说明身体评估的目的与意义。

3．护士洗手(最好病人在场),站在病人右侧。

（二）一般状态及生命征

1．一般状态

(1)请病人取仰卧位。

(2)观察发育、营养、神志、面容、表情、体位。

2．生命征

(1)测量体温(腋测法:取体温计,观察汞柱高度,置于左腋下10分钟)。

(2)触诊脉搏(一般触诊右侧桡动脉,节律规整者评估30秒,节律不规整者评估1分钟),同时触诊双侧脉搏,注意是否对称。

(3)测量呼吸频率,至少30秒,注意节律、类型和深度。

(4)测量血压,一般测量右上臂血压。右上臂外展约45°,肘部置于心脏同一水平,将袖带缚于上臂(距肘窝2~3cm),气囊对准肱动脉。触诊肱动脉,将听诊器胸件置于肱动脉搏动处。向气囊充气、放气并听诊动脉音,两眼平视汞柱升降。测量2次,取平均值报告,血压值尾数以0,2mmHg,4mmHg,6mmHg,8mmHg表示。如果收缩压或舒张压2次结果相差达5mmHg以上,应测第3次,取3次血压值的平均值报告。

（三）头部及颈部

1．头颅及面部

(1)观察病人头颅外形,触诊头颅。注意观察头颅大小,有无畸形,有无异常隆起及凹陷、有无疼痛等;观察头发分布、密度、颜色和光泽,有无折断现象。

(2)观察面部颜色,有无水肿、瘢痕、皮疹、损伤等。

(3)观察两侧面部是否对称(额纹、眼裂、鼻唇沟和口角),评估面部的痛觉、触觉和温度觉,并两侧对比。

2．眼

(1)评估病人的视力(粗测法)。

（2）观察病人眉毛、睫毛的分布，眼睑有无水肿，用拇指在内眦部压迫泪囊，观察有无分泌物。

（3）请病人往上看，双手拇指翻双眼下眼睑，观察下睑巩膜及结膜。

（4）请病人往下看，以拇指和示指先后翻开左、右上眼睑，观察上睑巩膜及结膜。

（5）评估病人的眼球有无突出或凹陷。

（6）评估病人的眼球运动功能，按照 6 个方位评估眼球运动：水平向左—左上—左下，水平向右—右上—右下。

（7）评估病人的角膜、瞳孔及角膜反射。

（8）评估病人的直接对光反射与间接对光反射。

（9）评估病人的集合反射。

3．耳

（1）观察病人的双侧耳郭有无畸形，触诊有无压痛及牵拉痛，触诊耳前淋巴结。

（2）观察病人的外耳道有无异常分泌物，观察鼓膜（可用耳镜）状况。

（3）触诊病人的双侧乳突、耳后淋巴结。

（4）评估病人的双侧听力（采用粗略的方法）。

4．鼻

（1）观察病人的鼻外形有无畸形，颜色有无变化，观察有无鼻翼扇动。

（2）借助手电筒照明，评估病人的鼻前庭。

（3）评估病人的鼻孔通气情况，评估病人的嗅觉，并两侧对比。

（4）评估病人的双侧额窦有无压痛，注意肿胀、压痛、叩痛等。

（5）评估病人的双侧筛窦有无压痛，注意压痛。

（6）评估病人的双侧上颌窦有无压痛，注意肿胀、压痛、叩痛等。

5．口、咽

（1）观察病人有无鼻音、发音嘶哑或失声，有无饮水呛咳。

（2）观察病人的口唇、颊黏膜、腮腺开口处、牙齿、牙龈、舌质、舌苔（用压舌板和手电筒）。

（3）请病人的舌尖顶住上腭，观察其口底。

（4）以适当的压力，将压舌板压在病人舌的前 2/3 与后 1/3 交界处，请病人发"啊"音，观察其腭弓、扁桃体、咽后壁及悬雍垂，评估咽反射。

（5）评估两侧软腭和咽后壁黏膜，观察其感觉有无变化以及两侧是否对称。

（6）请病人伸舌，观察其有无偏歪，露齿、鼓腮。

（7）评估病人舌的味觉，并两侧对比。

（8）请病人咬紧牙齿，触诊其双侧咀嚼肌。

6．颈部

（1）观察病人颈部皮肤的颜色，有无水肿、瘢痕、皮疹、损伤等。观察颈部外形、颈动脉搏动情况，有无静脉怒张。

（2）观察病人颈部肌肉有无萎缩，比较两侧肌力。

（3）触诊病人的颌下、颏下、颈后、颈前、锁骨上窝淋巴结。

（4）请患者取去枕仰卧位，评估病人有无颈强直。

（5）触诊病人的甲状腺是否增大，评估有无压痛，触诊甲状腺峡部。

（6）头稍向左倾斜，配合吞咽动作，按正确方法评估病人的甲状腺左叶。

（7）头稍向右倾斜，配合吞咽动作，按正确方法评估病人的甲状腺右叶。

（8）分别触诊左右颈动脉。

（9）触诊气管位置。

（10）听诊颈部（甲状腺、血管）杂音。

（四）胸部

1．前胸部、侧胸部和肺

（1）正确暴露胸部。观察胸部皮肤颜色，注意有无水肿、瘢痕、皮疹、损伤等。

（2）观察病人的胸廓外形，有无畸形。护士两眼与胸廓同高，观察前胸有无异常凹陷与隆起，有无胸壁静脉曲张，乳房、乳头外形是否对称。

（3）观察病人的呼吸运动有无增强或减弱。

（4）触诊病人的肋间隙、胸廓有无压痛。

（5）触诊左右乳房（4个象限和乳头）。

（6）触诊腋窝淋巴结（用右手触诊左侧腋窝，用左手触诊右侧腋窝）。

（7）评估病人的胸廓扩张度，注意前胸和后胸（上、中、下）的变化，并左右对比。

（8）请病人发长音"yi"，护士以全手掌评估语音震颤（上、中、下），并左右对比。

（9）评估有无胸膜摩擦感。

（10）寻找胸骨角，确定肋间。

（11）叩诊肺脏：先从左侧第1肋间开始，两侧对称叩诊，逐个肋间向下，每个肋间至少叩诊两处，自上而下，由外向内，双侧对比。

（12）叩诊肺下界：先叩诊锁骨中线肺下界，再叩诊腋中线肺下界。

（13）听诊前胸部：先从左侧第1肋间开始，逐个肋间向下，两侧对称听诊，每个肋间至少听诊两处，自上而下，由外向内，双侧对比。

（14）评估病人的听觉语音，注意前胸和后胸（上、中、下）的变化，并左右对比。

（15）评估有无胸膜摩擦音。

2．心脏

（1）观察病人的心尖搏动位置、强度及范围（护士的双眼与病人心尖部呈切线）。

（2）观察心前区有无异常隆起（护士两眼与病人胸廓同高，平视）。

（3）触诊心尖搏动（中指、示指并拢触诊法，手掌或手掌尺侧触诊法）。

（4）触诊心前区有无异常搏动及震颤。

（5）触诊心前区有无心包摩擦感。

（6）寻找胸骨角，确定肋间。

（7）叩诊左侧心脏相对浊音界：先从心尖搏动最强点外2～3cm处开始，由外向内叩诊，至浊音处翻指用笔标记一点，逐个肋间向上，至第2肋间，共4个点。

（8）叩诊右侧心脏相对浊音界：先从右锁骨中线叩出肝上界，于其上一肋间（第4肋间）由外向内叩诊，逐个肋间向上，至第2肋间，分别作标记，共3个点。

（9）自下而上测量各个肋间心脏浊音界标记点至前正中线的距离，先测量心左界，后测量心右界（需用两把直尺测量）。

（10）测量左锁骨中线至前正中线的距离。

（11）听诊二尖瓣区（心率、节律、心音、额外心音、杂音、摩擦音）。

（12）听诊肺动脉瓣区（心音、杂音、摩擦音）。

（13）听诊主动脉瓣区（心音、杂音、摩擦音）。

（14）听诊主动脉瓣第二听诊区（心音、额外心音、杂音、摩擦音）。

（15）听诊三尖瓣区（心音、额外心音、杂音、摩擦音）。

3．后胸部、肾区及脊柱

（1）请病人坐起，双手抱肘，暴露后胸部。

（2）观察皮肤颜色，注意有无水肿、瘢痕、皮疹、损伤等。观察后胸部胸廓有无畸形，观察呼吸运动。

（3）评估胸廓活动度及其对称性。

（4）评估语音震颤，两侧对比。

（5）评估有无胸膜摩擦感。

（6）通过第12浮肋或肩胛下角可定出肋间（两上肢自然下垂时，肩胛下角可作为第7或第8肋骨水平的标志，或相当于第8胸椎水平）。

（7）叩诊肺脏：由上至下逐个肋间叩诊，并注意两侧对比。

（8）叩诊肩胛线肺下界：先确定肩胛下角的位置、平静呼吸、由上至下叩诊，作标记。

（9）叩诊肩胛线肺下界移动度：深吸气后屏气，沿平静呼吸所作标记向下叩出肺下界最低点并标记。同样，深呼气后屏气，沿平静呼吸所作标记由下向上叩出肺下界最高点，测量两点的距离即肺下界移动度。

（10）听诊两肺呼吸音，由上至下，两侧对比。

（11）评估听觉语音。

（12）评估胸膜摩擦音

（13）评估双侧肋脊角压痛点、肋腰点压痛点。

（14）评估双侧肾区有无叩击痛。

（15）评估脊柱有无叩击痛（直接或间接叩击法）

（16）评估脊柱有无侧弯、前后凸及压痛。

（17）评估棘突有无压痛及叩击痛。

（五）腹部、四肢、神经反射

1．腹部

（1）请病人取仰卧位，充分暴露腹部，屈膝、腹肌放松，双上肢置于躯干两侧，平静呼吸。

（2）观察腹部皮肤颜色，注意有无水肿、瘢痕、皮疹、损伤等。观察腹部外形，是否对称，观察脐部形状，腹式呼吸是否受限，有无腹壁静脉曲张，有无瘢痕及条纹。

（3）护士蹲下，两眼与病人腹部同高，观察有无胃型、肠型、蠕动波。

（4）听诊肠鸣音并计数（至少1分钟），听诊腹部血管杂音。

（5）浅触诊腹部9区（原则是先触诊健康部位，逐渐移向病变区域，并进行比较；无明确病变区域时一般自左下腹开始，逆时针触诊至脐部）。

（6）深触诊腹部9区（原则是先触诊健康部位，逐渐移向病变区域，并进行比较；无明确病变区域时一般自左下腹开始，逆时针触诊至脐部）。

（7）指导病人做加深的腹式呼吸 2～3 次，在右锁骨中线上触诊肝脏（双手触诊法、单手触诊法）。

（8）在剑突下触诊肝脏。

（9）评估肝颈静脉回流征。

（10）触诊胆囊，评估 Murphy 征。

（11）触诊脾脏（右侧卧位、仰卧位，双手触诊法）。

（12）触诊左、右肾脏（双手触诊法）。

（13）评估输尿管压痛点（季肋点，上、中输尿管点）。

（14）评估液波震颤。

（15）评估振水音。

（16）叩诊腹部 9 区（从左下腹部开始，逆时针顺序）。

（17）叩诊肝上界、肝下界（右锁骨中线）。

（18）评估有无肝区叩击痛，胆囊区叩击痛。

（19）叩诊移动性浊音，经脐平面先左后右逐渐叩诊。

（20）评估腹壁反射。

2．上肢

（1）正确暴露上肢，观察病人两侧上肢是否对称，有无畸形，皮肤有无异常。

（2）观察双手掌面及背面，评估皮肤弹性。

（3）评估双手有无杵状指、发绀及其他异常。

（4）评估指间关节及掌指关节。

（5）请病人握拳，评估其握力。

（6）评估腕关节（背伸、掌屈）。

（7）评估肘关节有无压痛，活动有无受限（屈、伸、旋前、旋后）。

（8）评估上臂肌力、肌张力，两侧对比。

（9）评估滑车上淋巴结（两侧）。

（10）正确暴露肩部，观察肩关节有无畸形。

（11）触诊肩关节及其周围，观察肩关节活动度。

（12）评估上肢的触觉（或痛觉），两侧对比。

（13）评估双侧腋窝淋巴结（右手评估左侧、左手评估右侧）。

（14）评估深反射（肱二头肌反射、肱三头肌反射、桡骨膜反射）。

（15）评估 Hoffmann 征。

3．下肢

（1）正确暴露下肢，观察病人双下肢是否对称，下肢皮肤有无溃疡、结节、出血点，有无静脉曲张。

（2）触诊腹股沟区有无肿块、疝等。

（3）触诊双侧股动脉搏动（必要时进行听诊）。

（4）触诊双侧腹股沟淋巴结。

（5）评估髋关节活动（屈髋、内旋、外旋）。

（6）观察膝关节有无红肿。

(7) 触诊膝关节,检查浮髌试验。

(8) 评估膝关节活动(屈、伸)。

(9) 评估下肢肌张力及肌力。

(10) 观察踝关节及足趾(有无红肿、杵状趾等)。

(11) 触诊足背动脉。

(12) 用右手示指按压踝部或胫前内侧皮肤3～5秒,观察有无水肿。

(13) 评估下肢的触觉(或痛觉)。

(14) 评估深反射(跟腱反射、膝腱反射、髌阵挛、踝阵挛)。

(15) 评估病理反射(Babinski 征、Oppenheim 征、Gordon 征、Chaddock 征、Gonda 征)。

(16) 评估脑膜刺激征(Kernig 征、Brudzinski 征)。

(17) 评估直腿抬高试验。

(六) 肛门、直肠与生殖器(必要时进行评估)

1. 肛门、直肠

(1) 请病人取左侧卧位,右腿屈曲。

(2) 观察肛门、肛周、会阴区。

(3) 护士戴上手套,示指涂以润滑剂行直肠指诊。

(4) 观察指套有无分泌物。

2. 外生殖器

男性:

(1) 解释评估的必要性,并注意保护病人隐私。

(2) 请病人取舒适体位,确认已排空尿液。

(3) 视诊阴毛、阴茎、龟头颈、阴茎龟头、包皮。

(4) 视诊尿道外口。

(5) 视诊阴囊,必要时作提睾反射。

(6) 触诊双侧睾丸、附睾、精索。

女性:

(1) 解释评估的必要性,并注意保护病人隐私。

(2) 请病人取舒适体位,确认已排空尿液。

(3) 视诊阴毛、阴阜、大小阴唇、阴蒂。

(4) 视诊尿道口及阴道口。

(5) 触诊阴阜、大小阴唇。

(6) 触诊尿道旁腺、巴氏腺。

(七) 共济运动、步态与腰椎运动

(1) 请病人取站立位。

(2) 评估指鼻试验(睁眼、闭眼)。

(3) 评估双手快速轮替运动。

(4) 观察步态。

(5) 评估屈腰、伸腰运动。

(6) 评估腰椎侧弯、旋转运动。

（八）评估结束后的工作

整理好病人的衣物，恢复病人舒适体位，感谢病人的合作，并与病人道别。

三、系统身体评估中常见的问题

系统身体评估是最重要的临床基本能力之一，对护士来说是相当困难的，必须反复练习、实践，不断强化、完善，才能使评估全面系统、重点突出、从容流畅、取舍得当。在系统身体评估中，常存在一些问题，对于医学生来说，必须克服或纠正，以便形成良好的习惯和正确的思路。

1. 准备不充分，缺乏系统性　缺乏思想准备和组织安排，使评估项目遗漏或重复，评估顺序颠倒。缺乏规范系统的训练，对系统身体评估的目的、内容和方法心中无数。

2. 健康史不详细，缺乏重点性　由于健康史采集不详细，健康资料不齐全，导致评估重点不突出或评估重点有误。

3. 站位不准确，体位不规范　在进行身体评估时，护士一般站在病人右侧，并指导病人采取恰当规范的体位。如腹部评估时，病人应采取仰卧位并双下肢屈曲。测量血压时，无论病人取坐位还是卧位，必须注意肘部、血压计水银柱"0"位、心脏的位置。

4. 左右不对比，评估方法不熟练

（1）左右对比是身体评估的基本原则之一，由于个体不同，许多评估结果，如呼吸音、心音、器官大小等缺乏对比性。因此，只有身体对称部位的变化才有对比性。

（2）身体评估的方法不熟悉和重点不掌握，如触诊甲状腺时的两手配合，异常呼吸音、啰音、心脏杂音的鉴别，肝脾触诊时的呼吸配合等。

5. 重理论只会背，轻实践不会做　在身体评估时，有些护生，甚至临床护士只会动口，不会动手，只背操作步骤，不会实际操作。另外，叩诊肺部叩不出声音，触诊肝脾不会配合呼吸运动，找不出 McBurney 点，不会测量头围等。

6. 配合不恰当，工具不会用

（1）在身体评估时要注意与病人配合，尤其是对某些器官评估（如肝脏、脾脏、心脏、肺脏等），一定要配合呼吸、体位或某些动作。如触诊甲状腺时要配合吞咽动作，听诊肺部时要请病人深呼吸，以便有效地评估器官状态等。

（2）在身体评估时，常采用简单的工具，如听诊器、叩诊锤、压舌板、血压计等，但在实际操作中，经常发生听诊器耳件戴反、血压计袖带位置不准，不会使用压舌板等情况。

7. 忽视小细节，善始不善终

（1）在身体评估中，最容易忽略耳、鼻、颈部血管、腋窝、腹股沟、肛门直肠和生殖系统的评估。

（2）在身体评估中，最容易忽视的是对病人的体贴与关怀，如用冰冷的手直接触诊病人，或用冰冷的听诊器胸件直接听诊病人（不知道温暖一下手或听诊器胸件），另外，也缺乏与病人的有效沟通交流。

（3）评估完毕，不感谢病人的配合，不恢复病人最舒适的体位，不整理病人的衣服或被褥，不整理评估工具等。

第二节　身体评估规范化操作

一、基本评估方法

（一）浅部触诊法

1. 请病人取坐位或卧位（按评估部位而定），护士站在病人右侧。

2. 护士用一手（一般为右手）轻轻地平放在病人被评估的部位。

3. 护士四指并拢，利用掌指关节和腕关节的协同动作，以旋转或滑动的方式柔和地进行轻压触诊。

4. 浅部触诊法适用于体表浅在病变，关节、软组织，浅部的动脉、静脉和神经，阴囊、精索等的触诊。

（二）深部滑行触诊法

1. 请病人取仰卧位，双膝屈曲稍分开，尽量放松腹部。

2. 请病人张口平静呼吸（腹式呼吸），或与病人交谈以转移其注意力。

3. 护士站在病人的右侧。

4. 护士用右手并拢的示、中、无名指平放在腹壁上，以手指末端逐渐触向腹腔的器官或包块，并在被触及的器官或包块上作上下左右滑动触诊。

5. 深部触诊法适用于腹腔深部包块和胃肠病变的评估。

（三）双手触诊法

1. 请病人取仰卧位，双膝屈曲稍分开，尽量放松腹部。

2. 请病人张口平静呼吸（腹式呼吸），或与病人交谈以转移其注意力。

3. 护士站在病人的右侧。

4. 护士的左手放在被评估器官或包块的背后部，并向右手方向托起。

5. 护士的右手放在腹壁，用示、中、无名指配合腹式呼吸做深部滑行触诊。

6. 双手触诊法适用于腹腔包块及肝脏、脾脏、肾脏等评估。

（四）冲击触诊法

1. 请病人取仰卧位，双膝屈曲稍分开，尽量放松腹部。

2. 请病人张口平静呼吸（腹式呼吸），或与病人交谈以转移其注意力。

3. 护士站在病人的右侧。

4. 护士以右手示指、中指、无名指并拢的手指，放置于腹壁上的相应部位，手指与腹部之间成70°～90°的角度。作数次急速而较有力的冲击动作。

5. 冲击触诊法适用于大量腹水而对肝脏、脾脏及腹部包块触诊不满意时。

（五）深压触诊法

1. 请病人取仰卧位，双膝屈曲稍分开，尽量放松腹部。

2. 请病人张口平静呼吸（腹式呼吸），或与病人交谈以转移其注意力。

3. 护士站在病人的右侧，用右手一个或两个手指逐渐深压腹部被评估部位。

4. 观察病人的面部表情变化。

5. 深压触诊法适用于确定腹部压痛点。

（六）间接叩诊方法

1. 请病人取仰卧位或坐位（根据评估部位而定）。

2. 护士站在病人的右侧。

3. 护士左手中指第二指节紧贴于叩诊部位（勿施重压，以免影响被叩组织的振动），其他手指稍微抬起（避免与体表接触）。

4. 护士右手手指自然弯曲，以中指指端叩击左手中指第二指骨的前端，叩击方向应与叩诊部位的体表垂直。

5. 叩诊时以腕关节与指掌关节的活动为主，避免肘关节及肩关节参与运动。

6. 一个部位每次只需连续叩击 2～3 下，如未能获得明确印象，可再连续叩击 2～3 下。

（七）直接叩诊法

1. 请病人取仰卧位或坐位（根据评估部位而定）。

2. 护士站在病人的右侧。

3. 护士用右手中间三指的掌面直接拍击病人被评估的部位。

4. 直接叩诊法主要适用于检查胸部或腹部面积较广泛的病变，如大量胸水或腹水等。

二、淋巴结及头颈部

（一）全身浅表淋巴结评估的顺序及锁骨上窝淋巴结的评估

1. 评估顺序为耳前、耳后、乳突区、枕骨下区、颈后三角、颈前三角、锁骨上窝、腋窝、滑车上、腹股沟、腘窝淋巴结。

2. 病人取坐位或仰卧位，头部稍向前屈。

3. 护士用双手进行触诊，左手示、中、无名指触诊右侧锁骨上窝，右手示、中、无名指触诊左侧锁骨上窝，由浅部逐渐触诊到锁骨后深部（图 3-1）。

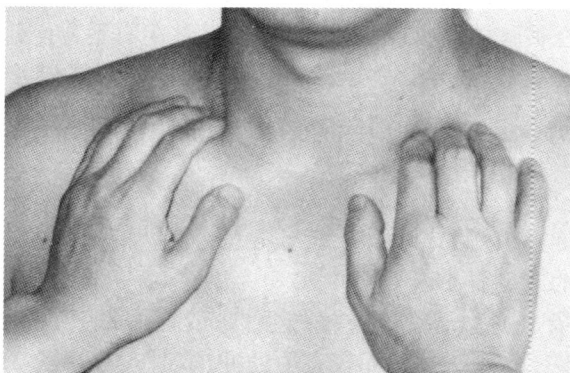

图 3-1　锁骨上窝淋巴结评估方法

（二）腋窝淋巴结评估

1. 病人取坐位或仰卧位，护士面向病人，以右手评估左侧，左手评估右侧。

2. 评估左侧时，护士的左手握住病人左手腕向外上屈肘外展并抬高 45°，右手示、中、无名指并拢，掌面贴近胸壁向上逐渐达腋窝顶部，滑动触诊，然后依次触诊腋窝后、内、前壁，再翻掌向外，将病人外展之臂下垂，触诊腋窝外侧壁。

3．评估前壁时，应在胸大肌深面仔细触诊。

4．评估后壁时，应在腋窝后壁肌群深面触诊。用同样的方法评估右侧（图 3-2）。

5．评估淋巴结时应注意记录淋巴结的部位、大小、数目、硬度、压痛、活动度、有无粘连、局部皮肤有无红肿、瘢痕、瘘管等。

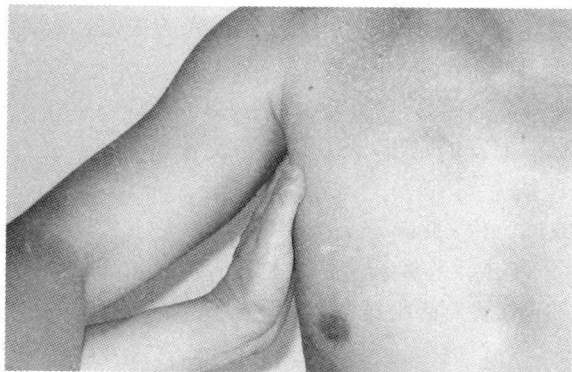

图 3-2　腋窝淋巴结（右侧）评估方法

（三）颌下、颏下、滑车上、腹股沟淋巴结的评估

1．请病人取坐位或仰卧位，护士站在病人的右侧。

2．评估颌下淋巴结时，请病人分别向左、右侧歪头或低头。护士用示、中、无名指指腹紧贴评估部位，由浅入深滑行触诊，分别配合左、右侧歪头及低头，评估左右颌下及颏下淋巴结。

3．评估右侧滑车上淋巴结时，护士右手握住病人右手腕，抬至胸前，左手掌向上，小指抵住肱骨内上髁，示、中、无名指并拢在肱二头肌与肱三头肌沟中，横行滑动触诊。

4．评估左侧滑车上淋巴结时，护士左手握住病人的左手腕，右手触诊，评估方法同右侧（图 3-3）。

5．评估腹股沟淋巴结是先评估上群，再评估下群（图 3-4）。

6．触及淋巴结增大时，要记录部位、大小、数目、硬度、压痛、活动度、有无粘连、局部皮肤有无红肿、瘢痕、瘘管等。

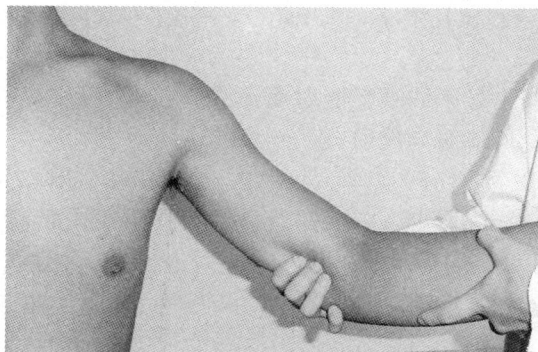

图 3-3　滑车上淋巴结（左侧）评估方法

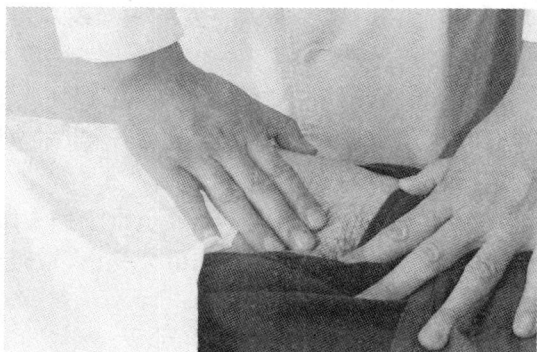

图 3-4　腹股沟淋巴结（右侧）评估方法

（四）头颅的评估

1. 请病人取坐位或仰卧位。

2. 测量头围。护士用软尺自病人眉间绕到颅后通过枕骨粗隆。新生儿约 34cm，18 岁可达 53cm 或以上。

3. 观察头颅的外形变化，有无小颅、尖颅、方颅、巨颅、变形颅。

4. 头颅压痛及包块评估。护士用双手指分开病人的头发，观察头皮并用手指轻压头皮各部，并触诊有无包块及压痛。

5. 评估有无运动异常。

6. 毛发的评估。观察毛发的密度、颜色、分布及光泽。

（五）眼球运动的评估

1. 请病人取坐位或仰卧位，并固定头部。

2. 护士将目标物（棉签或手指尖）置于病人眼前 30～40cm。

3. 固定病人的头部，请病人的眼球随目标物所示方向做水平向左、左上、左下运动，水平向右、右上、右下运动。

（六）评估甲状腺功能亢进的眼征（除突眼外）

1. 请病人取坐位或仰卧位。

2. 请病人眼球下转，观察眼睑能否下垂（Graefe 征）。

3. 观察病人瞬目情况（Stellway 征）。

4. 请病人注视眼前 1cm 处的护士手指，护士将手指缓慢移至眼前 5～10cm 处，观察集合运动（Mobius 征）。

5. 请病人上视，观察额纹情况（Joffory 征）。

（七）咽部的评估

1. 请病人取坐位或仰卧位，头略后仰。

2. 请病人张大口发"啊"音，护士用压舌板在舌后 1/3 与前 2/3 交界舌面上迅速下压，此时软腭上抬，配合照明，观察软腭、悬雍垂、咽腭弓及舌腭弓、扁桃体和咽后壁。

（八）瞳孔对光反射、集合反射的评估

1. 病人取坐位或仰卧位。

2. 评估瞳孔对光反射

（1）请病人双眼平视前方，护士手持电筒从眼外侧迅速将光线移向一侧瞳孔部位（勿使光线同时照射双眼，病人不要注视光线），可见该侧瞳孔缩小，移开光线，瞳孔扩大，此为瞳孔直接对光反射。

（2）再将光线照射该眼（以一手挡住光线以免对评估眼受照射而形成直接对光反射），对侧的瞳孔缩小，移开光线，瞳孔扩大，称为瞳孔间接对光反射。

（3）用同样方法评估另一眼。

3. 评估集合反射　护士置示指于病人眼前 1m 处，指尖向上，然后逐渐移至病人眼前 5～10cm，观察病人双侧瞳孔由大变小，双眼内聚，则为调节反射。

（九）角膜反射的评估

1. 请病人取坐位或仰卧位。

2. 评估直接反射。请病人向内上方注视，护士用细棉签毛由病人的角膜缘处轻触病人角膜,病人迅速出现眼睑闭合反应(闭眼)。

3. 评估间接反射。刺激一侧角膜,对侧眼睑迅速出现闭合反应。

4. 直接反射、间接反射皆消失见于患侧三叉神经病变(传入障碍)。直接反射消失、间接反射存在见于患侧面神经瘫痪(传出障碍)。角膜反射完全消失见于完全昏迷的病人。

(十)巩膜、角膜、虹膜的评估

1. 病人取坐位或仰卧位。

2. 评估巩膜

(1)护士用拇指向上牵拉病人的上眼睑,请其下视。

(2)正常巩膜为瓷白色,黄疸时巩膜呈均匀黄色时,中年以后在内眦部可有黄色斑块,呈不均匀分布。血液中黄色色素增多,黄色只出现于角膜周边。

3. 评估角膜 观察角膜的透明度,有无云翳、白斑、软化、溃疡、新生血管等。此外,还应注意有无老年环和凯 - 弗环。

4. 评估虹膜

(1)虹膜中间的孔洞为瞳孔,正常直径为 3～4mm。

(2)评估时应注意瞳孔大小、形状,两侧是否等大、等圆,对光及调节反射等。

(十一)结膜的评估(翻转眼睑)

1. 请病人取坐位或仰卧位。护士用右手评估病人的左眼,左手评估右眼。

2. 护士用示指和拇指捏住病人上睑中部边缘,请病人下视,此时轻轻向前下方牵拉睑缘,然后示指向下压迫睑板上缘,并与拇指配合将眼睑向上捻转即可将眼睑翻开。翻转时动作要轻柔,以免引起病人痛苦和流泪。

3. 观察结膜有无充血、颗粒、滤泡、苍白、出血点等。

(十二)鼻的评估

1. 请病人取坐位或仰卧位,护士站在其右侧。

2. 观察鼻部外形及皮肤颜色有无变化,有无鼻翼扇动(吸气时鼻孔开大,呼气时鼻孔回缩)。

3. 评估鼻腔

(1)请病人取坐位或仰卧位,护士站在病人右侧。

(2)请病人头部稍往后仰,并请其用手指将其鼻尖轻轻上推。

(3)护士借助手电光,观察病人的鼻中隔有无偏曲,鼻黏膜及分泌物等。

4. 评估鼻道通气状态

(1)请病人取坐位或仰卧位,护士站在病人右侧。

(2)护士用手指压闭病人一侧鼻翼,让其吸气,以判断通气状态。

(3)用同样方法检查另一侧鼻孔。

(十三)鼻窦区压痛的评估

1. 请病人取坐位或仰卧位。

2. 评估额窦 护士将双手二至五指置于病人两侧颞部,双拇指分别置于病人左右眼眶上方稍内,用力向后按压。

3. 评估筛窦 护士将双手二至五指置于病人两侧颞部,双手拇指分别置鼻根部内角处向内后方按压。

4. 评估上颌窦。护士将双手二至五指分别置于病人两侧耳后,双手拇指分别于左右眼眶下缘向后按压。

(十四)舌的评估

1. 请病人取坐位或卧位。

2. 请病人伸舌,观察其舌的形态及改变(如舌体增大)和舌苔改变。

3. 观察病人有无舌偏斜、萎缩和震颤。

(十五)口唇、口腔黏膜的评估

1. 请病人取坐位或仰卧位。

2. 观察病人口唇颜色,有无干燥并有皲裂、疱疹、肿胀、肥厚增大、唇裂、疱疹,口角有无糜烂及歪斜等。

3. 在充分的自然光线下或借助手电光,评估其口腔黏膜。观察有无出血点、溃疡、充血、肿胀、瘀斑、蓝黑色色素沉着等。

4. 请病人上翘舌头并触及硬腭。

(十六)咽部的评估

1. 病人取坐位,头略后仰,张大口并发"啊"音。

2. 护士用压舌板在其舌的前2/3与后1/3交界处迅速下压,此时软腭上抬。

3. 在照明的配合下,观察软腭、腭垂(悬雍垂)、软腭弓、扁桃体、咽后壁等情况。

4. 扁桃体增大分为3度,不超过咽腭弓者为Ⅰ度。超过咽腭弓者为Ⅱ度。达到或超过咽后壁中线者为Ⅲ度。

(十七)肝颈静脉回流征的评估

1. 请病人取仰卧位,张口平静呼吸,护士站在病人右侧。

2. 护士用右手掌面轻贴于肝区,逐渐加压,持续10秒。

3. 观察病人颈静脉的充盈程度。右心功能不全时肝颈静脉回流征阳性。

(十八)甲状腺的评估

1. 后面评估

(1) 请病人取坐位,护士站在病人的背后,双手拇指置于病人双侧胸锁乳突肌后方,示指从胸骨上切迹向上触诊甲状腺峡部。

(2) 评估甲状腺右叶时请病人头偏向右侧,右手拇指在胸锁乳突肌后缘向前内轻推,左手示指、中指、无名指从甲状软骨左侧向对侧轻推,右手示指、中指、无名指指腹在甲状软骨右侧触诊(图3-5)。

(3) 用同样的方法评估甲状腺左叶。

2. 前面评估

(1) 护士站在病人前面,拇指置于病人胸骨上切迹向上触诊峡部。

(2) 双拇指放在甲状软骨的两侧,双手示、中、无名指指腹分别置于双胸锁乳突肌的后缘。

(3) 评估甲状腺右叶时,请病人头偏向右侧,左手示、中、无名指在右胸锁乳突骨后缘向前轻推,配合吞咽动作,右手拇指从甲状软骨左侧向对侧轻推,左手拇指指腹在甲状软骨右侧触诊(图3-6)。

(4) 用同样的方法评估甲状腺左叶。

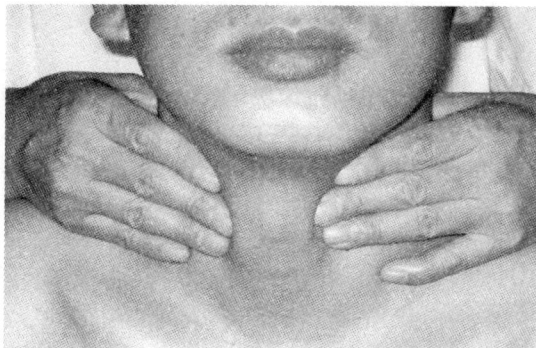
图 3-5 甲状腺触诊方法（后面）

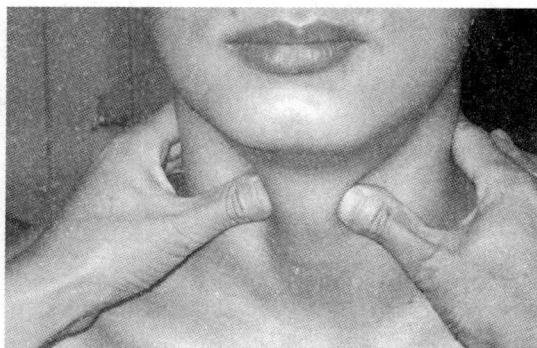
图 3-6 甲状腺触诊方法（前面）

（十九）气管位置的评估

1. 请病人取坐位或仰卧位，使颈部处于自然直立状态。护士站在病人右侧。

2. 护士将示指与无名指分别置于病人两侧胸锁关节上，中指置于气管上，观察中指是否在示指与无名指的中间，或以中指置于气管与两侧胸锁乳突肌之间的间隙，根据两侧间隙是否等宽来判断气管有无偏移（图 3-7）。

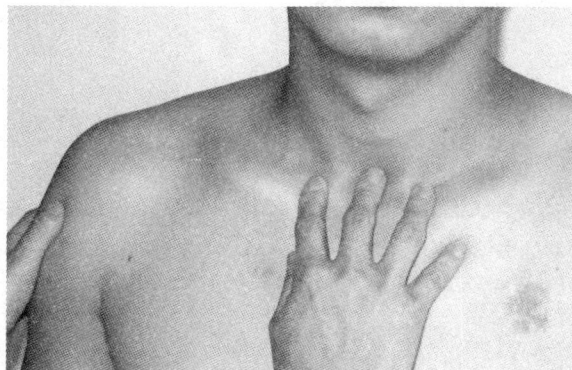
图 3-7 气管的评估方法

三、胸部

（一）胸壁、胸廓的评估

1. 评估胸壁

（1）请病人取仰卧位或坐位，暴露胸部。

（2）护士观察其皮肤、营养状况、肌肉等情况，观察胸壁静脉是否有充盈或曲张。

（3）若有静脉曲张或充盈应评估血流方向。护士将右手示指和中指并拢压在一段无分支的静脉上，然后将一手指沿着静脉压紧并向外移动，将静脉中的血流挤出，到一定距离后放松这一手指，另一指仍紧压静脉，观察这一段静脉充盈的快慢。

（4）局部隆起：皮下气肿用手按压时有握雪感，用听诊器胸件按压皮下气肿处可听到类似捻发音。

（5）胸壁压痛：护士用右手拇指指腹或示、中、无名指腹轻压胸壁，观察有无压痛。

2. 评估胸廓

（1）请病人暴露胸部，护士观察其胸廓两侧是否对称及胸廓前后径与左右横径之比，正常为1：1.5。

（2）观察有无扁平胸、桶状胸、佝偻病胸。

（3）观察有无单侧及局限性变形。

（4）观察胸部有无畸形。

（二）心尖搏动和桡动脉搏动的评估

1. 评估心尖搏动

（1）病人取仰卧位或坐位，护士站在病人右侧。

（2）护士右手示、中、无名指并拢，用指腹（也可用手掌或手掌尺侧）触诊心尖搏动处，如看不到心尖搏动，则触诊胸骨左侧第5肋间锁骨中线稍内侧（图3-8，图3-9）。

（3）确定出心尖搏动的位置、范围、强度、频率和节律。

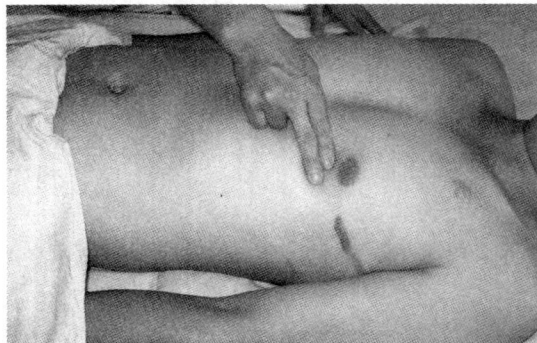

图3-8　心尖搏动的触诊方法
（示指、中指并拢触诊法）

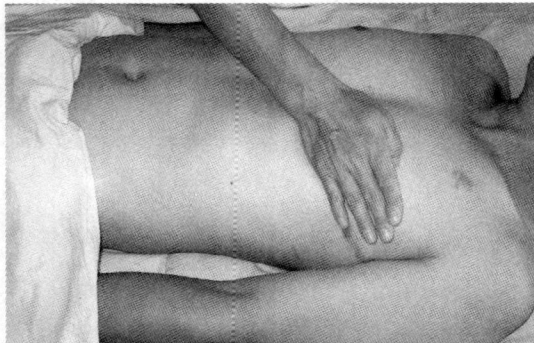

图3-9　心尖搏动的触诊方法
（手掌或手掌尺侧触诊法）

2. 评估桡动脉

（1）病人取仰卧位或坐位，平静呼吸。护士站在病人右侧。

（2）护士用示、中、无名指并拢，用指腹触诊左、右桡动脉，并两侧对比。

（3）评估其频率、节律、紧张度、强弱、大小和动脉壁的弹性情况。

（4）紧张度的评估方法：触诊脉搏时，近端的手指按压动脉，并逐渐用力使远端手指触不到脉搏，即用近端手指完全阻断动脉搏动所需压力。

（5）动脉壁弹性的评估方法：用一近端手指压迫动脉使其血流阻断时，其远端的动脉不能触及，如能触及标志着有动脉硬化，弹性差。

（三）心脏相对浊音界的评估

1. 请病人取仰卧位或坐位，平静呼吸。

2. 病人取仰卧位时，护士的板指与肋间平行，病人取坐位时，板指与心脏边缘平行。

3. 评估顺序自下而上，由外向内，先左后右。

4. 寻找肋间。

5. 叩诊左侧心界时，从心尖搏动外2～3cm（可以从左侧第5肋间锁骨中线外1～2cm）

处由外向内轻叩,用力要均匀,由清音变浊音处,用笔作一标记,向上叩至第2肋间。

6.叩诊右侧心界时,先在右侧锁骨中线上叩出肝脏的上界,在其上一肋间由外向内叩出浊音界,再依次上移到第2肋间(图3-10,图3-11)。

7.标出前正中线和左锁骨中线,用直尺测量左锁骨中线与前正中线的垂直距离。

8.按要求记录心脏浊音界。

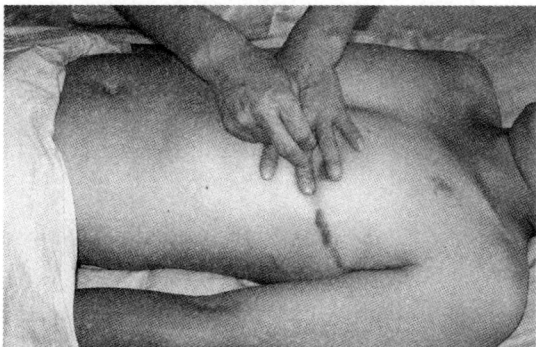

图3-10 心界的叩诊(仰卧位)

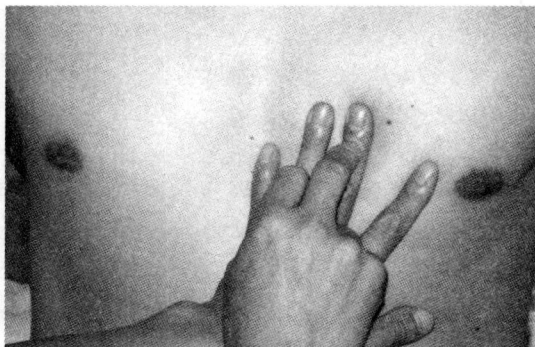

图3-11 心界的叩诊(坐位)

(四)指出心脏各瓣膜听诊区、听诊顺序

1.心脏各瓣膜听诊区

(1)请病人取仰卧位或坐位,平静呼吸。

(2)寻找肋间。

(3)寻找听诊区

1)二尖瓣听诊区:心尖部即左锁骨中线内侧第5肋间处。

2)主动脉瓣听诊区:胸骨右侧第2肋间。

3)主动脉瓣第二听诊区:胸骨左缘第3、4肋间。

4)肺动脉瓣听诊区:胸骨左缘第2肋间。

5)三尖瓣听诊区:胸骨体下端近端近剑突稍偏右或稍偏左处(图3-12)。

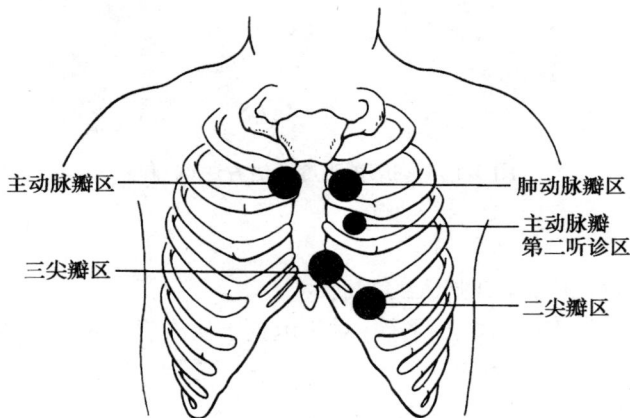

图3-12 心脏瓣膜听诊区示意图

2. 听诊顺序　二尖瓣听诊区→肺动脉瓣听诊区→主动脉瓣听诊区→主动脉瓣第二听诊区→三尖瓣听诊区。

3. 听诊内容与结果　心率、心律、心音（包括 A_2 与 P_2 的强弱）、杂音、心包摩擦音。

（五）血压的测量

1. 请病人安静休息 5 分钟以上，取坐位或仰卧位。

2. 裸露病人的上臂，将袖带缠于其上臂（袖带下缘距离肘窝 2～3cm），上臂、血压计与心脏水平一致。

3. 触及其肱动脉搏动，将听诊器胸件置于肱动脉搏动明显处（切不可将听诊器胸件插入袖带内）。

4. 打开血压计开关，充气至动脉搏动消失，再升高 20～30mmHg，然后缓慢放气；听到 Korotkoff 音第一音的数值为收缩压，消失音的数值为舒张压。

5. 休息 1 分钟，重复测量 1 次，取平均值报告。如果收缩压或舒张压 2 次结果相差达 5mmHg 以上，应测量第 3 次，取 3 次血压值的平均值报告。

6. 如实记录血压值，尾数以 0，2mmHg，4mmHg，6mmHg，8mmHg 表示。

（六）胸廓扩张度的评估

1. 评估前胸

（1）请病人取坐位或仰卧位，平静呼吸。护士站在病人右侧。

（2）护士双拇指分别沿两侧肋缘指向剑突，拇指尖置于前正中线两侧对称部位。

（3）两拇指间留有一块松弛的皮褶（2cm），手掌和其余伸展的手指置于前侧胸壁。

（4）请病人用力深呼吸。

（5）观察护士的拇指随胸廓扩展而分离的距离，并感受呼吸运动的范围和对称性（图 3-13）。

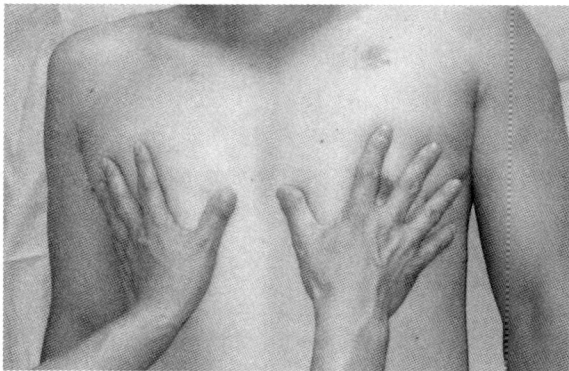

图 3-13　胸廓扩张度评估方法（前胸）

2. 评估后胸

（1）请病人取坐位，护士站在病人的背后。

（2）护士双拇指在第 10 肋水平，平行、对称地置于病人脊柱两侧数厘米处。

（3）向脊柱方向推挤皮肤起皱。

（4）其余手指掌面置于胸廓两侧对称部位。

（5）请病人用力深吸气。

（6）观察护士的拇指随胸廓扩展而分离的距离,并观察呼吸运动的范围和对称性(图3-14)。

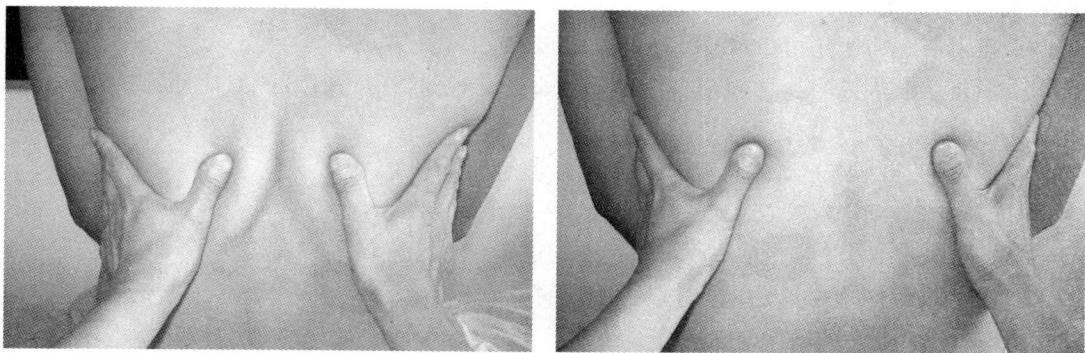

图3-14 胸廓扩张度评估方法(后胸)

（七）语音震颤的评估

1．请病人取坐位或仰卧位,平静呼吸。护士站在病人右侧。

2．护士两手掌或手掌尺侧缘轻轻平贴在胸廓的对称部位。

3．请病人用相同强度重复说长"yi"音。评估语音震颤的有无增强或减弱。评估顺序由上而下,由前胸、侧胸至背部。

4．在评估过程中护士的两手交替在对称部位触诊,并反复对比两侧对称部位的语音震颤(图3-15)。

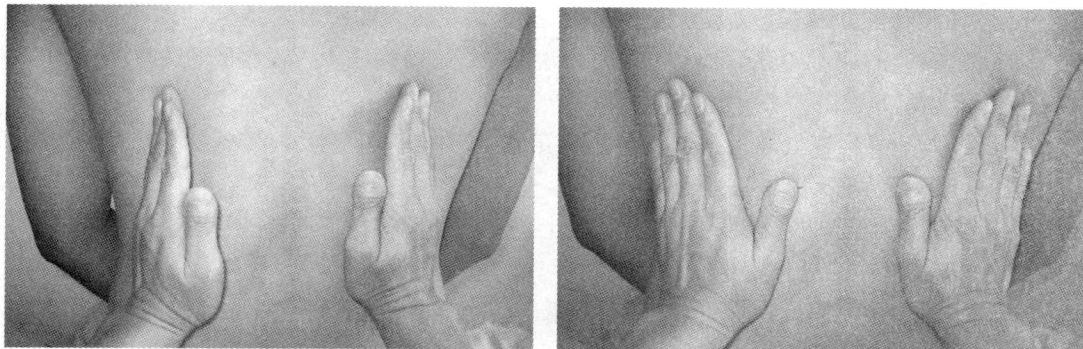

图3-15 语音震颤评估方法

（八）肺脏的叩诊

1．叩诊前胸

（1）请病人取仰卧位或坐位,胸部稍前挺,平静呼吸。护士站在病人右侧。

（2）护士采用间接叩诊方法,板指与肋间隙平行,自上而下,由外向内进行叩诊。

2．叩诊侧胸

（1）请病人取坐位,双手上抬,置于枕后,平静呼吸。护士站在病人右侧。

（2）护士采用间接叩诊方法,板指与肋间隙平行,从腋窝开始,由上而下进行叩诊。

3．叩诊后胸

（1）病人取坐位,双手抱肘或放在膝盖上,护士站在病人后侧。

（2）叩诊肩胛间区时板指与脊柱平行，叩诊肩胛下区时板指与肋间隙平行，自上而下，由外向内进行叩诊。

4．按前胸、侧胸、后胸的顺序进行叩诊。

5．沿每一肋间隙（除肩胛间区）自上而下进行，对称部位进行双侧对比叩诊。

6．注意叩诊音的变化及板指的振动感。

7．间接叩诊法要正确（注意叩诊的要点：紧翘直均快）。

（九）肺尖的叩诊

1．病人取坐位，平静呼吸，护士站在病人的后侧。

2．护士采用间接叩诊法，自斜方肌前缘的中点开始，逐渐叩向外侧，当清音变浊音时作一记号。

3．然后再由上述中点部位转向内侧，直到清音变为浊音为止作一记号。

4．测量肺尖的宽度（正常4～6cm）。

5．按上述方法叩诊另一肺尖。

（十）肺下界的叩诊

1．请病人取仰卧位，平静呼吸，护士站在病人的右侧。

2．寻找病人的肋间。采用间接叩诊法，自上而下，在左、右锁骨中线上叩诊，由浊音变实音的位置为肺下界。

3．请病人取坐位，分别将左、右手放在头部。护士站在病人的右侧。

4．寻找病人的肋间，采用间接叩诊法，分别在左、右腋中线上，自上而下叩出肺下界。

5．请病人取坐位，嘱其双上肢自然下垂，护士站在病人的背后。

6．找出病人的肩胛下角，采用间接叩诊法叩诊，从肩胛线上，自上而下进行叩诊，由清音变为实音为肺下界。

7．正常人肺下界在上述三条线上分别为第6、8、10肋间（或上、下一肋间），两侧对称。

（十一）肺下界移动范围的评估

1．请病人取坐位，平静呼吸时在肩胛线上，自上而下叩出肺下界，板指在原位翻转使手指腹侧向外，用笔在该处作一标记。

2．请病人用最大限度深吸气后，屏住呼吸，自上向下叩出肺下界并标记（同上）。

3．护士的板指回到平静呼吸的肺下界处，然后再让其最大限度深呼气后，屏住呼吸，自下向上叩出肺下界并标记（同上）。

4．测量深吸气和深呼气时肺下界的距离（即为肺下界移动范围）。

（十二）肺脏的听诊

1．病人取仰卧位及（或）坐位，请病人微张口作均匀呼吸。

2．正常支气管呼吸音的听诊部位，前面在胸骨上窝、喉部，背部在颈$_{6,7}$和胸$_{1,2}$棘突附近；支气管肺泡呼吸音，前面在胸骨角，背部在肩胛间区的第3、4胸椎水平；除上述两种呼吸音以外肺部均为肺泡呼吸音的听诊部位，其中以乳房下部、肩胛下部和腋窝下部的肺泡呼吸音最强。

3．听诊顺序，从肺尖开始，自上而下，由前胸部到侧胸部和背部，并要上下对比和左右对称部位对比。

4．听诊内容包括正常呼吸音、异常呼吸音、附加音（如干、湿啰音）、听觉语音和胸膜摩擦音。

四、腹部

（一）腹部浅部触诊法

1．病人取仰卧位，两手放于躯干两侧，双下肢屈曲，护士站在病人右侧。

2．请病人张口缓缓作腹式呼吸，使腹肌放松。

3．先从健康部位开始，逐渐移向病变区域，一般先从左下腹开始，沿逆时针方向，由下向上，先左后右进行评估。

4．护士右手轻轻地平放在病人被评估的部位，四指并拢，向下按压腹壁约 1～2cm 深度，利用掌指关节和腕关节协同运动，柔和地进行滑动触诊。

5．用于腹部抵抗感、压痛、搏动、包块和增大器官等的触诊。

（二）肝脏的触诊

1．请病人取仰卧位，两下肢屈曲，护士站在病人右侧。

2．请病人做腹式呼吸。

3．单手法触诊肝脏时，在右锁骨中线上，护士右手掌放于病人右侧腹壁，掌指关节自然伸直，手指并拢，使示指和中指的指端指向肋缘，也可使示指的桡侧缘对着肋缘，自右髂前上棘水平开始逐渐向上移动触诊。

4．吸气时腹部隆起，右手压向右季肋部，并延后上抬；呼气时则右手提前下压（图3-16）。

5．双手法触诊时，用左手托住病人右后腰部（相当于第11,12肋骨与其稍下方的部位），大拇指张开，置于季肋上，右手进行触诊，其方法同上（图3-17）。

6．在前正中线上剑突下，自脐平面开始逐渐向上，触诊肝脏左叶。

7．触诊肝脏时应注意其大小、硬度、形态、压痛、边缘和表面情况等。

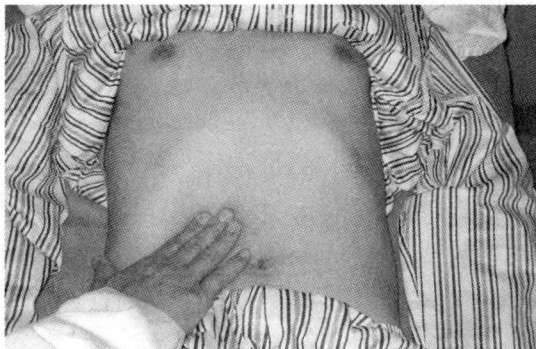

图3-16 肝脏单手触诊法　　　图3-17 肝脏双手触诊法

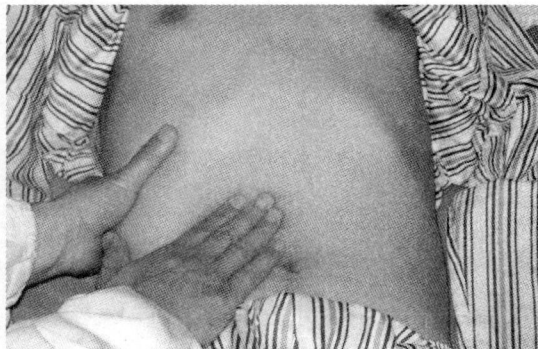

（三）Murphy 征的评估

1．病人取仰卧位，两下肢屈曲，护士站在病人右侧。

2．护士左手掌平放在病人右肋缘以上，四指与肋骨垂直交叉，左手拇指放在腹直肌外缘与肋弓交界处。

3．护士的拇指用力向下按压腹壁，请病人深吸气。

4. 观察病人的面部表情,如表情痛苦,突然停止深吸气动作,称 Murphy 征阳性(图 3-18)。

5. 只有压痛而无吸气动作中断或停止,则仅称为胆囊压痛。

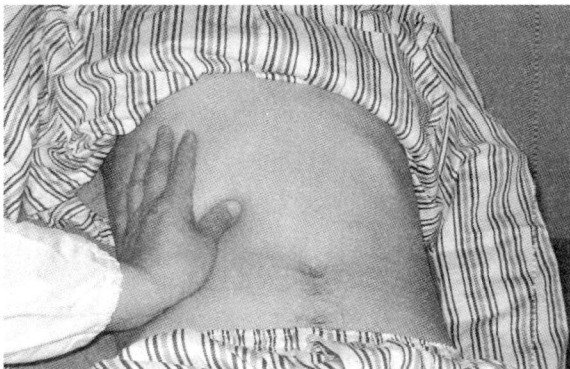

图 3-18 Murphy 征的评估方法

(四)脾脏的触诊

1. 病人取仰卧位,两下肢屈曲,或病人取右侧卧位,护士站在病人右侧。

2. 浅部单手触诊法用于评估明显增大而位置又较表浅的脾脏,双手触诊法用于评估增大而位置较深脾脏。

3. 病人取仰卧位时,护士左手绕过病人的腹部,从后(约第 7~10 肋处)向前肋缘加压。右手平放于腹部,与肋弓方向垂直,自脐平面开始,与呼吸配合,逐渐移向肋弓(图 3-19)。

4. 病人取右侧卧位时,双手触诊法用于评估轻度增大而仰卧位不易触到的脾脏。病人右侧卧位,右下肢伸直,左下肢屈髋、屈膝,双手触诊方法同前(图 3-20)。

5. 脾增大的测量。

6. 脾增大时应注意其大小、形态、质地、表面情况、压痛、切迹、摩擦感等。

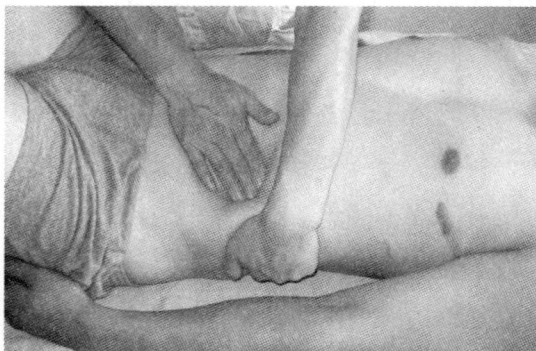

图 3-19 脾脏触诊(仰卧位)

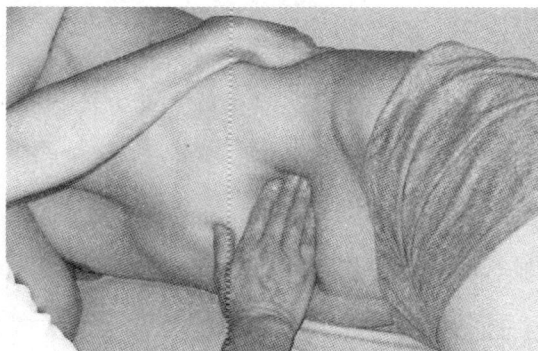

图 3-20 脾脏触诊(右侧卧位)

(五)腹部压痛、反跳痛的评估

1. 病人取仰卧位,充分暴露腹部,护士站在病人的右侧。

2. 请病人屈膝,尽量放松腹肌,双上肢置于躯干两侧,平静呼吸。

3. 护士用右手示指、中指由浅入深按压腹部,观察病人是否有痛苦表情或疼痛。

4. 评估反跳痛。触诊腹部出现压痛后，手指可于原处稍停片刻，给病人一定的适应时间，然后迅速将手抬起，观察病人是否出现痛苦表情，并询问疼痛是否加重。

5. 腹部有压痛常为炎症、结石、结核、肿瘤等所致。反跳痛阳性提示炎症累及壁腹膜。

（六）液波震颤的评估

1. 病人取仰卧位，双下肢屈曲，护士站在病人的右侧。

2. 护士用一手的掌面轻贴于病人的一侧腹壁，另一手的四指并拢屈曲，用指端拍击对侧腹部或以指端冲击式触诊。如腹腔内有大量游离液体，则贴于腹壁的手掌有被液体波动冲击的感觉，即液波震颤。

3. 为防止腹壁本身的振动传到对侧，可请另一人（或病人）将其手掌尺侧缘压于脐部腹正中线上，即可阻止腹壁振动的传导（图3-21）。

4. 液波震颤提示腹腔内大量游离液体（3000～4000ml）。

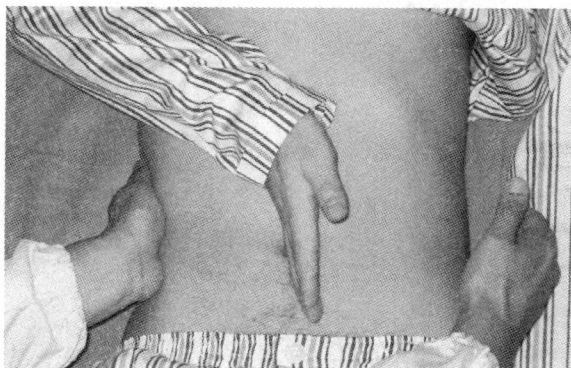

图3-21 液波震颤评估

（七）肝脏的叩诊

1. 病人取仰卧位及（或）坐位，护士站在病人的右侧。

2. 以间接叩诊法分别在右锁骨中线、右腋中线和右肩胛线上叩出肝上界。

3. 肝上界在上述三条线上分别为第5、7、10肋间。

4. 在右锁骨中线、腋中线上叩出肝上界，肝上界一般位于右锁骨中线上右季肋下缘、右侧腋中线第10肋间水平。

5. 测量出肝脏纵径，正常9～11cm。

（八）脾脏的叩诊

1. 病人取右侧卧位，护士站在病人的右侧。

2. 以间接叩诊法叩诊在左腋中线上，自上而下进行叩诊，一般采用轻叩法，脾浊音区在第9～11肋间。脾脏宽度4～7cm。

3. 叩出脾前界。

（九）移动性浊音的评估

1. 病人取仰卧位，护士站在病人右侧。

2. 以间接叩诊法在脐水平向左侧叩诊，达左侧髂腰肌边缘，如叩诊变浊音，板指固定不动。

3. 请病人向右侧卧位,重新叩诊该处,听取叩诊音有无变化。病人的体位保持不变,再向右侧移动叩诊,直达浊音区,听取叩诊音改变。

4. 请病人取左侧卧位,再次叩诊,听取叩诊音改变(图3-22~图3-24)。

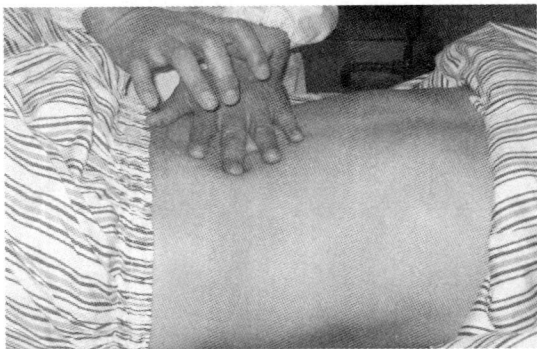

图 3-22 移动性浊音评估方法(仰卧位)

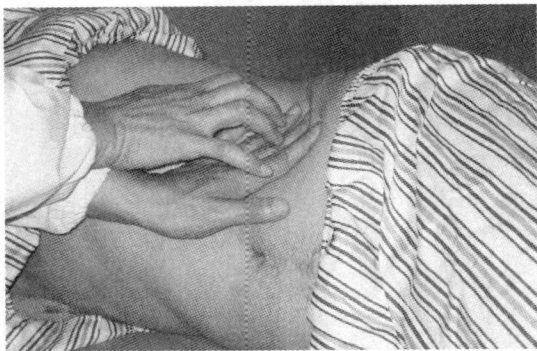

图 3-23 移动性浊音评估方法(右侧卧位)

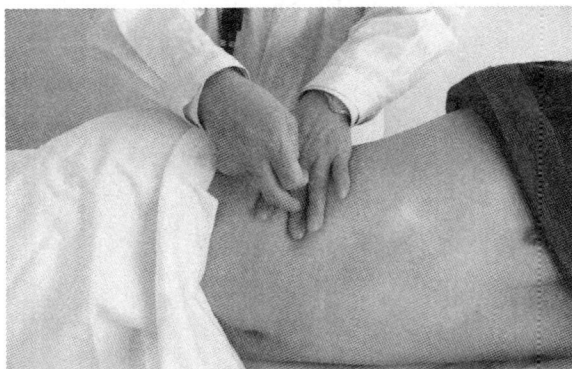

图 3-24 移动性浊音评估方法(左侧卧位)

(十)肾脏的触诊和叩诊

1. 肾脏触诊

(1)病人取仰卧位,护士站在病人右侧。

(2)以深部滑行触诊法进行触诊。

(3)触诊右侧肾脏时,护士以左手掌托起右侧后腰部,将后腹壁推向右手掌下,右手掌放于右季肋部,指端微弯恰在肋弓下,配合腹式呼吸进行触诊(图3-25)。

(4)触诊左侧肾脏时,护士以左手从病人前方绕至左侧后腰部,将后腹壁推向前方,右手同上。

2. 肾脏叩诊

(1)病人取坐位,护士站在病人背后。

(2)护士以左手掌平放在病人的肾区(肋脊角处)。

(3)右手握拳用轻至中等强度的力量叩击左手背,观察病人有无肾区叩击痛(图3-26)。

(4)叩诊时两侧力量要均等。

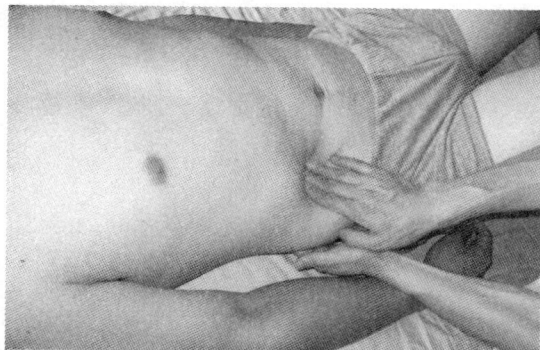

图 3-25 肾脏的触诊方法（双手触诊法）

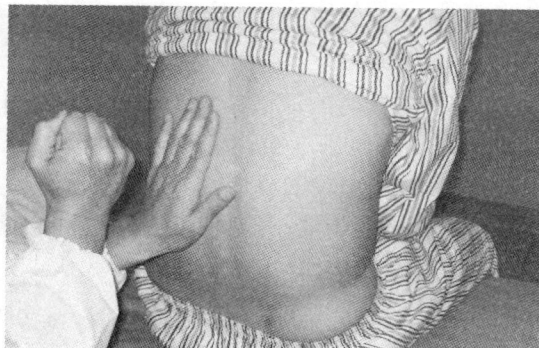

图 3-26 肾区叩击痛评估方法

（十一）振水音的评估

1．病人取仰卧位，双下肢屈曲，护士站在病人右侧。

2．护士将听诊器胸件置于病人上腹部，然后用稍弯曲的手指连续迅速冲击上腹部（也可用手掌晃动上腹部），如听到胃内气体和液体相碰撞而发生的声音，称为振水音。

3．正常人空腹 6～8 小时后无振水音。若出现振水音，提示胃内液体潴留，见于幽门梗阻、胃扩张和胃分泌过多。

五、脊柱四肢与神经反射

（一）腹壁反射的评估

1．病人取仰卧位，暴露全腹部，双下肢屈曲，使腹壁放松，护士站在其右侧。

2．护士用钝头竹签从上、中、下三个部位，自外向内划腹壁皮肤。

3．腹上部应与肋弓方向一致，腹中部应在脐部水平，腹下部应与腹股沟韧带平行。

4．腹壁反射存在时可见相应部位的腹壁肌肉收缩（图 3-27）。

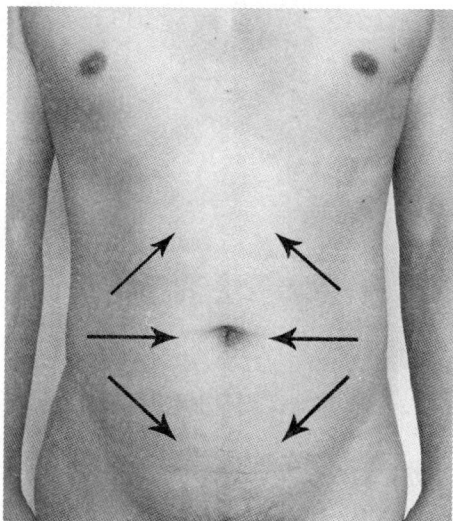

图 3-27 腹壁反射检查方法

（二）脊柱侧弯与叩击痛的评估

1. 病人取坐位，护士站在病人的后侧。

2. 脊柱侧弯的评估。护士用示指和中指沿脊柱棘突，自上而下用力逐一划过，在皮肤上清楚地留下一条红线，观察脊柱有无侧凸畸形，并注意有无压痛。

3. 脊柱叩击痛的评估

（1）直接叩击法：用叩诊锤或手指，自上而下，叩击病人脊椎棘突，评估有无叩击痛（图3-28）。

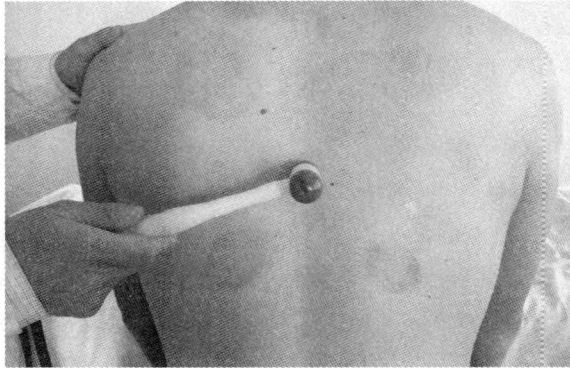

图 3-28　脊柱直接叩击法

（2）间接叩击法：护士左手掌置于病人的颅顶，右手握拳叩击护士左手背，观察有无叩击痛（图3-29）。

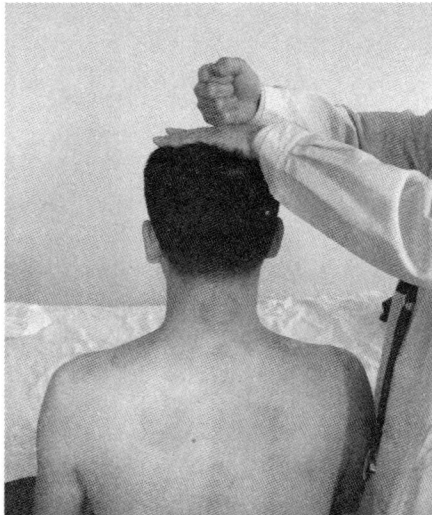

图 3-29　脊柱间接叩击法

（三）脊柱压痛及脊柱活动度的评估

1. 病人取坐位或站立位。

2. 脊柱压痛　护士用右手拇指自上而下逐个按压病人脊椎棘突，正常人脊柱无压痛。

3．腰段脊柱活动度　请病人在臀部固定的条件下作前屈、后伸、左右侧弯和旋转动作。正常人可前屈45°，后伸35°，左右侧弯各30°，旋转45°。

4．颈段脊柱活动度　请病人作颈部前屈、后伸、左右侧弯和旋转运动。前屈45°，后伸45°，左右侧弯各45°，旋转60°。

（四）浮髌现象的评估

1．病人取仰卧位或坐位。

2．护士用一手的拇指和其余手指分别固定在肿胀的关节上方两侧，另一手拇指和其余手指分别固定在肿胀关节的下方两侧，目的是使关节内液体不致于向周围流动而影响浮力。

3．用一手示指将髌骨连续向后方按压数次，如按压时有髌骨与关节的接触感，松开时有髌骨浮起感（图3-30），即为浮髌现象阳性。

4．阳性表明有膝关节腔积液，常见于风湿性关节炎、结核性关节炎等。

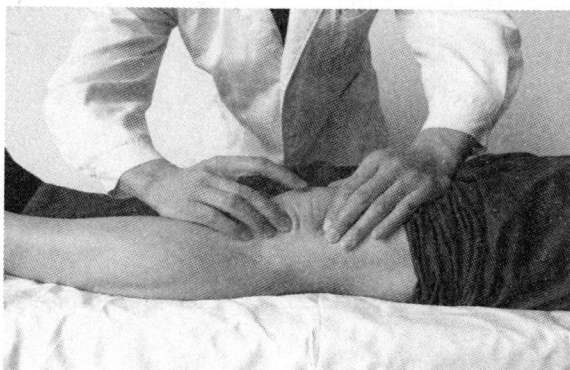

图3-30　浮髌现象评估方法

（五）肱二头肌反射、肱三头肌反射、桡骨膜反射的评估

1．病人取仰卧位或坐位，护士站在病人的右侧。

2．肱二头肌反射　护士以左手托扶起病人屈曲的肘部，并将拇指置于肱二头肌肌腱上，然后以叩诊锤叩击护士的左手拇指，正常反应为肱二头肌收缩，前臂快速屈曲（图3-31）。

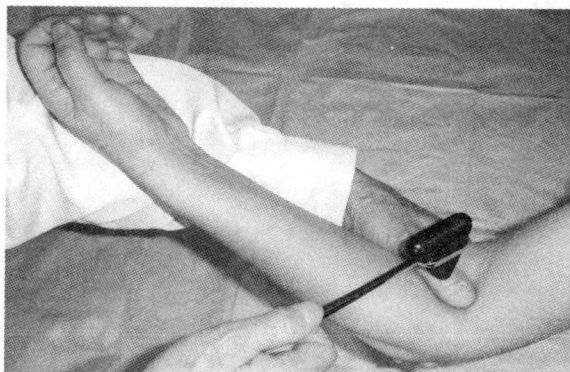

图3-31　肱二头肌反射评估方法（坐位）

3. 肱三头肌反射　护士左手托扶病人的肘部,请病人肘部屈曲,然后以叩诊锤直接叩击鹰嘴突上方的肱三头肌肌腱。正常反应为肱三头肌收缩,前臂稍伸展(图3-32)。

4. 桡骨膜反射　护士以左手轻托病人前臂,并使腕关节自然下垂,然后以叩诊锤轻叩桡骨茎突,正常反应为前臂旋前、屈肘(图3-33)。

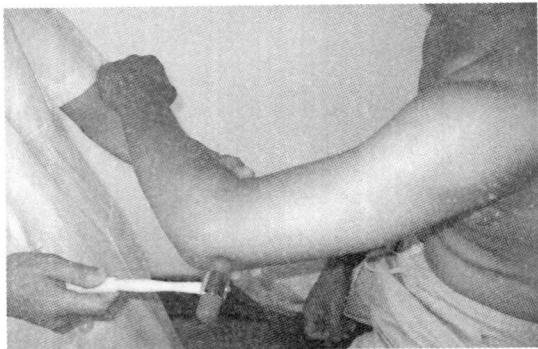

图 3-32　肱三头肌反射评估方法(坐位)

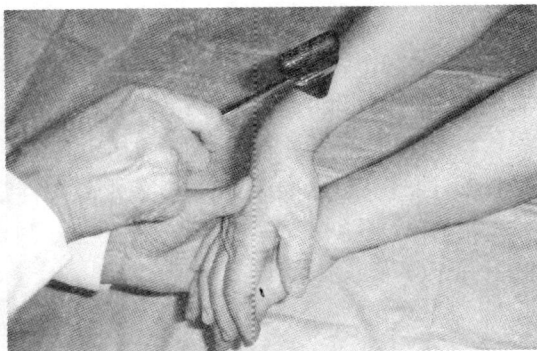

图 3-33　桡骨膜反射评估方法(坐位)

(六)膝反射、跟腱反射、跖反射的评估

1. 膝反射

(1)病人取仰卧位或坐位,护士站在病人的右侧。

(2)病人取坐位时小腿完全放松,自然悬垂。病人取仰卧位时护士用左手在腘窝处托起双下肢,使髋膝关节稍屈。

(3)护士用右手持叩诊锤叩击髌骨下方的股四头肌肌腱。正常反应为股四头肌收缩,小腿伸展(图3-34,图3-35)。

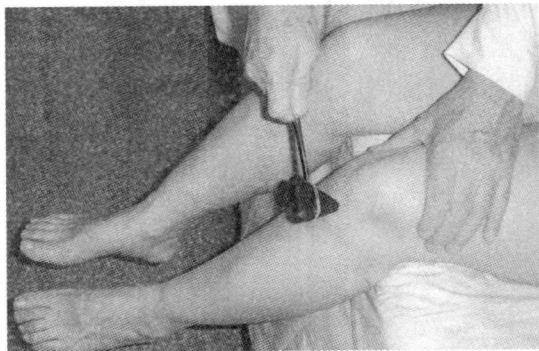

图 3-34　膝反射评估方法(坐位)

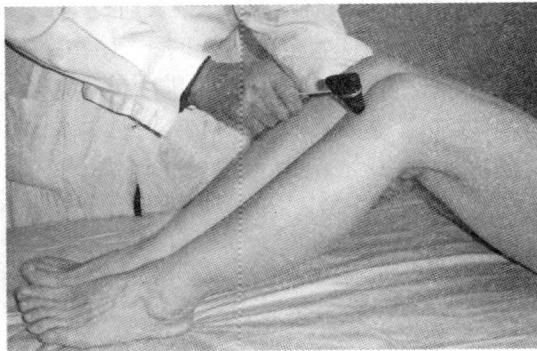

图 3-35　膝反射评估方法(卧位)

2. 跟腱反射　请病人取仰卧位,髋及膝关节稍屈曲,下肢取外旋外展位。护士用左手托病人足掌,使足呈过伸位,然后以叩诊锤叩击跟腱。正常反应为腓肠肌收缩,足向跖面屈曲。如卧位不能引出时,可请病人跪于椅面上,双足自然下垂,然后轻叩跟腱,反应同前(图3-36)。

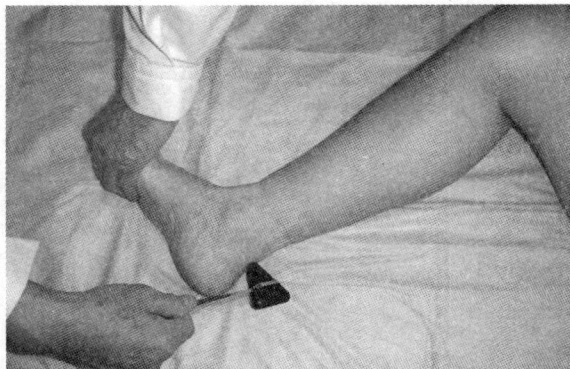

图 3-36 跟腱反射评估方法

3. 跖反射 请病人取仰卧位,髋及膝关节伸直,护士左手持病人踝部,用钝头竹签由后向前划足底外侧缘至小趾掌关节处,再转向趾侧。正常表现为足向跖面屈曲。

（七）Babinski 征和 Oppenheim 征的评估

1. Babinski 征的评估

（1）病人取仰卧位,髋及膝关节伸直,护士站在其右侧。

（2）护士左手持病人踝部,右手持钝头竹签由后向前划足底外侧至小趾掌关节处,再转向踇趾侧（图 3-37）。

（3）阳性表现为踇趾缓缓背伸,其他四趾呈扇形展开。其临床意义见于锥体束损害。

2. Oppenheim 征的评估

（1）病人取仰卧位,髋及膝关节伸直,护士站在其右侧。

（2）护士用拇指及示指沿病人胫骨前缘用力由上向下滑压（图 3-38）。

（3）阳性表现为踇趾缓缓背伸,其他四趾呈扇形展开。其临床意义见于锥体束损害。

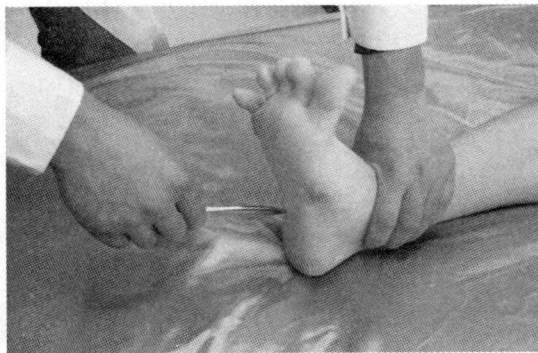

图 3-37 Babinski 征评估方法

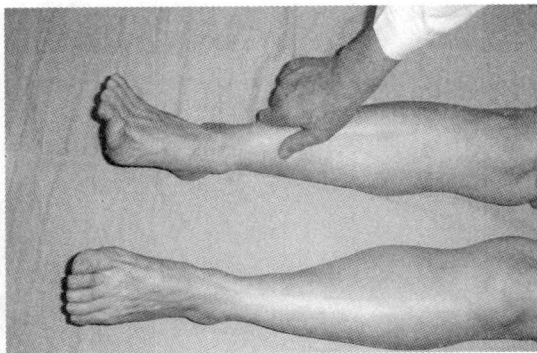

图 3-38 Oppenheim 征评估方法

（八）Gordon 征和 Chaddock 征的评估

1. 病人取仰卧位,护士站在病人的右侧。

2. Gordon 征 护士用拇指和其他四指分置于腓肠肌部位,然后以适度的力量捏压腓肠肌,阳性表现为踇趾缓缓背伸,其他四趾呈扇形展开（图 3-39）。

3. Chaddock 征　护士用竹签在外踝下方由后向前划至趾掌关节处为止。阳性表现为拇趾缓缓背伸,其他四趾呈扇形展开(图 3-40)。

4. 阳性表现均见于锥体束损害。

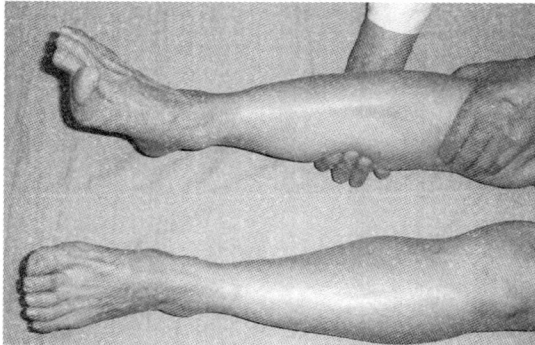

图 3-39　Gordon 征评估方法

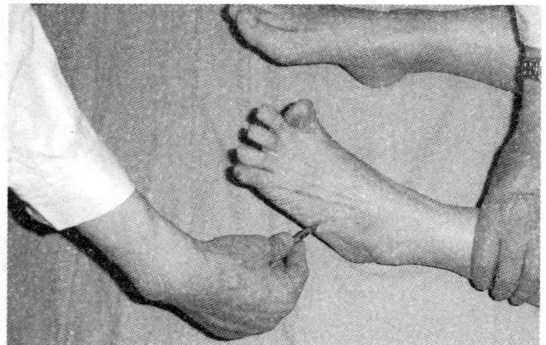

图 3-40　Chaddock 征评估方法

(九) Lasegue 征及踝阵挛的评估

1. Lasegue 征

(1) 病人取仰卧位,双下肢伸直,护士站在病人的右侧。

(2) 护士将左手放在病人的一侧膝关节上,使下肢保持伸直,右手将下肢抬起。如下肢抬不到 30°即出现放射痛为阳性。

(3) 用同样的方法评估另一侧下肢。

(4) 阳性是神经根受到刺激的表现,见于坐骨神经痛、腰椎间盘突出等。

2. 踝阵挛

(1) 病人取仰卧位,髋关节与膝关节稍屈,上下肢放松,护士站在其右侧。

(2) 护士一手持病人小腿,一手持病人足掌前端,用力使踝关节过伸,并维持适当的力量。

(3) 阳性表现为腓肠肌与比目鱼肌发生节律性收缩,而致踝关节发生节律性的屈伸动作(图 3-41)。

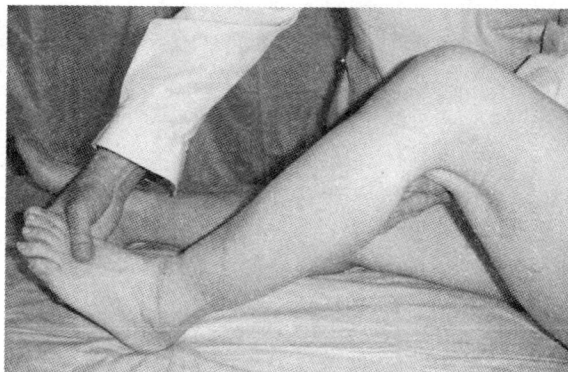

图 3-41　踝阵挛评估方法

（4）用同样方法评估另一侧。

（5）踝阵挛阳性见于锥体束损害。

（十）髌阵挛和 Hoffmann 征的评估

1. 髌阵挛评估

（1）病人取卧位，双下肢伸直。

（2）护士用示指和拇指捏住髌骨上缘，用力向远端方向快速推动髌骨数次，然后保持适度推力。

（3）阳性反应为股四头肌节律性收缩使髌骨上下运动（图 3-42）。

2. Hoffmann 征评估

（1）病人取坐位或仰卧位。

（2）护士左手持病人腕关节上方，右手以中指及示指夹持病人的中指，稍向上提，使腕部处于轻度过伸位，护士以拇指迅速弹刮病人中指指甲。

（3）阳性为弹刮中指时，其余四指出现轻微掌屈反应（图 3-43）。Hoffmann 征阳性见于锥体束损害。

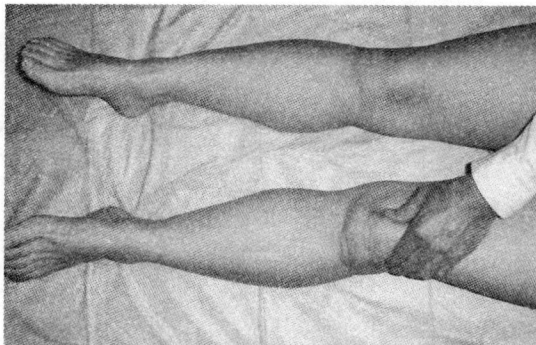

图 3-42　髌阵挛评估方法

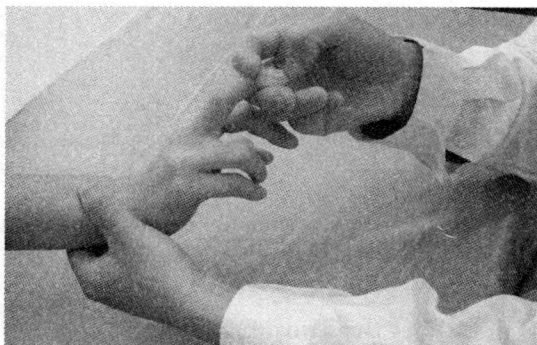

图 3-43　Hoffmann 评估方法

（十一）颈强直和 Kernig 征的评估

1. 颈强直的评估

（1）请病人取去枕仰卧位，放松，双下肢自然伸直。护士站在病人的右侧。

（2）以一手托住其枕部，另一手置于其胸前，做屈颈动作，观察病人的下颌是否能接触胸部。

（3）阳性表现为颈部阻力增加或颈强直，下颌不能接触胸部。

2. Kernig 征评估

（1）病人取仰卧位，双下肢自然伸直，护士站在病人的右侧。

（2）护士先将病人一侧髋关节屈成直角，然后屈膝成直角，再用手抬高小腿，正常可将膝关节伸达 135° 以上（图 3-44）。阳性表现为伸膝受限。

（3）用同样的方法评估另一侧。

3. 颈强直和 Kernig 征阳性为脑膜受激惹的表现，见于各种脑膜炎、蛛网膜下腔出血。颈强直也可由颈椎病、颈椎结核、骨折、脱位、肌肉损伤等引起。

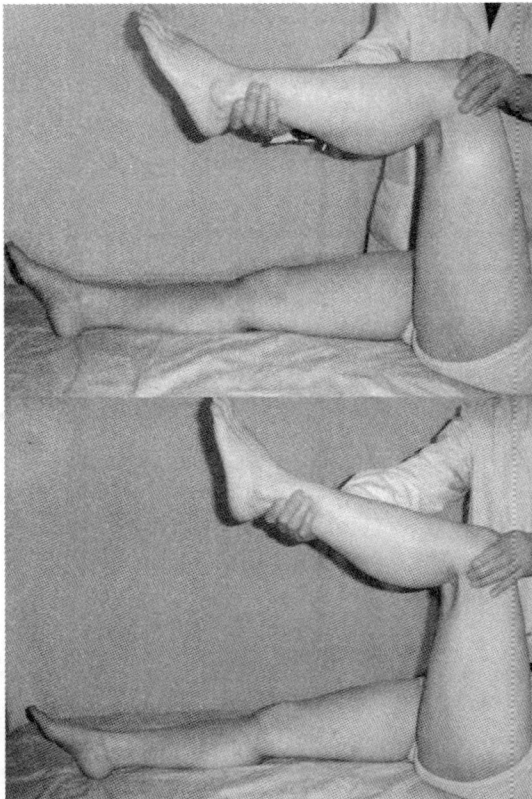

图 3-44　Kernig 征评估方法

（十二）Brudzinski 征评估

1．病人取仰卧位，双下肢自然伸直，护士站其右侧。

2．护士左手托病人枕部，右手置其胸前，然后使头部前屈。阳性表现为两侧膝关节和髋关节屈曲（图 3-45）。

3．Brudzinski 征阳性为脑膜受激惹的表现，见于各种脑膜炎症、蛛网膜下腔出血等。

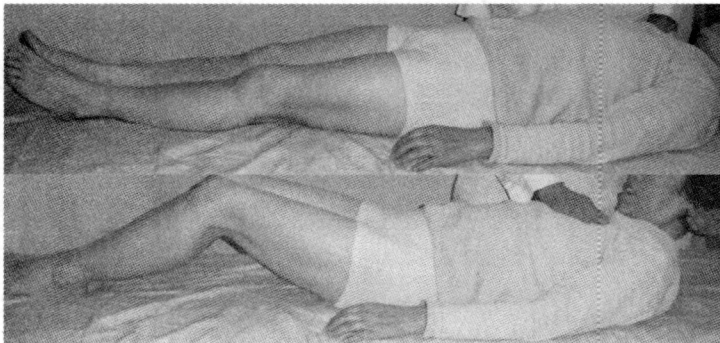

图 3-45　Brudzinski 征评估方法

第三节 系统身体评估的技能考核与评价

系统身体评估的技能考核与评价不仅是对护理人员系统身体评估学习的检查与评价，也是培养护理人员系统身体评估的完整性、规范性、熟练程度，以及护患沟通能力的重要方法之一。

一、系统身体评估的技能考核与评价的内容

系统身体评估技能考核与评估的内容主要有准备技能、操作技能和整体印象。

1. 准备技能 ①护士的衣冠整洁，手、甲卫生，评估环境安静、光线充足；②护士的态度和蔼，与病人进行恰当的沟通交流，并解释评估的目的与意义，取得病人的理解与合作，体现人文关怀；③评估工具准备齐全。

2. 操作技能 ①指导并协助病人采取正确的体位，护士站位准确；②充分暴露被评估部位，适当遮挡其他部位；③评估内容系统全面，无重复、遗漏和颠倒；④评估程序规范、流畅，手法娴熟，注意对称部位的对比观察；⑤病人感觉舒适，无痛苦；⑥评估用品使用熟练；⑦评估过程中保持与病人的良好沟通，关心病人，并注重保护病人的隐私。

3. 整体印象 ①整个评估过程自然流畅，操作规范、态度认真，未给病人增加痛苦；②注重评估方法与技巧，尤其是叩诊和触诊技巧；③评估前、评估中和评估后，能与病人进行有效的沟通；④评估后，恢复病人的舒适体位，整理好病人的衣物，感谢病人的合作，并与病人道别。

二、系统身体评估的技能考核与评价的项目与评分

系统身体评估的技能考核评价的项目与系统身体评估的项目相对应，但应强调身体评估的系统性、完整性与评估方法的熟练程度。为了方便教学与考核评估，将系统身体评估按照系统要求分为7个部分120个项目，每个项目赋予一定的分值，以评分方式评价护士对护理技能掌握与应用的程度，既可以局部考核评价，也可系统考核评价。具体评价项目与评分见表3-1～表3-7。

表3-1 护士准备与一般评估及生命征

项目	分值	得分
1. 准备和清点评估工具	1	
2. 自我介绍（姓名、职称，与病人握手，并进行简短交谈以融洽护患关系）	1	
3. 向病人说明评估的目的与意义	1	
4. 护士洗手（最好病人在场）。请病人取舒适的体位，站在病人右侧	1	
5. 观察发育、营养、神志、面容、表情、体位	1	
6. 测量体温（腋测法，10分钟）	1	
7. 触诊脉搏（一般触诊右侧桡动脉，至少30秒）	1	
8. 触诊双侧桡动脉，注意两侧脉搏是否一致	1	
9. 测量呼吸频率，至少30秒，注意节律、类型和深度	1	
10. 测量血压（右上臂血压）2次（或3次），取平均值报告	1	
合计	10	

表3-2　头颈部评估

项目	分值	得分
1. 请病人取舒适体位,观察病人面部颜色变化,头颅外形,触诊头颅	1	
2. 观察眉毛、睫毛的分布,眼睑有无水肿等	1	
3. 请病人往上看,双手拇指翻双眼下眼睑,观察下睑巩膜及结膜、评估泪囊	1	
4. 请病人往下看,观察上睑巩膜及结膜	1	
5. 评估眼球有无突出或凹陷,评估病人的角膜、瞳孔变化	1	
6. 观察双侧耳郭有无畸形,触诊有无压痛及牵拉痛,触诊耳前淋巴结	1	
7. 观察外耳道有无异常分泌物,观察鼓膜(可用耳镜)状况	1	
8. 触诊双侧乳突	1	
9. 触诊耳后、颌下、颏下、颈后、颈前、锁骨上窝淋巴结	1	
10. 观察鼻外形有无畸形,有无鼻翼扇动;皮肤颜色有无变化	1	
11. 借助手电筒光,评估鼻前庭	1	
12. 评估鼻窦区有无压痛	1	
13. 观察口唇、颊黏膜、腮腺开口处、牙齿、牙龈、舌质、舌苔	1	
14. 请病人舌尖顶住上腭,观察其口底	1	
15. 借助压舌板观察腭弓、扁桃体、咽后壁及悬雍垂	1	
16. 观察颈部皮肤、外形、颈动脉搏动情况,有无静脉怒张	1	
17. 触诊甲状腺,评估有无增大、压痛,触诊甲状腺峡部	1	
18. 配合头部的位置和吞咽动作,评估甲状腺左叶和右叶	1	
19. 触诊左右颈动脉,触诊气管位置	1	
20. 听诊颈部(甲状腺、血管)杂音	1	
合计	20	

表3-3　胸部评估

项目	分值	得分
1. 请病人取舒适体位,先评估前胸部,再评估后胸部	1	
2. 正确暴露胸部,观察胸部皮肤颜色,注意有无水肿、瘢痕、皮疹、损伤等	1	
3. 观察胸廓外形,有无畸形。有无胸壁静脉曲张,乳房、乳头外形是否对称,观察呼吸运动(左右对比)	1	
4. 观察心尖搏动位置、强度及范围,心前区有无异常隆起	1	
5. 触诊肋间隙、胸廓有无压痛	1	
6. 触诊左右乳房(4个象限和乳头),评估腋窝淋巴结	1	
7. 评估胸廓扩张度,注意前胸和后胸(上、中、下)的变化,并左右对比	1	
8. 请病人发长音"yi",评估语音震颤,注意前胸和后胸(上、中、下)的变化,并左右对比	1	
9. 评估有无胸膜摩擦感(左右、前后对比)	1	
10. 触诊心尖搏动、心前区有无异常搏动及震颤、心前区有无心包摩擦感	1	
11. 确定肋间,叩诊肺脏:先从左侧第1肋间开始,每个肋间至少叩诊两处,自上而下,由外向内,双侧对比	1	

续表

项目	分值	得分
12. 叩诊肺下界：先叩锁骨中线，再叩诊腋中线，最后叩肩胛线的肺下界	1	
13. 确定肋间，叩诊心脏相对浊音，逐个肋间叩诊，并做标记	1	
14. 测量左锁骨中线位置、各个肋间心浊音界标记点至前正中线的距离、左锁骨中线至前正中线的距离	1	
15. 听诊前胸部：先从左侧第1肋间开始，每个肋间至少听诊两处（必要时配合深呼吸或咳嗽），自上而下，由外向内，双侧对比	1	
16. 评估病人的听觉语音，注意前胸和后胸（上、中、下）的变化，并左右对比	1	
17. 评估有无胸膜摩擦音	1	
18. 听诊二尖瓣区（心率、节律、心音、额外心音、杂音、摩擦音）	1	
19. 听诊肺动脉瓣区、主动脉瓣区（心音、杂音、摩擦音）	1	
20. 听诊主动脉瓣第二听诊区、三尖瓣区（心音、额外心音、杂音、摩擦音）	1	
合计	20	

表 3-4 腹部评估

项目	分值	得分
1. 请病人取仰卧位，充分暴露腹部，屈膝，双上肢置于躯干两侧，平静呼吸	1	
2. 观察腹部外形、脐部形状、腹式呼吸，有无腹壁静脉曲张，颜色有无变化，有无皮疹、瘢痕及条纹等	1	
3. 护士蹲下，两眼与病人腹部同高，观察有无胃型、肠型、蠕动波	1	
4. 听诊肠鸣音并计数（至少1分钟），听诊腹部血管杂音	1	
5. 浅触诊腹部9区	1	
6. 深触诊腹部9区	1	
7. 指导病人做加深的腹式呼吸2～3次，在右锁骨中线上触诊肝脏，在剑突下触诊肝脏	1	
8. 评估肝颈静脉回流征	1	
9. 触诊胆囊，评估 Murphy 征	1	
10. 触诊脾脏（右侧卧位、仰卧位，双手触诊法）	1	
11. 触诊左、右肾脏（双手触诊法）	1	
12. 评估输尿管压痛点（季肋点，上、中输尿管点）	1	
13. 评估液波震颤	1	
14. 评估振水音	1	
15. 叩诊腹部9区（从左下腹部开始，逆时针顺序）	1	
16. 叩诊肝上界、肝下界（右锁骨中线）	1	
17. 评估有无肝区叩击痛，胆囊区叩击痛	1	
18. 叩诊移动性浊音，经脐平面先左后右逐渐叩诊	1	
19. 请病人取坐位，评估肋脊角压痛点、肋腰点压痛点	1	
20. 评估肾区有无叩击痛	1	
合计	20	

表 3-5　脊柱与四肢评估

项目	分值	得分
1．请病人取舒适体位，正确暴露上肢，观察两侧上肢是否对称，有无畸形，观察双手掌面及背面皮肤有无异常	1	
2．评估皮肤弹性，评估双手有无杵状指、发绀及其他异常	1	
3．评估指间关节及掌指关节	1	
4．评估腕关节（背伸、掌屈）	1	
5．评估肘关节有无压痛，活动有无受限（屈、伸、旋前、旋后）	1	
6．评估滑车上淋巴结（两侧）	1	
7．正确暴露肩部，观察肩关节有无畸形	1	
8．触诊肩关节及其周围，观察肩关节活动度	1	
9．正确暴露下肢，观察下肢是否对称，有无溃疡、结节、出血点，有无静脉曲张	1	
10．测量下肢长度	1	
11．触诊腹股沟区有无肿块、疝等	1	
12．触诊双侧股动脉搏动（必要时进行听诊）	1	
13．触诊双侧腹股沟淋巴结	1	
14．评估髋关节活动（屈髋、内旋、外旋）、直腿抬高试验	1	
15．观察膝关节有无红肿，触诊膝关节和浮髌试验，评估膝关节活动（屈、伸）	1	
16．观察踝关节及足趾（有无红肿、杵状趾等）	1	
17．用右手示指按压踝部或胫前内侧皮肤 3～5 秒，观察有无水肿（两侧对比），触诊足背动脉（两侧对比）	1	
18．观察步态变化	1	
19．评估脊柱叩击痛，脊柱侧弯、前后凸及压痛，棘突压痛及叩击痛	1	
20．评估屈腰、伸腰运动，评估腰椎侧弯、旋转运动	1	
合计	20	

表 3-6　神经系统评估

项目		分值	得分
脑神经	1．评估病人的视力（粗测法），双侧对比	1	
	2．评估眼球运动（按照 6 个方位评估眼球运动）	1	
	3．评估瞳孔的大小与形状、对光反射、角膜反射、集合反射	1	
	4．评估鼻孔通气情况，评估嗅觉功能，并两侧对比	1	
	5．评估病人的听力（粗测法），两侧对比	1	
	6．评估面部的痛觉、触觉和温度觉，两侧对比以及内外对比	1	
	7．观察两侧额纹、眼裂、鼻唇沟和口角是否对称。能否正常完成睁眼、闭眼、皱眉、示齿、鼓腮、吹哨动作，比较两侧面肌收缩是否对称	1	
	8．请病人伸舌，观察有无伸舌偏斜、舌肌萎缩及肌束颤动，舌的运动及抵抗力，两侧对比	1	
	9．请病人发音，观察其发音变化	1	
	10．观察咬肌、颞肌有无萎缩，请病人咬牙及咀嚼，注意两侧收缩力是否相等，观察病人张口时下颌有无偏斜	1	

续表

项目	内容	分值	得分
	11. 评估舌的味觉,两侧对比	1	
	12. 观察病人有无声音嘶哑、鼻音,观察软腭及悬雍垂位置。请病人发"啊"音,评估两侧软腭上抬是否有力,悬雍垂有无偏斜	1	
	13. 用压舌板轻触左、右咽后壁黏膜,观察咽反射	1	
	14. 请病人作耸肩及转头动作时,并给予一定的阻力,比较两侧胸锁乳突肌的力量和对称性	1	
运动功能	15. 评估握力(病人意识要清醒)、肌力和肌张力,观察不自主运动,评估共济运动(指鼻试验、跟 - 膝 - 胫试验、轮替运动)	1	
感觉功能	16. 评估上肢、下肢的触觉(或痛觉)	1	
浅反射	17. 评估腹壁反射,评估提睾反射、肛门反射(必要时)	1	
深反射	18. 评估肱二头肌反射、肱三头肌反射、桡骨膜反射、膝反射、跟腱反射、髌阵挛、踝阵挛	1	
病理反射	19. 评估 Babinski 征、Chaddock 征、Oppenheim 征、Gordon 征、Hoffmann 征	1	
脑膜刺激征	20. 病人去枕平卧,评估颈强直、Kernig 征、Brudzinski 征	1	
	合计	20	

表 3-7 肛门、直肠与生殖器评估

项目	内容	分值	得分
肛门、直肠	1. 请病人取左侧卧位,右下肢屈曲,左下肢伸直	1	
	2. 观察肛门、肛周、会阴区	1	
	3. 护士右手戴手套,示指涂以润滑剂行直肠指诊	1	
	4. 观察指套有无分泌物	1	
外生殖器	5. 向病人解释评估的必要性,并注意保护隐私	1	
	6. 请病人取舒适体位,并确认病人已排空尿液	1	
男性	7. 视诊阴毛、阴茎、龟头颈、阴茎龟头、包皮	1	
	8. 视诊尿道外口	1	
	9. 视诊阴囊,观察阴囊皮肤有无肿胀、疝、红肿、溃疡、静脉曲张等	1	
	10. 触诊双侧睾丸、附睾、精索	1	
女性	7. 视诊阴毛、阴阜、大小阴唇、阴蒂	1	
	8. 视诊尿道口及阴道口	1	
	9. 触诊阴阜、大小阴唇	1	
	10. 触诊尿道旁腺、巴氏腺	1	
	合计	10	

(刘成玉)

第四章

临床护理基本技能操作技术

第一节 无菌与隔离技术

一、洗手法

【目的】

去除手部皮肤污垢和大部分暂居菌,切断通过手传播感染的途径。

【评估】

1. 洗手池设备　洗手池的设备是否完好,水温是否合适。

2. 环境条件　洗手的环境是否宽敞。

【准备】

1. 护士准备　仪表整洁,修剪指甲,摘下手表,卷袖过肘。

2. 物品准备　洗手池设备、洗手液、擦手纸或小毛巾、计时装置。

3. 环境准备　宽敞、明亮。

【实施】

1. 准备　打开水龙头,调节合适的水流和水温。

2. 湿手　在流动水下,使双手充分淋湿。

3. 涂抹　取适量洗手液,均匀涂抹至整个手掌、手背、手指和指缝。

4. 揉搓　认真揉搓双手至少15秒,应注意清洗双手所有皮肤,尤其应注意清洗指背、指尖和指缝,具体揉搓步骤为:

(1)掌心相对,手指并拢,相互揉搓。

(2)掌心对手背沿指缝相互揉搓,交换进行。

(3)掌心相对,双手交叉指缝相互揉搓。

(4)弯曲手指使关节在另一手掌心旋转揉搓,交换进行。

(5) 一手握住另一手大拇指旋转揉搓,交换进行。

(6) 一手的 5 个手指尖并拢放在另一手掌心旋转揉搓,交换进行。

(7) 一手握住另一手腕部旋转揉搓,双手交换进行。

5. 冲洗 流水彻底冲洗双手及腕部。如水龙头为手拧式开关,则应采用防止手部再污染的方法关闭水龙头。

6. 擦手 用一次性纸巾或小毛巾彻底擦干双手,或用干手机干燥双手。

7. 操作后处理

(1) 将一次性纸巾放入垃圾桶,干手巾保持清洁干燥,一用一消毒。

(2) 采用合适的护肤用品涂擦双手。

【注意事项】

1. 当手部有血液或其他体液等肉眼可见污染时,应用清洁剂和流动水洗手;当手部没有肉眼可见污染时可用速干手消毒液消毒双手代替洗手,揉搓方法同洗手。

2. 选择流动的水洗手,揉搓双手至少 15 秒;冲净双手时注意指尖向下。

3. 掌握洗手指征

(1) 直接接触每个病人前后。

(2) 从同一病人身体的污染部位移动至清洁部位。

(3) 接触病人黏膜、破损皮肤或伤口前后。

(4) 接触病人血液、体液、分泌物、排泄物、伤口敷料等之后。

(5) 接触病人周围环境及物品后。

(6) 穿脱隔离衣前后,脱手套之后。

(7) 进行无菌操作、接触清洁、无菌物品之前。

(8) 处理药物或配餐前。

二、戴口罩、帽子法

临床情景

护士准备为病人进行肌内注射,注射前应戴好口罩、帽子。

1. 护士应该怎样正确戴口罩、帽子?

2. 在哪些情况下需要戴口罩、帽子?

3. 在戴口罩、帽子过程中应该注意什么?

【目的】

保护工作人员和病人,防止感染和交叉感染。

【评估】

评估口罩、帽子无污染、无破损、无潮湿,大小合适。

【准备】

1. 护士准备 仪表整洁,洗手。

2. 物品准备 口罩、帽子。

3. 环境准备 宽敞、明亮。

【实施】

1. 洗手 按洗手法进行洗手。

2. 戴口罩 根据用途及佩戴者脸型大小选择合适的口罩,口罩要求干燥、无破损、无污染。

(1)纱布口罩:将口罩罩住口鼻及下巴,下方系带系于颈后,上方系带系于头顶。

(2)外科口罩:①将口罩罩住口鼻及下巴,下方系带系于颈后,上方系带系于头顶;②双手由中间向两边指压口罩上方鼻夹,塑造鼻夹;③调整系带的松紧度,检查其闭合性。

(3)医用防护口罩:①一手托住口罩,罩于口鼻、下巴处,口罩鼻夹侧向外;②另一手将下方系带拉过头顶,放在颈后双耳下;③将上方系带拉至头顶中部;④双手由中间向两边指压口罩上方鼻夹,塑造鼻夹;⑤检查有无漏气,如有漏气调整至不漏气。

3. 戴帽子 帽子将头发全部遮住。

4. 操作后处理

(1)洗手。

(2)脱口罩:先解下面系带,再解上面系带,双手持系带将其放入医疗垃圾桶内(若为纱布口罩,每天更换,进行清洗消毒)。

(3)脱帽子:将其放入医疗垃圾桶内(若为布类帽子,每天更换,进行清洗消毒)。

【注意事项】

1. 戴帽子的注意事项 ①进入污染区和洁净环境前、进行无菌操作等应戴帽子;②帽子应完全遮盖头发;③布类帽子应保持清洁干燥,每次或每天更换;一次性帽子使用后将其放入医疗垃圾桶中集中处理;④帽子被污染后应及时更换。

2. 戴口罩的注意事项 ①根据操作要求选用不同的口罩;②口罩应遮住口鼻处,始终保持其清洁、干燥,口罩污染后应及时更换;③脱口罩前后应洗手,一次性口罩使用后将其放入医疗垃圾桶中集中处理。

三、无菌技术

临床情景

护士要进行无菌区域和无菌物品准备。

1. 护士应该怎样正确进行无菌区域和无菌物品准备?

2. 在无菌区域和无菌物品准备过程中应该注意什么?

【目的】

1. 防止一切微生物侵入人体。

2. 保持无菌物品、无菌区域及无菌溶液不被污染,避免交叉感染。

【评估】

1. 无菌物品 有效期、灭菌情况、包装情况、质量等。

2. 环境条件 环境是否符合无菌操作要求。

【准备】

1. 护士准备 仪表整洁,修剪指甲,洗手,戴口罩。

2．物品准备　无菌物品均在有效期内，包装完整，摆放有序。

（1）治疗车上层：无菌持物钳包、无菌物品包、无菌巾包（内放一块治疗巾）、无菌洞巾包、无菌棉球罐、无菌纱布缸、一次性无菌手套、无菌溶液、安尔碘、无菌棉签、卡片、治疗盘。

（2）治疗车下层：弯盘、纱布、清洁小毛巾。

3．环境准备　环境清洁、宽敞、明亮，操作台清洁、干燥、布局合理，治疗室 30 分钟内未做清扫。

【实施】

1．清洁　清洁方盘，根据操作需要合理摆放物品。

2．使用无菌持物钳法

（1）检查：检查无菌持物钳外包装及消毒日期。

（2）取钳：打开外包装，在容器上方注明开包日期和时间，左手打开无菌容器盖，右手将无菌持物钳取出。取出无菌持物钳时保持无菌持物钳的钳端向下且闭合，不要接触或碰及容器口边缘。

（3）使用：保持无菌持物钳在护士的腰部以上视线范围内，就近夹取无菌物品，用后即放回，钳端不可倒转向上。如果无菌物品放置较远，需要将无菌容器和无菌持物钳移至操作处。

（4）放钳：无菌持物钳使用完毕，应闭合钳端，垂直放入无菌容器内，松开轴关节，盖好容器盖。

3．无菌包的使用

（1）检查：检查无菌包的名称、灭菌日期和灭菌指示带，有无潮湿或破损等。

（2）取出物品：①在清洁干燥的操作台上逐层打开无菌包（依次打开外角、右角、左角、内角），用无菌持物钳取出无菌物品；②将无菌包托在一只手上，另一只手依次打开四角，将包布的四角抓在手中，包住托物品的手，稳妥地将包内物品放在备好的无菌区内。

（3）整理：包布折叠后妥善放置。

4．铺无菌治疗盘

（1）单层铺盘法：①双手捏住无菌巾一边外面两角，轻轻抖开，双折铺于治疗盘上，将上层反折呈扇形，边缘朝外；②将无菌物品放入无菌盘内；③拉开扇形折叠层遮盖于物品上，将开口处向上反折 2 次，两侧的边缘向下反折 1 次，露出治疗盘的边缘。

（2）双层底铺盘法：①双手捏住无菌巾的两角，轻轻抖开，从远到近 3 折成双层底，上层呈扇形折叠，开口边向外；②将无菌物品放入无菌盘内；③拉平扇形折叠，开口边向外。

（3）记录铺盘名称、时间。

5．无菌容器的使用方法

（1）检查：检查无菌容器的名称、灭菌日期。

（2）取物：取物时手不可触及容器内面和边缘，取出后立即盖上无菌容器的盖。

（3）手持容器：持无菌容器时，用手托其底部，不可触及容器的内面和边缘。

（4）记录：无菌容器打开后要注明开启日期、时间。

6．取无菌溶液法

（1）清洁：取盛有无菌溶液的密封瓶，擦净瓶外灰尘。

（2）检查：检查无菌溶液的标签、瓶盖、溶液的质量和有效期。

（3）开瓶：使用开瓶器开启瓶盖，消毒手指和瓶塞，用拇指和示指，或双手拇指将瓶塞边缘向上翻起,一手的示指和中指夹住瓶塞将其拉出。

（4）倒液：一手拿溶液瓶,标签朝向手心,倒出少量溶液旋转冲洗瓶口,再由原处倒出无菌溶液。倒溶液时高度应适宜,避免瓶口接触容器,也不要太高以免溅起液滴。

（5）消毒：倒完溶液后塞瓶塞,消毒瓶塞后（消毒顺序由下向上）盖好。

（6）记录：在标签上注明开瓶日期、时间,放回原处。

7. 戴无菌手套法

（1）检查：检查手套的大小、灭菌日期及包装有无潮湿、破损。

（2）打开手套袋：打开外包装,取出内包装,对折展开平放于操作台上,双手捏起内包装纸向外展开。

（3）戴手套

1）分次提取法：一手捏住1只手套的翻折部分取出手套,对准五指戴上,再用戴好无菌手套的手指插入另一只手套反折内面,取出手套,采用同样方法戴好。

2）一次性提取法：单手或双手同时捏住两只手套的反折部分,取出手套,将两只手套的五指对齐,先戴一只手,再以戴好手套的手指插入另一只手套的反折内面,采用相同方法戴好手套。

（4）调整：双手调整手套的位置,将手套的翻边扣套在工作服衣袖的外面,双手指并拢置于胸前。

（5）脱手套：一手捏住另一手套腕部的外边,翻转脱至手指;再将脱下手套的手衬以手套捏住另一只手套腕部外面,将其往下翻转脱下,将用过的手套放入医疗垃圾桶内。

8. 操作后处理

（1）物品处理：物品按医疗废物管理要求分类处理。

（2）洗手。

【注意事项】

1. 无菌治疗盘必须保持清洁、干燥,无菌治疗巾要干燥,无菌包内物品应一次性使用。

2. 物品摆放有序,符合省力方便操作、无菌操作的原则。

3. 铺好的无菌治疗盘有效期为4小时,开启的无菌持物钳有效期为4小时、无菌容器为24小时、无菌溶液为24小时,其余液只作清洁操作。

4. 不可使用无菌持物钳取用油纱、换药或消毒皮肤,以防被污染。

5. 所有的无菌物品一经污染或疑为污染应立即更换,重新消毒。

6. 戴手套时注意双手一直保持在肩部以下、腰部以上,不可触及有菌物品。

四、穿脱隔离衣法

临床情景

病人,男性,38岁,因上消化道出血入院,HBsAg阳性,护士为其进行护理操作时需穿隔离衣。

1. 护士应该怎样正确穿脱隔离衣？

2. 在穿脱隔离衣过程中应注意什么？

【目的】

保护护士和病人,防止病原微生物播散,避免交叉感染。

【评估】

1. 病人情况　病人的病情,隔离的种类、隔离措施等。

2. 隔离衣情况　隔离衣的规格是否合适,有无破洞、潮湿,挂放是否得当。

3. 环境条件　环境是否适合操作要求(清洁区、污染区、半污染区)。

【准备】

1. 护士准备　仪表整洁,取下手表,卷袖过肘,洗手,戴口罩。

2. 物品准备　隔离衣一件(根据环境正确折叠)、挂衣架、洗手及手消毒设施。

3. 环境准备　清洁、宽敞。

【实施】

1. 穿隔离衣

(1)取衣:右手持衣领,取下隔离衣,清洁面朝向自己,露出袖子内口。

(2)穿袖:右手持衣领,左手伸入袖内,右手将衣领向上拉,露出左手,换左手持衣领,右手伸入袖内,举手将衣袖上抖,露出右手。

(3)系领:双手由衣领中央顺着边缘向后将领带系好。

(4)系袖口:必要时扣好袖口。

(5)系腰带:解开腰带结,一手将隔离衣一边(约在腰下 5cm 处)逐渐前拉,见到衣边捏住,同法捏住另一侧的衣边,双手在背后将两侧边缘对齐,然后向一侧折叠,一手按住折叠处,另一手将腰带移至背后折叠处。腰带在背后交叉后,回到前面打一活结。

2. 脱隔离衣

(1)解腰带:先脱去手套,解开腰带,在腰部前面打一活结。

(2)解袖口:解开袖口,将衣袖上拉并塞入上臂衣袖内,露出前臂及双手。

(3)消毒双手:用手消毒液消毒双手。

(4)解衣领:解开领带(或领扣)。

(5)脱衣袖:一手伸入另一侧袖口内,拉下衣袖遮盖手;再用衣袖遮住的手从外面捏住另一侧衣袖拉下,两手逐渐退至隔离衣肩部,对齐肩缝,衣边对齐折好,手持衣领挂在衣架上(如挂在半污染区,清洁面向外;挂在污染区则污染面向外)。

3. 操作后处理

(1)物品处理:如果隔离衣污染,将其污染面向里,衣领及衣边卷至中央,放入污衣回收袋内清洗消毒后备用;将一次性隔离衣放入医疗垃圾桶内。

(2)洗手。

【注意事项】

1. 只能在规定的区域内穿脱隔离衣,穿前检查隔离衣有无潮湿、破损,长度须能全部遮盖工作服。

2. 每天更换隔离衣,如有潮湿、污染,应立即更换。

3. 穿隔离衣的过程中,要始终保持衣领清洁,系衣领时污染的袖口不可触及衣领、面部和帽子。

4．穿好隔离衣后，双臂保持在腰部以上、视线范围内；不得进入清洁区，不得触碰清洁物品。

5．脱下的隔离衣如果挂在半污染区或橱内，要清洁面朝外；挂在污染区则污染面向外。

6．下列情况要穿隔离衣，①接触经接触传播的感染性疾病病人时；②对病人实行保护性隔离时；③可能受到病人血液、体液、分泌物、排泄物喷溅时。

7．有条件时尽量穿一次性隔离衣。

（王爱敏）

第二节　铺　床　技　术

一、铺备用床法（床罩法）

临床情景

病人出院后，护工已对床单位进行清洁消毒。护士准备床单位，接收新病人。

1．护士应该怎样正确铺备用床（床罩法）？

2．在铺备用床（床罩法）的过程中应注意什么？

【目的】
保持床单位的整洁、美观，准备接收新入院病人。

【评估】

1．床单位情况　床单位设施是否安全、齐全、舒适、清洁，床头治疗带是否完好。

2．床上用品情况　床上用品是否符合病床规格要求，是否适应季节变化需要。

3．环境条件　铺床操作过程对其他病人及环境有无影响。

【准备】

1．护士准备　仪表整洁，洗手，戴口罩。

2．物品准备　床、床垫，护理车上层放置床褥、床罩、被套、棉被或毛毯、枕套、枕芯（顺序由上至下，摆放整齐）。

3．环境准备　房间内无病人进行治疗或进餐，安静、整洁。

4．病人准备　准备迎接新入院病人。

【实施】

1．放置物品　护士携带物品至床旁，固定脚轮，必要时调整高度。

2．移床旁桌椅　移开床旁桌距离床边20cm，移开床旁椅至床尾正中距离床尾15cm。

3．检查床垫　检查床垫情况，根据需要翻转床垫。

4．铺床褥　将床褥齐床头平铺于床垫上。

5．铺床罩

（1）将床罩的横、纵中缝（均为有单边的一端）分别对齐床的横、纵中线，一次将床罩打开。

（2）右手托起床垫，左手将近侧床头套好；至床尾，同法将近侧床尾套好。

（3）转至对侧，采用同样的方法套好、铺平床罩。

6. 套被套

（1）将被套上端距床头 15cm 放置，中线对准床罩中线，向床尾依次打开。

（2）按照先床头后床尾、先近侧后对侧的顺序逐层打开、铺平被套。

（3）将床尾开口端的被套上层向上打开约 1/3。

（4）将"S"形折叠的棉被放入被套的开口处，其中线与被套中线对齐。

（5）将棉被上缘拉至被套顶端，对好两上角，然后左右展开并拉平（先对侧后近侧）。

（6）于床尾处逐层左右拉平被套和棉被后，系紧被带。

7. 折被筒　①护士移至左侧床头，齐床缘将棉被边缘内折，同侧床尾盖被齐床尾向下反折；②护士移至对侧床头，采用相同的方法折叠对侧盖被。

8. 套枕套　在床尾将枕套套于枕芯上，四角充实平整，平拖至床头，并横放于床头，开口端背门。

9. 操作后处理

（1）移回床旁桌、床旁椅，保持床单位整洁美观。

（2）洗手。

【注意事项】

1. 避免影响其他病人，房间内有其他病人在进行治疗或进餐时暂停铺床；铺床时动作要轻巧、迅速，尽量减少灰尘对环境的污染及对病人造成的影响。

2. 注意省时、省力。

3. 床罩平坦、松紧适当、整齐，床罩和棉被中线与床中线对齐；棉被的被头充实、被面平整、两侧折叠对称。

二、铺暂空床法（床罩法）

临床情景

病人要去做 X 线检查，护士为病人准备暂空床。

1. 护士应该怎样为病人铺暂空床？

2. 在铺暂空床过程中应注意什么？

【目的】

保持床单位的整洁、美观，供新入院病人和暂时离床病人使用。

【评估】

1. 床单位情况　床单位设施是否安全、齐全、舒适、清洁，床头治疗带是否完好。

2. 床上用品情况　床上用品是否符合病床规格要求，是否适应季节变化需要。

3. 病人情况　病人病情是否允许暂时离床活动。

4. 环境条件　铺床操作过程对其他病人及环境有无影响。

【准备】

1. 护士准备　仪表整洁，洗手，戴口罩。

2. 物品准备　床、床垫，护理车由上至下整齐摆放床褥、床罩、被套、棉被或毛毯、枕套、枕芯。

3．环境准备　房间内无病人进行治疗或进餐，安静、整洁。

4．病人准备　可以暂时离床活动，并了解铺暂空床的目的。

【实施】

1．放置物品　护士携带物品至床旁，将物品按顺序放于治疗车上，固定脚轮，必要时调整高度。

2．移床旁桌椅　移开床旁桌，距床20cm左右，移开床旁椅，放至床尾处。

3．检查床垫　检查床垫情况，根据需要翻转床垫。

4．铺床褥　将床褥齐床头平铺于床垫上。

5．铺床罩

（1）将床罩的横、纵中缝（均为有单边的一端）分别对齐床的横、纵中线，一次将床罩打开。

（2）右手托起床垫，左手将近侧床头套好；至床尾，同法将近侧床尾套好。

（3）转至对侧，采用同样的方法套好、铺平床罩。

6．套被套

（1）将被套上端距床头15cm放置，中线对准大单中线，向床尾依次打开。

（2）按照先床头后床尾、先近侧后对侧的顺序逐层打开、铺平被套。

（3）将床尾开口端的被套上层向上打开约1/3。

（4）将"S"形折叠的棉被放入被套开口处，其中线与被套中线对齐。

（5）将棉被上缘拉至被套顶端，对好两上角，然后左右展开并拉平（先对侧后近侧）。

（6）于床尾处逐层左右拉平被套和棉被后，系紧被带。

7．折被筒

（1）护士移至左侧床头，齐床缘将棉被边缘内折，同侧床尾盖被齐床尾向下反折。

（2）护士移至对侧床头，采用同样方法折叠对侧棉被。

（3）将备用床的棉被上端向内折，然后扇形三折于床尾，并使之平齐。

8．套枕套　在床尾将枕套套于枕芯上，四角充实平整，平拖至床头，并横放于床头，开口端背门。

9．操作后处理

（1）移回床旁桌、床旁椅，保持床单位整洁美观。

（2）洗手。

【注意事项】

1．避免影响其他病人，房间内有病人在进行治疗或进餐时暂停铺床；动作轻巧、迅速，尽量减少灰尘对环境的污染及对病人造成的不适。

2．注意省时、省力。

3．床罩平坦、松紧适当、整齐，床罩和棉被中线与床中线对齐；棉被的被头充实。

4．病人上下床方便。

三、铺麻醉床法（床罩法）

临床情景

病人，女性，28岁，在手术室行剖宫产术，1小时后将返回病房。

1. 护士应该怎样为病人铺麻醉床？
2. 在铺麻醉床过程中应注意什么？

【目的】

1. 便于接收和护理麻醉手术后的病人。
2. 使病人安全、舒适，预防麻醉手术后的并发症。
3. 保护被褥不被血液、呕吐物、排泄物等污染，便于更换被服。

【评估】

1. 床单位情况 床单位设施是否安全、齐全、舒适、清洁，床头治疗带是否完好。
2. 床上用品情况 床上用品是否符合病床规格要求，是否适应季节变化需要。
3. 病人情况 病人实施手术的名称、部位及麻醉方式。
4. 环境条件 铺床操作过程对其他病人及环境有无影响。

【准备】

1. 护士准备 仪表整洁，洗手，戴口罩。
2. 物品准备

（1）物品：床、床垫，护理车上层放置床褥、床罩、橡胶单2个、中单2个（可用一次性中单代替橡胶单和中单）、被套、棉被或毛毯、枕套、枕芯（顺序由上至下，摆放整齐）。

（2）麻醉护理盘：①治疗巾内：开口器、舌钳、通气导管、牙垫、治疗碗、氧气导管或鼻导管、吸痰管、棉签、压舌板、纱布；②治疗巾外：手电筒、心电监护仪（血压计、听诊器）、治疗巾、弯盘、胶布、护理记录单、记录笔等。

3. 环境准备 房间内无其他病人进行治疗或进餐，安静、整洁。
4. 病人准备 准备迎接麻醉手术后的病人。

【实施】

1. 放置物品 护士携物品至病床旁，固定脚轮，必要时调整高度。
2. 移床旁桌椅 移开床旁桌距离床边20cm，移开床旁椅床尾15cm。
3. 检查床垫 检查床垫情况，根据需要翻转床垫。
4. 铺床褥 将床褥齐床头平铺于床垫上。
5. 铺床罩

（1）将床罩的横、纵中缝（均为有单边的一端）分别对齐床的横、纵中线，一次将床罩打开。

（2）右手托起床垫，左手将近侧床头套好；至床尾，采用同样方法套好近侧床尾。

6. 铺橡胶单和中单

（1）根据手术部位（如铺于床中部，橡胶单和中单上缘距床头45～50cm），在床尾或床中部铺橡胶单。橡胶单中缝与床的纵向中缝对齐，先近侧后对侧打开橡胶单。

(2) 采用同样方法将中单铺于橡胶单上，齐床缘将剩余部分塞于床垫下。

(3) 采用同样方法将另一橡胶单、中单齐床头铺好，保证其下缘压在铺好的中单上。

(4) 转至对侧，依次铺好对侧床罩、橡胶单、中单。

7. 套被套

(1) 将被套上端距床头 15cm 放置，中缝对准大单中缝，向床尾依次打开。

(2) 按照先床头后床尾、先近侧后对侧的顺序逐层打开、铺平被套。

(3) 将床尾开口端的被套上层向上打开约 1/3。

(4) 将"S"形折叠的棉被放入被套开口处，其中线与被套中线对齐。

(5) 将棉被上缘拉至被套顶端，对好两上角，然后左右展开并拉平（先对侧后近侧）。

(6) 于床尾处逐层左右拉平被套和棉被后，系紧被带。

8. 折被筒

(1) 护士移至背门侧，齐床缘将棉被边缘内折，同侧棉被齐床尾向上反折。

(2) 护士移至近门侧，齐床缘将棉被边缘向上反折。再将棉被扇形三折于背门一侧，外侧齐床沿。

9. 套枕套　在床尾将枕套套于枕芯上，四角充实平整，平拖至床头，横立于床头，开口端背门。

10. 操作后处理

(1) 移回床旁桌、床旁椅，保持床单位整洁美观。

(2) 将麻醉护理盘放于床旁桌上，其他物品按需要放置。

(3) 洗手。

【注意事项】

1. 避免影响其他病人，房间内有病人在进行治疗或进餐时暂停铺床；动作轻巧、迅速，尽量减少灰尘对环境的污染及对病人造成的不适。

2. 注意省时、省力。

3. 准备物品齐全，使病人能及时得到抢救和治疗。

4. 床罩平坦、松紧适当、整齐，床罩和棉被中线与床中线对齐；棉被的被头充实，被筒折叠正确。

四、卧床病人更换被服法

临床情景

病人，女性，75 岁，因脑出血入住神经内科。身体评估：T 35.8℃，P 72 次 / 分钟，BP 100/60mmHg，R 16 次 / 分钟。病人呈昏迷状态，大小便失禁，留置尿管持续导尿。护士要按需为病人更换被服。

1. 护士应该怎样正确为病人更换被服？

2. 在更换被服过程中应注意什么？

【目的】

1. 保持床铺的清洁、干燥、平整，使病人舒适。

2．观察病人的病情变化，预防压疮等并发症的发生。

3．保持病房的整洁美观。

【评估】

1．全身情况　病情、意识状态、自理能力、卫生状况。

2．局部情况　有无伤口、引流装置、肢体功能障碍、活动受限、排便异常、局部皮肤红肿、溃烂等情况。

3．心理状况　病人对该操作的接受程度、配合程度等。

4．环境条件　铺床过程对其他病人及环境有无影响；室内温度及通风情况。

【准备】

1．护士准备　仪表整洁，洗手，戴口罩。

2．物品准备　护理车上层放置（顺序由上而下）床罩、中单、被套、枕套；床刷及床刷套；必要时准备清洁衣裤。

3．环境准备　房间内无其他病人进行治疗或进餐；根据季节调节室温，并适当关闭门窗。

4．病人准备　为病人做好皮肤清洁和管路保护。

【实施】

1．放置物品　护士将放置物品的治疗车推至病人床旁。

2．移床旁桌椅　移开床旁桌距离床边 20cm，移开床旁椅。

3．挡床挡　放平床头和膝下支架，护士移至对侧，拉起床挡以保证病人安全。

4．移病人至对侧　将枕头移向对侧，再协助病人侧卧于对侧，背向护士。注意给病人保暖。

5．清扫近侧　松开近侧床罩，清扫近侧橡胶单和床褥。

（1）从床头至床尾逐层松开近侧中单、橡胶单和床罩。

（2）将中单污面向内卷至病人身下；手持床刷按照从床头至床尾、从中线至床外缘的顺序清扫橡胶单后，将其搭于病人身上。

（3）将床罩污面向内卷至病人身下；左手拉紧床褥上端，右手持床刷按顺序清扫床褥（顺序与清扫橡胶单相同）。

6．铺近侧床罩、中单

（1）将床罩的横、纵中缝（均为有单边的一端）分别对齐床的横、纵中线，一次将床罩打开。

（2）左手持床罩的一端向床头展开，用手压住，右手持另一端抛向床尾。

（3）双手持床罩近侧边，向近侧展开半幅，将对侧半幅向内折后塞于病人身下。

（4）右手托起床垫，左手将近侧床头套好；至床尾，采用相同方法将近侧床尾套好。

（5）两手将近侧床罩中部拉紧，平塞于床垫下。

（6）放平橡胶单，将中单中缝对齐床的纵向中缝，先近侧后对侧打开中单，齐床缘将近侧橡胶单、中单塞于床垫下，将对侧中单向内折后塞于病人身下。

7．移病人至近侧　协助病人平卧后将枕头移至近侧，并协助病人移向近侧，病人取侧卧位（面向护士）。拉起近侧床挡，以保证病人安全。

8．清扫对侧　松开对侧污染床罩，清扫对侧橡胶单和床褥。

（1）护士移至对侧，放下床挡，自床头向床尾逐层松开对侧床罩和中单。

（2）将中单上卷至中线处，取出污染中单放于护理车的污衣袋中。

（3）清扫橡胶单后搭于病人身上。

（4）将床罩自床头向内卷至床尾，取出床罩，并将其放于护理车的污衣袋中。

（5）采用相同方法清扫近侧床褥。

9．铺对侧中单、床罩

（1）自病人身下松开清洁床罩，采用与近侧相同的方法铺好床罩。

（2）放平橡胶单，松开病人身下的清洁中单并铺于橡胶单上；将中单和橡胶单齐床缘塞于床垫下。

（3）铺好床罩、中单后，协助病人取平卧位。

10．更换被套

（1）将被套上端平床头放置，中缝对准床罩中线，向床尾依次打开。

（2）按照先床头后床尾，先近侧后对侧的顺序逐层打开、铺平被套。

（3）将床尾开口端的被套上层向上打开约1/3。

（4）将棉被或毛毯在污染的被套内竖折3折，取出后"S"形折叠（可请病人协助拉紧上端被套两角）。

（5）将"S"形折叠的棉被放入清洁被套开口处，其中线与被套中线对齐。

（6）将棉被上缘拉至被套顶端，对好两上角，然后左右展开并拉平（先对侧后近侧）。

（7）于床尾处逐层向左右两侧拉平被套和棉被，系紧被带。

（8）齐两侧床缘折被筒，齐床尾向内反折棉被尾端。

11．更换枕套　取出枕头，更换清洁枕套，枕套开口端背门。

12．操作后处理

（1）移回床旁桌椅，保持床单位整洁美观。

（2）根据病人病情和天气情况，摇起床头和膝下支架，拉起床挡，打开门窗通风。

（3）洗手。

【注意事项】

1．操作时动作轻稳，注意节力。

2．保证病人舒适与安全，不宜过多翻动和暴露病人，并保护病人隐私。必要时可用床挡保护病人。

3．在更换被服过程中，应注意观察病人面色、呼吸变化，随时询问病人有无不适，对于骨折牵引或有引流管的病人，应加以保护，避免引流管扭曲、脱落。如有伤口应先换药后再更换被服，脊柱损伤的病人应按照轴线翻身法进行翻身。

4．更换被套时，棉被不接触污染被套外面，污染的床罩要放进污衣袋内，以预防交叉感染。

（张　梅）

第三节 保护病人安全的护理技术

一、轴线翻身法

❤ **临床情景**

病人,男性,46岁,因高处坠落致腰椎骨折,已行腰椎骨折复位内固定术,遵医嘱术后卧床休息4周,护士定时协助病人翻身。

1. 护士应该怎样为病人进行轴线翻身?

2. 在轴线翻身过程中应注意什么?

3. 如何预防及处理轴线翻身的并发症?

【目的】

1. 协助颅骨牵引、脊椎损伤、脊椎手术、髋关节术后的病人在床上翻身,预防脊椎再损伤或关节脱位。

2. 预防压疮,增加病人舒适感。

【评估】

1. 全身情况 病人病情、意识状态、躯体活动能力。

2. 局部情况 病人损伤部位、伤口情况及输液管、引流管情况。

3. 心理状态 病人的心理状态及合作能力。

4. 环境条件 环境是否符合操作要求。

【准备】

1. 护士准备 仪表整洁,洗手,戴口罩。

2. 物品准备 治疗车上放置软枕3个,屏风或隔帘。

3. 环境准备 房间整洁、安静,温度适宜,根据需要用屏风或隔帘遮挡。

4. 病人准备 了解轴线翻身法的目的、步骤、注意事项及配合要点。

【实施】

1. 核对解释 核对病人床号、姓名及腕带,向病人解释轴线翻身的目的,以取得病人及家属的合作。

2. 检查 检查床体是否固定、牢固。

3. 安置管道 将病人的输液管、引流管等管道安置妥当,放空各个引流袋内的引流液,关闭引流管。

4. 翻身

(1)体位:协助病人移去枕头,松开床尾棉被。病人双臂环抱于胸前,双膝屈曲或将病人近侧手臂置于头侧,远侧手臂置于胸前。

(2)双人翻身法:适用于无颈椎损伤的病人。

1)两名护士站在病人同侧,一名护士将双手分别置于病人的肩部和腰部,另一名护士双手分别置于髋部和大腿处,将病人平移至近侧床旁。

2）一名护士喊口令，两人动作协调一致地将病人整个身体以圆滚桶式翻至侧卧位。

（3）三人翻身法：适用于颈椎损伤的病人。

1）病人有颈椎损伤时，3名护士同时站立于病人同侧，将病人平移至近侧床缘。

2）一名护士固定病人头部，沿纵轴向上略加牵引，使头、颈随躯干一起缓慢移动，另一名护士双手分别置于病人肩部、腰部，第三名护士双手分别置于病人腰部、臀部，3人同时用力，使病人头、颈、肩、腰、髋保持在同一水平线上，翻转至侧卧位，翻转角度不超过60°。

5．维持体位　将病人受压的肩部轻轻向外拉出，使病人体位舒适。将一软枕放在病人背部以支撑其身体和维持脊柱平直；第二个软枕放在两膝之间，使双膝呈自然弯曲状；第三个软枕放置在病人的胸腹部，将手臂放在枕头上，并使鼻尖、下巴、胸骨、喉结在同一条直线上。

6．操作后处理

（1）整理床单位，铺平床单，盖好被子，拉上床挡。

（2）观察病人有无不适，将呼叫器放在病人触手可及之处。开放并妥善固定各个引流管，并保持其通畅。

（3）洗手。

（4）记录翻身时间和皮肤情况。

【注意事项】

1．翻转病人时，应注意保持脊椎平直，以维持脊柱的正确生理弯度，避免由于躯干扭曲，而加重脊柱骨折、脊髓损伤或关节脱位。

2．翻身角度不可超过60°，避免由于脊柱负重增大而引起关节突骨折。

3．病人有颈椎损伤时禁忌扭曲或旋转病人的头部，避免加重神经损伤而引起呼吸肌麻痹。

4．注意为病人保暖并防止病人坠床。

5．注意观察病人病情及身体受压部位情况，准确记录翻身时间，做好交接班。

【并发症】

1．坠床

（1）发生原因：病人不配合或未拉起床挡。

（2）预防及处理：①操作前告知病人及家属，向其说明轴线翻身法的目的、配合要点及注意事项，取得病人及家属的配合；②协助病人翻身时应严格遵守轴线翻身的规范进行；③如病人发生坠床，护士应立即评估病人生命体征等，并通知医生，配合医生对病人进行检查，正确搬运病人至床上，严密观察病情变化；④记录坠床的时间、原因、病情及处理措施和效果，认真做好交接班。

2．管道脱落

（1）发生原因：①翻身前未妥善安置、固定各种管道；②操作过程中未注意保护管道。

（2）预防及处理：①护士为病人翻身前应妥善固定各管道，保证各管道有足够长度；②做好健康宣教，严防病人自然翻转；③翻身时宜缓慢，将后路引流管置于病人背侧；前路引流管及导管置于病人腹侧；④普通引流管脱落后，护士应立即检查管道断端的完整性，通知医生换药，必要时协助医生做好重新置管的准备；⑤胸腔闭式引流管脱落后，立即用凡士林纱布捂住引流口，用胶布牢固封闭，复查胸部X线，若结果正常，4～5天后去除凡士林纱布即可；如果胸腔积血积气无好转甚至加重，即没达到拔除引流管的指征，则先用凡士林纱布封堵引流口，再重新选择原引流口附近的肋间隙做胸腔闭式引流术；⑥观察伤口渗血渗液情况及病人的生命体征，记录导管脱落的时间、原因及处理经过，做好交接班。

3. 皮肤损伤

（1）发生原因：操作过程中动作粗鲁，出现拖、拉、推等动作。

（2）预防及处理：①根据病情选择合适的方法协助病人变换卧位；②操作时做到轻、稳、准、节力；③如发生皮肤损伤，应立即给予换药等处理。

二、病人搬运法（平车运送法）

临床情景

病人，女性，68岁，因肺心病发生Ⅱ型呼吸衰竭入院，急诊室已给予输液、吸氧，现准备用平车送入病房。

1. 护士应该怎样正确搬运病人？

2. 在搬运病人过程中应注意什么？

3. 如何预防及处理病人搬运的并发症？

【目的】

运送不能起床的病人出入院，以及做各种特殊检查、治疗、手术转运等。

【评估】

1. 全身情况　病人体重、病情、躯体活动能力、意识状态。

2. 局部情况　病人损伤部位，伤口情况、管道情况及有无使用约束具等。

3. 心理状态　病人的心理状态及合作能力。

4. 环境条件　环境是否符合操作要求。

【准备】

1. 护士准备　仪表整洁，洗手，戴口罩。

2. 物品准备　平车（车上放置橡胶单和用大单包好的垫子及枕头，平车的车轮、车面、制动闸等各部件性能良好），带被套的毛毯或棉被，木板（骨折病人）、中单（颈椎骨折、腰椎骨折病人或病情较重的病人）。

3. 环境准备　房间整洁、宽敞，地面平坦、无障碍物。

4. 病人准备　了解病人搬运法的目的、注意事项及配合要点。

【实施】

1. 挪动法（适用于能在床上配合的病人）

（1）核对解释：将性能良好的平车推至床旁，核对病人床号、姓名及腕带，向病人解释搬运的目的，以取得病人的合作。

（2）安置管道：将输液袋（瓶）挂好，引流管等放置妥当。

（3）搬运病人

1）移开床旁桌椅，松开盖被，将平车推至床旁与床平行，大轮靠近床头，将车制动。

2）协助病人将上身、臀部、下肢依次向平车移动。

3）协助病人在平车上躺好，用盖被包裹病人，先足部，再两侧，头部盖被折成45°角。

4）整理床单位，铺暂空床。

5）松开车闸，将病人运送至目的地。

2．一人搬运法（适用于上肢活动自如，体重较轻的病人）

（1）核对解释：将性能良好的平车推至床旁，核对病人床号、姓名及腕带，向病人解释搬运的目的，以取得病人的合作。

（2）安置管道：将输液袋（瓶）挂好，引流管等放置妥当。

（3）搬运病人

1）推平车至病人床旁，大轮端靠近床尾，使平车与床成钝角，将车制动。

2）核对病人，向病人解释搬运的目的，以取得病人的合作。

3）松开盖被，协助病人穿好衣服。

4）护士的一侧上肢自病人近侧腋下伸入至对侧肩部，另一上肢伸入病人臀下；病人双臂过护士肩部，双手交叉于搬运者颈后；护士抱起病人，稳步移动将病人放于平车中央，盖好棉被。

5）整理床单位，铺暂空床。

6）松开车闸，将病人运送至目的地。

3．两人搬运法（适用于不能活动，体重较重者）

（1）核对解释：将性能良好的平车推至床旁，核对病人床号、姓名及腕带，向病人解释搬运的目的，以取得病人的合作。

（2）安置管道：将输液袋（瓶）挂好，引流管等放置妥当。

（3）搬运病人

1）检查平车各部件性能后，将平车推至病人床尾，平车大轮端靠近床尾，使之与床尾成钝角，将车制动。

2）核对病人，向病人解释搬运的目的，以取得病人的合作。

3）移开床旁桌椅，松开棉被。

4）安置好病人身上的各种引流管，协助病人穿好衣服。

5）两名护士站在病人同侧床旁，协助病人将两上肢交叉于胸前。

6）一名护士一手伸至病人头、颈、肩下方，另一手伸至病人腰部下方；另一名护士一手伸至病人臀部下方，另一手伸至病人膝部下方。两人同时抬起病人，使病人身体同时向搬运者倾斜，转身移步将病人放于平车中央，盖好棉被。

7）整理床单位，铺暂空床。

8）松开车闸，将病人运送至目的地。

4．三人搬运法（适用于不能活动，体重超重的病人）

（1）核对解释：将性能良好的平车推至床旁，核对病人床号、姓名及腕带，向病人解释搬运的目的，以取得病人的合作。

（2）安置管道：将输液袋（瓶）挂好，引流管等放置妥当。

（3）搬运病人

1）检查平车各部件性能后，将平车推至病人床旁，平车大轮端靠近床尾，使之与床尾成钝角，将车制动。

2）核对病人，向病人解释搬运的目的，以取得病人的合作。

3）移开床旁桌椅，松开棉被。

4）安置好病人身上的各种引流管，协助病人穿好衣服。

5）3名护士站在病人同侧床旁，协助病人将上肢交叉于胸前。

6）一名护士双手拖住病人头颈肩及胸部，另一名护士双手拖住病人背、腰、臀部；第三名护士双手拖住病人膝部及双足，三人同时抬起病人至近侧床缘，再同时抬起病人稳步向平车处移动，将病人放于平车中央，盖好盖被。

7）整理床单位，铺暂空床。

8）松开车闸，将病人运送至目的地。

5. 四人搬运法

（1）核对解释：将性能良好的平车推至床旁，核对病人床号、姓名及腕带，向病人解释搬运的目的，以取得病人的合作。

（2）安置管道：将输液袋（瓶）挂好，引流管等放置妥当。

（3）搬运病人

1）检查平车各部件性能后推至病人床旁，使平车与床平行，紧靠床边，大轮靠床头，将车制动。

2）核对病人，向病人解释搬运的目的，以取得病人的合作。

3）移开床旁桌椅，松开棉被。

4）安置好病人身上的各种引流管、输液管，协助病人穿好衣服。

5）四名护士协助病人将两上肢交叉于胸前，在病人腰、臀部下方铺中单。

6）一名护士站于床头，托住病人头、颈、肩部；另一名护士站于床尾，托住病人双足；第三名护士站于平车侧，抓住中单两角；第四名护士站于床另一侧，抓住中单另外两角。四人同时抬起病人，将病人轻放于平车中央，盖好棉被。

7）整理床单位，铺暂空床。

8）松开车闸，将病人运送至目的地。

【注意事项】

1. 搬运病人时动作轻稳，协调一致，尽量使病人身体靠近搬运者，注意省力原则。

2. 运送时，车速要适宜，病人的头部应卧于大轮端，护士站在病人头侧，便于观察病情。上下坡时应使病人的头部保持在高处一端。

3. 搬运病人过程中应随时观察病人病情变化。

4. 搬运骨折病人时，平车上应垫木板，并固定好骨折部位；有输液管或引流管时应保持输液、引流通畅。

【并发症】

1. 坠地

（1）发生原因：①移动病人方法不当；②使用平车或轮椅方法不正确；③运送病人过程中未能有预见性的保护病人。

（2）预防及处理：①护士应按照运送病人规范移动病人；②在搬运病人前，应告知病人在使用平车时的安全要点以及配合方法；③在使用平车过程中，病人头部应置于平车的大轮端，推车时小轮在前，车速适宜，拉起护栏，护士站于病人头侧，上下坡时应使病人头部在高处一端；④如病人发生坠地，护士应立即评估病人生命体征等，及时通知医生，配合医生对病人进行检查，正确搬运病人至车上，严密观察病情变化；⑤记录坠地的时间、原因、病情及处理措施和效果，认真做好交接班。

三、病人约束法

临床情景

病人，男性，51 岁，因脑出血行急症手术，术后病人异常躁动，护士采用约束法约束病人。

1. 护士应该怎样正确约束病人？
2. 约束病人过程中应注意什么？
3. 如何预防及处理约束法的并发症？

【目的】

1. 防止年幼、高热、谵妄、昏迷、躁动及危重病人发生坠床、撞伤等意外。
2. 确保病人安全和治疗、护理的顺利进行。

【评估】

1. 全身情况　病人年龄、病情、意识状态、生命体征及肢体活动度，需要使用约束具的种类及时间。
2. 局部情况　约束部位皮肤情况。
3. 心理状态　病人及家属对使用约束具的接受和合作程度。
4. 环境条件　环境是否符合操作要求。

【准备】

1. 护士准备　仪表整洁，洗手，戴口罩。
2. 物品准备　宽绷带 2 条、棉垫 8 个、肩部约束带 1 套、膝部约束带 1 套、大单 1 条。
3. 环境准备　环境安静、舒适、安全。
4. 病人准备　了解约束具使用的目的、注意事项及配合要点。

【实施】

1. 核对解释　护士携带物品至病人床旁，核对病人床号、姓名及腕带，向家属解释约束的目的，以取得家属的合作。

2. 肢体约束法

（1）暴露病人腕部或踝部，并用棉垫包裹。

（2）用宽绷带打成双套结套在棉垫外，稍拉紧，使之不松脱，以不影响血液循环为宜。将绷带系于两侧床缘，为病人盖好棉被。

3. 肩部约束法

（1）暴露病人双肩，在病人双侧腋下垫上棉垫。

（2）将肩部约束带袖筒套于病人两侧肩部，将两个袖筒上的细带在病人胸前打结固定。将肩部约束带的两条长带系于床头，为病人盖好棉被。

4. 膝部约束法

（1）暴露病人膝部，在病人双侧膝盖上垫上棉垫。

（2）将膝部约束带横放于病人两膝上，宽带下的两头带各固定一侧膝关节，将宽带两端系于两侧床缘上，为病人盖好棉被。

5. 全身约束法（适用于幼儿）

（1）将大单折成自患儿肩部至踝部的长度。

（2）松开棉被，暴露患儿，将患儿放于折好的大单中间。

（3）将靠近护士一侧的大单紧紧包裹同侧患儿的手足至对侧，自患儿腋窝下塞于身下。

（4）将大单的另一侧包裹患儿手臂及身体后，紧塞于靠护士一侧的身下；如患儿活动频繁，可用绷带系好，为患儿盖好棉被。

6. 操作后处理

（1）病人管理：整理床单位，向家属说明注意事项。

（2）物品管理：物品按医疗废物分类管理规定进行处置。

（3）洗手。

（4）记录。

【注意事项】

1. 向病人及家属解释使用约束带的目的及重要性，以取得理解与合作；要严格掌握适应证，保护病人自尊。

2. 全身约束法多用于儿童。

3. 约束带只能短期使用，实施约束时要使病人肢体处于功能位；约束带下应放置衬垫，固定松紧适宜，以能伸进 1 或 2 个手指为宜。

4. 约束带使用过程中应密切观察约束部位的皮肤情况（至少 15 分钟 1 次）。需较长时间约束者，每 2 小时松解约束带 1 次并活动肢体，协助病人翻身，必要时进行局部按摩。

5. 做好交接班和记录，包括使用约束带的原因、时间，约束带的数量，约束部位，约束部位皮肤状况，解除约束的时间等。

【并发症】

1. 血液循环障碍

（1）发生原因：①制动、固定带过紧；②局部组织长期受压。

（2）预防及处理：①护士给病人施行约束时，约束带松紧要适宜；②在病人使用约束过程中，应 15 分钟观察一次约束部位的皮肤情况，每 2 小时松解约束带 1 次并活动肢体；③定时协助病人翻身，进行局部皮肤护理及全关节运动；④如病人发生局部血液循环障碍情况，应立即通知医生，遵医嘱停止约束，对症处理。

2. 皮肤损伤

（1）发生原因：①约束部位未垫棉垫；②固定过紧，局部组织长期受压。

（2）预防及处理：①护士在为病人使用约束带前，先在约束部位垫棉垫；②病人使用约束带期间，护士密切观察受约束部位的皮肤情况，约束带使用时间不宜过长；③如病人发生皮肤损伤，应按压疮处理原则进行处理。

（王　敏）

第四节　清洁护理技术

一、口腔护理法

临床情景

病人，男性，72岁，因急性肺炎高热入院，护士需为病人行口腔护理。

1. 护士应怎样正确施行口腔护理？

2. 在口腔护理过程中应注意什么问题？

3. 如何预防及处理口腔护理的并发症？

【目的】

1. 保持口腔清洁、湿润，预防口腔感染等并发症。

2. 预防和减轻口腔异味，增进病人食欲和舒适感。

3. 根据口腔黏膜、舌苔变化及特殊的口腔异味，协助疾病的诊断。

【评估】

1. 全身情况　病人目前病情，自理能力，治疗、用药情况。

2. 局部情况　病人口腔黏膜的完整性及有无炎症；牙齿状况及是否佩戴义齿；牙龈的颜色，有无红肿、溢脓；口腔的卫生状况及有无口腔异味。

3. 心理状态　病人的心理状况、对口腔护理的接受程度及合作程度。

4. 环境条件　环境是否符合操作要求。

【准备】

1. 护士准备　仪表整洁，洗手，戴口罩。

2. 物品准备　物品放置合理，摆放有序。

（1）治疗车上层：治疗盘内放置治疗碗2个（一个盛漱口溶液，一个盛浸有生理盐水的无菌棉球）、弯止血钳2把、压舌板2个、吸水管、棉签、纱布2块、液状石蜡、治疗巾、开口器（必要时）、手电筒，根据需要准备口腔外用药和漱口溶液、手消毒液。

（2）治疗车下层：弯盘、医疗垃圾桶、生活垃圾桶。

3. 环境准备　安静、整洁，光线充足。

4. 病人准备　病人或（和）家属了解口腔护理的目的、配合要点，并且能够积极与护士配合。

【实施】

1. 核对解释　护士携带物品至病人床旁，核对床号、姓名及腕带。向病人及家属解释口腔护理的目的，请病人予以配合。

2. 体位　协助病人侧卧或仰卧，头偏向护士侧。

3. 铺巾　铺治疗巾于病人颌下，置弯盘于病人口角旁。

4. 清点棉球　用生理盐水润湿棉球并清点棉球的数量。

5. 润唇　先用棉球湿润口唇，防止口唇干裂张口时破裂出血。

6．漱口　协助病人用吸水管漱口（昏迷者除外）。

7．观察　一手持手电，一手持压舌板观察口腔情况；昏迷病人用开口器打开口腔。有义齿者应取下义齿，并做好义齿护理。

8．擦拭口腔　将棉球拧至合适湿度（以不滴液体为宜），按顺序擦拭口腔。

（1）擦净口唇、口角。

（2）嘱病人咬合上下齿，左手用压舌板轻轻撑开对侧颊部，右手持血管钳夹取棉球擦洗上下齿左外侧，按照从上至下、从臼齿到门齿的顺序擦净对侧牙齿外侧面；更换棉球后，再擦净近侧牙齿外侧面。

（3）嘱病人张口（昏迷病人可用开口器从磨牙放入协助开口），分别擦洗左上牙内侧面、咬合面和左下牙内侧面、咬合面，弧形擦洗左侧颊部。

（4）采用同样方法擦净右侧牙齿及颊部（每擦一个部位更换一个棉球）。

（5）Z字型擦洗舌面及硬腭部（按照从内向外的顺序）。

9．清点棉球　擦洗完毕，再次清点棉球数量。

10．漱口　再次协助病人用漱口液漱口，擦净口唇及口角。

11．观察　再次观察病人口腔情况，有口腔黏膜溃疡者涂抹溃疡粉，口唇干裂者可涂抹液状石蜡。

12．操作后处理

（1）病人管理：撤去治疗巾和弯盘，协助病人取舒适体位，整理床单位，向病人及家属说明口腔护理的注意事项。

（2）物品管理：物品按医疗废物分类管理规定处置。

（3）洗手。

（4）记录。

【注意事项】

1．使用开口器应从磨牙处放入，牙关紧闭者不可用暴力协助开口。

2．棉球不宜过湿，以防水分过多造成误吸；棉球应包裹钳端，以免损伤口腔黏膜；擦拭时要夹紧棉球，以防棉球脱落于口腔内；操作前后均应清点棉球数量。

3．有活动义齿者应先取下义齿，清洗干净后放于冷水中保存。

4．长期应用抗生素的病人，应观察其口腔黏膜有无真菌感染。

【并发症】

1．窒息

（1）发生原因：①操作不慎或病人不配合，造成棉球松脱或遗留在口腔，导致窒息；②有义齿的病人，操作前未将义齿取出，导致操作时义齿脱落。

（2）预防及处理：①每次擦洗只能夹取一个棉球，防止异物或棉球留在口腔内，棉球不宜过湿；②操作前询问并认真检查有无义齿、牙齿松动，有活动义齿者应先取下；③对于兴奋、躁动、行为紊乱的病人尽量在其安静的情况下进行口腔护理；④病人出现窒息应立即进行处理。迅速清除吸入异物，恢复有效通气；如异物已进入气管或支气管，病人出现严重的呼吸困难，立即用大号穿刺针行环甲膜穿刺，以改善通气，争取时间做气管插管或气管切开。

2．口腔黏膜损伤

（1）发生原因：①擦洗动作粗暴，裸露的止血钳尖端碰伤口腔黏膜及牙龈，特别是肿瘤病人放疗期、口腔有感染及凝血功能差的病人，容易引起口腔黏膜及牙龈的损伤；②使用开口器方法及力量不当，造成病人口唇、牙龈或口腔黏膜损伤；③漱口液温度或浓度不当，造成口腔黏膜灼伤。

（2）预防及处理：①擦洗动作要轻柔，避免止血钳尖端直接接触病人口腔黏膜；②对需要使用开口器的病人，应将开口器包上纱布后从臼齿处放入，以防损伤病人口腔黏膜或牙齿，牙关紧闭者不可暴力使其张口；③根据口腔具体情况选择温度、浓度适宜的漱口液；④如发生口腔黏膜损伤，应用多贝尔液、呋喃西林液或 0.1%～0.2% 过氧化氢溶液含漱；⑤如有口腔溃疡疼痛时，溃疡面用西瓜霜或锡类散吹敷，必要时可用利多卡因喷雾止痛或氯己定漱口液直接喷于溃疡面，每天 3～4 次。

3．吸入性肺炎

（1）发生原因：多发生于意识障碍的病人，主要原因是口腔护理的清洗液、口腔内分泌物及呕吐物误入气道。

（2）预防及处理：①为病人进行口腔护理时，协助病人采取仰卧位，将头偏向一侧，防止漱口液流入呼吸道；②口腔护理所用棉球要拧干水分，不可过湿，神志不清的病人不可漱口，以防误吸；③已出现肺炎的病人，根据病情选择合适的抗生素积极进行抗感染治疗，并结合相应的临床表现进行对症处理。

二、乙醇（温水）拭浴法

临床情景

病人，女性，40 岁，因肺炎球菌肺炎入住呼吸科，测口温 40℃，脉搏 120 次／分，口唇干燥，护士为病人行乙醇（温水）拭浴。

1．护士应怎样为病人进行乙醇（温水）拭浴？

2．在乙醇（温水）拭浴中应注意什么？

3．如何预防及处理乙醇（温水）拭浴的并发症？

【目的】

通过全身用冷的方法，为高热病人降温。

【评估】

1．全身情况　病人年龄、病情、体温、意识、治疗情况，有无乙醇过敏史。

2．局部情况　病人局部皮肤及末梢循环情况。

3．心理状态　病人的心理状况及合作程度。

4．环境条件　环境是否符合操作要求。

【准备】

1．护士准备　仪表整洁，洗手，戴口罩。

2．物品准备　物品放置合理，摆放有序。

（1）治疗车上层：护理容器内备：大毛巾、小毛巾、热水袋及套（内盛 60～70℃热水）、冰袋及套（内盛冰块）。另备：脸盆内盛放 25%～35% 乙醇 200～300ml（30℃）；或 32～34℃温水，2/3 满。必要时备衣裤。

（2）治疗车下层：便器、弯盘、医疗垃圾桶、生活垃圾桶。

3. 环境准备　调节室温，关闭门窗，用隔帘或屏风遮挡。

4. 病人准备　病人或（和）家属了解乙醇（温水）拭浴的目的、配合要点及注意事项，能够积极与护士配合，按需排尿、排便。

【实施】

1. 核对解释　护士携带物品至床旁，核对床号、姓名及腕带。向病人解释乙醇（温水）拭浴的目的，请病人及家属予以配合。

2. 体位　护士站在病人一侧，协助病人移近护士，取舒适卧位，并保持身体平衡。

3. 置冰袋、热水袋　将冰袋置于病人头部，热水袋置于足底。

4. 脱衣　护士松开床尾盖被，协助病人脱去上衣。

5. 拭浴

（1）将大浴巾的1/3垫于拭浴部位下，其余部分盖于病人拭浴部位上。将小毛巾浸入乙醇或温水中，拧至半干，缠于手上成手套状，以离心方向拭浴，拭浴毕，用大毛巾擦干皮肤。

（2）拭浴顺序

1）双上肢：病人取仰卧位，先拭浴近侧肢体，依次拭浴：①颈外侧→肩→手臂外侧→手背；②侧胸→腋窝→手臂内侧→手心，持续拭浴3分钟后，用大毛巾拭干；③采用同样方法拭浴对侧上肢。

2）腰背部：病人取侧卧位，依次擦拭颈下肩部→臀部，持续拭浴3分钟后，用大毛巾拭干，协助病人穿好上衣。

3）双下肢：病人取侧卧位，脱去裤子，依次擦拭：①髂骨→下肢外侧→足背；②腹股沟→下肢内侧→内踝；③臀下→大腿后侧→腘窝→足跟，持续拭浴3分钟，大毛巾拭干；④采用同样方法擦拭对侧下肢。协助病人穿好裤子。

6. 观察　在拭浴过程中注意观察病人病情变化，如发生寒战、面色苍白，搏和呼吸异常，应立即停止拭浴，及时处理。

7. 操作后处理

（1）病人管理：取下热水袋，协助病人穿好衣服，取舒适卧位，整理床单位。

（2）物品处理：物品按医疗废物管理规定分类处置。

（3）洗手。

（4）记录：30分钟后测量体温，记录并绘制于体温单上，体温降至39℃以下时，取下冰袋。

【注意事项】

1. 乙醇拭浴液的温度为30℃，避免过冷刺激使肌肉进一步收缩，使体温继续上升。

2. 拭浴过程中注意观察病人局部皮肤变化及病人的反应，如有异常及时通知医生。

3. 胸前区、腹部、颈后部和足底禁止拭浴，因冷刺激心前区可导致反射性心率减慢、心房纤颤或心室纤颤及房室传导阻滞；冷可刺激腹部易引起腹泻；足底用冷可导致反射性末梢血管收缩影响散热或引起一过性冠状动脉收缩。

4. 婴幼儿和血液病病人禁止使用乙醇拭浴。因婴幼儿用乙醇擦拭皮肤易造成中毒，甚至导致昏迷或死亡；血液病病人用乙醇擦浴易导致或加重出血。

5. 拭浴腋窝和腹股沟等大血管经过处,应稍用力并延长停留时间,以促进散热。

【并发症】

乙醇拭浴常见并发症为乙醇过敏或中毒。

1. 发生原因 ①护士乙醇拭浴时用量及浓度不正确,或拭浴手法不正确;②病人为过敏体质或对乙醇过敏,操作前未仔细询问病人的过敏史;③婴幼儿用乙醇拭浴。

2. 预防及处理 ①乙醇拭浴时浓度25%～35%,拭浴时以拍拭(轻拍)方式进行,避免用摩擦方式;②操作前仔细询问病人的病史、药物过敏史及乙醇过敏史;③严格掌握适应证,婴幼儿及血液病高热病人禁用乙醇拭浴;④如发生乙醇过敏或中毒,应立即停止拭浴,并通知医生进行处理。

三、女病人会阴部清洁护理法

临床情景

病人,女性,75岁,长期卧床,大小便失禁,护士为病人行会阴部清洁护理。

1. 护士应怎样为病人行会阴部清洁护理?

2. 会阴部清洁护理过程中应注意什么?

3. 如何预防及处理会阴部清洁护理的并发症?

【目的】

1. 去除会阴部异味,预防或减少感染。

2. 防止皮肤破损,促进伤口愈合。

3. 增进舒适度,指导病人清洁的原则。

【评估】

1. 全身情况 病人年龄、病情、意识、配合程度。

2. 局部情况 有无留置导尿管,会阴部清洁程度、皮肤黏膜情况、有无伤口、流血及流液情况。

3. 心理状态 病人的心理状况及合作程度。

4. 环境条件 环境是否符合操作要求。

【准备】

1. 护士准备 仪表整洁,洗手,戴口罩。

2. 物品准备 物品放置合理,摆放有序。

(1)治疗车上层

1)治疗盘内备:浴巾、清洁大棉球、无菌溶液、大量杯、镊子、一次性尿垫(或橡胶单、中单)、一次性手套、卫生纸。

2)治疗盘外备:水壶(内盛温水,温度与体温相近,以不超过40℃为宜)、手消毒液。

(2)治疗车下层:便盆、生活垃圾桶、医疗垃圾桶。

3. 环境准备 调节室温,关闭门窗,必要时隔帘或屏风遮挡。

4. 病人准备 病人或(和)家属了解会阴部清洁护理的目的、配合要点及注意事项,能够积极与护士配合。

【实施】

1. 核对解释　护士携用物至病人床旁，核对床号、姓名及腕带，向病人解释会阴清洁的目的，关门窗或使用屏风，调节室温。

2. 体位　协助病人取仰卧位，协助病人脱去左侧裤腿并盖于右腿，将浴巾盖于右腿上，盖被盖于病人胸腹部及左腿上，将一次性尿垫（或橡胶单、中单）垫于臀下，两腿屈曲并外展。

3. 戴手套　护士戴好一次性手套，并将便盆置于病人两腿之间。

4. 冲洗会阴　护士一手持装有温水的冲洗壶，一手持夹有棉球的大镊子，边冲水边用棉球擦洗，冲洗顺序为阴阜、两侧大腿上部、大阴唇、小阴唇、尿道口，最后冲洗至肛门部，冲洗后，用干棉球将会阴部彻底擦干。

5. 整理　撤去便盆、中单和橡胶单，协助病人放平双下肢。

6. 保护皮肤　如果病人有大小便失禁，可在肛门周围和会阴部涂一层凡士林或氧化锌软膏。

7. 操作后处理

（1）病人管理：护士脱去一次性手套，协助病人穿好裤子，取舒适卧位，整理床单位。

（2）物品处理：物品按医疗废物管理规定分类处置。

（3）洗手。

（4）记录。

【注意事项】

1. 水温适宜，为病人保暖，保护病人的隐私。

2. 在操作时，护士要应用人体力学的原则，保持良好的身体姿势，注意节时省力。

3. 如病人为会阴部或直肠手术，应使用无菌棉球擦净手术部位及会阴部。

4. 在操作过程中应注意避免牵拉引流管、导尿管。为有导尿管的病人清洁会阴时，应采用消毒棉球由尿道口依次向远端擦洗。擦洗顺序为导尿管的对侧→上方→近侧→下方。检查导尿管及尿袋开始使用日期，操作过程中将导尿管置于病人腿下并妥善固定；操作后注意观察导尿管是否通畅，避免其脱落或打结。

四、男病人会阴部清洁护理法

临床情景

病人，男性，70 岁，因颅脑外伤昏迷入住重症监护室，留置导尿，医嘱特级护理。

1. 护士应怎样为病人行会阴部清洁护理？

2. 在会阴部清洁护理过程中应注意什么？

3. 预防及处理会阴部清洁护理的并发症？

【目的】

1. 去除会阴部异味，预防和减少感染。

2. 防止皮肤破损，促进伤口愈合。

3. 增进舒适度，指导病人清洁的原则。

【评估】

1. 全身情况 病人年龄、病情、意识、配合程度。

2. 局部情况 有无失禁或留置导尿管,会阴部清洁程度、皮肤黏膜情况。

3. 心理状态 病人的心理状况及合作程度。

4. 环境条件 环境是否符合操作要求。

【准备】

1. 护士准备 仪表整洁,洗手,戴口罩。

2. 物品准备 物品放置合理,摆放有序。

(1)治疗车上层

1)治疗盘内备:毛巾、浴巾、一次性手套、一次性尿垫(或橡胶单、中单)卫生纸。

2)治疗盘外备:水壶(内盛温水,温度与体温相近,以不超过 40℃ 为宜)、脸盆、手消毒液。

(2)治疗车下层:便盆、生活垃圾桶、医疗垃圾桶。

3. 环境准备 调节室温,关闭门窗,必要时隔帘或屏风遮挡。

4. 病人准备 病人或(和)家属了解会阴部清洁护理的目的、配合要点及注意事项,能够积极与护士配合。

【实施】

1. 核对解释 护士携用物至病人床旁,核对床号、姓名及腕带,向病人说明会阴清洁的目的,关门窗,使用隔帘或屏风遮挡,调节室温。

2. 体位 协助病人取仰卧位,协助病人脱去左侧裤腿并将浴巾盖于右腿上,盖被盖于病人胸腹部及左腿上,将一次性尿垫(或橡胶单、中单)垫于臀下,两腿屈曲并外展。

3. 备水 护士将脸盆内放温水,毛巾放于脸盆内,将脸盆放于床旁凳上。

4. 戴手套 护士戴好一次性手套。

5. 擦洗会阴部

(1)擦洗大腿上部:护士用湿毛巾擦洗大腿内侧 1/3:由外向内擦洗至阴囊边缘,擦洗顺序为先对侧后近侧。

(2)擦洗阴茎头部:轻轻提起阴茎,手持纱布将包皮后推露出冠状沟,由尿道口向外环形擦洗阴茎头部。更换毛巾,反复擦洗,直至擦净。

(3)擦洗阴茎体部:沿阴茎体由上向下擦洗,特别注意阴茎下皮肤。

(4)擦洗阴囊部:擦洗阴囊及阴囊下皮肤皱褶处,擦洗顺序为对侧→上方→近侧。

6. 擦洗肛门 擦洗肛周及肛门部位。

7. 整理 将会阴部彻底擦干,撤去中单和橡胶单,协助病人放平双下肢。

8. 保护皮肤 如果病人有大小便失禁,可在肛门和会阴部位涂一层凡士林或氧化锌软膏。

9. 操作后处理

(1)病人管理:脱去一次性手套,协助病人穿好裤子,协助病人取舒适卧位,整理床单位。

(2)物品处理:物品按医疗废物管理规定分类处置。

(3)洗手。

(4)记录。

【注意事项】

1. 擦洗水温适宜,为病人保暖,保护隐私。

2. 进行会阴部擦洗时,每擦洗一处需变换毛巾部位。如用棉球擦洗,每擦洗一处应更换一个棉球。

3. 护士操作时应符合人体力学原则,保持良好的身体姿势,注意节时省力。

4. 如病人会阴部或直肠手术,应使用无菌棉球擦净手术部位及会阴部。

5. 操作过程中避免牵拉引流管、导尿管,为有导尿管的病人清洁会阴时,清洁时应采用消毒棉球由尿道口依次向远端擦洗。擦洗顺序为导尿管的对侧→上方→近侧→下方。检查导尿管及尿袋开始使用日期,操作过程中将导尿管置于病人腿下并妥善固定;操作后注意观察导尿管是否通畅,避免其脱落或打结。

五、预防压疮护理法

♥ 临床情景

病人,男性,68 岁,因脑出血昏迷入住神经科,根据 Norton 压疮风险评估量表评估,病人有发生压疮的危险,护士为病人行预防压疮护理。

1. 护士应怎样为病人进行预防压疮护理?

2. 在预防压疮护理过程中应注意什么?

3. 如何预防及处理压疮?

【目的】

1. 促进皮肤血液循环,预防压疮的发生。

2. 观察病人一般情况及皮肤的完整性。

3. 促进病人舒适。

【评估】

1. 全身状况　病人病情、意识状态、自理能力。

2. 局部情况　病人局部受压皮肤的颜色、温度、清洁度、完整性和感觉有无异常,局部有无斑点、丘疹、水疱和结节等。

3. 心理状态　病人心理状态、对操作的接受程度及合作程度。

4. 环境条件　环境是否符合操作要求。

【准备】

1. 护士准备　仪表整洁,洗手,戴口罩。

2. 物品准备　物品放置合理,摆放有序。

(1)治疗车上层:毛巾、浴巾、按摩油 / 膏 / 乳、脸盆(内盛温水,按年龄、季节和个人习惯调节水温)、手消毒液。

(2)治疗车下层:弯盘、生活垃圾桶、医疗垃圾桶。

(3)无隔帘者另备屏风。

3. 环境准备　环境安静、整洁,室温在 24℃ 以上,光线充足,用隔帘或屏风遮挡病人。

4. 病人准备　了解操作的目的、方法、注意事项及配合要点。

【实施】

1. 核对解释　护士备齐用物携至病人床旁,核对床号、姓名及腕带,解释操作目的,以取得病人配合。

2. 体位　协助病人取俯卧位或侧卧位,背向护士。

3. 安置管道　妥善固定输液管,安置好各类管道,掀起上衣至肩部,脱裤子至臀部以下。

4. 按摩

(1) 全背按摩

1) 铺浴巾:掀起棉被搭于病人身上,暴露病人背部、肩部和臀部,将大浴巾 1/3 铺于病人身下,其余部分覆盖于身上。

2) 清洁背部:用毛巾依次擦洗病人的颈部、肩部、背部及臀部。

3) 按摩:手掌蘸取按摩油(膏、乳),用手掌大、小鱼际从病人骶骨部开始,沿脊柱两旁以向上做环形按摩,至肩胛部后再由背部两侧向下环形按摩至髂嵴部位。如此有节奏的按摩至少 3 分钟。

4) 以拇指指腹蘸按摩油(膏、乳),由病人骶尾部开始沿脊柱旁按摩至颈部,再继续向下按摩至骶尾部。

5) 背部轻叩 3 分钟。

(2) 局部按摩:手掌蘸取按摩油(膏、乳),以手掌的大小鱼际紧贴局部皮肤,做向心方向按摩,力量由轻到重,再由重至轻,按摩 3~5 分钟。

5. 更换衣服　撤去浴巾,协助病人更换衣服。

6. 操作后处理

(1) 病人管理:协助病人取舒适卧位,整理床单位,妥当安置各类导管,向病人说明注意事项。

(2) 物品管理:物品按医疗废物管理规定分类处置。

(3) 洗手。

(4) 记录。

【注意事项】

1. 操作过程中,注意观察病人的反应和生命体征变化。

2. 如局部组织有破损,不能在破损处按摩,可用指腹以环状动作由近压疮处向外按摩。

3. 局部应避免潮湿、摩擦及排泄物刺激。

4. 按摩力度要足够刺激肌肉组织,起到放松和促进血液循环的作用,按摩至肩胛部力度稍放轻,按摩时手不可离开病人皮肤。

【并发症】

压疮护理法常见并发症为皮肤损伤。

1. 发生原因　①护士在操作前未仔细评估病人皮肤;②动作粗暴,按摩力度过大;③对出现反应性充血的皮肤部位进行按摩,造成皮肤损伤。

2. 预防及处理　①护士在操作前要全面评估病人的局部皮肤情况,对出现反应性充血的皮肤组织不主张按摩,以免造成深部组织损伤;②按摩力量适中,避免用力过大造成皮肤损伤;③如病人出现皮肤损伤,立即对症处理。

(王　敏)

第五节 生命体征测量技术

一、体温、脉搏、呼吸测量法

临床情景

病人,男性,40岁,因发热1天入住内科,护士给予测量生命体征。

1. 护士应如何为病人测量生命体征?

2. 在测量病人生命体征过程中应注意什么?

3. 如何预防及处理生命体征测量的并发症?

【目的】

1. 判断体温、脉搏、呼吸有无异常,动态观察体温、脉搏、呼吸的变化情况,分析病情变化。

2. 协助诊断,为预防、治疗、康复和护理提供依据。

【评估】

1. 全身情况 病人年龄、病情,30分钟内有无剧烈活动、进食、冷饮、吸烟或面颊部冷、热敷和沐浴等。

2. 局部情况 测量部位皮肤、肢体活动情况。

3. 心理状态 病人的心理状态,有无紧张、激动、焦虑等情绪变化,合作程度。

4. 环境条件 环境是否符合操作要求。

【准备】

1. 护士准备 仪表整洁,修剪指甲,洗手,戴口罩。

2. 物品准备 物品放置合理,摆放有序。

(1)治疗车上层:容器2个(一个为清洁容器盛放已消毒的体温计,另一个为盛放测温后的体温计)、纱布、有秒针的手表、记录本、笔、手消毒液。

(2)治疗车下层:医用垃圾桶、生活垃圾桶。

3. 环境准备 室温适宜、环境安静、光线充足。

4. 病人准备 了解该操作的过程和配合要点,测量前安静休息20~30分钟。体位舒适,情绪稳定。

【实施】

1. 核对解释 护士携带物品至病人床旁,核对床号、姓名及腕带,向病人说明测量生命体征的目的及配合要点。

2. 体位 协助病人取仰卧位,手臂自然放于身体两侧舒适位置。

3. 测量方法

(1)测量体温

1)腋温测量:检查体温计有无破损,体温计水银柱甩至35℃以下,用纱布擦干病人腋窝,将体温计水银端放于腋窝正中深处紧贴皮肤,嘱病人屈臂过胸,夹紧体温计10分钟。

2)口温测量:将体温计水银端斜放于舌下热窝,闭口,用鼻呼吸,时间3分钟。

3）肛温测量：病人取侧卧位或俯卧位，暴露肛门，润滑体温计水银端，插入肛门 3～4cm（婴儿 1.25cm，幼儿 2.5cm），时间 3 分钟。

4）取表：取出体温表，用消毒纱布擦拭。

5）读数：取出体温计读数并记录。

（2）测量脉搏

1）测量：护士将示指、中指和无名指的指端按压在病人桡动脉搏动处，按压力量适中，以能清楚测得脉搏搏动为宜。

2）计数：脉搏节律规则时测量 30 秒，乘以 2，记录结果；脉搏短绌者，应有 2 名护士同时测量，一人听诊心率，另一人测量脉率，由听心率者发出"开始"或"停止"口令，计时 1 分钟，同时记录心率、脉率。

（3）测量呼吸

1）测量方法：护士测量脉搏后仍将手放在测量脉搏部位，并转移病人的注意力。

2）观察：观察病人的胸部或腹部的起伏（呼吸的深度、节律、音响、形态），一呼一吸即为呼吸一次。

3）计数：正常计数 30 秒，乘以 2 即为病人的呼吸次数。呼吸频率不规整时计数 1 分钟。

4）记录：记录结果。

4．绘制体温单　将体温、脉搏、呼吸数值绘制到体温单上。

【注意事项】

1．婴幼儿、精神异常、昏迷、口腔疾病、口鼻手术、张口呼吸者禁忌测量口温；腋下有创伤、手术、炎症，肩关节受伤或消瘦夹不紧体温计者禁忌测量腋温；直肠或肛门手术、腹泻和心肌梗死的病人禁忌测量肛温。

2．婴幼儿、危重病人、躁动病人，应设专人守护，防止意外。

3．采用口温测量法时，若病人不慎咬破体温计，应首先清除口腔内玻璃碎屑，再口服蛋清或牛奶，以延缓汞的吸收。

4．在甩表时使用手腕部的力量，不能触及其他物品，以防损伤体温计。

5．在测量脉搏时禁用拇指，以免拇指小动脉搏动与病人的动脉搏动相混淆。

6．脉搏异常时应测量 1 分钟；脉搏细弱难以触诊时，应测量心尖搏动 1 分钟。

7．测量呼吸，不必事先告知病人，以免病人紧张，影响测量的准确性。

8．危重病人或呼吸异常的病人应测量呼吸 1 分钟。

【并发症】

体温测量常见并发症为汞泄漏。

1．发生原因　①护士原因：体温计放置、容器使用不规范；未给病人详细讲解体温计的使用方法；未按时收回体温计；回收时未放入护理篮内；甩体温计方法不正确等都可使体温计破碎导致汞泄漏；②病人原因：病人不慎摔破或折断体温计导致汞泄漏。

2．预防及处理　规范体温计的使用。①盛放体温计的容器应放在固定的位置，容器应表面光滑无缝，垫多层塑料膜，不应该垫纱布，以便于观察和清理泄漏的汞；②使用体温计前应检查有无裂缝、破损，禁止将体温计放在热水中清洗或放沸水中煮，以免引起爆炸；③使用体温计过程中要防止损坏，甩体温计时勿碰触硬物，测量体温时应详细告知病人使用体温计的注意事项和汞泄漏的危害，用毕及时收回；④有条件者可使用电子体温计。测口温和肛温时不要用汞式体温计;⑤婴幼儿和神志不清病人禁止测量口温,测量时护士应守在床旁并及时收回体温计。

二、血压测量法

病人,男性,54岁,因高血压病入住心内科,遵医嘱测量血压每天两次。

1. 护士应该如何为病人测量血压?

2. 在血压测量过程中应注意什么?

3. 如何预防及处理血压测量的并发症?

【目的】

1. 判断血压有无异常,动态观察血压的变化,间接了解循环系统的功能状况。

2. 协助临床诊断,为预防、治疗、康复和护理提供依据。

【评估】

1. 全身情况 病人的年龄、病情、意识状况,30分钟内有无剧烈运动、进食等,有无紧张、激动、焦虑等情绪变化。

2. 局部情况 测量部位的皮肤、肢体活动情况。

3. 心理状况 病人心理反应及合作程度。

4. 环境条件 环境是否符合操作要求。

【准备】

1. 护士准备 仪表整洁,修剪指甲,洗手,戴口罩。

2. 物品准备 物品放置合理,摆放有序。

(1)治疗车上层:血压计、听诊器、记录本、笔、手消毒液。

(2)治疗车下层:医疗垃圾桶、生活垃圾筒。

3. 环境准备 环境安静、室温适宜、光线充足。

4. 病人准备 体位舒适,情绪稳定,已安静休息15～30分钟。

【实施】

1. 核对解释 护士携带物品至病人床旁,核对床号、姓名及腕带,向病人解释测量血压的目的及配合要点。

2. 体位 协助病人取坐位或仰卧位,上肢平伸,掌面向上。仰卧位时保持上肢平腋中线,坐位时上肢平第四肋,以保证上肢位置(肱动脉)与心脏在同一水平线上。

3. 上肢准备 一般测量右上肢,协助病人卷袖过肘,衣袖过紧者应协助其脱下测量一侧上肢的衣袖,以免阻碍动脉血流而影响测压的准确性。

4. 打开血压计 打开血压计垂直放好,打开水银槽开关。

5. 缠袖带 驱尽袖带内的空气,将袖带平整地缠于上臂,袖带下缘距肘窝2～3cm,松紧以能插入一手指为宜。

6. 充气 将听诊器的胸件置于肱动脉搏动最明显处,一手固定,另一手缓慢均匀地挤压加压气球,边充气边观察水银柱上升情况,同时也要听诊肱动脉搏动,注气至肱动脉搏动消失再将水银柱升高 20～30mmHg。

7. 放气　缓慢放气,水银柱下降的速度以 4mmHg/s 为宜,注意水银柱刻度和肱动脉声音的变化(视线应与水银柱弯月面保持水平)。

8. 判断血压　当听到第一声搏动音时水银柱所指的刻度即为收缩压,在放气过程中,当搏动声音突然变调,水银柱所指的刻度即为舒张压。

9. 整理血压计　测量完毕,排尽袖带内的空气,关紧压力活门,将血压计向右倾斜 45°,使水银全部流回水银槽内,关闭水银槽的开关后,盖上盒盖,平稳放置。

10. 测量次数　应间隔 1～2 分钟重复测量一次,取 2 次读数的平均值记录。如果收缩压或舒张压的 2 次读数相差 5mmHg 以上,应再次测量,取 3 次读数的平均值记录。

11. 操作后处理

(1) 病人管理:协助病人穿好衣服,取舒适体位,整理床单位。

(2) 物品处理:整理物品,分类处置。

(3) 洗手。

(4) 记录:将测量结果记录在护理记录上。

【注意事项】

1. 外伤、偏瘫病人应选择健侧肢体测量。

2. 根据年龄选择合适的袖带,过宽或过窄都会影响测量结果的准确性。

3. 血压测量时,应间隔 1～2 分钟重复测量(重测时,应排尽袖带内空气,使血压计水银柱回落至零点),取 2 次读数的平均值记录。如果收缩压或舒张压的 2 次读数相差 5mmHg 以上,应再次测量,取 3 次读数的平均值记录。首诊时要测量两上肢血压,以后通常测量较高读数一侧的上臂血压。

4. 对需密切观察血压变化者,应做到"四定":定时间、定部位、定体位、定血压计,以提高测量的准确性和可比性。

【并发症】

血压测量最常见并发症为汞泄漏。

1. 发生原因　血压计使用不规范。①给血压计加压时,注气过快过猛、压力过大,可导致汞从玻璃管中喷出;②使用完毕忘记关闭汞槽的开关,在关闭血压计时,玻璃管中的汞就会泄漏;③血压计使用完毕关闭汞槽开关之前,未向右倾斜血压计,使部分汞没有回流到汞槽内,关闭血压计时,这部分汞容易发生泄漏;④再次测量血压时,玻璃管上端的残余汞还没有回到零刻度线以下,就开始加压,导致玻璃管上端的汞从顶端喷出;⑤血压计故障,如开关轴心和汞槽吻合不好,加压时导致汞外漏。

2. 预防及处理　①加强管理:建立汞泄漏化学污染的应急预案,规范汞泄漏的处理流程,配备汞泄漏处置包(内有硫磺粉、三氯化铁、小毛笔及收集汞专用的密闭容器等)。有条件者可使用电子血压计;②规范血压计的使用:使用汞柱血压计前,需要检查汞槽开关有无松动,是否关闭,玻璃管有无裂缝、破损。有汞泄漏可能时,轻轻拍击盒盖顶端使汞液归至零刻度线以下;在使用过程中,应平稳放置血压计,切勿倒置,充气不可过猛过高,测量完毕,应将血压计向右侧倾斜 45°,使汞全部进入汞槽后再关闭开关;血压计要定期检查,每半年检测一次,有故障及时送修;③汞泄漏的应急处理同体温计汞泄漏处理。

(周艳萍)

第六节　辅助饮食的护理技术

一、鼻饲法

临床情景

病人，女性，68 岁，因大面积脑梗死入住神经科。病人昏迷无法进食，遵医嘱给予留置胃管，鼻饲饮食。

1. 护士应该怎样进行留置胃管并鼻饲饮食？

2. 在为病人留置胃管并鼻饲饮食过程中应注意什么？

3. 如何预防及处理留置胃管鼻饲饮食的并发症？

【目的】

对不能经口进食的病人提供食物和药物，以维持病人所需的营养和治疗。

【评估】

1. 全身情况　病人的年龄、病情、意识状态、治疗情况。

2. 局部情况　病人鼻腔情况，如鼻腔黏膜有无肿胀、炎症、鼻中隔偏曲、息肉等，既往有无鼻部疾患或插管经历。

3. 心理状态　意识清楚的病人及昏迷病人家属对鼻饲知识、目的及安全性的了解，心理反应及合作程度。

4. 环境条件　环境是否符合操作要求。

【准备】

1. 护士准备　仪表整洁，洗手，戴口罩。

2. 物品准备　物品放置合理，摆放有序。

(1) 治疗车上层：无菌鼻饲包（内备：治疗碗、镊子、止血钳、压舌板、纱布、胃管、50ml 注射器 / 灌注器、治疗巾）。治疗盘内放置液状石蜡、棉签、胶布、别针、夹子、手电筒、听诊器、手套、流质饮食（38～40℃）、温开水、水温计、手消毒液。

(2) 治疗车下层：弯盘、医用垃圾桶、生活垃圾桶。

3. 环境准备　安静、整洁、无异味，光线充足，采用屏风或隔帘遮挡病人。

4. 病人准备　了解鼻饲饮食的目的、操作过程及注意事项，体位舒适，戴眼镜或活动义齿者应取下，并妥善放置。

【实施】

1. 插胃管

(1) 核对解释：护士携物品到病人床旁，核对床号、姓名、腕带及医嘱，告知病人或家属鼻饲的目的及配合事项。

(2) 体位：协助病人采取合适的体位，能配合者取半坐位或坐位，无法坐起者取右侧卧位，昏迷病人取去枕平卧位，头向后仰。

(3) 保护床单位：将治疗巾铺于病人颌下，将弯盘置于治疗巾上，备胶布。

（4）清洁鼻腔：检查鼻腔是否通畅，选择通畅一侧，用棉签湿润并清洁一侧鼻腔。

（5）测量胃管：测量胃管插入的长度，并标记。胃管插入的长度一般为前额发际至胸骨剑突，或由鼻尖经耳垂至胸骨剑突处的距离。成人一般为45～55cm。

（6）润滑胃管：戴手套，检查胃管是否通畅，用液状石蜡润滑胃管前段10～20cm。

（7）插胃管：再次核对病人，告知病人可能出现的不适及配合方法，将胃管沿选定侧鼻孔轻轻插入，到咽喉部时（10～15cm），指导病人做吞咽动作，顺势将胃管送下至所需长度，暂用胶布固定于鼻翼。昏迷病人应取去枕仰卧位，头向后仰，到咽喉部时（10～15cm），托起病人头部，使其下颌靠近胸骨柄，并将胃管缓慢插入至所需长度。若插管不顺利应检查胃管是否盘绕在口中。插管过程中密切观察病人的反应。

（8）确认胃管：确认胃管插入胃内的方法有：①用注射器抽吸胃管，能抽出胃液并测试pH值；②将听诊器放置于病人的胃区，向胃内快速注入10ml空气，听到气过水声；③将胃管末端置于水中，无气泡逸出。

（9）固定：确定胃管在胃内后，用胶布将胃管固定于鼻翼和面颊部。

2. 鼻饲

（1）核对解释：核对病人、医嘱及饮食单，向病人解释鼻饲的意义。

（2）体位：协助病人取半卧位或右侧卧位。

（3）灌注鼻饲液：将注射器连接于胃管的末端，抽吸时有胃液（确认胃管在胃内），先注入少量温开水，再缓慢注入流质和药液，鼻饲完毕后再注入少量温开水。

（4）冲洗胃管：提高胃管末端，水流尽后反折胃管末端，用纱布包好夹紧，用别针固定于合适位置。

（5）操作后处理

1）病人管理：协助病人清洁口腔，嘱病人维持原体位20～30分钟，整理床单位。

2）物品处理：整理物品，洗净鼻饲用的注射器，放于治疗盘内，用纱布盖好备用。

3）洗手。

4）记录：准确记录鼻饲时间、种类和量。

3. 拔管

（1）核对解释：核对病人及医嘱，向病人说明拔管的意义，以取得病人合作。

（2）拔出胃管：取下别针夹子，夹紧胃管末端，轻轻揭去固定的胶布。嘱病人做深呼吸，在病人呼气时，缓慢拔出胃管，到咽喉处快速拔出。

（3）操作后处理

1）病人管理：清洁病人的口鼻、面部，擦去胶布痕迹，协助病人漱口，取舒适体位，整理床单位。

2）物品处理：整理物品，分类处置。

3）洗手。

4）记录。

【注意事项】

1. 插胃管前，应进行有效的护患沟通，解释鼻饲的目的及配合方法，以争取病人的理解与合作。

2. 操作动作要轻柔,避免损伤食管黏膜,尤其是通过食管 3 个狭窄部位(环状软骨水平处、平气管分叉处、食管通过膈肌处)时,不可强行插管。

3. 插管过程中如遇到阻力或病人出现呛咳、呼吸困难、发绀等,表明误入气管,应立即拔出胃管。

4. 美国肠内肠外营养协会指南建议 X 线检查为确认胃管位置的金标准。

5. 每次鼻饲前应验证胃管在胃内且通畅。注入流食前后均应注入少量温开水,防止鼻饲液凝结。每次鼻饲结束应将胃管末端开口处盖塞夹紧,避免进入空气引起腹胀。

6. 鼻饲液的温度应保持在 38～40℃,最好现用现配。如需要喂食药物,应先将药片研碎,溶解后再灌入。新鲜果汁应和牛奶分开注入,防止产生凝块。

7. 长期鼻饲者应每天进行口腔护理 2 次,并注意定期更换胃管(普通胃管每周更换 1 次,硅胶胃管每月更换 1 次),晚间末次喂食后拔管,次日晨再从另一侧鼻孔插入。

8. 食管静脉曲张、食管梗阻、上消化道出血的病人禁忌使用鼻饲法。

【并发症】

1. **鼻咽部和食管黏膜损伤**

(1) 发生原因:①胃管放置的时间过长、胃管管径过粗、质地过硬,压迫、刺激黏膜;②拙劣的置管技术或置管动作粗鲁造成鼻咽部、食管黏膜损伤;③没有很好地进行鼻咽部护理。

(2) 预防及处理:①选用管径合适、质地柔软的胃管。预计置管时间在 4 周以上者,应选择胃或空肠造瘘;②妥善固定胃管,每天润滑和清洁鼻腔黏膜,避免胃管扭曲、折叠和受压。

2. **胃管阻塞**

(1) 发生原因:①药丸未经研碎即注入胃管;②营养液未调匀或较黏稠,管径太细;③添加的药物与营养液不相容,形成凝结块;④未按时冲洗胃管。

(2) 预防及处理:①需用药丸制剂时,应彻底研碎后,溶在合适的溶剂中直接注入导管内;②在每次检查胃残留量后、给药前后,鼻饲结束后及连续鼻饲过程中每间隔 4 小时用温开水或生理盐水冲洗管腔。

3. **误吸**

(1) 发生原因:与鼻胃管移位、胃排空迟缓、不合理的体位、咳嗽或呕吐反射受损、精神障碍等有关。

(2) 预防及处理:①选择合适的体位。病人取半卧位或坐位,鼻饲完毕继续保持该体位半小时;②连续输注者每间隔 4 小时,分次推注者在每次推注前抽吸测定胃内残留量。若连续 2 次抽吸胃内残留量均大于 100～150ml 时,应暂停输注。必要时加用胃动力药;③做好病情观察,每 4 小时观察一次胃管位置,以便及时了解胃管有无移位。如病人出现呛咳或呼吸急促等现象,应怀疑有误吸的可能;④如在喂养过程中,病人出现呛咳、伴有营养液样分泌物、心率加快、呼吸急促,要高度怀疑吸入性肺炎。应立即停止注入营养液,鼓励或刺激病人咳嗽,及时吸出气管内残留的液体,可遵医嘱使用抗生素防止肺部感染。

二、肠内营养泵使用法

临床情景

病人,男性,52 岁。因从高处坠落致头部伤伴意识障碍 1 小时入院。伤后持续昏迷,以重型闭合性颅脑损伤入院。遵医嘱给予能全力鼻饲,肠内营养泵持续输注。

1. 护士应该怎样使用肠内营养泵?

2. 在肠内营养泵使用过程中应注意什么?

3. 如何预防及处理使用肠内营养泵的并发症?

【目的】

对于胃肠道耐受性较差、危重病人、昏迷病人,利用肠内营养泵,将肠内营养制剂按照需要定时、定量输注到肠道内,达到维持病人生命、促进术后康复的目的。

【评估】

1. 全身情况　意识、病情、生命体征、胃肠功能状态及营养状况指标,如体重、血常规、尿常规、肝肾功能、血浆蛋白指标等。

2. 局部情况　评估病人肠内营养的制剂类型、每天输注量,胃管置入途径、深度、固定情况、通畅性,上次喂养时间、胃内有无出血及潴留情况(用 50ml 注射器回抽胃内容物,观察有无出血倾向;若胃残留量超过 100ml,报告医生,暂停输注)。

3. 心理状态　意识清楚的病人及昏迷病人家属对使用肠内营养泵的知识、目的及安全性的了解,心理反应及合作程度。

4. 环境条件　环境是否符合操作要求。

【准备】

1. 护士准备　仪表整洁,洗手,戴口罩。

2. 物品准备　物品放置合理,摆放有序。

(1) 治疗车上层:肠内营养液、肠内营养泵及泵管、加温器、鼻饲专用灌注器、温开水、肠内营养专用标志、手消毒液。

(2) 治疗车下层:医用垃圾桶、生活垃圾桶。

3. 环境准备　安静、整洁,光线充足,使用营养袋者提前 30 分钟进行空气净化。

4. 病人准备　了解肠内营养泵使用的目的、操作过程及注意事项,体位舒适。

【实施】

1. 核对解释　核对病人床号、姓名、腕带及医嘱,根据医嘱计算病人一天的营养液总量、每小时输入量。根据医嘱的配方,填好卡片,写上营养液的名称、剂量。告知病人肠内营养泵使用的目的、营养液种类、灌注方法、优点、可能出现的并发症,以取得病人及家属配合。

2. 体位　协助病人取半卧位(抬高床头 30°～45°),以减少反流和误吸的发生。

3. 固定　妥善固定肠内营养泵于输液架上,连接电源,打开肠内营养泵的电源开关。

4. 保护床单位　为病人颌下铺治疗巾。

5. 确认　准确确认胃管在病人胃内。①用注射器抽吸胃管,能抽出胃液;②将听诊器放置于病人的胃区，向胃内快速注入 10ml 空气，听到气过水声；③将胃管末端置于水中，无气泡逸出。

6. 冲洗胃管　确认胃管位置后，用温开水 20～50ml 脉冲式冲洗管腔，确认胃管是否通畅。将胃管末端反折，避免胃内液体流出。

7. 再次核对　核对病人及营养液是否符合要求。

8. 排气　将配制好的肠内营养液袋挂在输液架上，关闭泵管调速装置，将肠内营养液袋与泵管连接，打开泵管调速装置，排尽泵管内空气。

9. 安装　打开泵门，正确安装泵管在肠内营养泵槽内。

10. 设置　打开开关，在泵管距病人端 20cm 处安装加温器，观察电源灯的启动情况，控制营养液温度在 37～38℃。根据医嘱按设置键设置肠内营养总量及输注速度，单位为 ml/h，匀速滴入，速度由慢至快，开始以 20～50ml/h 为宜，每 12～24 小时递增 20ml/h，直到控制在 100ml/h 为宜。

11. 输注　按"启动键"，运转正常后肠内营养泵管与胃管连接，开始输注。

12. 观察　密切观察肠内营养泵运行情况，正确识别报警，并及时排除故障。

13. 健康宣教　告知病人及家属不可自行调节输注速度等肠内营养泵的参数；翻身时防止管道滑脱、移位、打折、扭曲、受压；保持口腔清洁。

14. 冲洗胃管　输注完毕即按"停止"键，关闭电源，将肠内营养泵管与胃管分离。用一次性注射器抽取温开水 20～50ml 脉冲式冲洗留置的胃管，防止管腔阻塞，将胃管妥善固定。

15. 操作后处理

（1）病人管理：嘱病人保持半卧位至少 30 分钟，整理床单位。

（2）物品管理：整理物品，清水擦拭肠内营养泵机身，放置固定地点备用。

（3）洗手。

（4）记录。

【注意事项】

1. 使用肠内营养泵的专用泵管，应每 24 小时更换 1 次。

2. 肠内营养液现配现用，常温下放置不超过 24 小时。配制后暂未使用的肠内营养液应放置于 4℃冰箱内，输注前加温。严防细菌污染。

3. 肠内营养泵使用时应处于水平位置，以减少输注报警。

4. 严格按说明书操作肠内营养泵，特别是泵管的安装和预充盈。同时应定期维护，保持清洁，以确保设备正常工作。

5. 对于年老体弱、卧床或意识不清的病人，可将床头抬高 20°～30°，以减少反流和误吸的可能性。

6. 建立肠内营养警示标志，肠内营养泵的输液架必须与静脉输液架分开放置。

7. 输注过程中要密切观察病人病情及输注情况，预防堵管、误吸等异常情况发生。

8. 做好口腔护理，定期检查血糖、电解质、肝功能、出凝血时间等，观察尿量、大便次数及性状，并定期测量体重，做好营养评估，以观察疗效。

【并发症】

1. 管道堵塞

（1）发生原因：营养液黏附管壁所致。

（2）预防及处理：持续泵入营养液时，应用 37℃的温开水冲洗管道，每 4 小时一次，并用手指轻柔管壁，彻底清洗。

2. 误吸

（1）发生原因：与胃管移位、不合理的体位、咳嗽或呕吐反射受损、精神障碍等有关。

（2）预防及处理：①输注时应将病人头部抬高 30°～40°或床头抬高 20°～30°。每 4 小时测定胃内残留量，如超过 100ml，应延缓肠内营养使用；②如病人发生误吸，应立即停止营养液泵入，取头低右侧卧位，吸出气管内的吸入物。

（周艳萍）

第七节　病人排泄护理技术

一、女病人导尿术

临床情景

　　病人，女性，60 岁，因卵巢癌行手术治疗，术后持续导尿 72 小时。拔除尿管后 4 小时，病人主诉下腹部胀痛，有强烈尿意，但无法排出，精神焦虑、烦躁不安。身体评估：耻骨上膨隆，触及囊性包块，叩诊呈浊音，压痛明显。遵医嘱给予导尿。

　　1. 护士应如何为女病人进行导尿？

　　2. 在为女病人导尿过程中应注意什么？

　　3. 如何预防及处理女病人导尿术的并发症？

【目的】

1. 为尿潴留病人引流尿液，减轻其痛苦。

2. 协助临床诊断。如采集未受污染的尿标本做细菌培养；测定膀胱容量、压力及残余尿量；进行尿道或膀胱造影等。

3. 为膀胱肿瘤病人进行膀胱腔内灌注化疗。

【评估】

1. 全身情况　病人年龄、病情、临床诊断、意识状态、生命体征、治疗情况、自理能力、有无尿路感染史。

2. 局部情况　膀胱充盈度，有无尿道病变，会阴部皮肤黏膜情况及清洁度，尿道口解剖位置。

3. 心理状态　病人的心理状况，对导尿的认识和合作程度。

4. 环境条件　环境是否适合无菌操作要求。

【准备】

1. 护士准备

（1）明确导尿术的目的和意义、操作程序、注意事项等，能正确指导病人和家属配合。

（2）仪表整洁，修剪指甲，洗手，戴口罩。

2. 物品准备　物品放置合理，摆放有序。

（1）治疗车上层：治疗盘内放一次性导尿包；治疗盘外备浴巾、弯盘、一次性尿垫（或小橡胶单和治疗巾），手消毒液。

（2）治疗车下层：便盆及便盆巾，生活垃圾桶，医用垃圾桶。

（3）其他：无隔帘者准备屏风，必要时准备会阴冲洗物品。

3．环境准备　安静、整洁，适当关闭门窗，调节合适的室温，光线充足，隔帘或屏风遮挡病人。

4．病人准备　了解导尿的目的、操作方法、注意事项及配合要点，根据自理能力自行清洗外阴或协助病人清洗外阴。

【实施】

1．核对解释　护士携物品至病人床旁，核对床号、姓名及腕带，并告知导尿的目的、操作中可能引起的不适及如何配合，以取得病人的合作。

2．物品放置　移动床旁椅至操作侧的床尾，将便盆置于床旁椅上，打开便盆巾。

3．安置体位　松开一侧床尾盖被并折向对侧，协助病人脱去对侧裤腿盖在近侧腿部，并盖浴巾，上半身及对侧腿用盖被遮盖，取屈膝仰卧位，两腿略外展，暴露外阴。

4．臀下垫巾　将一次性尿垫或小橡胶单和治疗巾垫于病人臀下，弯盘置于近会阴处。

5．消毒　核对检查并打开导尿包，取出消毒用物。左手戴上手套，将消毒液棉球倒入小方盘内，并置于弯盘后，右手持镊子夹取消毒棉球依次消毒阴阜、大阴唇、大阴唇外侧沟，左手分开大阴唇消毒小阴唇、尿道口至肛门处（消毒顺序由外向内，自上而下，先对侧后近侧，每个部位更换一个棉球），污棉球放入弯盘，消毒完毕，脱下手套置于弯盘内，并将弯盘和小方盘置于治疗车下层。

6．开包铺巾　手消毒后，置无菌导尿包于病人两腿之间，按无菌技术操作要求打开导尿包治疗巾，双手戴无菌手套，取出洞巾，铺于病人的外阴处，暴露会阴部，使洞巾与治疗巾内层形成连续的无菌区域。

7．整理用物　按操作顺序排列好用物，避免跨越无菌区，将导尿管置于方盘内，检查引流袋备用。

8．润滑尿管　取出导尿管，用润滑液棉球润滑导尿管前端2～3cm，根据需要将导尿管与引流袋的引流管连接。

9．再次消毒　取消毒液棉球放于弯盘内，并将弯盘置于近外阴处，左手分开并固定小阴唇，右手持镊子夹取消毒棉球，依次消毒尿道口、对侧小阴唇、近侧小阴唇、尿道口，每个部位更换一个棉球。污棉球、镊子一并放于弯盘内，移至床尾。

10．插导尿管　将尿管及方盘移至洞巾开口旁，嘱病人张口缓慢深呼吸，用另一镊子夹持导尿管轻轻插入尿道4～6cm，见尿液流出后再插入1～2cm。松开左手并固定尿管，将尿液引流至集尿袋。

11．采集标本　如做尿培养，用无菌标本试管采集中段尿液5ml，立即送检。

12．固定　如为留置导尿，有尿液流出后再插入7～10cm。连接集尿袋，用注射器向气囊注入10～15ml无菌溶液，轻拉导尿管有阻力感，即证实导尿管固定于膀胱内。用安全别针将集尿袋的引流管固定在床单上，集尿袋固定于床沿下，开放导尿管。

13．拔管清理　导尿完毕，拔出导尿管，并将其置于弯盘内（留置尿管的病人，应遵医嘱进行拔管，拔管前用注射器抽出气囊内无菌溶液）。撤除洞巾，擦净外阴。撤除病人臀下的一次性尿垫(或小橡胶单和治疗巾)等放于治疗车下层。

14．操作后处理

(1)病人管理：协助病人穿好裤子，取舒适卧位，整理床单位，并向病人告知注意事项。

(2)物品处理：按医疗废物处理规定进行分类处理。

(3)洗手。

(4)记录：及时记录导尿量、性质及病人状况。如留取标本，贴上标签后及时送检。

【注意事项】

1．严格执行无菌操作原则和查对制度。

2．根据需要选择不同的导尿管，单腔导尿管用于一次性导尿、双腔导尿管用于留置导尿、三腔导尿管用于膀胱冲洗或向膀胱内给药。

3．严格掌握导尿术的适应证，掌握女性尿道的解剖特点，操作时动作要轻柔、缓慢，避免损伤尿道黏膜和泌尿系统感染。

4．操作时要注意保护病人的隐私，注意保暖。

5．应充分暴露尿道口，若导尿管误入阴道，应立即拔出并换管后重新操作。

6．老年女性尿道口回缩，插管时应仔细观察、辨认，避免误入阴道。

7．为膀胱高度膨胀且极度虚弱的尿潴留病人导尿时，第一次放尿不得超过1000ml。避免因大量导尿使腹腔内压急剧下降，血液大量滞留在腹腔内，导致血压下降出现虚脱；并防止膀胱内压突然降低导致膀胱黏膜急剧充血，出现血尿。在放尿过程中注意观察病人反应，并询问有无不适。

【并发症】

1．尿道黏膜损伤

(1)发生原因：①病人因害羞、担心、焦虑、恐惧等不良心理，出现尿道括约肌痉挛；②插管操作时动作粗暴、反复插管、导尿管粗细不合适或使用质地僵硬的橡胶导尿管。

(2)预防及处理：①做好解释工作，如病人精神过度紧张，可遵医嘱插管前肌内注射地西泮10mg、阿托品0.5～1mg，待病人安静后再进行插管；②插管前常规润滑导尿管前端；操作时手法宜轻柔，插入速度要缓慢，切忌强行插管，不要反复插管；选择粗细合适、质地软的导尿管；③导尿所致的黏膜损伤，轻者无需处理或经止血镇痛等对症治疗即可痊愈。偶有严重损伤者，需要尿路改道、尿道修补等手术治疗。

2．尿路感染

(1)发生原因：①无菌技术不符合要求，细菌逆行侵入尿道和膀胱；②导尿术作为一种侵袭性操作常可导致尿道黏膜损伤，破坏了尿道黏膜的屏障作用；③所采用的导尿管粗细不合适或质地太硬；④技术操作不熟练。

(2)预防及处理：①导尿用物必须严格灭菌，严格执行无菌操作，技术熟练、动作轻柔；②尽量避免留置导尿管，尿失禁者可用吸水会阴垫或尿套；③选择粗细合适的导尿管，应用硅胶和乳胶材料的导尿管代替过去的橡胶导尿管；④当尿路感染发生时，必须尽可能拔除导尿管，并根据病情采用合适抗菌药物进行治疗。

3．尿道出血

(1)发生原因：①前述各种导致尿道黏膜损伤的原因，严重时均可引起尿道出血；②凝血机制障碍；③严重尿潴留导致膀胱内压升高的病人，如大量放尿，膀胱内突然减压，使黏膜急剧充血、出血而发生血尿。

（2）预防及处理：①防止尿道黏膜损伤的措施均适合于防止尿道出血；②凝血机制严重障碍的病人，导尿术前应尽量予以纠正；③插入导尿管后，放尿不宜过快，第一次放尿不超过1000ml；④镜下血尿一般不需特殊处理，如血尿较为严重，可适当使用止血药。

4. 虚脱

（1）发生原因：大量放尿，使腹腔内压力突然降低，血液大量滞留腹腔血管内，导致血压下降而虚脱。

（2）预防及处理：①对膀胱高度膨胀且又极度虚弱的病人，第一次放尿不应超过1000ml；②发现病人虚脱，应立即取平卧位或头低足高体位；③给予温开水或糖水饮用，并用手指掐压人中、内关、合谷等穴位；④如经上述处理无效，应及时建立静脉通道，并立即上报医生抢救。

5. 误入阴道

（1）发生原因：多见于老年人，因其会阴部肌肉松弛，阴道肌肉萎缩牵拉，使尿道口陷于阴道前壁中，造成尿道外口异位。

（2）预防及处理：①如为找不到尿道外口引起的导尿失败，则应仔细寻找尿道外口；②导尿管误入阴道，应更换导尿管重新正确插入。

二、男病人导尿术

临床情景

病人，男性，40岁，因急性化脓性阑尾炎在硬膜外麻醉下行手术治疗，术后2小时回病房。术后4小时，病人主诉下腹部胀痛，有强烈尿意，但无法排出，精神焦虑、烦躁不安。身体评估：可见耻骨上膨隆，可触及及囊性包块，叩诊呈浊音，压痛明显。遵医嘱给予导尿。

1. 护士应该如何为男病人进行导尿？
2. 在为男病人导尿过程中应注意什么？
3. 如何预防及处理男病人导尿术的并发症？

【目的】

1. 为尿潴留病人引流尿液，减轻其痛苦。

2. 协助临床诊断。如采集未受污染的尿标本做细菌培养；测定膀胱容量、压力及残余尿量；进行尿道或膀胱造影等。

3. 为膀胱肿瘤病人进行膀胱腔内灌注化疗。

【评估】

1. 全身情况 病人年龄、病情、临床诊断、意识状态、生命体征、治疗情况、自理能力、有无尿道感染史。

2. 局部情况 膀胱充盈度，有无尿道病变，会阴部皮肤黏膜情况及清洁度，尿道口解剖位置。

3. 心理状态 病人的心理状况，对导尿的认识和合作程度。

4. 环境条件　环境是否适合无菌操作要求。

【准备】

1. 护士准备

(1) 明确导尿术的目的和意义、操作程序、注意事项等，能正确指导病人和家属配合。

(2) 仪表整洁，修剪指甲，洗手，戴口罩。

2. 物品准备　物品放置合理，摆放有序。

(1) 治疗车上层：治疗盘内放一次性导尿包、弯盘、一次性尿垫或小橡胶单和治疗巾 1 套。治疗盘外备浴巾、手消毒液。

(2) 治疗车下层：便盆及便盆巾，生活垃圾桶，医用垃圾桶。

(3) 其他：无隔帘者准备屏风，必要时准备会阴冲洗物品。

3. 环境准备　安静、整洁，酌情关闭门窗，调节合适的室温，光线充足，隔帘或屏风遮挡病人。

4. 病人准备　了解导尿的目的、操作方法、注意事项及配合要点，根据自理能力自行清洗外阴或协助病人清洗外阴。

【实施】

1. 核对解释　护士携物品至病人床旁，核对床号、姓名及腕带，并告知导尿的目的、操作中可能引起的不适及如何配合，以取得病人的合作。

2. 物品放置　移动床旁椅至床尾，将便盆置于床旁椅上，打开便盆巾。

3. 安置体位　松开一侧床尾盖被并折向对侧，协助病人脱去对侧裤腿盖在近侧腿部，并盖浴巾，上半身及对侧腿用盖被遮盖，取屈膝仰卧位，两腿略外展，暴露外阴。

4. 臀下垫巾　将一次性尿垫或小橡胶单和治疗巾垫于病人臀下，弯盘置于近会阴处。

5. 消毒　核对检查并打开导尿包，取出消毒用物。戴手套，将消毒液棉球倒入小方盘内，并置于弯盘后，右手持镊子夹取消毒棉球依次消毒阴阜、阴茎（自阴茎根部向尿道口消毒）、阴囊，用左手取无菌纱布裹住阴茎将包皮向后推，暴露尿道口，自尿道口向外向后旋转擦拭尿道口、龟头及冠状沟（每个部位更换一个棉球）。污棉球、纱布放入弯盘，消毒完毕，脱下手套置于弯盘内，并将弯盘和小方盘置于治疗车下层。

6. 开包铺巾　手消毒后，置无菌导尿包于病人两腿之间，按无菌技术操作打开导尿包治疗巾，双手戴无菌手套，取出洞巾，铺于病人的外阴处，暴露阴茎，使洞巾与治疗巾内层形成连续的无菌区域。

7. 整理用物　按操作顺序排列好用物，避免跨越无菌区，将导尿管置于方盘内，检查引流袋备用。

8. 润滑尿管　取出导尿管，用润滑液棉球润滑导尿管前端 2～3cm，根据需要将导尿管与引流袋的引流管连接。

9. 再次消毒　取消毒液棉球放于弯盘内，将弯盘置于近外阴处，左手用纱布裹住阴茎将包皮向后推，暴露尿道口。右手持镊子夹取消毒棉球，再次消毒尿道口、龟头及冠状沟，由内向外，每个部位更换一个棉球。污棉球、镊子一并放于弯盘内，移至床尾。

10. 插管导尿　左手继续用无菌纱布裹住阴茎并将其提起，使之与腹壁呈 60° 角，右手将尿管及方盘移至靠近会阴处，嘱病人张口缓慢深呼吸，用另一镊子夹持导尿管前端，对准尿道口轻轻插入尿道 20～22cm，见尿液流出后再插入 1～2cm，将尿液引流至集尿袋。

11．留取标本　如做尿培养用无菌标本试管接取中段尿液5ml，立即送检。

12．固定　如为留置导尿，见尿液后再插入7～10cm。连接集尿袋，用注射器向气囊注入10～15ml无菌溶液，轻拉导尿管有阻力感，即证实导尿管固定于膀胱内。用安全别针将集尿袋的引流管固定在床单上，集尿袋固定于床沿下，开放导尿管。

13．拔管清理　导尿完毕，拔出导尿管置于弯盘内（对于留置尿管应遵医嘱进行拔管，拔管前用注射器抽出气囊内无菌溶液）。撤除洞巾，擦净外阴。撤除病人臀下的一次性尿垫或小橡胶单和治疗巾等放于治疗车下层。

14．操作后处理

（1）病人管理：消毒双手，协助病人穿好裤子，安置病人取舒适位，整理床单位，并告知注意事项。

（2）物品处理：按医疗废物处理规定进行处理。

（3）洗手。

（4）记录：及时记录尿量、性质及病人状况。如留取标本，贴上标签后及时送检。

【注意事项】

1．严格执行无菌操作原则和查对制度。

2．根据需要选择不同的导尿管，单腔导尿管用于一次性导尿、双腔导尿管用于留置导尿、三腔导尿管用于膀胱冲洗或向膀胱内给药。

3．严格掌握导尿术的适应证，掌握男性尿道的解剖特点，操作时动作要轻柔、缓慢，避免损伤尿道黏膜和泌尿系感染。

4．操作时要注意保护病人的隐私，注意保暖。

5．为膀胱高度膨胀且极度虚弱的尿潴留病人导尿时，第一次放尿不得超过1000ml。避免因大量导尿使腹腔内压急剧下降，血液大量滞留在腹腔内，导致血压下降出现虚脱；并防止膀胱内压突然降低导致膀胱黏膜急剧充血，出现血尿。放尿过程中注意观察病人反应，并询问有无不适。

【并发症】

1．尿道黏膜损伤

（1）发生原因：①病人因害羞、担心、焦虑、恐惧等不良心理，出现尿道括约肌痉挛；②插管操作时动作粗暴、反复插管、导尿管粗细不合适或使用质地僵硬的橡胶导尿管；③男性尿道长，存在弯曲和狭窄部位，不易掌握插管深度；下尿路有病变时，尿道解剖发生变化，如前列腺增生症。

（2）预防及处理：①做好解释工作，如病人精神过度紧张，可遵医嘱插管前肌内注射地西泮10mg、阿托品0.5～1mg，待病人安静后再进行插管；②插管前常规润滑导尿管前端；操作时手法宜轻柔，插入速度要缓慢，切忌强行插管，不要反复插管；选择粗细合适、质地软的导尿管；③对于前列腺增生者，遇插管有阻力时，将预先吸入注射器的灭菌液状石蜡由导尿管末端快速注入，同时借助其润滑作用将尿管迅速插入，即可顺利通过增生部位；④导尿所致的黏膜损伤，轻者无需处理或经止血镇痛等对症治疗即可痊愈。偶有严重损伤者，需要尿路改道、尿道修补等手术治疗。

2．尿路感染

（1）发生原因：①无菌技术不符合要求，细菌逆行侵入尿道和膀胱；②导尿术作为一种侵袭性操作常可导致尿道黏膜损伤,破坏了尿道黏膜的屏障作用;③所采用的导尿管粗细不合适或质地太硬;操作技术不熟练。

(2)预防及处理:①导尿用物必须严格灭菌,严格执行无菌操作,技术熟练、动作轻柔;②尽量避免留置导尿管,尿失禁者可用吸水会阴垫或尿套;③选择粗细合适的导尿管,应用硅胶和乳胶材料的导尿管代替过去的橡胶导尿管;④当尿路感染发生时,必须尽可能拔除导尿管,并根据病情采用合适抗菌药物进行治疗。

3.尿道出血

(1)发生原因:①前述各种导致尿道黏膜损伤的原因,严重时均可引起尿道出血;②凝血机制障碍;③严重尿潴留导致膀胱内压升高的病人,如大量放尿,膀胱内突然减压,使黏膜急剧充血、出血而发生血尿。

(2)预防及处理:①防止尿道黏膜损伤的措施均适合于防止尿道出血;②凝血机制严重障碍的病人,导尿术前应尽量予以纠正;③插入导尿管后,放尿不宜过快,第一次放尿不超过 1000ml;④镜下血尿一般不需特殊处理,如血尿较为严重,可适当使用止血药。

4.虚脱

(1)发生原因:大量放尿,使腹腔内压力突然降低,血液大量滞留腹腔血管内,导致血压下降而虚脱。

(2)预防及处理:①对膀胱高度膨胀且又极度虚弱的病人,第一次放尿不应超过 1000ml;②发现病人虚脱,应立即取平卧位或头低脚高体位;③给予温开水或糖水饮用,并用手指掐压人中、内关、合谷等穴位;④如经上述处理无效,应及时建立静脉通道,并立即上报医生抢救。

三、大量不保留灌肠法

临床情景

病人,女性,55 岁,因宫颈癌入院行宫颈癌根治术,术后 5 天无大便,遵医嘱给予大量不保留灌肠。

1.护士应如何为病人进行大量不保留灌肠?

2.在为病人进行灌肠过程中应注意什么?

3.如何预防及处理大量不保留灌肠的并发症?

【目的】

1.刺激肠蠕动,软化粪便,排除肠内积气,减轻便秘、腹胀,以减轻病人的痛苦。

2.清洁肠道,为手术、检查及分娩前的病人做肠道准备。

3.稀释并清除肠道内的有害物质,减轻中毒症状。

4.灌入低温液体,为高热病人降温。

【评估】

1.全身情况　病人年龄、病情、临床诊断、意识状态、目前治疗情况、排便习惯及自理能力,病人有无大量不保留灌肠的禁忌证,如急腹症、消化道出血、严重心血管疾病等。

2.局部情况　病人肛门及肛周皮肤黏膜情况。

3．心理状态　病人心理反应及合作程度等。

4．环境条件　环境是否符合操作要求。

【准备】

1．护士准备

（1）明确灌肠的目的和意义、操作程序、注意事项等，能正确指导病人和家属配合。

（2）仪表整洁，修剪指甲，洗手，戴口罩。

2．物品准备　物品放置合理，摆放有序。

（1）治疗车上层：治疗盘内：一次性灌肠器包一套（包内有灌肠袋、引流管、肛管一套，孔巾、垫巾、肥皂液 1 包、纸巾数张及手套）、大量杯、润滑剂、弯盘、一次性尿垫（或橡胶单、治疗巾一套）、水温计。治疗盘外：执行单、手消毒液。

（2）治疗车下层：便盆及便盆巾，生活垃圾桶，医用垃圾桶。

（3）灌肠溶液：①常用的灌肠液：0.1%～0.2% 的肥皂液或生理盐水；②量：成人每次用量为 500～1000ml，小儿根据年龄酌减，一般 200～500ml；③温度：温度为 39～41℃，降温时用 28～32℃，中暑时用 4℃。

（4）其他：输液架、屏风。

3．环境准备　安静、整洁，关闭门窗，调节合适的室温，用屏风或隔帘遮挡病人。

4．病人准备　了解灌肠的目的、简要的操作过程、注意事项及配合要点，灌肠前排空膀胱。

【实施】

1．核对解释　护士携带物品至病人床旁，核对床号、姓名及腕带，并告知灌肠的目的、操作中引起的不适及配合要点，以取得病人的合作。

2．安置体位　松开病人床尾盖被，协助病人取左侧卧位，双膝屈曲，脱裤至膝部以充分暴露臀部，臀部移至近侧床边。

3．铺巾　将垫巾垫于病人臀下，洞巾铺在病人臀部，暴露肛门。弯盘置于病人臀部旁边，核对检查并打开灌肠器包。

4．挂筒　关闭引流管的开关，将灌肠液倒入灌肠袋内，挂灌肠袋于输液架上，其内液面高于病人肛门40～60cm。

5．润管排气　戴手套，连接肛管并润滑肛管前端，排尽管内空气，关闭开关（或夹紧导管）。

6．插管灌液　左手持纸巾将臀部分开，暴露肛门，嘱病人缓慢深呼吸，右手持肛管缓慢插入肛门内 7～10cm，儿童插入深度约 4～7cm，左手固定肛管，右手打开开关，使灌肠液缓缓灌入。

7．观察处理　观察灌肠袋内灌肠液面下降情况及病人反应，如液面停止下降，多由肛管前端孔道被粪便阻塞，可移动肛管或挤压肛管使阻塞管孔的粪便脱落；如病人感觉有腹胀或有便意，可嘱病人张口深呼吸，并降低灌肠袋的高度以减慢流速，减轻腹压；如病人出现面色苍白、出冷汗、剧烈腹痛等症状可能与肠痉挛或出血有关，应立即停止灌肠，并及时处理。

8．拔管　灌肠液即将流尽时，关闭开关（或夹闭导管），左手分开臀部，右手用纸巾包裹肛管缓慢拔出，分离肛管放入弯盘，擦净肛门，弯盘移至治疗车下层，脱下手套，消毒双手。

9. 操作后处理

（1）病人管理：协助病人取舒适卧位，穿好衣裤，嘱病人保留灌肠 5～10 分钟后再排便，不能下床的病人给予便盆，协助病人排便。整理床单位。

（2）物品处理：整理物品，分类处置，开窗通风。

（3）洗手。

（4）记录：准确记录灌肠结果及病人反应。

【注意事项】

1. 严格掌握灌肠的禁忌证　妊娠、急腹症、严重心血管疾病等病人禁忌灌肠。排便失禁者灌肠时可取仰卧位，臀下垫便盆。

2. 密切观察病情变化　灌肠过程中密切观察病人的反应，如有腹胀或便意时，嘱病人张口做深呼吸，放松腹肌并降低灌肠筒的高度，减慢流速或暂停灌肠；如有脉搏加快，面色苍白、出冷汗、剧烈腹痛、心慌气急时，应立即停止灌肠并及时与医生联系，采取急救措施。

3. 选择合适的灌肠液　根据病人情况选择合适的灌肠液，并掌握灌肠溶液的温度、浓度、流速、压力和用量。

4. 特殊情况的处理　肝性脑病病人禁用肥皂水灌肠，以减少氨的产生和吸收；充血性心力衰竭和水钠潴留病人禁用生理盐水灌肠；伤寒病人灌肠时灌肠液量不宜超过 500ml，液面不高于肛门 30cm。

【并发症】

1. 肠道黏膜损伤

（1）发生原因：①选择肛管粗细不合适或质地较硬，反复插管也会引起肠道黏膜水肿、损伤出血；②病人不配合，精神紧张可致提肛肌痉挛，插管困难而至损伤。

（2）预防及处理：①插管前，向病人详细解释其目的、意义，使之接受并配合操作；②插管前常规用液状石蜡棉球润滑肛管前端，以减少插管时的摩擦力，操作时顺应肠道解剖结构，手法轻柔，进入要缓慢，忌强行插入，不要反复插管；③选择粗细合适、质地软的肛管，插入深度要适宜，不要过深；④肛门疼痛和已发生肠出血者遵医嘱给以止痛、止血等对症治疗。

2. 肠道出血

（1）发生原因：①病人有痔疮、肛门或直肠畸形、凝血机制障碍等异常，插管时增加了肛门的机械性损伤；②病人高度紧张，不配合时，出现肛门括约肌痉挛，插管时损伤了肠道黏膜；③肛管前端润滑不够，插管动作粗暴等。

（2）预防及处理：①全面评估病人全身心状况，有无禁忌证；②做好解释工作，加强心理护理，消除病人的恐惧心理；③插管前必须用液状石蜡润滑肛管，插管动作要轻柔，忌暴力；④发生肠道出血应根据病情应用相应的止血药物或局部治疗。

3. 肠穿孔

（1）发生原因：①操作时动作粗暴，用力过猛，穿破肠壁；②肛管质地粗硬或反复多次插管；③灌入液量过多，肠道内压力过大。

（2）预防及处理：①选择质地适中，大小，粗细合适的肛管；②插管时动作要轻缓，避免重复插管；③若遇阻力时，可稍移动肛管或嘱病人变动一下体位；④液体灌入速度适中，灌肠袋液面距病人肛门高度约 40～60cm；⑤若病人发生肠穿孔，立即行手术治疗。

四、保留灌肠法

临床情景

　　病人,男性,40 岁,患有慢性细菌性痢疾。遵医嘱给予 0.5% 新霉素 200ml 保留灌肠。

　　1. 护士应如何为病人进行保留灌肠?

　　2. 在为病人保留灌肠过程中应注意什么?

　　3. 如何预防及处理保留灌肠的并发症?

【目的】

镇静、催眠,治疗肠道感染。

【评估】

　　1. 全身情况　病人年龄、病情、临床诊断、意识状态、目前治疗情况、排便情况及自理能力。

　　2. 局部情况　病人肛门及肛周皮肤黏膜情况。

　　3. 心理状态　病人心理反应及合作程度等。

　　4. 环境条件　环境是否符合操作要求。

【准备】

　　1. 护士准备

　　(1) 明确灌肠的目的和意义、操作程序、注意事项等,能正确指导病人和家属配合。

　　(2) 仪表整洁,修剪指甲,洗手,戴口罩。

　　2. 物品准备　物品放置合理,摆放有序。

　　(1) 治疗车上层:治疗盘内:有注洗器,治疗碗(内盛灌肠液)、肛管(20 号以下)、温开水(5～10ml)、血管钳、润滑剂、棉签、纸巾、手套、弯盘、一次性尿垫(或橡胶单和治疗巾一套)、水温计。治疗盘外:备小垫枕、执行单、手消毒液。

　　(2) 治疗车下层:便盆及便盆巾,生活垃圾桶,医用垃圾桶。

　　(3) 灌肠溶液:①常用的灌肠液:镇静、催眠使用 10% 水合氯醛;抗肠道感染用 2% 小檗碱、0.5%～1% 新霉素或其他抗生素溶液;②灌肠液量:不超过 200ml;③温度:一般为 38℃。

　　(4) 其他:输液架、屏风。

　　3. 环境准备　安静、整洁,关闭门窗,调节合适的室温,用屏风或隔帘遮挡病人。

　　4. 病人准备　了解灌肠的目的、简要的操作过程、注意事项及配合要点,排尽大小便。

【实施】

　　1. 核对解释　护士携带物品至病人床旁,核对床号、姓名、腕带及灌肠溶液,并告知灌肠的目的、操作中引起的不适及配合要点,以取得病人的合作。

　　2. 安置体位　根据病情选择不同的卧位,如慢性细菌性痢疾病变部位多在直肠或乙状结肠,病人宜取左侧卧位;阿米巴痢疾病变部位多在回盲部,病人则取右侧卧位为宜。松开病人床尾盖被,协助病人脱裤至膝部,双腿屈膝,以充分暴露臀部,臀部移至近侧床边,臀下垫小垫枕,将臀部抬高 10cm。

3．垫巾　将一次性尿垫（或橡胶单和治疗巾）铺于病人臀下，洞巾铺在病人臀部，暴露肛门，弯盘置于病人臀部旁边。

4．润管排气　戴手套，连接肛管并润滑肛管前端，排尽管内空气，血管钳夹紧导管。

5．插管注药　左手持纸巾将臀部分开，暴露肛门，嘱病人缓慢深呼吸，右手持肛管轻轻插入肛门内 15～20cm，左手固定肛管，松开血管钳，缓慢注入药液。

6．拔管　药液全部注入后，再注入温开水 5～10ml，抬高肛管尾端，使管内溶液全部注完，夹闭导管，左手分开臀部，右手用纸巾包裹肛管轻轻拔出，分离肛管放入弯盘，擦净肛门，弯盘移至治疗车下层。脱下手套，消毒双手。

7．操作后处理

（1）病人管理：协助病人取舒适卧位，穿好衣裤，嘱病人尽量保留药液 1 小时以上，整理床单位。

（2）物品处理：整理物品，按医疗废物管理规定分类处置。

（3）洗手。

（4）记录。

【注意事项】

1．灌肠前应嘱病人排便，以利于药物吸收。

2．灌肠过程中动作要轻柔，避免损伤肠道黏膜。

3．选择较细的肛管且插入要深，液量不宜过多，压力不宜过高，灌入速度不宜过快，以减少药物对肠黏膜的刺激，便于较长时间保留药液，有利于肠黏膜的吸收。

4．了解灌肠的目的和病变部位，以确定病人的体位和插入肛管的深度。

5．严格掌握灌肠禁忌证，肛门、直肠、结肠等手术后的病人或大便失禁的病人，不宜行保留灌肠。

6．在灌肠过程中密切观察病人反应，发现脉搏加快、面色苍白、出冷汗、腹痛、心慌时，应立即停止，报告医生给予及时处理。

【并发症】

1．肠道黏膜损伤

（1）发生原因：①选择肛管粗细不合适或质地较硬，反复插管也会引起肠道黏膜水肿、损伤出血；②病人不配合，精神紧张可致肛提肌痉挛，插管困难而至损伤。

（2）预防及处理：①插管前，向病人详细解释其目的、意义，使之接受并配合操作；②插管前常规用液状石蜡棉球润滑肛管前端，以减少插管时的摩擦力，操作时顺应肠道解剖结构，手法轻柔，进入要缓慢，忌强行插入，不要反复插管；③选择粗细合适、质地软的肛管，插入深度要适宜，不要过深；④肛门疼痛和已发生肠出血者遵医嘱给予止痛、止血等对症治疗。

2．肠道出血

（1）发生原因：①病人有痔疮、肛门或直肠畸形、凝血机制障碍等异常，插管时增加了肛门的机械性损伤；②病人高度紧张，不配合时，出现肛门括约肌痉挛，插管时损伤了肠道黏膜；③肛管前端润滑不够，插管动作粗暴等。

（2）预防及处理：①全面评估病人全身心状况，有无禁忌证；②做好解释工作，加强心理护理，消除病人的恐惧心理；③插管前必须用液状石蜡润滑肛管，插管动作要轻柔，忌暴力；④发生肠道出血应根据病情应用相应的止血药物或局部治疗。

3．肠穿孔

（1）发生原因：①操作时动作粗暴，用力过猛，穿破肠壁；②肛管质地粗硬或反复多次插管。

（2）预防及处理：①选择质地适中，大小，粗细合适的肛管；②插管时动作要轻缓，避免重复插管；③若遇阻力时，可稍移动肛管或嘱病人变动一下体位；④若病人发生肠穿孔，立即行手术治疗。

4．腹泻

（1）发生原因：①病人因担心、恐惧等不良心理，精神高度紧张，插管时致使肠道痉挛；②灌肠时对肠道黏膜的机械性刺激；③灌肠后病人不能忍受灌肠液的药物性刺激。

（2）预防及处理：①耐心解释保留灌肠的目的意义，消除其紧张、恐惧心理；②灌肠前嘱病人排便，以减轻负压及清洁肠道，有利于灌肠液的保留及吸收；③腹泻者，卧床休息，腹部给予保暖，腹泻严重者，给止泻剂或静脉输液。不能自理的病人应及时给便盆。

（佟玉荣）

第八节　给药技术

一、氧气驱动雾化吸入法

临床情景

病人，女性，66岁，因肺癌根治术后，痰液黏稠不易咳出，遵医嘱给予生理盐水3ml加沐舒坦30mg氧气驱动雾化吸入，每天两次。

1．护士应该怎样进行氧气驱动雾化吸入？

2．在氧气驱动雾化吸入过程中应注意什么？

3．如何预防及处理氧气驱动雾化吸入的并发症？

【目的】

1．预防和治疗呼吸道感染，减轻咳嗽、稀化痰液、帮助祛痰。

2．改善通气功能，解除支气管痉挛，使气道通畅。

3．湿化呼吸道，配合人工呼吸器使呼吸道湿化。

【评估】

1．全身情况　病人的病情、意识状况。

2．局部情况　病人的痰液量，痰液是否黏稠。

3．心理状态　病人心理反应及合作程度。

4．环境条件　环境是否符合用氧安全。

【准备】

1．护士准备　仪表整洁，洗手，戴口罩。

2．物品准备　物品放置合理，排列有序。

（1）治疗车上层：治疗盘内放置氧气驱动雾化器、药液、5ml注射器1个、治疗碗内放纱布1块、治疗巾,治疗盘外放氧气装置、四防牌、执行单、PDA、手消毒液。

(2)治疗车下层:弯盘、医疗垃圾桶、生活垃圾桶。

3.环境准备　环境清洁、安静,温湿度适宜,对于使用氧气钢瓶作为驱动气源时,应注意放置位置及防火措施。

4.病人准备　病人体位舒适,配合操作。

【实施】

1.核对解释　护士携带物品到病人床旁,核对床号、姓名及腕带、医嘱、执行单(用PDA扫病人腕带、药液标贴,核对信息),向病人讲明氧气驱动雾化吸入的目的及配合要点。

2.配制药液　遵医嘱用蒸馏水或生理盐水,稀释或溶解药物在5ml内,将药液加入雾化器中。

3.病人体位　病人取坐位或半卧位,颌下铺治疗巾。

4.连接雾化装置　正确连接氧气装置、输氧管及雾化器。打开氧气装置调节钮,调节氧流量为6~10L/min。

5.雾化吸入药液　将口含嘴放置合适位置,指导病人做均匀深呼吸,学会用口吸气、鼻呼气,如此反复,直至药液吸完为止。

6.关闭氧气　关闭氧气流量表开关。

7.再次核对　核对床号、病人姓名及腕带,在执行单上签字。

8.操作后处理

(1)病人管理:治疗完毕后取出口含嘴,帮助病人擦净面部,撤治疗巾,协助病人叩背咳痰,并取舒适体位,将呼叫器放置于病人手可触及位置,整理床单位。向病人说明注意事项,观察病人有无不良反应,如有不良反应及时通知医生。

(2)物品处理:整理物品,按医疗废物分类管理规定进行处置。

(3)洗手。

(4)记录。

【注意事项】

1.使用前检查雾化器各部件连接是否完好,有无漏气。

2.氧气湿化瓶内勿放蒸馏水,以免液体进入雾化器内使药液稀释。

3.指导病人雾化吸入时采用口吸气、鼻呼气的方法。

4.告知病人在雾化吸入过程中出现不适时,及时通知医护人员。

5.用氧过程中注意防震、防火、防油、防热。

6.使用激素类药物雾化吸入时,用后要洗脸、漱口刷牙,以免药物残留损坏牙齿。

【并发症】

1.过敏反应

(1)发生原因:雾化吸入的药物在使用中可出现过敏反应。

(2)预防及处理:①在施行雾化吸入前,应询问病人有无药物过敏史,有过敏史者禁用该药物;②在雾化吸入过程中,如病人出现喘息,或原有的喘息加重等症状,立即停止雾化吸入;③遵医嘱应用抗过敏药物,密切观察病情变化,建立静脉通路,协助医生进行治疗。

2.感染

(1)发生原因:①最常见的是雾化器消毒不严格,雾化装置、管道、口含嘴、面罩等没有及时按要求清洗和消毒,可促发肺部感染;②年老体弱的病人自身免疫功能减退,加之较长时间用抗生素雾化吸入,可诱发口腔真菌感染。

（2）预防及处理:①每次雾化治疗结束后,雾化器要用 1:500 的含氯消毒剂浸泡消毒后,晾干以备用;②应注意雾化面罩或口含嘴专人专用;③如口腔真菌感染者加强口腔护理和局部治疗:用 2%～4% 碳酸氢钠溶液漱口,使口腔呈碱性,抑制真菌生长;用 2.5% 制霉菌素甘油涂于患处,每天 3～4 次,有抑制真菌的作用。此外,也可用 1% 过氧化氢或复方硼酸液、10% 碘化钾溶液漱口,一般无需全身使用抗真菌药。

二、皮内注射法

♥ 临床情景

病人,男性,45 岁,因上呼吸道感染需应用抗生素,遵医嘱给予青霉素皮试。
1. 护士应该怎样进行皮内注射?
2. 在皮内注射过程中应注意什么?
3. 如何预防及处理皮内注射的并发症?

【目的】
1. 用于药物的皮肤过敏试验。
2. 预防接种。
3. 局部麻醉的起始步骤。

【评估】
1. 全身情况　病人病情、用药史、过敏史、家族史。
2. 局部情况　注射部位皮肤有无红肿、破损、皮肤病。
3. 心理状态　病人对过敏试验的认知,心理反应及合作程度。
4. 环境条件　环境是否符合无菌操作要求。

【准备】
1. 护士准备　仪表整洁,洗手,戴口罩。
2. 物品准备　物品放置合理,排列有序。
（1）治疗车上层:注射盘内放 75% 乙醇（乙醇过敏者可用 0.1% 苯扎氯铵）1 瓶、棉签、5ml 注射器 2 个、1ml 注射器 2 个、青霉素（80 万单位）、砂轮、无菌生理盐水、启子、剪刀、执行单、PDA、手消毒液。
（2）治疗车下层:弯盘、锐器盒、医疗垃圾桶、生活垃圾桶。
（3）抢救物品:0.1% 盐酸肾上腺素,急救车（备常用抢救药物、氧气装置、吸痰装置等）。
3. 环境准备　安静、整洁,30 分钟内病房未打扫卫生,光线适宜。
4. 病人准备　病人卧位舒适,配合操作。

【实施】
1. 配制皮试液　检查药液质量及有效期,开启无菌生理盐水瓶和青霉素瓶盖并按要求消毒,在生理盐水瓶上注明开瓶时间及"化青霉素专用"字样。配制完毕,换接 4.5 号针头,妥善放置于治疗盘。青霉素皮肤试验液的配制方法见表 4-1。

表 4-1　青霉素皮肤试验液的配制方法

青霉素钠	0.9% 氯化钠溶液（ml）	每毫升药液青霉素钠含量（U/ml）
80 万 U	4	20 万
0.1ml 上液	0.9	2 万
0.1ml 上液	0.9	2000
0.25ml 上液	0.75	500

2．核对解释　护士携物品到病人床旁，核对床号、姓名、腕带、医嘱、执行单（用 PDA 扫病人腕带、药液标贴，进行核对信息），再次询问有无过敏史，向病人说明皮内注射的目的及配合事项。

3．选择注射部位　选择上肢前臂内侧为注射部位。

4．消毒皮肤　用 75% 乙醇（或 0.1% 苯扎氯铵）消毒皮肤。

5．再次核对　核对床号、姓名、药名、浓度、剂量、给药方法、时间及腕带，询问过敏史，排尽空气。

6．注射　左手绷紧注射部位的皮肤，右手以平执式持针，针尖斜面向上与皮肤成 5° 进针，待针尖完全进入皮内后，放平注射器。左手拇指固定针栓，注入药液 0.1ml（含 50U），使局部隆起形成一半球状皮丘，皮肤变白并显露毛孔。

7．拔针　注射完毕，迅速拔出针头，勿按压针眼。

8．第三次核对　操作后再次查对（PDA 扫工牌号码），在执行单上签名及时间。

9．操作后处理

（1）病人管理：协助病人取舒适卧位，将呼叫器放置于病人手可触及位置，整理床单位。向病人说明注意事项，观察病人有无不良反应，如有不良反应及时通知医生。

（2）物品处理：整理用物，按医疗废物分类管理规定进行处置。

（3）洗手。

（4）记录过敏试验结果：20 分钟后，由 2 名护士观察结果并记录在病历上，试验结果阳性应在病人床头挂"青霉素阳性"字样的标识。

【注意事项】

1．皮试前详细询问病人有无药物过敏史，如病人对皮试药物有过敏史，禁止做皮试。

2．皮试药液需现用现配，剂量要准确，并备有 0.1% 肾上腺素等抢救药品及物品。

3．若做皮肤过敏试验，忌用碘类消毒剂，以免影响局部反应的观察。

4．进针角度不能过大，注入药量要正确。

5．嘱病人注射后勿按揉注射部位，以免影响观察结果。暂勿离开，如有不适立即告知。

6．皮试结果阳性时，应告知医生、病人及家属，并在病历和床头卡上标明。

【并发症】

1．过敏性休克

（1）发生原因：注射前未询问病人药物过敏史（病人既往有过敏史）或病人对注射的药物发生速发型变态反应。

（2）预防及处理：①注射前详细询问病人药物过敏史，如有过敏史者停止皮试，有其他药物过敏史或变态反应疾病史者应慎用；②在皮试观察期间，嘱病人不可随意离开。密切观察病人有无不良反应,正确判断皮试结果;③备好急救药物及急救物品;④一旦发生过敏性休克,立即组织抢救。停药、平卧、保暖、吸氧,皮下注射 0.1% 肾上腺素 0.5～1ml;遵医嘱应用地塞米松、抗组胺类药物、升压药、呼吸兴奋剂等,建立多条静脉通路补液及用药;若发生心脏骤停,立即进行基础生命支持术,密切观察病情,做好记录。

2.局部组织反应

(1)发生原因:①药物本身对机体的刺激,导致局部组织发生炎症反应(如疫苗注射);②药液浓度过高、推注药量过大;③违反无菌操作原则,使用已污染的注射器、针头;④皮内注射后,病人搔抓或揉按局部皮丘;⑤机体对药物敏感性高,局部发生变态反应。

(2)预防及处理:①避免使用对组织刺激性较强的药物;②正确配制药液,推注药液剂量准确,避免因剂量过大而增加局部组织反应;③严格执行无菌操作规程;④让病人了解皮内注射的目的,不可随意搔抓或揉按局部皮丘,如有异常或不适可随时告知医护人员;⑤详细询问药物过敏史,避免使用可引发机体过敏的药物;⑥对已发生局部组织反应者,对症处理,预防感染。局部皮肤瘙痒者,嘱病人勿抓、挠,用 0.5% 聚维酮碘溶液外涂;局部皮肤有水疱者,先用 0.5% 聚维酮碘溶液消毒,再用无菌注射器将水疱内液体抽出;注射部位出现溃烂、破损,则进行外科换药处理。

(孙惠娟)

三、皮下注射法

临床情景

病人,男性,35 岁,结肠癌根治术后,右下肢血栓性静脉炎,遵医嘱给予低分子肝素 0.4ml 皮下注射,每 12 小时一次。

1.护士应该怎样进行皮下注射?

2.在皮下注射过程中应注意什么?

3.如何预防及处理皮下注射的并发症?

【目的】

1.不能或不宜经口服给药,而必须在一定时间内发生药效。

2.局部给药,如局部麻醉用药。

3.预防接种,如各种菌苗、疫苗的预防接种。

【评估】

1.全身情况 病人病情、意识状态及治疗情况。

2.局部情况 病人注射部位皮肤及皮下组织状况、肢体活动能力。

3.心理状态 病人对给药计划的了解、认识程度及合作程度。

4.环境条件 环境是否符合无菌操作要求。

【准备】

1.护士准备 仪表整洁,洗手,戴口罩。

2.物品准备 物品摆放合理,排列有序。

(1)治疗车上层:注射盘内放 1ml 或 2ml 注射器 2 个、药物、安尔碘、干棉签、0.1% 肾上腺素、砂轮、剪刀、执行单、PDA、手消毒液。

（2）治疗车下层：弯盘、锐器盒、医疗垃圾桶、生活垃圾桶。

3．环境准备　安静、整洁，30分钟内病房内未打扫卫生，光线及室温适宜。

4．病人准备　病人体位舒适，配合操作。

【实施】

1．核对解释　护士携物品到病人床旁，核对床号、姓名、腕带、医嘱、执行单（PDA扫码病人腕带、药液标贴，进行核对信息），向病人告知用药的目的、操作过程可能引起的不适及配合要点。

2．检查　检查药液有无破损、有效期、标签是否清楚，检查其他物品的有效使用期。

3．体位　协助病人取舒适体位，适当遮挡病人。

4．抽吸药液　检查药液，消毒后打开安瓿，检查并打开注射器、按医嘱抽吸药液、套安瓿。

5．选择注射部位　选择正确的注射部位（上臂三角肌下缘、上臂外侧、两侧腹壁、大腿前侧及外侧）。

6．消毒皮肤　消毒范围为以注射点为中心直径大于5cm，待干。

7．再次核对　二次核对执行单、腕带，排尽注射器内空气。

8．注射　左手绷紧注射部位的皮肤，右手以平执式持针，示指固定针栓，针尖斜面向上，与皮肤呈30°～40°角进针，进针深度约为针梗的1/2～2/3。

9．推药　固定针头，抽回血，如无回血，缓慢推注药物。

10．拔针　注射完毕，干棉签按压针眼，迅速拔针后按压片刻。

11．第三次核对　核对执行单、腕带（PDA扫工牌号码），签名及时间。

12．操作后处理

（1）病人管理：协助病人取舒适卧位，将呼叫器放置于病人手可触及位置，整理床单位。向病人说明注意事项，观察病人有无不良反应，如有不良反应及时通知医生。

（2）物品处理：整理用物，按医疗废物分类管理规定进行处置。

（3）洗手。

（4）记录。

【注意事项】

1．刺激性较强的药物不宜做皮下注射。

2．选择注射部位时应当避开炎症、破溃或有肿块的部位。

3．进针角度不宜超过45°角，以防刺入肌层。

4．长期注射的病人，应当有计划更换注射部位，以保证药物的充分吸收。

5．注射不足1ml的药液时，用1ml注射器抽吸药液，以保证药物剂量的准确性。

【并发症】

1．出血

（1）原因：①注射时针头刺破血管；②病人本身有凝血机制障碍，拔针后局部按压时间过短，按压部位欠准确。

（2）预防及处理：①正确选择注射部位，避免刺伤血管；②注射完毕后，局部按压。按压部位要准确，对凝血机制障碍者，适当延长按压时间；③如针头刺破血管，立即拔针，按压注射部位，更换注射部位重新注射；④拔针后针眼少量出血者，予以重新按压注射部位。

形成皮下血肿者,可根据血肿的大小采取相应的处理措施。对皮下小血肿早期采用冷敷,48 小时后应用热敷促进淤血的吸收和消散。对皮下较大血肿早期可穿刺抽出血液,再加压包扎;血液凝固后,可行手术切开取出血凝块。

2. 硬结形成

(1)原因:①反复注射同一部位、注射药量过多、药物浓度过高、注射部位过浅,均可形成硬结;②进行注射时,微粒随药液进入组织,引起巨噬细胞增殖,导致硬结形成;③注射部位感染后纤维组织增生形成硬结。

(2)预防及处理:①正确掌握注射深度,深度为针梗的 1/2～2/3;②选用锐利针头,避免在同一部位多次注射,避开瘢痕、炎症、皮肤破损处;③注射药量不宜过多,推药速度要缓慢,用力要均匀,以减少对局部的刺激;④注射后及时给予局部热敷或按摩,以促进局部血液循环,加速药物吸收,防止硬结形成(但是胰岛素注射后勿热敷、按摩,以免加速药物吸收,使胰岛素药效提早产生);⑤护士应严格执行无菌技术操作,防止微粒污染。禁用长镊子敲打安瓿。抽吸药液时不宜将针头直接插瓶底吸药。禁用注射器针头直接在颈口处吸药;⑥皮肤严格消毒,防止注射部位感染。如皮肤较脏者,先用清水清洗干净,再消毒;⑦已形成硬结者,用以下方法处理:用伤湿止痛膏外贴硬结处(孕妇忌用);用 50% 硫酸镁湿热敷;将云南白药用食醋调成糊状涂于局部。

3. 低血糖反应

(1)原因:多发生在胰岛素注射期间。皮下注射剂量过大,部位过深,在运动状态下注射,注射后局部热敷、按摩导致血流加快,使胰岛素的吸收加快。

(2)预防及处理:①严格掌握给药剂量、时间、方法,对使用胰岛素的病人进行有关糖尿病知识、胰岛素注射的宣教,直到病人掌握为止;②准确抽吸药液剂量;③把握进针深度,避免误入肌肉组织。如对体质消瘦、皮下脂肪少的病人,应捏起注射部位皮肤并减小进针角度注射;④推药前要回抽,无回血方可注射;⑤注射后勿剧烈运动、按摩、热敷、日光浴、洗热水澡等;⑥密切观察病人情况。如发生低血糖症状,立即监测血糖,同时口服糖水、馒头等易吸收的糖类(碳水化合物)。严重者可静脉推注 50% 葡萄糖 40～60ml。

四、肌内注射法

临床情景

病人,女性,35 岁,因功能性子宫出血住院,遵医嘱给予黄体酮 10mg 肌内注射,每天 2 次。

1. 护士应该怎样进行肌内注射?

2. 在肌内注射过程中应注意什么?

3. 如何预防及处理肌内注射的并发症?

【目的】

1. 不宜或不能口服、需要在一定时间内产生药效的给药。

2. 不宜或不能做静脉注射、需在较短时间发生疗效的给药。

3. 注射刺激性较强或剂量较大的药物。

【评估】

1．全身情况 病人病情、意识状态及治疗情况。

2．局部情况 病人注射部位皮肤完整性及肌肉组织状况，肢体活动能力。

3．心理状态 病人对给药计划的了解、认识程度及合作程度。

4．环境条件 环境是否符合无菌操作要求。

【准备】

1．护士准备 仪表整洁，洗手，戴口罩。

2．物品准备 物品摆放合理，排列有序。

（1）治疗车上层：注射盘内放 5ml 注射器 2 个、注射药物、安尔碘、干棉签、0.1% 肾上腺素、砂轮、剪刀、执行单、PDA、手消毒液。

（2）治疗车下层：弯盘、锐器盒、医疗垃圾桶、生活垃圾桶。

3．环境准备 安静、整洁，30 分钟内病房内未打扫卫生，光线及室温适宜。用屏风或隔帘为病人进行遮挡。

4．病人准备 病人体位符合操作要求，积极配合操作。

【实施】

1．核对解释 护士携物品到病人床旁，核对床号、姓名、腕带、医嘱、执行单（PDA 扫码病人腕带、药液标贴，进行核对信息），向病人说明用药的目的、操作过程可能引起的不适及配合要点。

2．检查 检查药品质量，有无破损、有效期、标签是否清楚。检查所有物品的有效使用期。

3．抽取药液 检查药液，消毒后打开安瓿。检查并打开注射器、抽吸药液、套安瓿。

4．体位 协助病人取舒适体位。常用的体位有：①侧卧位：上腿伸直，下腿稍弯曲；②俯卧位：足尖相对，足跟分开，头偏向一侧；③仰卧位：用于危重病人及不能翻身的病人，宜采用臀中肌、臀小肌注射法。

5．选择注射部位 一般选用臀大肌注射法：①十字法：从臀裂顶点向左侧或右侧划一水平线，然后从髂嵴最高点作垂直线，将臀部分为 4 个象限，外上象限并避开内角；②连线法：取髂前上棘和尾骨连线的外上 1/3 处。

6．消毒皮肤 消毒范围为以注射点为中心直径大于 5cm。

7．再次核对 查对医嘱及腕带，排进注射器内空气。

8．注射 左手绷紧注射部位的皮肤，右手持注射器，中指固定针栓，将针梗迅速垂直刺入 1/2～2/3，松开左手，固定针头回抽注射器活塞，如无回血后缓慢注入药液。

9．拔针 注射完毕，干棉签压针眼，迅速拔针。协助病人恢复舒适体位。

10．第三次核对 再次查对执行单、腕带（PDA 扫码工牌号），在执行单上记录时间及签名。

11．操作后处理

（1）病人管理：协助病人取舒适卧位，将呼叫器放置于病人手可触及位置，整理床单位。向病人说明注意事项，观察病人有无不良反应，如有不良反应及时通知医生。

（2）物品处理：整理用物，按医疗废物分类管理规定进行处置。

（3）洗手。

（4）记录。

【注意事项】

1. 需要 2 种药物同时注射时,应注意配伍禁忌。

2. 选择合适的注射部位,避免刺伤神经和血管,无回血时方可注射。

3. 选择注射部位时应当避开炎症、硬结、瘢痕等部位。

4. 对长期注射的病人,应有计划地交替更换注射部位,以避免或减少硬结的发生。

5. 注射时切勿将针头全部刺入,以防针梗从根部连接处折断。

6. 2 岁以下的幼儿不宜选用臀大肌注射,因其臀大肌尚未发育好,有损伤坐骨神经的危险。

【并发症】

1. 神经性损伤

(1) 发生原因:药物直接刺激和局部高浓度药物毒性引起神经粘连和变性坏死。

(2) 预防及处理:①慎重选择药物,正确掌握注射技术,防止神经损伤;②注射药物应尽量选择刺激性小、等渗、pH 接近中性的药物;③正确进行注射部位的定位,避开神经及血管。为儿童注射时,除要求进针点准确外,还应注意进针的深度和方向;④在注射过程中若发现神经支配区麻木或放射痛,立即改变进针方向或停止注射,更换针头及注射部位进行注射。

2. 针头堵塞

(1) 发生原因:①一次性注射器的针尖锐利、斜面大,抽吸瓶装药品时,极易被橡皮塞堵塞,瓶塞颗粒可随着加入的药物进入液体造成微粒污染或栓塞;②针头过细、药液黏稠、粉剂未充分溶解或药液为混悬液,均可造成针头堵塞。

(2) 预防及处理:①根据药液性质选择合适针头;②抽药前将药液充分摇匀,检查针头通畅后方可注射;③要匀速推注药液,避免停顿导致药液沉积在针头内。

3. 硬结形成

(1) 发生原因:①在同一部位反复注射,注射药量过多,药物浓度过高,注射深度过浅;②注射部位感染后纤维组织增生形成硬结。

(2) 预防及处理:①熟练掌握注射深度,深度为针梗的 1/2～2/3;②每次注射药量不宜过大,以不超过 3ml 为宜;③避免在同一部位多次注射,避免在瘢痕、炎症及皮肤破损处注射;④做好皮肤消毒,防止注射部位感染;⑤注射后给予局部热敷或按摩,以促进局部血液循环,加速药物吸收,防止硬结形成;⑥已形成硬结者,可选用下列方法进行处理:用伤湿止痛膏外贴硬结处(孕妇忌用);用 50% 硫酸镁湿热敷;将云南白药用食醋调成糊状涂于局部。

五、静脉注射法

临床情景

病人,女性,45 岁,卵巢癌术后,给予紫杉醇、顺铂联合化疗后,恶心呕吐,遵医嘱给予盐酸恩丹西酮 8mg 静脉注射。

1. 护士应怎样为病人静脉注射?

2. 在为病人静脉注射过程中应注意什么?

3. 如何预防及处理静脉注射的并发症?

【目的】

1. 药物不宜口服、皮下或肌内注射时,需要迅速发生药效的给药。

2. 注入造影剂做诊断性检查,如肝、肾、胆囊 X 线摄片前,由静脉注入药物。

3. 静脉营养治疗。

【评估】

1. 全身情况　病人病情、意识状态及治疗情况。

2. 局部情况　病人穿刺部位皮肤状况、静脉充盈度及血管壁弹性,肢体活动能力。

3. 心理状态　病人对给药途径的了解、认识程度及合作程度。

4. 环境条件　环境是否符合无菌操作要求。

【准备】

1. 护士准备　仪表整洁,洗手,戴口罩、戴手套。

2. 物品准备　物品放置合理,排列有序。

(1) 治疗车上层:注射盘内放 2ml 或 5ml 一次性注射器(2 个)、头皮针(2 个)、安尔碘、止血带、棉签、胶布、药液、治疗巾、手套、剪刀、执行单、PDA、手消毒液。

(2) 治疗车下层:弯盘、锐器盒、医疗垃圾桶、生活垃圾桶。

3. 环境准备　安静、整洁,30 分钟内病房内未打扫卫生,光线适宜。

4. 病人准备　排空大小便,体位舒适,配合操作。

【实施】

1. 核对解释　护士携物品到病人床旁,核对床号、姓名、腕带、医嘱及执行单(PDA 扫码病人腕带、药液标贴,进行核对信息),向病人说明用药的目的、操作过程可能引起的不适及配合要点。

2. 检查　检查药液质量,有无破损、漏液、絮状物、变色,有效期、标签是否清楚,查对所有物品的有效使用期。

3. 抽取药液　按无菌操作原则抽取药液,排尽空气,与头皮针连接,排气,将头皮针带套放于输液袋中。

4. 保护床单位　协助病人取舒适体位,穿刺侧肢体下铺治疗巾。

5. 选择静脉　选择适宜的穿刺部位和静脉,备胶布。

6. 扎止血带　在注射部位上方约 6cm 处扎止血带。

7. 消毒皮肤　用安尔碘消毒注射部位皮肤,直径大于 5cm,嘱病人适度握拳,使静脉充盈。

8. 再次核对　二次核对医嘱及病人。

9. 排气　排尽注射器及针头内的空气。

10. 穿刺　以一手拇指绷紧静脉下端皮肤使其固定,另一手示指与拇指持头皮针针翼,针头斜面向上,与皮肤呈 15°~30°自静脉上方刺入皮下,再沿静脉走向滑行刺入静脉,见回血后再沿静脉走行平行进针至针梗的 1/2~2/3,穿刺后成功后松开止血带,用胶布固定头皮针翼。

11. 推药　缓慢注入药液,并观察病人局部和全身反应。

12. 拔针　注射完毕后迅速拔针,按压穿刺点。

13. 撤治疗巾　撤去治疗巾,脱去手套。

14. 第三次核对　核对医嘱及病人（PDA 扫码工牌号），在执行单上签名及时间。

15. 操作后处理

（1）病人管理：协助病人取舒适卧位，将呼叫器放置于病人手可触及位置，整理床单位。向病人说明注意事项，观察病人有无不良反应，如有不良反应及时通知医生。

（2）物品处理：整理用物，按医疗废物分类管理规定进行处置。

（3）洗手。

（4）记录。

【注意事项】

1. 对需要长期静脉给药的病人，应当保护血管，由远心端逐渐向近心端选择穿刺部位。

2. 按病情及药物的性质，掌握注入药物的速度。注射过程中密切观察病人用药的反应，某些药物如洋地黄类强心药的注射速度要缓慢、均匀。

3. 静脉注射有强烈刺激性的药物时，应先注入生理盐水，确定针头在血管内再注射药物，药物注射完毕，要用生理盐水冲洗血管，防止因药物外渗而发生组织坏死。

【并发症】

1. 药物外渗性损伤

（1）发生原因：①药物因素：主要与药物酸碱度、渗透压、药物浓度、药物本身的毒性作用及 I 型变态反应有关；②物理因素：包括环境温度，溶液中不溶性微粒的危害，液体输液量、温度、速度、时间、压力、静脉管径及舒缩状态是否相符，针头对血管的刺激，错误拔针方法对血管壁的损害；③血管因素：主要指输液局部血管的舒缩状态、营养状况。如休克时组织有效灌注量不足，血管通透性增加，而滴入多巴胺后，静脉壁的营养血管发生痉挛，静脉壁可因缺血缺氧而通透性进一步增加致药液渗漏；④感染因素和静脉炎：微生物侵袭引起的静脉炎以及物理、化学因素引起的静脉炎都可以使血管通透性增加。

（2）预防及处理：①在光线充足的环境下，认真选择有弹性的血管进行穿刺；②选择合适的头皮针，针头无倒钩；③在针头穿入血管后继续往前推进 0.5cm，确保针头在血管内，妥善固定针头，避免在关节活动处进针；④注射时加强观察，加强巡视，尽早发现以采取措施，及时处理，杜绝外渗性损伤，特别是坏死性损伤的发生；⑤推注药液不宜过快。一旦发生推注阻力增加，应检查穿刺局部有无肿胀，如发生药液外渗，应停止注射，拔针后局部按压。另选血管穿刺；⑥报据药物渗出的性质，分别进行处理：化疗药或对局部有刺激的药物，宜进行局部封闭治疗，加强热敷、理疗，防止皮下组织坏死及静脉炎发生；血管收缩药外渗，可采用肾上腺素能拮抗剂酚妥拉明 5～10mg 溶于 20ml 生理盐水中作局部浸润，以扩张血管；更换输液部位；高渗药液外渗，应立即停止在该部位输液，并用 0.25% 普鲁卡因 5～20ml 溶解透明质酸酶 50～250 单位，注射于渗液局部周围，因透明质酸酶有促进药物扩散、稀释、吸收作用。药物外渗超过 24 小时，局部皮肤已产生缺血，不能采用热敷，因局部热敷温度高，代谢增加，耗氧，加快坏死；抗肿瘤药物外渗者，应尽早抬高患肢，局部冰敷，使血管收缩并减少药物吸收；阳离子溶液外渗可用 0.25% 普鲁卡因 5～10ml 作局部浸润注射，可减少药物刺激，减轻疼痛，同时用 3% 乙酸铅和 50% 硫酸镁交替局部湿热敷；⑦如上述处理无效，组织已发生坏死，则应将坏死组织广泛切除，以免增加感染机会。

2. 血肿

（1）发生原因：①老年、肥胖、烧伤、水肿、消瘦、血管硬化、末梢循环不良等病人，血管弹性差，回血反应迟缓，护士对针头是否刺入血管判断失误，反复穿刺或待针头退出血管时局部隆起，形成血肿；②凝血功能差或未及时按压即可引起血肿；③固定不当、针头移位，致使针头脱出血管外而不及时拔针按压；④细小静脉穿刺，针头选择过粗、进针后速度过快、回血后针头在血管内潜行偏离血管方向而穿破血管；⑤长期输液病人未注意保护好血管，经常在同一血管、同一部位进针；⑥拔针后按压部位不当及时间、压力不够。

（2）预防及处理：①适用型号合适、无钩、无弯曲的锐利针头；②提高穿刺技术，避免盲目进针；③重视拔针后对血管的按压。拔针后用消毒纱布或无菌棉球覆盖穿刺点，用拇指按压，按压时间一般为 3～5 分钟，对新生儿、血液病、有出血倾向者按压时间适当延长；④若已有血液淤积皮下，早期予以冷敷，以减少出血。24 小时后局部给予 50% 硫酸镁湿热敷，每天 2 次，每次 30 分钟，以加速血肿的吸收；⑤若血肿过大难以吸收，可常规消毒后，用注射器抽吸不凝血液或切开取血块。

3. 静脉炎

（1）发生原因：长期注入浓度较高、刺激性较强的药物；在操作过程中无菌操作不严格而引起局部静脉感染。

（2）预防及处理：①严格执行无菌操作；②对血管有刺激性的药物，应充分稀释后应用，并防止药液溢出血管外；③要有计划地更换注射部位，保护静脉，延长其使用时间；④若已发生静脉炎，应立即停止在此处静脉注射、输液，将患肢抬高、制动；局部用 50% 硫酸镁湿热敷，每天 2 次，每次 30 分钟或用超短波理疗，每天一次，每次 15～20 分钟；中药如意金黄散局部外敷，可清热、除湿、疏通气血、止痛、消肿，使用后病人感到清凉、舒适；⑤如合并全身感染症状，按医嘱给予抗生素治疗。

4. 静脉穿刺失败

（1）发生原因

1）护士原因：①护士精神紧张、技术不熟练，表现为进针角度不准确，将血管壁刺破；②针头刺入过浅，针头斜面未全部进入血管；针头刺入过深，穿透对侧血管壁；③穿刺后固定不当，针头从血管内脱出。

2）病人原因：①病人不配合，操作时躁动不安；②血管条件差，如血管细、弹性差、血管充盈度欠佳。

（2）预防处理：①护士要有良好的心理素质和娴熟的穿刺技术，穿刺前认真评估病人的血管情况，选择易暴露、弹性好、走行直、清晰易固定的血管进行穿刺；②根据病人血管情况和药液性质、输液速度的要求选择合适型号的针头进行穿刺，有计划地保护血管，尽量延长血管的使用寿命；③血管一旦被刺破后，应立即将针头拔出，切勿反复回针，同时按压止血；④对于血管差的病人应对症处理，改善血管条件后进行穿刺，减少盲目进针，减少失败几率。

六、密闭式周围静脉输液法

💗 临床情景

病人，男性，75 岁，因冠心病住院，遵医嘱给予 5% 葡萄糖 250ml 加门冬氨酸钾镁液 20ml 静脉滴注，每天 1 次。

1. 护士应该怎样正确为病人输液？
2. 在为病人输液过程中应注意什么？
3. 如何预防及处理静脉输液的并发症？

【目的】

1. 补充水分及电解质，预防和纠正水、电解质及酸碱平衡紊乱。常用于各种原因引起的脱水、酸碱平衡失调病人，如腹泻、剧烈呕吐、大手术后。

2. 输入药物，治疗疾病。常用于中毒、感染、脑及组织水肿或需静脉给药治疗的病人。

3. 补充营养，供给热能，促进组织修复，维持正氮平衡。常用于慢性消耗性疾病、胃肠道吸收障碍、不能经口进食如昏迷、口腔疾病等病人。

4. 增加血容量，维持血压，改善微循环。常用于严重烧伤、大失血、休克等病人。

【评估】

1. 全身情况 病人年龄、病情、意识状态、心肺功能及治疗情况。

2. 局部情况 病人穿刺部位皮肤状况、静脉充盈度及血管壁弹性，肢体活动能力。

3. 心理状态 病人对静脉输液的了解、认识程度及合作程度。

4. 环境条件 环境是否符合无菌操作要求。

【准备】

1. 护士准备 仪表整洁，洗手，戴口罩、戴手套。

2. 物品准备 物品放置合理，排列有序。

（1）治疗车上层：注射盘内放一次性输液器 2 套、头皮针、安尔碘、止血带、棉签、胶布、输液袋（瓶）、治疗巾、手套。注射盘外放执行单、PDA、手消毒液。

（2）治疗车下层：弯盘、锐器盒、医疗垃圾桶、生活垃圾桶。

3. 环境准备 安静、整洁，30 分钟内病房未打扫卫生，光线适宜。

4. 病人准备 病人排空大小便，体位舒适，配合操作。

【实施】

1. 核对解释 护士携物品到病人床旁，核对床号、姓名、腕带、医嘱、执行单（PDA 扫码病人腕带、药液标贴，进行核对信息），向病人说明用药的目的、操作过程可能引起的不适及配合要点。

2. 检查 检查输液器包装及有效期，检查输液袋（瓶）质量，有无破损、漏液、絮状物、瓶口有无松动，有效期、标签是否清楚，检查其他物品的有效使用期。

3. 加药 按医嘱及无菌操作原则抽取药液，加入输液袋中，并贴好输液贴。

4. 插输液器 再次查对药液质量、有无漏液等情况，打开输液袋瓶口并消毒，挂输液架上。检查并打开输液器，将输液器插头插入瓶塞直至根部，关闭调节器。

5. 排气 倒置茂菲滴管，并挤压滴管使输液袋内的液体流出，当茂菲滴管内的液面达到滴管的 1/2～2/3 满时，迅速转正滴管，打开调节器，使液平面缓慢下降，直至排尽输液管和头皮针内的空气（液体不过针头），将输液管末端放入输液器包装袋内，置于治疗盘中。

6. 保护床单位 协助病人取舒适体位，穿刺侧肢体下铺治疗巾。

7. 选择穿刺部位 选择适宜的穿刺部位和静脉，备胶布。

8. 系止血带　在注射部位上方约 6～8cm 处扎止血带。

9. 消毒皮肤　用安尔碘消毒注射部位皮肤,直径大于 5cm(必要时,嘱病人握紧拳头,使静脉充盈)。

10. 再次核对　核对病人床号、姓名、腕带、药名、浓度、剂量、给药时间及给药方法。

11. 排气　再次排气后,关闭调节夹,检查输液管内无气泡。

12. 静脉穿刺　以一手拇指绷紧静脉下端皮肤使其固定,另一手示指与拇指持头皮针针翼,针头斜面向上,与皮肤呈 15°～30° 自静脉上方刺入皮下,再沿静脉走向滑行刺入静脉,见回血后再沿静脉走行平行进针至针头 1/2～2/3。

13. 固定　穿刺成功后松开止血带,用胶布固定头皮针翼、针眼部位,最后将针头附近的输液管环绕后固定。

14. 调节滴速　根据病人的年龄、病情及药液的性质调节输液速度,一般成人为 40～60 滴 / 分,儿童为 20～40 滴 / 分。

15. 第三次核对　再次核对病人床号、姓名、腕带、药名、浓度、剂量、给药时间及给药方法(PDA 扫码工牌号),在执行单上签名及时间。

16. 操作后处理

(1)病人管理:协助病人取舒适卧位,将呼叫器放置于病人手可触及位置,整理床单位。向病人说明注意事项,观察病人有无不良反应,如有不良反应及时通知医生。

(2)物品处理:整理用物,按医疗废物分类管理规定进行处置。

(3)洗手。

(4)记录。

【注意事项】

1. 对长期输液的病人,注意保护和合理选用静脉。

2. 防止空气进入血管,及时更换输液袋(瓶),输液完毕后及时拔针。

3. 根据病人年龄、病情、药物性质调节输液速度。

4. 加强巡视,病人发生输液反应时及时处理。

5. 严格执行无菌操作及查对制度,加入其他药液时应在瓶签上注明药名、剂量。

6. 昏迷、小儿等不合作病人应选用易固定部位的静脉,并以夹板固定肢体。

7. 大量输液时,根据医嘱安排输液计划,并注意配伍禁忌。

8. 连续输液者应 24 小时更换输液器一次。

【并发症】

1. 发热反应

(1)发生原因:①输液瓶清洁灭菌不完善或被污染;②输入的药液或药物制品不纯、消毒保存不良;③输液器消毒不严或被污染;④输液过程中未能严格执行无菌技术操作;⑤环境空气的污染;⑥输液速度过快。

(2)预防及处理:①输液前严格检查药液质量、输液用具的包装及灭菌有效期;②改进安瓿的割锯与消毒,采用安瓿锯痕后用棉签消毒一次后再折断;③改进加药的习惯。避免加药时使用大号针头及多次穿刺瓶塞;液体中需加多种药物时,插入瓶塞固定使用一个针头,抽吸药液时用另一个针头,减少瓶塞微粒污染。加药注射器严格执行一人一具;④输液过程严格执行无菌操作,妥善固定避免反复穿刺;⑤合理用药注意药物配伍禁忌,药液现配现用；⑥一旦出现发热反应，立即减慢滴速或停止输液，通知医生，遵医嘱给予抗过敏药物或激素治疗，观察生命体征；对于寒战病人给予保暖，高热病人给予物理降温；保留剩余溶液和输液器，必要时送检验室作细菌培养，查找发热反应的原因。

2. 急性肺水肿

（1）发生原因：①短时间内输入过多液体，使循环血容量急剧增加，心脏负担过重所致；②病人原有心、肺功能不良，如急性左心功能不全；③老年人代谢缓慢，机体调节功能差。

（2）预防及处理：①根据病人病情及年龄特点控制输液速度，不宜过快，输液量不可过多。对心、肺疾患病人以及老年人、婴幼儿尤为慎重；②经常巡视输液病人，避免因体位或肢体改变而加快或减慢输液速度；③如果发现有急性肺水肿症状，应立即停止输液，通知医生，共同进行紧急处理。在病情允许的情况下让病人取端坐位，两腿下垂，以减轻心脏的负担。必要时进行四肢轮扎，用橡胶止血带或血压计袖带在四肢适当部位适当加压，以阻止静脉回流。每5～10分钟，轮流放松肢体上的止血带，可有效减少静脉回心血量；④给予高流量氧气吸入（氧流量6～8L/min），以提高肺泡内氧分压，增加氧的弥散，减轻缺氧症状。在湿化瓶内加入20%～30%乙醇溶液湿化吸入氧气，以减低肺泡内泡沫的表面张力，使泡沫破裂消散，改善肺部的气体交换；⑤按医嘱给予镇静剂及扩血管、强心、利尿、平喘等药物；⑥安慰病人，解除病人的紧张情绪。

3. 静脉炎

（1）发生原因：①长期输入浓度较高、刺激性较强的药物，或静脉内放置刺激性较大的塑料管过久，引起局部静脉壁发生化学炎性反应；②输入药液过酸或过碱，引起血浆 pH 值改变，干扰血管内膜的正常代谢功能而发生化学炎性反应；③在输液过程中不严格遵循无菌操作原则而引起局部静脉感染。

（2）预防及处理：①严格执行无菌操作，严格控制药物浓度，对血管刺激性强的药物，应充分稀释后应用，并避免药物漏至血管外。还要有计划地换注射部位，以保护静脉；②在输液过程中严格控制输液速度，严格无菌操作规程，严防输液微粒进入血管；③严格掌握药物配伍禁忌，每瓶药液联合用药，以不超过2～3种为宜；④严禁在瘫痪肢体行静脉穿刺和补液，避免选择下肢静脉置留置针。如病情需要下肢静脉穿刺时，输液时抬高下肢20°～30°；⑤应加强营养不良、免疫力低下病人的营养支持，增强机体对血管壁创伤的修复能力和对局部炎症抗炎能力；⑥出现静脉炎后，应将患肢抬高并制动，局部用50%硫酸镁或75%乙醇湿热敷，也可用中药外敷；⑦超短波物理疗法；⑧合并全身感染症状，遵医嘱给予抗生素治疗。

4. 空气栓塞

（1）发生原因：①加压输液时无人守护；②输液前空气未排尽，液体输完未及时更换药液或拔针；③输液管衔接不紧密或有漏缝。

（2）预防及处理：①输液前注意检查输液器各连接是否紧密，有无松动。输液导管内空气要绝对排尽。及时更换输液瓶。加压输液时应有专人守护；②发生空气栓塞，立即置病人于左侧头低足高卧位，此体位在吸气时可增加胸内压力，减少空气进入静脉，同时使肺动脉的位置处于右心室的下部，气泡则向上漂移到右心室，避开了肺动脉入口。由于心脏舒缩，空气被振荡成泡沫，可分次小量进入肺动脉内，最后逐渐被吸收；③给予高流量氧气吸入，以提高病人的血氧浓度，纠正严重缺氧状态；同时严密观察病人的病情变化，有异常及时对症处理。

5．疼痛

（1）发生原因：在静脉输入某些药物如氯化钾、抗生素、化疗药物过程中，因药物本身对血管的刺激或输入速度过快，可引起注射部位不同程度的疼痛。药液漏出血管外，导致皮下积液，引起局部疼痛。

（2）预防及处理：①注意药液配制的浓度，输入对血管有刺激性药物时，应选择深静脉置管或大血管进行穿刺，并减慢输液速度；②输液过程加强巡视，若发现液体漏出血管外，局部皮肤肿胀，应予拔针另选部位重新穿刺。局部予以热敷，肿胀可自行消退。

七、静脉留置针输液法

临床情景

病人，女性，35岁，因上呼吸道感染应用抗生素，遵医嘱给予生理盐水 100ml 加无水头孢唑林钠 1g 静脉滴注（皮试阴性），每 8 小时 1 次。

1．护士应该怎样应用静脉留置针输液？

2．在应用静脉留置针输液过程中应注意什么？

3．如何预防及处理静脉留置针的并发症？

【目的】

1．保护血管，避免重复穿刺。

2．为病人建立静脉通路，便于抢救。

3．输入药物，补充营养，维持血压。

【评估】

1．全身情况 病人年龄、病情、意识状态、心肺功能及治疗情况。

2．局部情况 病人穿刺部位皮肤状况、静脉充盈度及血管壁弹性，肢体活动能力。

3．心理状态 病人对静脉输液及留置针的了解、认识程度及合作程度。

4．环境条件 环境是否符合无菌操作要求。

【准备】

1．护士准备 仪表整洁，洗手，戴口罩、戴手套。

2．物品准备 物品摆放合理，排列有序。

（1）治疗车上层：注射盘内放安尔碘消毒液，75% 乙醇、棉签、静脉留置针（不同型号 2 套）、透明敷贴（2 贴）、头皮针（2 个）、静脉输液管（2 套）、止血带、胶布、10ml 注射器、液体 1 份、封管液 1 份、治疗巾、手套、执行单、PDA、手消毒液。

（2）治疗车下层：弯盘、锐器盒、医疗垃圾桶、生活垃圾桶。

3．环境准备 安静、整洁，30 分钟内病房未打扫卫生，光线适宜。

4．病人准备 病人排空大小便，体位舒适，配合操作。

【实施】

1．核对解释 护士携物品到病人床旁，核对床号、姓名、腕带、医嘱、执行单（PDA 扫码病人腕带、药液标贴，核对信息），向病人说明用药的目的、操作过程可能引起的不适及配合要点。

2．检查　检查输液器、药液；检查液体质量，有无破损、漏液、絮状物、瓶口有无松动，有效期、标签是否清楚，检查其他物品的有效使用期。

3．加药　按医嘱及无菌操作原则抽取药液，加入输液袋中，并贴好输液贴。

4．插输液器　再次查对药液质量、有无漏液等情况，打开输液袋瓶口并消毒，挂输液架上。检查并打开输液器，将输液器插头插入瓶塞直至根部，关闭调节器。

5．排气　倒置茂菲滴管，并挤压滴管使输液袋内的液体流出，当茂菲滴管内的液面达到滴管的 1/2～2/3 满时，迅速转正滴管，打开调节器，使液平面缓慢下降，直至排尽输液管和头皮针内的空气（液体不过针头），将输液管末端放入输液器包装袋内，置于治疗盘中。

6．保护床单位　协助病人取舒适体位，穿刺侧肢体下铺治疗巾。

7．选择穿刺部位　选择适宜的穿刺部位和静脉，据病人血管及病情选择合适型号的静脉留置针，准备透明敷贴及胶布。

8．扎止血带　在注射部位上方约 8～10cm 处扎止血带。

9．消毒皮肤　以穿刺点为中心，环型消毒穿刺部位，75% 乙醇脱脂去污 1 遍，安尔碘消毒液 2 遍，消毒范围直径要大于 8cm。

10．连接留置针　打开透明敷贴及留置针包装，取留置针，将输液头皮针插入肝素帽内并排气（肝素帽污染者必须消毒后操作）。

11．排气　拔除护针帽，排尽气体（排液 3～5 滴），转动针芯，并将针头斜面向上，关闭调节夹。

12．再次核对　核对病人床号、姓名、腕带、药名、浓度、剂量、给药时间及给药方法。

13．静脉穿刺　左手绷紧注射部位的皮肤，右手持针，穿刺点在消毒范围内 1/2～2/3 处，以 15°～30° 在血管上方直接进针。进针速度宜慢，且回血后降低角度（约 5°～15°），再沿静脉走行方向向前进针 0.2cm。左手持留置针 Y 形接口，向前送管，将套管全部送入血管后，右手缓慢撤出针芯。

14．固定　穿刺成功后松开止血带，打开调节夹，打开无菌透明贴膜作封闭式固定，延长管 U 型固定，并注明穿刺日期。

15．调节滴速　根据病人的年龄、病情及药液的性质调节输液速度，一般成人为 40～60 滴 / 分，儿童为 20～40 滴 / 分。

16．第三次核对　再次核对病人床号、姓名、腕带、药名、浓度、剂量、给药时间及给药方法（PDA 扫码工牌号）。在执行单上签名及时间。

17．操作后处理

（1）病人管理：协助病人取舒适卧位，将呼叫器放置于病人手可触及位置，整理床单位。向病人说明注意事项，观察病人有无不良反应，如有不良反应及时通知医生。

（2）物品处理：整理用物，按医疗废物分类管理规定进行处置。

（3）洗手。

（4）记录。

【注意事项】

1．告知病人注意保护使用留置针的肢体，不输液时也尽量避免肢体处于下垂姿势，以免重力作用造成回血阻塞血管。

2．更换透明贴膜后，要记录当时穿刺日期。

3. 严格掌握静脉留置针的留置时间,静脉套管针保留时间为 72 小时。

4. 每次输液前后应当检查病人穿刺部位及静脉走向有无红肿,询问病人有关情况,发现异常时及时拔出导管,给予处理。

【并发症】

1. 静脉炎

(1) 发生原因:①细菌性静脉炎:多见于病人抵抗力低下,医护人员未能严格执行无菌操作,皮肤消毒不严格,套管脱出部分再送入血管内,局部表面细菌通过皮肤与血管之间的开放窦道逆行侵入,造成细菌性静脉炎,甚至引发败血症;②化学性静脉炎:输注的药物和液体损伤静脉内膜或软管进入静脉太短,肢体活动较剧可引起液体自穿刺点缓慢溢出,引起炎性反应;③机械性静脉炎:留置的静脉导管固定不牢,导管置于关节部位,导管型号较大而静脉较细,穿刺和送管动作不当等对静脉形成摩擦性损伤;④血栓性静脉炎:由于留置的静脉导管固定不牢,导管型号较大,进针速度、角度不当,反复穿刺损伤静脉内膜所致。

(2) 预防及处理:①严格执行无菌操作技术;②尽量选用较粗大的静脉血管,使输入药物足够稀释,减少刺激性药物刺激局部血管;③在病情允许并经医生同意的情况下,减慢滴注速度;④选择套管柔软的留置针,避免在关节处穿刺,避免下肢静脉置留置针;⑤避免反复穿刺造成的套管尖端劈叉现象,提高一次穿刺成功率;⑥每次输液前后,均应观察穿刺部位和静脉走行有无红、肿,询问病人有无疼痛与不适。如有异常情况,可及时拔除套管进行湿热敷、理疗等处理;⑦对仍需输液者应更换肢体,另行穿刺;⑧输注对血管刺激性较强的药物前后应用无菌生理盐水冲管,以减少静脉炎的发生。

2. 导管堵塞

(1) 发生原因:①静脉高营养输液后导管冲洗不彻底;②封管液种类、用量以及推注速度选择不当;③病人的凝血机制异常。

(2) 预防及处理:①静脉高营养输液后应彻底冲洗管道;②根据病人的具体情况,选择合适的封管液及用量,正确掌握封管时推注封管液的速度和手法;③向病人说明封管后应避免过度活动或局部肢体受压,指导病人自我护理方法;④如导管堵塞,可接注射器抽吸,将血凝块抽出,禁止加压推注,以免血凝块进入血液循环形成血栓。如抽吸无效,则应拔除留置针。

3. 液体渗漏

(1) 发生原因:①由于穿刺时刺破血管或输液过程中针头滑出血管外,使液体进入穿刺部位的血管外组织而引起;②固定不牢、病人躁动不安;③外套管未完全送入血管内。

(2) 预防及处理:①加强对穿刺部位的观察及护理,经常检查输液管是否通畅;②牢固固定针头,避免移动。嘱病人避免留置针肢体过度活动;③必要时可适当约束肢体,同时注意穿刺部位上方衣服勿过紧;④发生液体外渗时,应立即停止输液,更换肢体和针头,重新穿刺;⑤抬高肢体以减轻水肿,局部热敷可促进静脉回流和渗出液的吸收,减轻疼痛和水肿。

4. 皮下血肿

(1) 发生原因:穿刺及置管操作不熟练、操之过急、动作不稳等,使留置针穿破血管壁而形成皮下血肿。

(2) 预防及处理:①护士应熟练掌握穿刺技术,穿刺时动作应轻巧、稳、准。依据不同的血管情况,把握好进针角度,提高一次性穿刺成功率,以有效避免或减少皮下血肿的发生;②局部湿热敷、理疗。

5. 静脉血栓形成

(1)发生原因:静脉血栓多见于血流缓慢的静脉内。久病卧床病人发生在下肢静脉的血栓比上肢静脉多3倍。另外,反复多次在同一部位用留置针进行静脉穿刺导致血管壁损伤,也是血栓形成的促发因素。

(2)预防及处理:①穿刺时尽可能首选上肢粗静脉,并注意保护血管,避免在同一部位反复穿刺;②对长期卧床的病人,应尽量避免在下肢远端使用静脉留置针,且留置时间不能过长。

八、静脉输血法

♥ 临床情景

病人,女性,35岁,因子宫肌瘤合并贫血入院,血红蛋白68g/L,遵医嘱给予红细胞2单位静脉滴注,即刻。

1. 护士应该怎样正确为病人进行静脉输血?

2. 在静脉输血过程中应注意什么?

3. 如何预防及处理静脉输血的并发症?

【目的】

1. 补充血容量,增加有效循环血量,提高血压,以保证心输出量。

2. 纠正贫血,补充红细胞、血红蛋白含量,提高红细胞携氧能力,改善组织器官的缺氧状况。

3. 补充各种凝血因子,预防和治疗因凝血因子缺乏而导致的凝血功能障碍。

4. 补充抗体和补体,提高机体抗感染能力。

5. 补充血浆蛋白质,维持血浆胶体渗透压,减少组织渗出和水肿,保持有效循环血量。

【评估】

1. 全身情况　病人年龄、病情、意识状态、心肺功能、贫血程度、既往输血史及不良反应史。

2. 局部情况　病人穿刺部位皮肤状况、静脉充盈度及血管壁弹性、肢体活动能力。

3. 心理状态　病人对静脉输血的了解、认识程度及合作程度。

4. 环境条件　环境是否符合无菌操作要求。

【准备】

1. 护士准备　仪表整洁,洗手,戴口罩、戴手套。

2. 物品准备　物品摆放合理,排列有序。

(1)治疗车上层:0.5%聚维酮碘溶液(或安尔碘)、棉签、一次性输血器2套、生理盐水、袋装血液制品、止血带、胶布、血型标牌、输血执行单、交叉配型试管、真空采血器、治疗巾、手套、交叉配血申请单、血型检验报告单、配血报告、PDA、手消毒液。

(2)治疗车下层:弯盘、锐器盒、医疗垃圾桶、生活垃圾桶。

3．环境准备   安静、整洁，病室 30 分钟内无打扫，光线适宜。

4．病人准备   排空大小便，体位舒适，配合操作。

【实施】

1．核对解释   两名护士携物品到病人床旁，共同核对病人床号、姓名、腕带、医嘱单及执行单；核对血袋包装、血液质量及有效期，交叉配血单上的信息（床号、姓名、住院号、血袋号、血型、交叉配血试验结果、血液种类和剂量），并在报告单上签字（PDA 扫码病人腕带、血袋标贴，进行核对信息）；向病人说明输血的目的、操作过程可能引起的不适及配合要点。

2．检查用物   检查输血器、生理盐水质量，有无破损、漏液、絮状物、瓶口有无松动，有效期、标签是否清楚，查对所有物品的有效使用期。

3．保护床单位   协助病人取舒适体位，穿刺侧肢体下铺治疗巾。

4．选择穿刺部位   选择合适的穿刺部位，备胶布。

5．建立静脉通路   按静脉输液法建立静脉通路，应用生理盐水实施输血器管道预冲，同时挂血型牌。

6．再次核对   双人核对执行单、病人及血液相关信息。

7．输血   打开血袋封口，用安尔碘消毒开口处塑料管，将输血器针头从生理盐水瓶上拔下，插入输血器的输血接口，缓慢将血袋倒挂于输液架上。

8．调节滴速   根据病人情况及血液成分调节输血速度，开始时宜缓慢，观察病人 15 分钟，如无输血反应，成人滴速为 60～80 滴 / 分，儿童酌减。

9．第三次核对   双人再次核对执行单、病人及血液相关信息。在执行单及输血单上签名及时间（PDA 扫码工牌）。

10．操作后处理

（1）病人管理：协助病人取舒适卧位，将呼叫器放置于病人手可触及位置，整理床单位。向病人说明注意事项，观察病人有无不良反应，如有不良反应及时通知医生。输血完毕，用上述方法继续滴入生理盐水，直到将输血器内的血液全部输入体内再拔针。

（2）物品处理：整理用物，按医疗废物分类管理规定进行处置。

（3）洗手。

（4）记录。

【注意事项】

1．严格执行无菌操作及查对制度，输血前必须经双人核对无误方可输入。

2．输血前后及两袋血之间需要输入少量生理盐水，以防发生不良反应。

3．血液内不可随意加入其他药品，如钙剂、酸性及碱性药品、高渗或低渗液体，以防血液凝集或溶解。

4．输血过程中，要密切观察病人有无任何不适反应。一旦出现输血反应，应立刻停止输血，并按输血反应进行处理。

5．对急症输血或大量输血的病人可行加压输血，输血时可直接挤压血袋、卷压血袋或应用加压输血器等。加压输血时，护士须在床旁守护，输血完毕时及时拔针，避免发生空气栓塞。

6．输血结束后，将血袋装入医疗垃圾袋中，送回输血科低温保留 24 小时，以备病人发生输血反应时检查分析原因。

【并发症】

1．非溶血性发热反应

（1）发生原因：①外来性或内生性致热原：如蛋白质、细菌的代谢产物或细菌等，污染保养液或输血用具，输血后即可引起发热反应；②免疫反应：病人血内有白细胞凝集素、白细胞抗 HLA、粒细胞特异性抗体或血小板抗体，输血时对所输入的白细胞和血小板发生作用，引起发热。主要出现在反复输血的病人或经产妇中。

（2）预防及处理：①严格管理血库保养液和输血用具，采用无热源技术配制保养液，使用一次性输血器，可去除致热源；②输血前进行白细胞交叉配血实验，选用洗涤红细胞或尼龙滤柱过滤器移除大多数粒细胞和单核细胞，可减少免疫反应所致的发热；③发生发热反应，立即停止输血，所用过的血液废弃不用。如病情需要可另行配血；④遵医嘱给予抑制发热反应的药物如阿司匹林，首次剂量 1g，以后每小时 1 次，共 3 次；伴寒战者给予抗组胺药物如异丙嗪 25mg 或哌替啶 50mg 等对症治疗；严重者给予肾上腺皮质激素；⑤高热者给予物理降温，畏寒、寒战时应保暖，给予热饮料、热水袋，加盖厚被等处理；密切观察体温、脉搏、呼吸、血压的变化并记录。

2．过敏反应

（1）发生原因：①过敏体质的病人，输入血液中的异体蛋白同过敏机体的蛋白质结合，形成完全抗原而致敏；②输入血液中含有致敏物质（如献血员在献血前 4 小时之内曾用过可致敏的药物或食物）；③多次输血的病人，可产生过敏性抗体，抗原与抗体相互作用而产生过敏反应。

（2）预防及处理：①勿选用有过敏史的献血员；②献血员在采血前 4 小时内不吃高蛋白和高脂肪食物，宜食用少量清淡饮食或糖水；③既往有输血过敏者应尽量避免输血，若确实因病情需要输血时，应输注洗涤红细胞或冰冻红细胞，输血前 30 分钟口服抗组胺药或使用类固醇类药物；④输血前详细询问病人的过敏史，了解病人的过敏原，寻找对该过敏原无接触史的供血者；⑤病人仅表现为局部皮肤瘙痒、荨麻疹或红斑时，可减慢输血速度，不必停止输血，口服抗组胺药如苯海拉明 25mg，继续观察；重者立即停止输血，保持静脉通畅，严密观察病人的生命体征，根据医嘱给予 0.1% 肾上腺素 0.5～1.0ml，皮下注射；⑥过敏反应严重者，注意保持呼吸道通畅，立即给予高流量吸氧；呼吸困难者或喉头水肿者，应立即行气管插管或气管切开，以防窒息；给予抗过敏药物，如异丙嗪 25mg 肌内注射、地塞米松 5mg 静脉注射，必要时行心肺功能监护。

3．溶血反应　溶血反应是指输入的红细胞或受血者的红细胞发生异常破坏而引起的系列临床症状，为输血中最严重的反应。

（1）发生原因：①输入异型血：多由于献血者和病人血型不符，造成血管内溶血，一般输入 10～15ml 即可产生症状；②输血前红细胞已被破坏发生溶血：如血液贮存过久、保存不当（血库冰箱应恒温 4℃）、血液震荡过剧、血液内加入高渗或低渗溶液，或影响 pH 的药物、血液受到细菌污染等，均可导致红细胞被大量破坏；③ RH 因子所致的溶血：RH 阴性者接受 RH 阳性血液后，其血清中产生抗 RH 阳性抗体，当再次接受 RH 阳性血液时可发生溶血反应。一般在输血后 1～2 小时发生，也可延迟至 6～7 天后出现症状；④输入未被发现的抗体所致延迟性的溶血反应。

（2）预防及处理：①认真做好血型鉴定和交叉配血试验；②严格执行查对制度，双人核对病人和供血者姓名、血袋号及交叉配血报告，采用同型输血；③采血时要轻拿轻放，运送血液时不要剧烈震荡；严格观察储血冰箱温度，并详细记录，严格执行血液保存制度，不可采用变质血液；④一旦怀疑溶血，立即停止输血，维持静脉通道，以备抢救时静脉给药。及时报告医生处理；⑤溶血反应后，立即抽取病人静脉血加肝素抗凝剂，分离血浆，观察血浆色泽，若呈粉红色，可协助诊断，同时测定血浆游离血红蛋白量；⑥核对病人与供血者姓名和 ABO 血型、RH 血型。用保存于冰箱中的病人与献血者血标本、新采集的受血者血标本、血袋中血标本，重做 ABO 血型、RH 血型、不规则抗体及交叉配血试验；⑦抽取血袋中血液做细菌学检验，以排除细菌污染反应；⑧口服或静脉滴注碳酸氢钠，以碱化尿液，防止或减少血红蛋白晶体堵塞肾小管；⑨双侧腰部封闭，并用热水袋热敷双侧肾区，解除肾血管痉挛，保护肾脏；⑩严密观察生命体征和尿量、尿色的变化并记录。对少尿、无尿者，按急性肾衰竭处理。如出现休克症状，给予抗休克治疗。

4. 循环负荷过重反应（急性左心衰竭）

（1）发生原因：由于输血速度过快，短时间内输入过多的血液，使循环血容量急剧增加，心脏负荷过重而引起心力衰竭和急性肺水肿。多见于心脏代偿功能减弱的病人，如心脏病人、老年人、幼儿或慢性严重贫血病人（红细胞减少而血容量增多者）。

（2）预防及处理：①严格控制输血速度和短时间内输血量，尤其是患有心、肺疾病的病人、老人及儿童；②出现肺水肿症状，立即停止输血，及时与医生联系，配合抢救。协助病人端坐卧位，两腿下垂，以减少回心血量，减轻心脏负担；③加压给氧，可以使肺泡内压力增高，减少肺泡内毛细血管渗出液的产生；同时给予 20%～30% 乙醇湿化吸氧以降低肺泡内泡沫表面的张力，改善肺部气体交换，缓解缺氧症状。但注意吸入的时间不宜过长，以免引起乙醇中毒。清除呼吸道分泌物，保持呼吸通畅；④遵医嘱予以镇静、镇痛、利尿、强心、扩张血管等治疗以减轻心脏负担。同时应严密观察病情变化并记录；⑤清除呼吸道分泌物，保持呼吸道通畅，定时给病人拍背，协助排痰，并指导病人进行有效地呼吸；⑥必要时用止血带进行四肢轮流结扎，即用止血带或血压计袖带做适当加压，以阻断静脉回流，但动脉血流仍通畅。每隔 5～10 分钟轮流放松一侧肢体的止血带，可有效地减少静脉回心血量，症状缓解后，逐步解除止血带；⑦做好心理护理，耐心向病人解释检查和治疗的目的，以减轻焦虑和恐惧感。

5. 空气栓塞、微血管栓塞

（1）发生原因：①输血管内空气未排尽；②输血管连接不紧，有缝隙；③加压输血时，无人在旁边看护。

（2）预防及处理：①输血前必须把输血管内空气排尽，输血过程中密切观察；加压输血时应专人守护不得离开病人，及时更换输血袋；②进行锁骨下静脉和颈外静脉穿刺时，术前让病人取仰卧位，头偏向对侧，尽量后仰，深吸气后憋住气，再用力做呼吸运动，留置导管后随即摄胸片；③拔出较粗、近胸腔的静脉导管时，必须严密封闭穿刺点；④若发生空气栓塞，立即停止输血，及时通知医生，积极配合抢救，安慰病人（左侧位头低足高位）；⑤给予高流量氧气吸入，提高病人的血氧浓度，纠正严重缺氧状态；⑥每隔 15 分钟观察病人神志变化，监测生命体征，直至平稳；⑦呼吸骤停者需行气管插管人工通气，出现休克症状时及时抗休克治疗。

九、预充式导管冲洗器封管法

临床情景

病人,女性,35岁,因肺炎入住呼吸内科,遵医嘱给予生理盐水100ml加无水头孢唑林钠1g静脉滴注,每8小时1次,液体输注结束后,给予静脉留置针封管。

1. 护士应该怎样用预充式导管冲洗器封管?

2. 在预充式导管冲洗器封管中应注意什么?

3. 如何预防及处理预充式导管冲洗器封管的并发症?

【目的】

1. 冲净留置针管腔内残存药物。

2. 正压封管防止回血堵塞留置针。

【评估】

1. 全身情况　病人病情、意识状态及治疗情况。

2. 局部情况　病人注射部位有无红肿外渗、留置针的有效期。

3. 心理状态　病人对给药计划的了解、认识程度及合作程度。

4. 环境条件　环境是否符合无菌操作要求。

【准备】

1. 护士准备　仪表整洁,洗手,戴口罩。

2. 物品准备　物品摆放合理,排列有序。

(1)治疗车上层:注射盘内放预充式导管冲洗器、安尔碘、干棉签、执行单、手消毒液。

(2)治疗车下层:弯盘、锐器盒、医疗垃圾桶、生活垃圾桶。

3. 环境准备　安静、整洁,30分钟内病房内未打扫卫生,光线及室温适宜。

4. 病人准备　病人体位舒适,配合操作。

【实施】

1. 核对解释　护士携物品到病人床旁,核对床号、姓名、执行单及液体输注情况,留置针留置日期,向病人告知封管的目的、操作过程可能引起的不适及配合要点。

2. 检查　检查预充导管有效期,撕开外包装,向上推动芯杆,启动安全卡环。

3. 排气　拧开预充导管上的锥帽,手持冲洗器垂直排气。

4. 连接　关闭输液器开关,去除固定头皮针胶布,连接冲洗器与头皮针(或输液接头)。

5. 冲管　右手示指与中指夹住冲洗器,将冲洗器针栓置于右手大鱼际处,手心向上,脉冲式冲管。剩余1ml时,将留置针小夹子紧靠穿刺部位夹闭。边缓慢推药边带液拔针。

6. 固定　将延长管U型固定,肝素帽高于留置针延长管的前段。

7. 操作后处理

(1)病人管理:协助病人取舒适卧位,将呼叫器放置于病人手可触及位置,整理床单位。向病人说明注意事项,观察病人有无不良反应,如有不良反应及时通知医生。

(2)物品处理:整理用物,按医疗废物分类管理规定进行处置。

(3)洗手。

（4）记录。

【注意事项】

1. 告知病人注意保护使用留置针的肢体，不输液时也尽量避免肢体处于下垂姿势，以免重力作用造成回血阻塞血管。

2. 使用脉冲式正压封管，手法要正确。

3. 严格掌握静脉留置针的留置时间，静脉套管针保留时间为72小时。

4. 每次封管前后应当检查病人穿刺部位及静脉走向有无红肿，询问病人有关情况，发现异常时及时拔出导管，给予处理。

【并发症】

导管冲洗器封管法最常见并发症为导管堵塞。

1. 发生原因 ①静脉高营养输液后导管冲洗不彻底；②封管液种类、用量以及推注速度、手法选择不当；③病人的凝血机制异常。

2. 预防及处理 ①根据病人的具体情况，选择合适的封管液及用量，正确掌握封管时推注封管液的速度和手法；②向病人说明封管后应避免过度活动或局部肢体受压。指导病人自我护理方法；③如导管堵塞，可接注射器抽吸，将血凝块抽出，禁止加压推注，以免血凝块进入血液循环形成血栓。如抽吸无效，则应拔除留置针。

（安姝靖）

第九节 抢救与重症监护技术

一、氧气吸入法（中心供氧法）

临床情景

病人，女性，64岁，因"慢性肺源性心脏病、Ⅱ型呼吸衰竭"急诊入院，身体评估：神志清楚，咳嗽、咳黄脓痰，痰不易咳出，喉头痰鸣，体温37.8℃，SPO_2 88%。遵医嘱给予持续氧气吸入。

1. 护士应该如何为病人进行氧气吸入？

2. 在氧气吸入过程中应注意什么？

3. 如何预防及处理氧气吸入的并发症？

【目的】

1. 纠正各种原因造成的机体缺氧，改善动脉血氧分压。

2. 促进组织新陈代谢，维持机体生命活动。

【评估】

1. 全身情况 病人病情、意识状态、呼吸型态、颜面发绀程度及SPO_2和血气分析结果。

2. 局部情况 鼻腔内状况，有无鼻塞，鼻中隔偏曲等。

3. 心理状态 病人心理状态、对氧疗知识的认知程度及合作程度。

4. 环境条件 环境是否符合用氧安全。

【准备】

1. 护士准备　着装整洁,手卫生,戴口罩。

2. 物品准备　物品摆放合理,排列有序。

（1）治疗车上层:治疗碗 1 个(内盛蒸馏水)、棉签、鼻氧管、氧气流量表、湿化瓶、灭菌蒸馏水、手电筒、执行单、PDA、"四防牌"、手消毒液。

（2）治疗车下层:弯盘、医疗垃圾桶、生活垃圾桶。

3. 环境准备　整洁、安静、安全(周围无火源)。

4. 病人准备　据病情采取舒适体位,积极配合。

【实施】

（一）吸氧

1. 核对解释　护士携物品到病人床旁,核对床号、姓名、腕带、医嘱及氧疗方式。向病人说明氧气吸入的目的,取得配合。挂"四防牌"。

2. 清洁检查　检查鼻腔后,用棉签蘸少许蒸馏水清洁双侧鼻腔,湿润鼻黏膜。

3. 装表　检查并安装氧气流量表,除尘后依次连接通气管、湿化瓶(湿化瓶内盛蒸馏水 $1/2\sim2/3$)。

4. 调节氧流量　连接氧气管并检查氧气管是否通畅,根据病情调节氧流量。

5. 再次核对　核对病人相关信息。

6. 插管　将鼻氧管插入病人鼻孔 1cm,将导管环绕病人耳部向下放置并调节松紧度。

7. 第三次核对　核对病人相关信息。

8. 操作后处理

（1）病人管理:协助病人取舒适卧位,整理床单位,向病人做安全用氧相关知识指导。

（2）物品处理:整理用物,按医疗废物分类处置。

（3）洗手。

（4）记录:记录用氧时间和氧流量,观察用氧后病人缺氧症状等有无改善,以及 SPO_2 和血气分析状况。

（二）停氧

1. 核对解释　根据医嘱停止吸氧,向病人说明停止吸氧的原因,以取得病人配合。

2. 取下氧气管　先取下氧气管,再关闭流量表,取下氧气装置,将一次性吸氧管放入医疗垃圾袋。

3. 病人管理　协助病人取舒适体位,整理床单位。注意观察病人情况,有异常及时处理。

4. 物品处理　整理用物,医疗废物分类处置。

5. 洗手。

6. 记录　记录停氧时间。

【注意事项】

1. 注意用氧安全,严格遵守操作规程,切实做好"四防"(防震、防火、防油、防热)。

2. 保持吸氧管通畅,避免脱落、打折、扭曲、堵塞等。

3. 持续吸氧者,应用鼻塞给氧,双侧鼻孔交替吸入,以减少对鼻黏膜的刺激。及时清理鼻腔分泌物,保证用氧效果。

4. 使用氧气时,应先调节流量后使用。停用氧气时,应先拔除导管,再关闭氧气开关。中途改变氧流量时,先分离氧气管与湿化瓶连接处,再调节流量,避免瞬间氧气压力过高,氧气大量进入呼吸道引起呼吸道黏膜及肺组织损伤。

5. 用氧过程中应密切观察病人反应及缺氧纠正程度,有无二氧化碳潴留等症状。

6. 根据病人病情,指导病人采取有效的呼吸技巧。

【并发症】

1. 气道黏膜干燥、鼻出血

(1) 发生原因:氧气流量过高,长时间吸入湿化不充分的氧气。

(2) 预防及处理:①评估病人的鼻腔情况,选择适宜的氧气管;②调节好氧流量后再给病人安置吸氧管,避免气流过急过大损伤气道黏膜;③安置氧气管时动作应轻柔,避免损伤鼻腔黏膜;④保持室内适宜的湿度,湿化瓶内有 1/2～2/3 的湿化液,避免鼻黏膜干燥;⑤张口呼吸者,可用纯净水湿润的双层纱布覆盖口腔,每天更换 3～4 次,以减轻气道黏膜干燥;⑥拔出吸氧管前,检查鼻腔黏膜与吸氧管有无粘连,必要时用纯净水湿润后再行拔管;⑦如出现少量鼻出血,可冷敷鼻额部并指压止血;如鼻出血量大,可用麻黄碱或 0.1% 肾上腺素棉球填塞止血等。

2. 感染

(1) 发生原因:吸氧装置如氧气管、湿化瓶、湿化液等污染。

(2) 预防与处理:①操作应轻柔,避免损伤呼吸道黏膜;②每周更换吸氧管 1～2 次,如污染或堵塞及时更换;每天更换湿化液;每周更换湿化瓶 1～2 次;③暂停吸氧者,保护好吸氧管鼻塞端,避免被污染;④如有感染者,去除引起感染的原因,必要时应用抗生素治疗。

3. 氧中毒

(1) 发生原因:长时间高浓度氧气吸入。

(2) 预防及处理:①根据病情和医嘱选择吸氧方式,如鼻塞、面罩吸氧;②根据病情调节吸氧浓度或流量;③氧疗期间密切观察病人的神志、呼吸型态、氧饱和度和动脉血气分析;④做好病人及家属的健康教育,不随意调节氧气流量;⑤一旦发生氧中毒,立即降低氧流量,并通知医生及时处理。

4. 二氧化碳潴留

(1) 发生原因:Ⅱ型呼吸衰竭病人如高浓度吸氧,解除了颈动脉窦和主动脉体化学感受器在缺氧状态下对呼吸中枢的敏感性,反而加重二氧化碳潴留。

(2) 预防及处理:①对缺氧伴二氧化碳潴留的Ⅱ型呼吸衰竭病人,原则上以低流量、低浓度持续给氧为宜。吸入氧气浓度为 25%～33%,氧流量控制在 1～3L/min;②加强对病人及家属的宣教:说明低流量吸氧的特点和重要性,不得随意调节吸氧流量;③动态监测病人 SPO_2 和动脉血气分析,并根据病情调整吸氧流量和浓度,必要时遵医嘱应用无创呼吸机正压通气,病情危重治疗效果不佳应建立人工气道进行有创机械通气;④加强呼吸道管理,及时清除呼吸道分泌物,保持呼吸道通畅。

5. 压疮

(1) 发生原因:吸氧管材质过硬,佩戴过紧。

(2) 预防及处理:①评估病人病情,选择恰当的吸氧方式和大小适宜、质地柔软的吸氧工具;②评估病人鼻面部、耳郭根部皮肤状况及营养状况,根据病人的面部大小调节鼻氧管、面罩系带松紧，避免系带过紧压迫病人上述部位；③氧疗期间密切观察病人上述部位皮肤状况，保持皮肤清洁干燥；④对于压疮高危病人，可在面颊部、鼻梁处等采用适宜敷料保护，减少皮肤直接受压及摩擦；⑤一旦发生压疮，应按压疮处理规范积极治疗。

6. 湿化瓶爆裂

（1）发生原因：①湿化瓶反复消毒材质变性；②氧流量过高。

（2）预防及处理：①根据病人病情正确调节氧流量；②更换及使用湿化瓶时，注意轻拿轻放，避免猛烈撞击湿化瓶；③使用湿化瓶时应仔细检查瓶身及接口处有无裂痕、变形，有异常及时更换；④氧疗过程中保持吸氧管路通畅，防止管路扭曲、阻塞，避免湿化瓶内压力过大；⑤不推荐将氧气作为驱动的雾化吸入治疗，因氧气流量过高、湿化瓶内压力过大；⑥设备部应定期检测中心供氧压力及湿化瓶质量；⑦一旦发生湿化瓶爆裂，应及时排除故障原因，保证病人氧疗的连续性。

二、氧气吸入法（氧气筒法）

临床情景

　　病人，男性，78岁，因慢性阻塞性肺疾病急性加重入院，呼吸困难，咳嗽，咳白色泡沫痰，痰能自行咳出。遵医嘱持续氧气吸入，因病人住加床，故采用氧气筒给氧。

　　1. 护士应该如何为病人进行氧气吸入？

　　2. 在氧气吸入过程中应注意什么？

　　3. 如何预防及处理氧气吸入的并发症？

【目的】

1. 纠正各种原因造成的机体缺氧，改善动脉血氧分压。

2. 促进组织的新陈代谢，维持机体的生命活动。

【评估】

1. 全身情况　病人病情、意识状态、呼吸型态、颜面发绀程度和SPO_2及血气分析结果。

2. 局部情况　鼻腔内状况，有无鼻塞，鼻中隔偏曲等。

3. 心理状态　病人心理状态、对氧疗知识的认知程度及合作程度。

4. 环境条件　环境是否符合用氧安全。

【准备】

1. 护士准备　着装整洁，手卫生，戴口罩。

2. 物品准备　物品摆放合理，排列有序。

（1）治疗车上层：治疗碗1个（内盛蒸馏水）、棉签、鼻氧管、氧气流量表（氧气筒专用）、扳手、湿化瓶、灭菌蒸馏水、手电筒、执行单、PDA、"四防牌"、手消毒液。

（2）治疗车下层：弯盘、医疗垃圾桶、生活垃圾桶。

（3）氧气筒置于氧气架上。

3. 环境准备　整洁、安静、安全（周围无火源）。

4. 病人准备　据病情采取舒适体位，积极配合。

　　【实施】

　　（一）吸氧

　　1. 核对解释　护士携物品到病人床旁，核对床号、姓名、腕带、医嘱及氧疗方式。向病人说明氧气吸入的目的，取得配合。挂"四防牌"。

　　2. 清洁检查　检查鼻腔后，用棉签蘸少许蒸馏水清洁鼻腔，湿润鼻黏膜。

　　3. 除尘装表　检查氧气筒固定安全，打开总开关除尘后，再关闭总开关。将氧气压力表稍向后倾置于氧气筒气门上，用手初步旋紧，再用扳手拧紧，使氧气表直立于氧气筒旁。

　　4. 连接湿化瓶　连接通气管及湿化瓶（湿化瓶内盛蒸馏水 1/2～2/3），确认流量开关呈关闭状态，打开总开关。

　　5. 调节氧流量　将鼻导管与湿化瓶的出口连接，打开流量表开关，将鼻氧管的前端放入蒸馏水中湿润，并检查是否通畅，根据病情调节氧流量。

　　6. 再次核对　核对病人相关信息。

　　7. 插管　将鼻氧管插入病人鼻孔 1cm，将导管环绕病人耳部向下放置并调节松紧度。

　　8. 第三次核对　核对病人相关信息。

　　9. 操作后处理

　　（1）病人管理：协助病人取舒适卧位，整理床单位，向病人做安全用氧相关知识指导。

　　（2）物品处理：整理用物，医疗废物分类处置。

　　（3）洗手。

　　（4）记录：记录用氧时间和氧流量，观察用氧后病人缺氧症状等有无改善以及 SPO_2 和血气状况。

　　（二）停氧

　　1. 核对解释　根据医嘱停止吸氧，向病人说明停止吸氧的原因，以取得病人配合。

　　2. 取下氧气管　先取下氧气管，关闭流量表，再关闭总开关，然后再开流量表放出余气，将一次性吸氧管放入医疗垃圾袋。

　　3. 卸表　一关（总开关及流量开关）、二扶（压力表）、三松（氧气筒气门与氧气表连接处）、四卸（氧气表）。氧气筒推回指定地点安全放置。

　　4. 病人管理　协助病人取舒适体位，整理床单位。注意观察病人情况，有异常及时处理。

　　5. 物品处理　整理用物，按医疗废物分类管理规定进行处置。

　　6. 洗手。

　　7. 记录　记录停氧时间。

　　【注意事项】

　　1. 注意用氧安全，严格遵守操作规程，切实做好"四防"（防震、防火、防油、防热）。

　　2. 妥善固定氧气筒，避免倾倒撞击。

　　3. 保持吸氧管通畅，避免脱落、打折、扭曲、堵塞等。

　　4. 持续吸氧者，双侧鼻孔交替吸入，以减少对鼻黏膜的刺激。及时清理鼻腔分泌物，保证用氧效果。

　　5. 使用氧气时，应先调节流量后使用。停用氧气时，应先拔除导管，再关闭氧气开关。中途改变氧流量时，先分离氧气管与湿化瓶连接处，再调节流量，避免瞬间氧压过高，氧气大量进入呼吸道引起呼吸道黏膜及肺组织损伤。

6. 氧气筒内氧气勿用尽,压力表至少要保留 0.5MPa（5kg/cm^2）,以免灰尘进入筒内,再充气时引起爆炸。

7. 对未用完或已用尽的氧气筒,应分别悬挂"满"或"空"的标志,有利于及时调换,提高抢救速度。

8. 用氧过程中应密切观察病人缺氧改善状况,有无二氧化碳潴留表现。

9. 根据病人病情,指导病人采取有效的呼吸技巧。

【并发症】

氧气吸入法（氧气筒法）并发症同氧气吸入法（中心给氧法）。

三、经口 / 鼻吸痰法（中心吸引法）

临床情景

病人,女性,87 岁,因肺心病入院,病人咳嗽无力,痰液多且黏稠,遵医嘱给予吸痰。

1. 护士应该如何为病人进行吸痰?

2. 在为病人吸痰过程中应注意什么?

3. 如何预防及处理吸痰的并发症?

【目的】

1. 清除呼吸道分泌物,保持呼吸道通畅。

2. 防止肺部感染加重。

3. 改善肺通气。

【评估】

1. 全身情况 病人的病情、意识状态、生命体征尤其是呼吸型态。

2. 局部情况 痰液的性质和量、肺部呼吸音和有无痰鸣音,口腔、鼻腔黏膜情况,有无义齿等。

3. 心理状态 病人的心理反应及合作程度。

4. 环境条件 环境是否符合操作要求。

【准备】

1. 护士准备 着装整洁、手卫生、戴口罩。

2. 物品准备 物品摆放合理,排列有序。

（1）治疗车上层:瓶装生理盐水 2 瓶（标注开瓶时间及吸痰前、后用途）、无菌吸痰管、负压吸引表、负压吸引管、一次性手套、听诊器、弯盘,必要时备开口器、压舌板、舌钳、脉搏氧饱和度监测仪、消毒液、手消毒液。

（2）治疗车下层:负压吸引瓶内盛一定量的有效氯消毒液 500～1000mg/L、医疗垃圾桶、生活垃圾桶。

3. 环境准备 安静、整洁、光线明亮、温湿度适宜。

4. 病人准备 据病情选择适宜体位,积极配合。

【实施】

1. 核对解释 护士携物品至病人床旁,核对床号、姓名、腕带,向病人及家属解释吸痰的意义,以取得配合。

2. 评估 检查口、鼻腔,取下活动义齿,评估病人痰鸣音及氧饱和度情况,必要时给予高浓度吸氧1～2分钟,以避免吸痰时低氧血症的发生。

3. 体位 协助病人选择舒适体位,头偏向护士。

4. 调节负压 连接中心负压吸引装置,并调节吸引压力。一般成人40.0～53.3kPa(300～400mmHg);儿童<40.0kPa。打开瓶装生理盐水。

5. 打开吸痰包 将治疗巾置于病人颌下,戴无菌手套。

6. 试吸 将吸痰管接头与负压吸引管连接,将吸痰管前端插入"吸痰前用生理盐水"瓶中湿润并检查管路是否通畅及负压大小。

7. 吸痰 吸痰时遵循先气道后口腔的原则。一手持吸痰导管末端(控制负压),另一手持吸痰管前端,插入口咽部(10～15cm)或至病人有咳嗽反射停顿片刻,再采取左右旋转缓慢提升吸痰管的手法,以吸尽气道内分泌物。

8. 冲洗 吸引完毕用"吸痰后用生理盐水"冲净负压吸引管内痰液。将手套反折包裹吸痰管并置入医疗垃圾袋中,关闭负压表,并固定负压装置。

9. 再次评估 观察病人痰液情况、氧饱和度、生命体征,听诊双肺呼吸音,必要时吸痰后再给予高浓度氧气吸入1～2分钟,避免发生低氧血症。

10. 操作后处理

(1) 病人管理:用纸巾擦净病人口周(鼻部)分泌物,观察口腔、鼻腔黏膜有无损伤,观察病人呼吸及氧饱和度情况,调节合适氧流量。协助病人取舒适体位,整理床单位。

(2) 物品处理:整理用物,按医疗废物分类管理规定进行处置。

(3) 洗手。

(4) 记录:记录吸出痰液的颜色、性质和量。

【注意事项】

1. 严格执行无菌技术操作,避免感染。

2. 选择型号大小合适的吸痰管,软硬度适宜,每根吸痰管只用1次。

3. 插入吸痰管时不可有负压,吸痰管不能反复在气道内提插,以防损伤气道黏膜。

4. 每次吸痰时间不得超过15秒,两次抽吸间隔时间应大于3分钟。

5. 吸引过程中,注意观察病情变化和吸出物的颜色、性状及量等。

6. 如痰液黏稠可配合背部叩击、雾化吸入。

7. 及时倾倒贮液瓶内液体(不超过2/3),以免液体吸入负压管道。

【并发症】

1. 低氧血症

(1) 发生原因:带负压送入吸痰管,连续多次吸引,每次吸痰时间过长。

(2) 预防及处理:①操作前评估病人生命体征、血氧饱和度;②吸痰前后给予高浓度氧气吸入1～2分钟;③吸痰时动作应轻柔、准确,每次吸痰时间不超过15秒,两次抽吸间隔时间应大于3分钟;④吸痰过程中密切观察病人面色、口唇、血氧饱和度、生命体征等情况。若出现心率增快或减慢,口唇发绀、血氧饱和度下降等缺氧表现时,立即停止吸痰,并加大吸氧流量。

2. 气道黏膜损伤

(1) 发生原因:吸痰动作粗暴,带负压插管,吸引压力过大。

（2）预防及处理：①吸痰时动作应轻柔、准确，避免反复提插，遇阻力时勿粗暴操作，可断开负压稍作停顿再重新吸引；②合理调节负压，正常成人吸痰负压为 300～400mmHg 或连续吸引两次能将痰液吸净为宜；③遵循适时吸痰原则，避免频繁、不必要的吸引；④避免带负压插入吸痰管；⑤吸引过程中注意观察痰液的颜色、性状和量。

3. 气管、支气管痉挛，肺不张

（1）发生原因：反复多次吸痰，吸引压力过大。

（2）预防及处理：①以上所有预防气道黏膜损伤的措施，都适用于预防气管、支气管痉挛，肺不张；②操作前充分评估病人心肺功能及对缺氧的耐受性；③选择型号合适的吸痰管，吸痰管型号越小对潮气量的影响越小，引起肺萎陷的可能性就越小；④吸痰时动作应轻柔、准确，每次吸痰时间不超过 15 秒，连续吸痰不超过 2 次。

4. 感染

（1）发生原因：无菌技术操作不严格，吸痰管反复使用，吸引气道和口腔的吸痰管混合使用。

（2）预防及处理：①严格执行无菌技术操作，一根吸痰管只能使用一次；②吸引气道和口腔的吸痰管分开使用；③吸痰前后注意手卫生；④建议使用密闭式吸痰管，保持气道密闭性，防止感染发生。

四、经口/鼻吸痰法（电动吸引器法）

临床情景

病人，男性，58 岁，因肺心病入院，神志清楚，有明显的痰鸣音，但咳嗽无力，遵医嘱给予吸痰。因病人住加床，需用电动吸引器吸痰。

1. 护士应该如何用电动吸引器为病人进行吸痰？

2. 在为病人吸痰过程中应注意什么？

3. 预防及处理吸痰的并发症？

【目的】

1. 清除呼吸道分泌物，保持呼吸道通畅。

2. 防止肺部感染加重，改善肺通气，促进呼吸功能。

【评估】

1. 全身情况　病人的病情、意识状态、生命体征尤其是呼吸型态。

2. 局部情况　痰液性质和量、肺部呼吸音及有无痰鸣音，口腔、鼻腔黏膜情况，有无义齿等。

3. 心理状态　病人的心理反应及合作程度。

4. 环境条件　环境是否适合操作。

【准备】

1. 护士准备　着装整洁、手卫生、戴口罩。

2. 物品准备　物品摆放合理，排列有序。

（1）治疗车上层：瓶装生理盐水 2 瓶（标注开瓶时间及吸痰前、后用途）、负压吸引管、无菌吸痰管、一次性手套、听诊器，必要时备开口器、压舌板、舌钳、脉搏氧饱和度监测仪、手消毒液。

（2）治疗车下层：弯盘、医疗垃圾桶、生活垃圾桶。

（3）电动吸引器1台，储液瓶内盛一定量的有效氯消毒液500～1000mg/L。

3．环境准备　安静、整洁、光线明亮、温湿度适宜。

4．病人准备　据病情选择舒适体位，积极配合。

【实施】

1．核对解释　护士携物品至病人床旁，核对床号、姓名及腕带，向病人及家属解释吸痰的意义，以取得配合。

2．评估　检查口、鼻腔，取下活动义齿，评估病人痰鸣音及氧饱和度情况，必要时给予高浓度吸氧1～2分钟，以避免吸痰时低氧血症的发生。

3．体位　协助病人选择舒适体位，头偏向护士。

4．调节负压　接通电源，打开开关，检查吸引器性能，调节负压。一般成人40.0～53.3kPa（300～400mmHg）；儿童＜40.0kPa。打开瓶装生理盐水。

5．打开吸痰包　将治疗巾置于病人颌下，戴无菌手套。

6．试吸　将吸痰管接头与负压吸引管连接，将吸痰管前端插入"吸痰前用生理盐水"瓶中湿润并检查管路是否通畅及负压大小。

7．吸痰　吸痰时遵循先气道后口腔的原则。一手持吸痰导管末端（控制负压），另一手持吸痰管前端，插入口咽部（10～15cm）或至病人有咳嗽反射停顿片刻，再采取左右旋转缓慢提升吸痰管的手法，以吸尽气道内分泌物。

8．冲洗　吸引完毕用"吸痰后用生理盐水"冲净负压吸引管内痰液。将手套反折包裹吸痰管并置入医疗垃圾袋中，关闭电动吸引器，妥善固定负压吸引管。

9．评估　观察病人痰液情况、氧饱和度、生命体征，听诊双肺呼吸音，必要时吸痰后再给予高浓度氧气吸入1～2分钟，避免发生低氧血症。

10．操作后处理

（1）病人管理：用纸巾擦净病人口周（鼻部）分泌物，观察口腔、鼻腔黏膜有无损伤，观察病人呼吸及氧饱和度情况，调节合适氧流量。协助病人取舒适体位，整理床单位。

（2）物品处理：整理用物，按医疗废物分类管理规定进行处置。

（3）洗手。

（4）记录：记录吸出痰液的颜色、性质和量。

【注意事项】

1．吸痰前，检查电动吸引器性能是否良好，连接是否正确。

2．严格执行无菌技术操作，避免感染。

3．选择型号大小合适的吸痰管，软硬度适宜，每根吸痰管只用1次。

4．插入吸痰管时不可有负压，吸痰管不可反复在气道内提插，以防损伤气道黏膜。

5．每次吸痰时间不得超过15秒，两次抽吸间隔时间应大于3分钟。

6．吸引过程中，注意观察病情变化和吸出物的颜色、性状及量等。

7．如痰液黏稠可配合背部叩击、雾化吸入。

8．及时倾倒贮液瓶内液体（不超过2/3），以免液体吸入负压管道。

【并发症】

同经口鼻吸痰法（中心吸引）。

五、经气管插管／气管切开吸痰法（中心吸引法）

♥ 临床情景

　　病人，男性，65岁，因慢性阻塞性肺疾病、Ⅱ型呼吸衰竭住院，病人意识不清、嗜睡，急诊行气管插管有创呼吸机辅助通气，带机顺应，人机同步，氧合有所改善，但气道、口腔分泌物多。遵医嘱给予吸痰。

　　1. 护士应该如何为病人进行气管插管吸痰？

　　2. 在为病人吸痰过程中应注意什么？

　　3. 如何预防及处理气管插管吸痰的并发症？

【目的】

1. 清除呼吸道分泌物，保持呼吸道通畅。

2. 预防肺部并发症，改善肺通气，促进呼吸功能。

【评估】

1. 全身情况　病人的病情、意识状态、生命体征。

2. 局部情况　痰液性状和量、肺部呼吸音情况、伤口及套管情况。

3. 心理状态　病人的心理反应及合作程度。

4. 环境条件　环境是否符合操作要求。

【准备】

1. 护士准备　着装整洁、手卫生、戴口罩。

2. 物品准备　物品摆放合理，排列有序。

（1）治疗车上层：瓶装生理盐水2瓶（标注开瓶时间及吸痰前、后用途）、负压吸引表、负压吸引管、无菌吸痰管、一次性手套、听诊器、弯盘，脉搏氧饱和度监测仪、消毒液、手消毒液（如病人使用封闭式吸痰管应备相应吸痰管和人工鼻）。

（2）治疗车下层：负压吸引瓶内盛有效氯消毒液500～1000mg/L、医疗垃圾桶、生活垃圾桶。

3. 环境准备　安静、整洁、光线明亮、温湿度适宜。

4. 病人准备　协助病人选择舒适体位（一般取仰卧位）。

【实施】

1. 核对解释　护士携物品到病人床旁，核对床号、姓名及腕带，向病人及家属解释吸痰的意义，以取得配合。

2. 评估　评估病人痰鸣音及氧饱和度情况，必要时给予高浓度吸氧1～2分钟；接呼吸机者，给纯氧2分钟；以避免吸痰时低氧血症的发生。

3. 体位　协助病人选择舒适体位，开放气道。

4. 调节负压　连接中心负压吸引装置，打开开关，检查吸引器性能，调节负压。一般成人40.0～53.3kPa（300～400mmHg）；儿童<40.0kPa。打开瓶装生理盐水。

5. 打开吸痰包　将治疗巾置于病人颌下，戴无菌手套。

6. 试吸 将吸痰管接头与负压吸引管连接,将吸痰管前端插入"吸痰前用生理盐水"瓶中湿润并检查管路是否通畅及负压大小。

7. 断开管路 断开供氧管路／呼吸机管道,置于无菌巾上。

8. 吸痰 一手持吸痰导管末端(控制负压),另一手持吸痰管前端,插入气管导管,插管深度适宜,采取左右旋转缓慢提升吸痰管的手法,以吸尽气道内分泌物。

9. 冲洗 吸引完毕用"吸痰后用生理盐水"冲净负压吸引管内痰液。将手套反折包裹吸痰管并置入医疗垃圾袋中,关闭负压表并固定负压装置。

10. 正确连接管路 正确连接呼吸机管路,给予高浓度氧气吸入 1～2 分钟;接呼吸机者,给予纯氧 2 分钟。

11. 评估 观察病人痰液情况、氧饱和度、生命体征,听诊双肺呼吸音,观察呼吸是否通畅,将氧流量调至原来水平。进行机械通气者,观察呼吸机管路连接是否紧密,运转是否良好,确认各通气参数准确、无误。

12. 操作后处理

(1)病人管理:用纸巾擦净病人口周(鼻部)分泌物,观察病人呼吸及氧饱和度情况,调节合适氧流量。协助病人取舒适体位,整理床单位。

(2)物品处理:整理用物,按《医疗废物管理条例》分类处置。

(3)洗手。

(4)记录:记录吸出痰液的颜色、性质和量。

【注意事项】

1. 严格无菌技术操作,避免感染。

2. 选择型号大小合适的吸痰管,软硬度适宜,建议成人和儿童使用的吸痰管(直径)要小于气管插管直径的 50%,婴儿则要小于 70%。每根吸痰管只用 1 次,如使用封闭式吸痰管和人工鼻,每天更换 1 次。

3. 插入吸痰管时不可有负压,吸痰管不可反复在气道内提插,以免损伤气道黏膜。

4. 每次吸痰时间不得超过 15 秒,两次抽吸间隔时间应大于 3 分钟。

5. 吸引过程中,注意观察病情变化和吸出物的颜色、性状及量等。

6. 吸引过程中应妥善固定人工气道,避免操作不慎导致人工气道移位或脱出。

7. 如痰液黏稠可配合背部叩击、雾化吸入。

8. 及时倾倒贮液瓶内液体(不超过 2/3),以免液体吸入负压管道。

【并发症】

经气管插管／气管切开吸痰法的并发症同经口／鼻吸痰法。

六、无创正压通气术

🫀 临床情景

病人,男性,32 岁,因"肺部感染、ARDS"急诊收入院,身体评估:病人神志清楚,呼吸急促,脉搏氧饱和度 70%,血气分析氧饱和度 58mmHg,遵医嘱给予持续无创呼吸机辅助通气。

1. 护士应该如何为病人进行无创正压通气？
2. 在无创正压通气过程中应注意什么？
3. 如何预防及处理无创正压通气的并发症？

【目的】
1. 改善通气和肺的氧合功能。
2. 降低呼吸肌做功，缓解呼吸肌疲劳。
3. 减少气管插管或气管切开的相关并发症，降低病死率。

【评估】
1. 全身情况　病人的身高、体重、生命体征、意识状态、缺氧程度及血气分析情况。
2. 局部情况　病人的呼吸型态、呼吸频率以及病人能否闭口呼吸、鼻面部情况等，以利于选择适宜的呼吸鼻面罩/鼻罩。
3. 心理状态　病人的心理状态及合作程度。
4. 环境条件　环境是否符合操作要求。

【准备】
1. 护士准备　着装整洁，手卫生，戴口罩。
2. 物品准备
(1) 无创呼吸机：检查呼吸机性能是否完好。
(2) 治疗车上层：无创呼吸机管道、呼吸机鼻罩或面罩、湿化罐、灭菌注射用水、呼吸过滤器1个、心电监护仪、执行单、手消毒液。
(3) 治疗车下层：医疗垃圾桶、生活垃圾桶。
3. 环境准备　安静、整洁，温度适宜。
4. 病人准备　了解无创通气治疗的目的及注意事项，减轻紧张焦虑心理，取得配合。

【实施】
1. 核对解释　护士携物品到病人床旁，核对床号、姓名、腕带及医嘱。向病人解释安置无创呼吸机的目的、呼吸技巧及注意事项，以取得其配合。
2. 心电监护　必要时安置床旁心电监护。
3. 体位　协助病人取舒适体位（病情允许应抬高床头30°以上），必要时协助排痰，保持呼吸道通畅。
4. 连接电源　连接呼吸机及湿化器电源线。
5. 安装湿化罐　湿化罐内注入适量湿化液，安置湿化罐，打开湿化器开关（有条件者可使用一次性自动注水湿化罐）。
6. 连接管路　连接呼吸机过滤器，呼吸机管道及鼻面罩。
7. 根据病人病情、血气分析值调整呼吸机的工作模式及参数，然后关机。
(1) 工作模式的选择：Ⅰ型呼吸衰竭病人，首选CPAP模式；Ⅱ型呼吸衰竭病人首选BiPAP中的S/T模式。
(2) 吸气压（IPAP）：初始6～8cmH$_2$O开始，逐渐上调至10～20cmH$_2$O，最高不宜超过25cmH$_2$O，合并肺大疱病人宜≤16cmH$_2$O。

（3）呼气压（EPAP）：从 4cmH$_2$O 开始，逐渐上调，通常为 4～6cmH$_2$O，COPD 病人不超过 7cmH$_2$O；ARDS 病人：8～12cmH$_2$O。

（4）吸氧浓度（FiO$_2$）：据血气分析和 SPO$_2$ 调整，保证压力值在病人能耐受的最大压力情况下，维持 SPO$_2$ 大于 90% 的最小氧浓度，注意供氧浓度的质控。

（5）吸气压力上升时间（inspiratory rise time）：根据病人呼吸频率并结合主诉进行调节，原则上呼吸越快，吸气压力上升时间越短。具体呼吸频率与时间参考设置如下：20 次 / 分，0.2～0.4 秒；25～30 次 / 分，0.1～0.2 秒；大于 35 次 / 分，0.1 秒。

（6）后备呼吸频率：通常为 12～14 次 / 分；自主呼吸过快：18～20 次 / 分；自主呼吸过慢：低于安静状态下 2～3 次 / 分。

（7）吸气时间：0.8～1.2 秒，在 T 模式时启用。

（8）湿化温度湿度：温度为 32～36℃，相对湿度 100%，根据病人主观感受、痰液黏稠度、呼吸机管道水雾情况调节。

（9）压力延迟上升时间：5～45 分钟，对于危重抢救者应关闭。

8．再次核对 核对病人及医嘱信息。

9．连接氧气 将呼吸机的氧源管连接到氧气上。

10．佩戴面罩（鼻罩） 安置并妥善固定面罩（鼻罩），将呼吸机管道与面罩（鼻罩）相连接后，再次开机。

11．观察 观察呼吸机运转情况，与病人呼吸是否同步。复查病人脉搏氧饱和度，观察病情，适时调节呼吸机参数，锁定屏幕锁。

12．固定 妥善固定呼吸机管道，集水杯处于低位。

13．操作后处理

（1）病人管理：协助病人取舒适卧位，整理床单位。告知病人呼吸技巧、排痰、饮水及进餐时注意事项等。

（2）物品管理：整理用物，按医疗废物分类管理规定进行处置。

（3）洗手。

（4）记录：记录呼吸机相关参数及病人带机情况。

【注意事项】

1．在病情允许的情况下，护士应在操作前向病人详细介绍无创通气治疗的方式及注意事项，有利于提高病人带机依从性。

2．根据病人的面部情况及有无张口呼吸，选择合适的面罩（鼻罩），可以减少漏气，增加病人的舒适度。

3．集水杯位置应处于低位。

4．避免在呼吸机送气过程中给病人安置面罩（鼻罩）。

5．头带固定松紧度适宜（以平放 1～2 指为宜），受压部应使用减压贴。

6．初次带机且病情允许的病人，应逐渐上调通气压力，以提高病人舒适性及依从性。

7．充分湿化，避免湿化不足导致的痰液黏稠而加重病情。

8．推荐使用一次性自动注水湿化器，如使用输液器进行封闭式湿化时，应保证管路密闭良好，避免漏气。

9. 病情允许的病人应在进餐及餐后 30 分钟内暂停无创通气,避免发生误吸。

10. 病情危重不能脱机及误吸风险性高的病人需进行鼻饲营养液。

11. 湿化罐、一次性呼吸机管道、呼吸过滤器至少每周更换一次,若污染或堵塞时应及时更换。

【并发症】

1. 鼻面部压疮

(1) 发生原因:面罩固定带过紧,长时间受压。

(2) 预防及处理:①佩戴头带时应将各条细带捋顺,避免在病人后颈部扭曲、折叠;②松紧适宜(以能平放 1~2 指为宜),头带左右两侧压力应均衡,避免一侧受压导致的漏气或压疮发生;③协助或指导病人利用进食、饮水等间停呼吸机的时间,用温水洗脸,以改善脸部血液循环,恢复皮肤弹性;④鼻面部受压部位皮肤予以水胶体或泡沫敷料保护,减轻局部受压,预防或治疗压疮。

2. 胃肠胀气

(1) 发生原因:通气压力过高,病人张口呼吸,或压力支持超过病人食管贲门的压力。

(2) 预防及处理:①适当降低吸气压,IPAP 不宜超过 25cmH_2O;②保证治疗的前提下首选鼻罩;张口呼吸的病人,可使用下颌托,并指导病人闭口呼吸,以减少气体经口腔进入胃肠道而出现胀气;③指导病人尽量避免进食牛奶、豆浆、高糖及碳酸饮料等产气食物;④长期卧床的病人可在床上适当活动,顺时针按摩下腹部;⑤发生腹胀病人,可用茴香热敷下腹部;⑥必要时可遵医嘱安置胃管行胃肠减压,或肛管排气;⑦肠道蠕动能力减弱的病人,可遵医嘱口服促胃肠动力药物。

3. 误吸

(1) 发生原因:带机过程中进食或进餐后立即带机。

(2) 预防及处理:①间断通气治疗的病人应避开进餐时间带机;②能脱机的病人在进餐时改为鼻导管吸氧,餐后至少 30 分钟再带机;③进餐中及进餐后 30 分钟内抬高床头至少 30°,可有效降低食管反流所致的误吸发生;④病情危重不能脱机的病人可安置保留鼻饲管管饲营养液;⑤每次鼻饲前需评估病人有无胃潴留,若胃内残留量达 100ml,应暂停鼻饲;若胃内残留量少于 100ml,应抽尽胃内容物后再行鼻饲;⑥避免鼻饲中或鼻饲后 30 分钟内吸痰或剧烈咳嗽而诱发的呕吐、误吸等;⑦有胃肠道功能障碍的病人可以通过肠外进行营养补充。

4. 口鼻黏膜干燥

(1) 发生原因:湿化不良,漏气量过大。

(2) 预防及处理:①保证无创通气治疗过程中管道的密闭性,避免过多漏气,导致湿化不良;②避免或减少张口呼吸;③根据病情指导病人少量多次饮水;④增加湿化、雾化,理想的温湿化为使吸入气体达到 36℃,相对湿度 100%,管道内可见一层薄雾,不产生水滴为宜;⑤保持室内合理的温湿度,温度为 23~25℃,湿度为 50%~60%。

七、有创机械通气术

临床情景

病人,男性,82岁,因慢阻肺急性加重、Ⅱ型呼吸衰竭收入院,病人神志不清,烦躁。动脉血气分析:pH 7.237,氧分压58.4mmHg、二氧化碳分压98.3mmHg,立即行气管插管接有创呼吸机辅助通气。

1. 护士应该如何为病人进行有创机械通气?
2. 在有创机械通气过程中应注意什么?
3. 如何预防及处理有创机械通气的并发症?

【目的】

1. 改善通气和肺的氧合功能,降低呼吸肌做功,缓解呼吸肌疲劳。
2. 用以代替、控制或改变自主呼吸运动。

【评估】

1. 全身情况 病人的身高、体重、生命体征、意识状态、缺氧程度及血气分析情况。
2. 局部情况 病人的呼吸型态、呼吸频率、有无义齿或牙齿松动、有无口鼻腔黏膜溃疡、人工气道情况等。
3. 心理状态 病人的心理状态及合作程度。
4. 环境条件 环境是否符合操作要求。

【准备】

1. 护士准备 着装整洁,手卫生,戴口罩。
2. 物品准备

(1)有创呼吸机:检查呼吸机性能是否完好。

(2)治疗车上层:呼吸机管道、湿化罐、灭菌注射用水、呼吸机出气端过滤器、呼吸机回路过滤器、模拟肺、听诊器、呼吸机应用通知单、手消毒液。

(3)治疗车下层:弯盘、医疗垃圾桶、生活垃圾桶。

3. 环境准备 安静、整洁,温度适宜。
4. 病人准备 体位适宜,气道通畅。

【实施】

1. 核对解释 护士携用物到病人床旁,核对床号、姓名、腕带及医嘱。向神志清楚的病人解释安置呼吸机的目的、呼吸技巧及注意事项,以取得其配合。
2. 体位 协助病人取舒适体位(病情允许应抬高床头30°以上),必要时协助排痰,保持呼吸道通畅。
3. 连接电源 连接氧气管道,接主机、湿化器电源。(不同型号呼吸机的操作方法略有不同)
4. 打开开关 安装呼吸机湿化罐于湿化加温器上,连接呼吸机管道和湿化罐,且将呼吸机管道与模拟肺相连,依顺序打开呼吸机主机及湿化罐开关。
5. 调节参数 根据病人病情、血气值调整呼吸机的工作模式及参数。

（1）工作模式的选择：①一般无自主呼吸选用：压力控制通气（BIPAP）、容量控制通气（IPPV）；②有自主呼吸一般选用：SIMV（同步间歇指令性通气）、CPAP（持续气道内正压通气）。

（2）呼吸频率选择：根据疾病类型以及自主呼吸能力设置，以保证一定通气量。正常呼吸力学的病人 10～14 次 / 分；限制性肺疾病病人 15～25 次 / 分；阻塞性肺疾病病人 12～18 次 / 分。

（3）潮气量：成人 8～10ml/kg。

（4）调整吸气上升时间控制吸呼比：1:（1.5～2），限制性通气障碍者 1:（1～1.5），阻塞性通气功能障碍者 1:（2～3），ARDS 须延长吸气时间，甚至反比呼吸。

（5）气道压力报警上限：一般为 30～40cmH$_2$O（气道平台压力为 30cmH$_2$O，气道峰值压力为 40cmH$_2$O）。

（6）压力设置：（仅在应用压力支持或压力控制时此参数才可以设置）一般成人为 12～20cmH$_2$O、阻塞性通气功能障碍者为 20～30cmH$_2$O。

（7）PEEP（呼气末正压）：一般为 4～6cmH$_2$O，根据病情可用到 20cmH$_2$O。

（8）吸氧浓度：一般为 40%；特殊情况大于 60%，但不超过 72 小时，阻塞性通气障碍者一般为 25%～35%，上、下限的设置，为所设置参数的 ±5%。

（9）调整吸气上限保护压力：一般为 30～40cmH$_2$O。

（10）调整湿化器温度：将湿化器上的温度调节到所需的温度，根据痰液量及性质、室内温湿度情况调整湿化器的三档加热（32～36℃）。

6. 观察 检查呼吸机管道、湿化罐连接是否紧密检查呼吸机运转情况，并观察模拟肺显示的潮气量与设置是否相等，与呼吸机显示窗上的潮气量数值是否相等。

7. 连接病人 将呼吸机管道与气管插管连接，观察显示窗的各项参数是否正常；听诊双肺呼吸音，观察胸廓起伏。

8. 固定 应用支架将呼吸机管道支撑架起。注意集水杯处于管道的最低位置，防止积水倒流。

9. 操作后处理

（1）病人管理：①密切观察病人病情变化、生命体征、胸廓运动是否对称，听诊双肺呼吸音是否一致，病人呼吸道是否通畅，有无痰液阻塞情况，适时吸痰；②使用镇静剂的病人，注意镇静深度，保护性约束双上肢；③向神志清楚的病人行相关知识宣教；④协助病人取舒适卧位，整理床单位。

（2）物品处理：整理用物，按医疗废物管理规定分类处置。

（3）洗手。

（4）记录：记录呼吸机参数及病人带机情况。

10. 停用呼吸机

（1）核对解释：核对病人床号、姓名、腕带及医嘱，向病人或家属解释停机的目的。

（2）分离管道：将呼吸机管道与病人分离后连接模拟肺，根据医嘱给病人吸氧。

（3）关闭开关：关湿化罐和主机开关。

（4）调回参数：将各项参数调回最低值，切断所有电源，分离呼吸机管道，分类处置。

（5）洗手。

（6）记录。

【注意事项】

1. 应用呼吸机过程中,严密监测病人生命体征及血气分析结果,据病情及时调节工作参数。

2. 适时吸痰保持呼吸道通畅,吸痰时严格执行无菌技术操作。吸痰前后给予 2 分钟纯氧,避免诱发或加重低氧血症。

3. 呼吸机报警应及时查找原因并处理。

4. 呼吸机管道及湿化罐每周更换一次,湿化液每天更换。

【并发症】

1. 肺气压伤

(1) 发生原因:通气压力过高,病人存在未被发现的潜在危险因素。

(2) 预防及处理:①机械通气时,应根据病人病情选择合适的通气压力,密切监测气道内压力;②通气过程中密切观察病人有无气压伤的表现如:突然加重的呼吸困难、低氧血症、发绀、血压下降、心率增快等;③一旦出现气压伤的表现应及时下调通气压力,并对症处理;④少量皮下气肿可不作处理,发生严重纵隔气肿,应扩大皮肤切口,剪开缝线使气体逸出;⑤出现气胸时应尽早进行引流处理,尤其是张力性气胸。

2. 呼吸机相关性肺炎(VAP)

(1) 发生原因:呼吸机相关性肺炎的发生包括内源性感染(囊上积液下移、胃肠道反流误吸、机体抵抗力下降、气管导管表面细菌生物被膜碎片进入下呼吸道)和外源性感染(手污染、各种侵入性操作、环境污染、呼吸机回路污染)。

(2) 预防及处理:①环境管理:严格执行手卫生和无菌技术操作原则,病室内定时消毒、通风;②呼吸机各管路按规范管理:定期进行呼吸机的消毒;③减少反流与误吸:选择经鼻肠管进行营养支持可降低 VAP 的发生,鼻饲管的远端应超过幽门。鼻饲时少量多餐,鼻饲时和鼻饲后 30 分钟保持抬高床头≥30°～45°,可减少胃内容物反流导致的误吸。鼻饲前检查胃潴留量,视情况进行处理;④避免口腔及气囊上方细菌的位移:口腔护理时可选择使用生理盐水、氯己定或聚维酮碘冲洗,用牙刷刷洗牙齿和舌面等。维持气囊压力在 25～30cmH$_2$O,避免因气囊压力不足导致气囊上方的分泌物及细菌滑入下呼吸道。使用带囊上吸引装置的三腔导管持续或间断声门下吸引,可以较好地解决囊腔潴留分泌物的问题;⑤采用密闭式吸痰装置,应每天更换;⑥每天评估病人有无脱机拔管指征。

(蒋　丽　吴小玲)

八、电动洗胃法

临床情景

病人,女性,39 岁,因误服有机磷农药 3 小时,被紧急送到急诊科抢救,病人神志尚清,但烦躁不安,既往有慢性胃炎病史。遵医嘱立即进行洗胃。

1. 护士如何给病人进行洗胃?

2. 在为病人洗胃过程中应注意什么?

3. 如何预防及处理洗胃常见的并发症?

【目的】

清除胃内毒物或刺激物、减少或避免毒物的吸收，常用于急性药物中毒等治疗。

【评估】

1. 全身情况　病人中毒情况如中毒时间、药物种类及剂量；病人生命体征、意识状态及瞳孔的变化等。

2. 局部情况　病人口唇及口腔黏膜有无炎症、损伤、疾病及义齿等。

3. 心理状态　病人的心理状态及合作程度。

4. 环境条件　环境是否符合洗胃操作要求。

【准备】

1. 护士准备　仪表整洁，洗手，戴口罩。

2. 物品准备

(1) 电动洗胃机及附件：检查洗胃机性能，连接洗胃机各个管道，拧紧过滤器瓶盖，打开开关，测试3根橡胶管是否通畅、负压及运转情况。

(2) 治疗车上层：治疗盘内放胃管2根（洗胃专用）、50ml注射器、治疗碗（内盛温开水）、液状石蜡棉球、压舌板、牙垫、棉签、纱布、胶布、手电筒、手套、水温计、寸带、一次性围裙或治疗巾，执行单、手消毒液，必要时备开口器、舌钳等。

(3) 治疗车下层：弯盘、医疗垃圾桶、生活垃圾桶。

(4) 其他：水桶2只，洗胃溶液（10 000～20 000ml，温度25～38℃）。

3. 环境准备　安静、整洁，光线明亮，必要时隔帘或屏风遮挡。

4. 病人准备　取平卧位，头偏向护士或左侧卧位。

【实施】

1. 核对解释　护士携物品到病人床旁，核对床号、姓名及腕带。连接洗胃机电源，向清醒病人或家属说明洗胃的目的及配合方法。

2. 安装洗胃装置　将配制好的洗胃液倒入洗胃液桶内，将3根橡胶管分别作机器的药管（进液口）、洗胃管和污水管（排污口），将药管的另一端放入洗胃液桶内，污水管的另一端放入空塑料桶内。

3. 体位　协助病人取平卧位，头偏向护士或左侧卧位。将一次性围裙围于颌下，弯盘放置于口角旁，排出液桶置于病人头部床边。

4. 放置牙垫　检查并清洁口腔，清除口鼻腔分泌物，取出活动义齿及口腔内异物（意识不清和不配合的病人，使用压舌板、开口器撑开病人口腔），置牙垫于上、下磨牙之间（昏迷病人如有舌后坠，可用舌钳将舌拉出）。

5. 检查胃管　戴一次性手套，打开胃管包装，验证胃管是否通畅。测量冲洗胃管的长度（从前发际至剑突下的长度），必要时以胶布粘贴做标记，相当于45～55cm。用液状石蜡棉球润滑胃管前端（插入长度的1/3）。

6. 插胃管　左手托住胃管，右手持住胃管前端，自口腔缓慢插入，到咽喉部时（约10～15cm），清醒病人嘱其做吞咽动作，然后迅速将胃管插至所需长度（昏迷病人以左手轻抬病人的头部，使下颌靠近胸骨，同时将胃管插入）。

7. 验证胃管　①将胃管开口端置于温水碗内，无气泡逸出；②用注射器向胃内注入20ml空气，能闻及气过水声；③用注射器抽吸有胃内容物吸出。验证胃管在胃内后，用寸带将胃管与牙垫一同固定。

8. 连接洗胃管　将胃管的末端与洗胃管相连接,调节药量流速,打开开关,再次检查机器、连接各管道是否正确。

9. 洗胃

(1) 手控洗胃法:①按压洗胃机"手吸"键,指示灯亮,抽出胃内容物;②按压"手冲"键,指示灯亮,将洗胃液冲入胃内,每次300～500ml,重复冲洗几次,直至洗出液澄清无味为止。

(2) 全自动洗胃法:按压"自控"键,冲洗自动控制,吸液与冲液指示灯交替闪亮,反复灌洗,直至洗出液澄清无味为止。

10. 观察　洗胃过程中密切观察病情变化、胃内容物的颜色、气味及量,如病人感到腹痛,洗出血性液体或出现休克现象,应立即停止洗胃,与医生共同采取相应的急救措施。

11. 拔管　洗胃完毕,先分离胃管和洗胃管,解开寸带,反折捏紧胃管迅速拔出,擦净病人面部分泌物及呕吐物,协助病人漱口。

12. 操作后处理

(1) 病人管理:协助病人取侧卧位,将呼叫器放置于病人可及位置,向病人说明注意事项,整理床单位。

(2) 物品处理:整理用物,清洁、消毒洗胃机各管,安装过滤瓶及各管腔处于备用状态,按医用废物分类进行处置。

(3) 洗手。

(4) 记录:记录洗胃液的量,洗出液的量、颜色、性质、气味。

【注意事项】

1. 了解病人中毒情况,如中毒时间、途径、毒物种类、性质、量等。

2. 准确掌握洗胃的适应证和禁忌证,非腐蚀性药物中毒,如有机磷、安眠药、重金属类、生物碱等可以洗胃。吞服强腐蚀性毒物(强酸、强碱)、肝硬化食管胃底静脉曲张、胸主动脉瘤、近期内有上消化道出血、胃穿孔及胃癌等,禁忌洗胃。中毒物质不明确时,选用温开水或生理盐水洗胃,待毒物性质明确后采用拮抗药洗胃。

3. 操作时动作应轻柔,与病人有效沟通,注意保护病人隐私。

4. 洗胃中随时观察液体的进出量是否一致,洗出液的颜色、气味、性质,如出现腹痛、洗出物为血性液体,应立即停止洗胃。

5. 洗胃过程中密切观察病人生命体征、意识状态,若呼吸缓慢甚至停止,立即停止洗胃并进行抢救。

【并发症】

1. 上消化道出血

(1) 发生原因:①病人不合作引起插管创伤;②慢性胃病经毒性物质刺激使胃黏膜充血、水肿、糜烂等。

(2) 预防及处理:①插胃管时动作轻柔、快捷,尽量减轻对食管黏膜的机械刺激,成人插管深度距门齿约50cm;②做好心理疏导,使病人积极配合治疗,必要时按医嘱应用适当的镇静剂;③抽吸胃液时洗胃机负压控制在正压0.04MPa,负压0.03MPa。昏迷及年老者应选用小号胃管、小液量、低压力抽吸(0.01～0.02MPa);④如发现洗出液中混有血液时应停止洗胃并通知医生,按医嘱经胃管灌入胃黏膜保护药、抗酸药和止血药;⑤大量出血时,应协助病人取平卧位,头偏向一侧,防止呕吐物引起窒息,迅速开通静脉通路,进行补液、输血等治疗,严密观察病情变化,做好记录。

2．急性胃扩张

（1）发生原因：①洗胃管孔被食物残渣堵塞,造成活瓣作用,使洗胃液只进不出,进液量明显多于出液量；②洗胃过程中未及时添加洗胃液,药液吸空或吸头部分甚至全部浮出药液面,使空气吸入胃内。

（2）预防及处理：①餐后中毒者,洗胃前应先刺激咽喉部,加速催吐,以防止食物阻塞胃管；②洗胃过程中,保持灌入液量与洗出液量平衡；灌入或洗出洗胃液时压力适度；当抽吸无液体流出时,及时评估胃管阻塞或胃内液体抽空,如属前者,可适当调整胃管,如上下移动或转动胃管,应用自动洗胃机时应用手控程序,打开"手冲""手吸",反复进行至液体流出通畅。如系胃内液体抽空,及时换挡,由"手吸"改为"手冲",严格记录出入洗胃液量；③洗胃前备好足量的洗胃液,以防洗胃过程中因液体不足导致空气吸入胃内；④洗胃过程中严密观察病情变化,如神志、瞳孔、呼吸、血压及上腹部是否膨隆等；⑤对已发生急性胃扩张的病人,协助取半卧位,将头偏向一侧,并查找原因对症处理,如因为洗胃管被食物残渣堵塞,立即更换胃管重新插入,将胃内容物吸出,如因洗胃过程中吸入空气引起,则应用负压吸引器将空气吸出。

3．胃穿孔

（1）发生原因：①误服强酸强碱等腐蚀性毒物而洗胃者；②病人有活动性消化道溃疡、上消化道出血、肝硬化并发食管静脉曲张等洗胃禁忌证；③洗胃管堵塞导致出入量不平衡,短时间内急性胃扩张,继续灌入液体导致胃壁过度扩张,造成破裂；④护士操作不慎,大量气体被吸入胃内导致胃破裂。

（2）预防及处理：①严格掌握洗胃的禁忌证,误服腐蚀性化学药品者、病人有活动性消化道溃疡、上消化道出血、肝硬化并发食管静脉曲张等禁止洗胃；②护士应熟练掌握洗胃技术,洗胃过程中,保持灌入与抽出量平衡,严格记录洗胃液出入量；③电动洗胃机洗胃时压力应在100mmHg,不宜过大；④洗胃过程中严密观察病情变化,如神志、瞳孔、呼吸、血压,上腹部有无膨隆等；⑤胃穿孔者应立即手术治疗。

九、应用简易呼吸器的人工呼吸术

临床情景

病人,男性,65岁,因肺癌晚期在肿瘤科住院治疗,病人全身疼痛,烦躁不安,遵医嘱给予盐酸哌替啶50mg肌内注射（必要时）。某天,护士巡视病房时发现病人面色发绀,呼吸停止。

1．护士如何应用简易呼吸器进行人工呼吸？

2．在应用简易呼吸器时应注意什么？

3．如何预防及处理应用简易呼吸器的并发症？

【目的】

维持和增加机体通气量,纠正威胁生命的低氧血症。

【准备】

1．护士准备 护士必须接受过基础生命支持的相关培训，戴口罩、手套。

2．物品准备（抢救物品应在备用状态，抢救病人时由他人准备）

（1）治疗车上层：简易呼吸器1套（呼吸囊、呼吸活瓣、面罩、储气袋、固定带及衔接管处于备用状态），治疗盘内放氧气装置、吸氧面罩、治疗碗内盛纱布3块、手套1副、手消毒液，另备记录单、"四防牌"。

（2）治疗车下层：弯盘、医疗垃圾桶、生活垃圾桶。

3．环境准备 清洁、宽敞、安全，适合抢救。如有危险因素存在，应迅速将病人转移至安全环境，在保证所有人员安全的环境下进行心肺复苏。

【实施】

1．确认现场安全 确保现场对护士和病人是安全的。

2．检查病人反应 轻拍病人肩膀，并大声呼喊"您还好吗？"。

3．启动急救反应系统 如病人无反应，应立即启动急救反应系统并获取体外自动除颤仪（AED）或除颤仪。

4．检查病人呼吸和脉搏 同时检查呼吸和脉搏，检查时间5～10秒，如病人无呼吸、有脉搏，应立即开始人工呼吸。

（1）检查呼吸：通过观察胸部运动是否缺失或异常（无呼吸或仅有喘息）。

（2）检查脉搏：使用靠近病人头侧手的示指和中指找到甲状软骨，将手指滑到甲状软骨和胸锁乳突肌之间的沟内，触摸颈动脉搏动。

5．病人体位 将病人仰卧于硬板床上，松解病人衣领。

6．连接氧气表 安装氧气表，将输氧管连接氧气表与呼吸器上，调节氧流量至6～8L。

7．开放气道 护士位于病人的头部正上方，采用推举下颌法开放气道（必要时用口咽通气管）。以鼻梁为参照，把面罩放在病人口鼻部。

8．固定面罩 用一只手拇指和示指固定面罩两边形成"C"形，并将面罩边缘压上病人面部。使用其余的手指提起下颌（3个手指形成"E"形），开放气道，使面罩贴紧病人面部。

9．人工呼吸 用另一只手挤压球囊给予人工呼吸，每次给气时间持续1秒以上，潮气量600ml，同时观察胸廓是否隆起。

10．人工呼吸的频率 有规律地反复挤压球囊（成人10～12次/分；儿童和婴儿12～20次/分；心脏骤停病人高级气道建立后，成人、儿童和婴儿均为10次/分）。

11．检查脉搏 约每2分钟检查脉搏一次，如果成人触摸不到颈动脉搏动，儿童和婴儿脉搏低于60次/分，并伴有血流灌注不足的体征时，应立即开始心肺复苏。

12．操作后处理

（1）病人管理：用纱布清洁病人的口鼻面部，根据医嘱给予面罩吸氧或接呼吸机辅助呼吸。协助病人取舒适体位，询问清醒病人的感受，安慰病人以减轻焦虑等。

（2）物品处理：将呼吸器与氧气装置分离，按医疗废物分类管理规定处置。

（3）洗手。

（4）记录。

【注意事项】

1．面罩要紧扣鼻部，以免发生漏气。

2．注意观察病人胸廓起伏、脉搏、血氧饱和度及病人的呼吸是否有改善。

3．观察胃区是否胀气，避免过多气体挤压到胃部，引起反流和误吸。

4．每次给气时间 1 秒以上，潮气量约 600ml，给气时胸廓应当明显的隆起，但要避免过度通气。

【并发症】

应用简易呼吸器最常见并发症为胃胀气。

（1）发生原因：人工呼吸时速度过快或用力过大，胃胀气可能导致呕吐、误吸或肺炎。

（2）预防及处理：①每次给予人工呼吸的时间 1 秒钟以上，吹气时要看到病人胸廓隆起，避免快速、过于用力的人工呼吸；②一旦发生误吸，立即给予吸痰、气管插管等急救措施。

十、成人单人心肺复苏术

临床情景

病人，男性，61 岁，因胃区疼痛去门诊就诊，候诊过程中突然倒地。

1．护士怎样施行心肺复苏？

2．在为病人心肺复苏过程中应注意什么？

3．如何预防及处理心肺复苏常见的并发症？

【目的】

呼吸、心跳突然停止时，通过实施基础生命支持技术，建立病人的循环、呼吸功能，保证重要器官的血液供应，促进循环、呼吸功能的恢复。

【准备】

1．护士准备　护士必须接受过基础生命支持的相关培训，戴手套。

2．物品准备　便携面罩（防护面罩）或隔离膜、手套、必要时备硬木板。

3．环境准备　清洁、宽敞、安全。如有危险因素存在，应迅速将病人转移至安全环境，在保证所有人员安全的环境下进行心肺复苏。

【实施】

1．确认现场安全　确保现场对护士和病人是安全的。

2．检查病人反应　轻拍病人肩膀，并大声呼喊"您还好吗？"。

3．启动急救反应系统　如病人无反应，应立即启动急救反应系统并获取 AED（或除颤仪）。

4．检查病人呼吸和脉搏　同时检查呼吸和脉搏，检查时间 5～10 秒，如病人无呼吸及脉搏，立即开始心肺复苏。

（1）检查呼吸：通过观察胸部运动是否缺失或异常（无呼吸或仅有喘息）。

（2）检查脉搏：使用靠近病人头侧手的示指和中指找到甲状软骨，将手指滑到甲状软骨和胸锁乳突肌之间的沟内，触摸颈动脉搏动。

5．胸外按压

（1）位置：护士位于病人的一侧。

（2）体位：病人取平卧位，置于坚硬的平面上，解开上衣，暴露胸部。

（3）按压部位：胸骨下半部分。

（4）按压方法：护士将一只手的掌根放在病人胸骨下半部分，另一只手的掌根置于第一只手上，伸直双臂，使双肩位于双手的正上方，用力快速按压。

（5）按压深度：每次按压深度5～6cm。在每次按压时，要确保能垂直按压病人的胸骨。

（6）按压频率：100～120次/分（按压30次需要15～18秒）。

（7）胸廓回弹：每次按压后，不要倚靠在胸壁上，要确保胸廓完全回弹。胸廓按压和胸廓回弹时间大致相同。

（8）尽量减少按压中断：尽可能减少胸外按压中断的次数和时间。对于没有高级气道进行心肺复苏的心脏骤停者，胸外按压比例目标值至少60%。

6．开放气道

（1）仰头提颏法（常用打开气道的方法）

1）护士将一只手的手掌置于病人的前额，然后用手掌向后压前额，使头部后仰。

2）将另一只手的示指、中指和无名指置于下颌下方。

3）提起下颌，颏部上抬，使病人下颌、耳垂连线与地面垂直。

（2）推举下颌法：如果病人头部或颈部受伤疑有脊柱受伤时，应采用推举下颌法。

1）护士将双手分别置于病人的头部两侧，将双肘置于病人仰卧的平面上。

2）将双手的示指、中指、无名指分别置于病人的下颌角下方并用双手提起下颌，使下颌前移。

3）如果病人双唇紧闭，用双手的拇指推开下唇，使嘴张开。

7．人工呼吸　常用口对面罩和口对口人工呼吸法。

（1）口对面罩人工呼吸

1）护士位于病人的一侧。

2）以鼻梁作参照，把面罩放在病人口鼻部。

3）使用面罩封住病人口鼻，护士将靠近病人头侧手的拇指和示指压住面罩的边缘，将另一手的拇指放在面罩下缘。

4）将另一只手的其余手指放在下颌骨缘并提起下颌，以开放气道。

5）当提起下颌时，用力按住面罩的外缘，使面罩边缘密封于面部。

6）给予1次吹气，吹气时间1秒以上，使病人的胸廓隆起。

7）用同样的方法给予第2次吹气，同时观察胸廓是否隆起。

8）如果尝试2次后，仍无法对病人进行通气，应迅速恢复胸外按压。

（2）口对口人工呼吸

1）在病人口鼻部盖隔离膜。

2）使用仰头提颏法打开气道，用放在病人前额的手的拇指和示指捏紧病人鼻孔，另一只手的其余手指放在下颌骨缘并提起下颌。

3）自然吸气后，双唇包住病人口周，使其完全不漏气。

4）给予1次吹气，吹气时间1秒以上，使病人的胸廓隆起。

5）放开口鼻，使胸廓自行回缩将气体排出。

6）用同样方法给予第2次吹气，同时观察胸廓是否隆起。

7）如果尝试2次后，仍无法对病人进行通气，应迅速恢复胸外按压。

8．心肺复苏周期　以30∶2胸外按压/人工呼吸比进行心肺复苏，如有AED（或除颤仪），立即分析心律,当 AED 显示可除颤心律(室颤 / 无脉性室速)时,应立即进行除颤,除颤后立即进行高质量的心肺复苏,5 组心肺复苏或 2 分钟评估病人 1 次,并重复上述操作,直至恢复自主循环或复苏无效。

9．操作后处理

(1)病人管理:用纱布清洁病人的口鼻面部,根据病情给予高级心血管生命支持。

(2)物品处理:整理物品,物品按医疗废物分类管理规定处置。

(3)洗手。

(4)记录。

【注意事项】

1．抢救病人要争分夺秒,如发现病人无反应,应立即启动急救反应系统,开始心肺复苏,因为 4～6 分钟后脑细胞不可逆性死亡。

2．按压部位要准确,频率、深度适宜,每次按压后要确保胸廓完全回弹,按压时间与回弹时间大致相等。用力不宜过重、过猛,以免造成肋骨骨折,也不宜过浅,导致无效按压。

3．尽量减少按压中断,上一组胸外按压的最后一次与下一组胸外按压的第一次的间隔时间应小于 10 秒。

4．仰头提颏时,不要用力按压颏下的软组织,以免堵塞气道;不要使用拇指提起颏部,不要完全封闭病人的嘴巴。

5．给予人工呼吸时应使用带防护装置面罩,可阻止病人呼出的气体、血液和体液进入护士的口腔,做好职业防护。

6．不建议在单人心肺复苏时使用简易呼吸器。

7．复苏判断

(1)同时检查呼吸和颈动脉搏动 5～10 秒,病人出现自主呼吸,触及大动脉搏动。

(2)上肢肱动脉血压在 60mmHg 以上。

(3)观察瞳孔及面色,散大的瞳孔缩小,面色、口唇、甲床、皮肤红润。

【并发症】

心肺复苏最常见并发症为肋骨骨折。

(1)发生原因:胸外按压时,用力过大或用力不当,如冲击式按压;按压位置不当,用力方向与胸壁不垂直等。

(2)预防及处理:①胸外心脏按压时,按压平稳、规律地进行,按压力度合适;不能冲击式猛压,按压部位要准确;②单处肋骨骨折的治疗原则止痛、固定和预防肺部感染;③多处肋骨骨折的治疗原则除上述处理外,还应尽快消除反常呼吸运动,保持呼吸道通畅和氧供,纠正呼吸和循环功能紊乱,防止休克。

十一、应用 AED 的成人单人心肺复苏术

♥ 临床情景

病人,男性,80 岁,既往有冠心病史,因皮肤过敏去皮肤科看病,就诊过程中突然倒地,门诊公共区域有 AED。

1．护士怎样应用 AED 进行心肺复苏？
2．应用 AED 进行心肺复苏过程中应注意什么？
3．应用 AED 进行心肺复苏时并发症的预防及处理？

【目的】

呼吸、心跳突然停止时，通过实施基础生命支持技术，建立病人的循环、呼吸功能，保证重要器官的血液供应，促进循环、呼吸功能的恢复。

【准备】

1．护士准备　护士必须接受过基础生命支持的相关培训，发现病人突然倒地并失去反应，立即启动应急反应系统。

2．物品准备　便携面罩（防护面罩）或隔离膜、AED、必要时备硬木板。

3．环境准备　清洁、宽敞、安全。如有危险因素存在，应迅速将病人转移至安全环境，在保证所有人员安全的环境下进行心肺复苏。

【实施】

1．确认现场安全　确保现场对护士和病人是安全的。

2．检查病人反应　轻拍病人肩膀，并大声呼喊"您还好吗？"。

3．启动急救反应系统　如病人无反应，应立即启动急救反应系统并获取 AED 或除颤仪。

4．检查病人呼吸和脉搏　同时检查呼吸和脉搏，检查时间 5～10 秒，如病人无呼吸及脉搏，立即开始心肺复苏。

（1）检查呼吸：通过观察胸部运动是否缺失或异常（无呼吸或仅有喘息）。

（2）检查脉搏：使用靠近病人头侧手的示指和中指找到甲状软骨，将手指滑到甲状软骨和胸锁乳突肌之间的沟内，触摸颈动脉搏动。

5．胸外按压

（1）位置：护士位于病人的一侧。

（2）体位：病人取平卧位，置于硬板床或地上，解开上衣，暴露胸部。

（3）按压部位：胸骨下半部分。

（4）按压方法：护士将一只手的掌根放在病人胸骨下半部分，另一只手的掌根置于第一只手上，伸直双臂，使双肩位于双手的正上方，用力快速按压。

（5）按压深度：按压深度 5～6cm。在每次按压时，确保能垂直按压病人的胸骨。

（6）按压频率：100～120 次 / 分（按压 30 次需要 15～18 秒）。

（7）胸廓回弹：每次按压后，不要倚靠在胸壁上，要确保胸廓完全回弹。胸廓按压和胸廓回弹时间大致相同。

（8）尽量减少按压中断：尽可能减少胸外按压中断的次数和时间。对于没有高级气道进行心肺复苏的成人心脏骤停者，胸外按压比例目标值至少 60%。

6．开放气道

（1）仰头提颏法：常用此方法打开气道。

1）护士将一只手的手掌置于病人的前额，然后用手掌向后压前额，使头部后仰。

2）将另一只手的示指、中指和无名指置于下颌下方。

3）提起下颌，颏部上抬，使病人下颌、耳垂连线与地面垂直。

（2）推举下颌法：如果病人头部或颈部受伤疑有脊柱受伤时，应采用推举下颌法。

1）护士将双手分别置于病人的头部两侧，将双肘置于病人仰卧的平面上。

2）将双手的示指、中指、无名指分别置于病人的下颌角下方并用双手提起下颌，使下颌前移。

3）如果病人双唇紧闭，用双手的拇指推开下唇，使嘴张开。

7. 人工呼吸　常用口对面罩人工呼吸。

（1）口对面罩人工呼吸

1）护士位于病人的一侧。

2）以鼻梁作参照，把面罩放在病人口鼻部。

3）使用面罩封住病人口鼻：护士将靠近病人头侧手的拇指和示指压住面罩的边缘，将另一手的拇指放在面罩下缘。

4）将另一只手的其余手指放在下颌骨缘并提起下颌，以开放气道。

5）当提起下颌时，用力按住面罩的外缘，使面罩边缘密封于面部。

6）给予第1次吹气，吹气时间1秒以上，使病人的胸廓隆起。

7）用同样的方法给予第2次吹气，同时观察胸廓是否隆起。

8）如果尝试2次后，仍无法对病人进行通气，应迅速恢复胸外按压。

（2）口对口人工呼吸

1）在病人口鼻部盖隔离膜。

2）使用仰头提颏法打开气道，用放在病人前额的手的拇指和示指捏紧病人鼻孔，另一只手的其余手指放在下颌骨缘并提起下颌。

3）自然吸气后，双唇包住病人口周，使其完全不漏气。

4）给予1次吹气，吹气时间1秒以上，使病人的胸廓隆起。

5）放开口鼻，使胸廓自行回缩将气体排出。

6）用同样方法给予第2次吹气，同时观察胸廓是否隆起。

7）如果尝试2次后，仍无法对病人进行通气，应迅速恢复胸外按压。

8. 除颤　AED到位后，立即使用AED进行除颤，从AED到达到第一次除颤完成，时间要小于45秒。

（1）打开AED：打开携带箱或AED的盖子，按"开启"键开启AED（AED将引导进行后面的操作步骤）。

（2）放置电极片：将与病人年龄相符的合适尺寸电极片粘贴在裸露的胸部，按图示将一个电极片贴在病人右侧胸部锁骨的正下方，另一个电极片贴在左乳头外下方。将电极片的连接电缆接到AED上。

（3）分析心律：当AED提示分析心律时，要提示并确认所有参与抢救的人离开病人。

（4）充电：如果AED建议除颤，它会自动充电，充电时不要停止按压。

（5）除颤：AED指示灯会闪烁表示充电完成，在除颤前，要大声提示"离开病人"，并确认无人接触病人，按下电击按钮，电击将使病人肌肉发生突然痉挛。

9. 高质量心肺复苏　电击后立即从胸外按压开始，进行高质量的心肺复苏，AED每2分钟进行分析心律，根据心律情况重复上述操作，直至恢复自主循环或复苏无效。

10．操作后处理

（1）病人管理：复苏成功后，为病人取舒适体位。密切观察病情变化，根据病情进行高级心血管生命支持。

（2）物品处理：整理物品，按医疗废物分类管理规定处置。

（3）洗手。

（4）记录。

【注意事项】

1．要争分夺秒抢救病人，如发现病人无反应，应立即启动急救反应系统，开始心肺复苏，因为4～6分钟后脑细胞不可逆性死亡。

2．按压部位要准确，频率、深度适宜，每次按压后要确保胸廓完全回弹，按压时间与回弹时间大致相等。用力不宜过重、过猛，以免造成肋骨骨折，也不宜过浅，导致无效按压。

3．尽量减少按压中断，上一组胸外按压的最后一次与下一组胸外按压的第一次的间隔时间应小于10秒。

4．仰头提颏时，注意不要用力按压颏下方的软组织，否则会堵塞气道；不要使用拇指提起颏部，不要完全封闭病人的嘴巴。

5．给予人工呼吸时应使用带防护装置面罩，可阻止病人呼出的气体、血液和体液进入护士的口腔，做好职业防护。

6．除颤时应使电极片与皮肤充分接触，及时提示和确认周围无人接触病人，以防误伤。

7．复苏判断

（1）检查呼吸和颈动脉搏动5～10秒，病人出现自主呼吸，触及大动脉搏动。

（2）上肢肱动脉血压在60mmHg以上。

（3）观察瞳孔及面色，散大的瞳孔缩小，面色、口唇、甲床、皮肤红润。

【并发症】

1．肋骨骨折

（1）发生原因：胸外按压时，用力过大或用力不当，如冲击式按压；按压位置不当，用力方向与胸壁不垂直等。

（2）预防及处理：①胸外心脏按压时，按压平稳、规律地进行，按压力度合适；不能冲击式猛压，按压部位要准确；②单处肋骨骨折的治疗原则止痛、固定和预防肺部感染；③多处肋骨骨折的治疗原则除上述处理外，还应尽快消除反常呼吸运动，保持呼吸道通畅和氧供，纠正呼吸和循环功能紊乱，防止休克。

2．皮肤灼伤

（1）发生原因：①除颤部位有金属物质；②除颤部位有皮肤破损，裸露的手术伤口；③电极片与皮肤接触不良。

（2）预防：①除颤时将除颤部位的心电监护电极片、导线等移除，避免电极片接触金属物质；②贴电极片时应避开破损的皮肤、裸露的手术伤口及起搏器；③严重灼伤多与电极片接触不良有关，粘贴电极片时应与皮肤充分接触。

3．医护人员误伤

（1）发生原因：①医护人员操作不正确；②除颤时直接或间接接触到病人。

（2）预防：①医护人员应接受规范的除颤培训，严格遵守操作规程，放电时禁止接触除颤电极；②放电时再次提醒和确认周围无人直接或间接接触病人。

十二、成人双人心肺复苏术

临床情景

病人，男性，60岁，在门诊大厅突然倒地，现场有2名护士参与抢救。

1. 2名护士怎样分工进行心肺复苏？

2. 在双人心肺复苏过程中应注意什么？

3. 如何预防及处理心肺复苏常见的并发症？

【目的】

呼吸、心跳突然停止时，通过实施基础生命支持技术，建立病人的循环、呼吸功能，保证重要器官的血液供应，促进循环、呼吸功能的恢复。

【准备】

1. 护士准备　护士必须接受过基础生命支持的相关培训，戴手套。

2. 物品准备　便携面罩（防护面罩）或隔离膜、简易呼吸器、手套、必要时备硬木板。

3. 环境准备　清洁、宽敞、安全。如有危险因素存在，应迅速将病人转移至安全环境，在保证所有人员安全的环境下进行心肺复苏。

【实施】

当有2名护士在现场时，第二名护士应当立即启动应急反应系统并取得AED（或除颤仪），第一名护士陪伴病人并立即开始胸外按压，进行心肺复苏。第二名护士返回后立即使用简易呼吸器进行人工呼吸。但应在每5组心肺复苏后交换职责（约2分钟）。

第一名护士

1. 位置　位于病人身体的一侧。

2. 职责

（1）确认现场安全：确保现场对护士和病人是安全的。

（2）检查病人反应：轻拍病人肩膀，并大声呼喊"您还好吗？"。

（3）启动急救反应系统：如病人无反应，应立即启动急救反应系统并获取AED或除颤仪。

（4）检查病人呼吸和脉搏：呼吸和脉搏同时进行检查，检查时间5～10秒，如病人无呼吸及脉搏，立即开始心肺复苏。

1）检查呼吸：通过观察胸部运动是否缺失或异常（无呼吸或仅有喘息）。

2）检查脉搏：使用靠近病人头侧手的示指和中指找到甲状软骨，将手指滑到甲状软骨和胸锁乳突肌之间的沟内，触摸颈动脉搏动。

（5）施以高质量的胸外按压

1）按压频率至少100～120次/分（每组30次按压需要15～18秒）。

2）每次按压深度5～6cm。

3）每次按压后，要确保胸廓完全回弹。

（6）开放气道：采用推举下颌法开放气道提供人工呼吸。

（7）人工呼吸：使用便携面罩给予2次人工呼吸，每次吹气1秒以上，使病人的胸廓隆起。

（8）以30∶2的胸外按压/人工呼吸比进行心肺复苏，并大声计数按压次数。

第二名护士

3. 位置 位于病人的头侧。

4. 职责

（1）取回简易呼吸器。

（2）开放气道：采用推举下颌法开放气道。

（3）给予人工呼吸：常用简易呼吸器进行人工呼吸。施以2次人工呼吸，每次给气时间1秒以上，使病人的胸廓隆起。

（4）沟通：鼓励第一名护士进行足够深、足够快的胸外按压，并使胸廓在按压后完全回弹。

（5）交换职责：5组心肺复苏或2分钟后与第一名护士交换职责，交换用时小于5秒。

（6）尽量减少按压中断：尽可能减少胸外按压中断的次数和时间。对于没有高级气道进行心肺复苏的成人心脏骤停者，胸外按压比例目标值应达到80%。

（7）心肺复苏周期：以30∶2胸外按压/人工呼吸比进行心肺复苏，每5组心肺复苏两人交换职责一次，并重复上述操作，直至恢复自主循环或复苏无效。

5. 操作后处理

（1）病人管理：用纱布清洁病人的口鼻面部，根据病情给予高级心血管生命支持。

（2）物品处理：整理物品，物品按医疗废物分类管理规定处置。

（3）洗手。

（4）记录。

【注意事项】

1. 抢救病人要争分夺秒，如发现病人无反应，应立即启动急救反应系统，开始心肺复苏，因为4～6分钟后脑细胞不可逆性死亡。

2. 按压部位要准确，频率、深度适宜，每次按压后要确保胸廓完全回弹，按压时间与回弹时间大致相等。用力不宜过重、过猛，以免造成肋骨骨折，也不宜过浅，导致无效按压。

3. 尽量减少按压中断，尽可能减少胸外按压中断的次数和时间。对于没有高级气道进行心肺复苏的成人心脏骤停者，团队配合时，胸外按压比例目标值应达到80%。

4. 所有人工呼吸均需持续1秒以上，潮气量约600ml，避免过度通气。

5. 为了保证高质量的心肺复苏，应每5组心肺复苏或2分钟交换职责，交换用时应小于5秒。

【并发症】

1. 肋骨骨折

（1）发生原因：胸外按压时，用力过大或用力不当，如冲击式按压；按压位置不当，用力方向与胸壁不垂直等。

（2）预防及处理：①胸外心脏按压时，按压平稳、规律地进行，按压力度合适；不能冲击式猛压，按压部位要准确；②单处肋骨骨折的治疗原则止痛、固定和预防肺部感染；③多处肋骨骨折的治疗原则除上述处理外，还应尽快消除反常呼吸运动，保持呼吸道通畅和氧供，纠正呼吸和循环功能紊乱，防止休克。

2．胃胀气

（1）发生原因：人工呼吸时速度过快或用力过大，胃胀气可能导致呕吐、误吸或肺炎。

（2）预防：每次给予人工呼吸的时间1秒钟以上，吹气时要看到病人胸廓隆起，避免快速、过于用力的人工呼吸。

十三、应用AED的成人双人心肺复苏术

临床情景

病人，男性，60岁，在急诊科走廊突然倒地，现场有2名护士参与抢救，急诊科有AED。

1．2名护士怎样应用AED进行心肺复苏？

2．在应用AED的双人心肺复苏过程中应注意什么？

3．如何预防及处理应用AED的双人心肺复苏的常见并发症？

【目的】

呼吸、心跳突然停止时，通过实施基础生命支持技术，建立病人的循环、呼吸功能，保证重要器官的血液供应，促进循环、呼吸功能的恢复。

【准备】

1．护士准备　护士必须接受过基础生命支持的相关培训，戴手套。

2．物品准备　便携面罩（防护面罩）、简易呼吸器、手套、必要时备硬木板。

3．环境准备　清洁、宽敞、安全。如有危险因素存在，应迅速将病人转移至安全环境，在保证所有人员安全的环境下进行心肺复苏。

【实施】

当有2名护士在现场时，第二名护士应当立即启动应急反应系统并取得AED，第一名护士陪伴病人并立即开始胸外按压，进行心肺复苏。第二名护士返回后立即使用AED，进行人工呼吸。但应在每5组心肺复苏后交换职责（大约每2分钟一次）。

第一名护士

1．位置　位于病人身体的一侧。

2．评估

（1）确认现场安全：确保现场对护士和病人是安全的。

（2）检查病人反应：轻拍病人肩膀，并大声呼喊"您还好吗？"。

（3）启动应急反应系统：如病人无反应，应立即启动应急反应系统并获取AED或除颤仪。

（4）检查病人呼吸和脉搏：同时检查呼吸和脉搏，检查时间5～10秒，如病人无呼吸及脉搏，立即开始心肺复苏。

1）检查呼吸：通过观察胸部运动是否缺失或异常（无呼吸或仅有喘息）。

2）检查脉搏：使用靠近病人头侧手的示指和中指找到甲状软骨，将手指滑到甲状软骨和胸锁乳突肌之间的沟内，触摸颈动脉搏动。

3．施以高质量的胸外按压

（1）按压频率：为100～120次/分（每组30次按压需要15～18秒）。

（2）按压深度：5～6cm。

（3）胸廓回弹：每次按压后，要确保胸廓完全回弹。

（4）尽量减少按压中断：尽可能减少胸外按压中断的次数和时间。对于没有高级气道进行心肺复苏的成人心脏骤停者，胸外按压比例目标应达到80%。

4. 开放气道　采用推举下颌法开放气道提供人工呼吸。

5. 人工呼吸　使用便携面罩施以2次人工呼吸，每次时间1秒以上，使病人的胸廓隆起。

6. 按压/通气比　使用30∶2的胸外按压/人工呼吸比，并大声计数按压次数。

第二名护士

7. 位置　位于病人的头侧。

8. 使用AED除颤　取回AED、简易呼吸器。

（1）打开AED（AED将引导进行后面的操作步骤）：打开携带箱或AED的盖子，按"开启"键开启AED。

（2）放置电极片：将与病人年龄相符的合适尺寸电极片粘贴在裸露的胸部，按图示将一个电极片贴在病人右侧胸部锁骨的正下方，将另一个电极片贴在左乳头外下方。将电极片的连接电缆接到AED上。

（3）分析心律：当AED提示分析心律时，要提示和确保所有参与抢救的人离开病人。

（4）交换职责：当AED提示分析心律时，两名护士交换职责，交换用时小于5秒。

（5）充电：如果AED建议除颤，它会自动进行充电，充电时不要停止按压。

（6）除颤：AED指示灯闪烁表示充电完成，在除颤前，要大声提示"离开病人"，并确认周围无人接触病人，按下电击按钮，电击将使病人肌肉发生突然痉挛。

两名护士交换职责后

第二名护士

9. 位置　病人身体的一侧。

10. 继续心肺复苏　电击后，应立即从胸外按压开始继续高质量心肺复苏。

第一名护士

11. 位置　病人的头侧。

12. 沟通　鼓励第二名护士进行足够深、足够快的胸外按压，并使胸廓在按压后完全回弹。

13. 人工呼吸　使用简易呼吸器给予2次人工呼吸，每次给气1秒以上，潮气量约600ml，使病人胸廓隆起。

14. 尽量减少按压中断　尽可能减少胸外按压中断的次数和时间。对于没有高级气道进行心肺复苏的成人心脏骤停者，胸外按压比例目标值应达到80%。

15. 心肺复苏周期　以30∶2胸外按压/人工呼吸比进行心肺复苏，每5组心肺复苏或2分钟后AED会提示分析心律，每当AED分析心律时交换职责，并重复上述操作，直至恢复自主循环或复苏无效。

16. 操作后处理

（1）病人管理：用纱布清洁病人的口鼻面部，根据病情给予高级心血管生命支持。

（2）物品处理：整理物品，物品按医疗废物分类管理规定处置。

（3）洗手。

（4）记录。

【注意事项】

1．抢救病人要争分夺秒，如发现病人无反应，应立即启动急救反应系统，开始心肺复苏，因为4～6分钟后脑细胞不可逆性死亡。

2．按压部位要准确，频率、深度适宜，每次按压后要确保胸廓完全回弹，按压时间与回弹时间大致相等。用力不宜过重、过猛，以免造成肋骨骨折，也不宜过浅，导致无效按压。

3．尽量减少按压中断，上一组胸外按压的最后一次与下一组胸外按压的第一次的间隔时间应小于10秒。

4．仰头提颏时注意不要用力按压颏下方的软组织，否则会堵塞气道；不要使用拇指提起颏部，不要完全封闭病人的嘴巴。

5．给予人工呼吸时应使用带防护装置面罩，可阻止病人呼出的气体、血液和体液进入护士的口腔，做好职业防护。

6．使用AED贴电极片时应避开植入式除颤器/心脏起搏器，去除药物贴片和胸毛，并将胸部快速擦拭干净，使电极片与皮肤充分接触，除颤时及时提醒和确认周围无人接触病人，以防误伤。

7．为了保证高质量的心肺复苏，应每5个周期或2分钟交换职责。护士仅在AED分析心律时交换职责，交换用时应小于5秒。

8．建立高级气道（例如喉罩、声门上气道或气管插管）后，一名护士以100～120次/分的速率匀速按压，另一名护士给予人工呼吸10次/分（每6秒给予1次人工呼吸），在心肺复苏过程中，无需暂停按压给予人工呼吸。

【并发症】

1．肋骨骨折

（1）发生原因：胸外按压时，用力过大或用力不当，如冲击式按压；按压位置不当，用力方向与胸壁不垂直等。

（2）预防及处理：①胸外心脏按压时，按压平稳、规律地进行，按压力度合适；不能冲击式猛压，按压部位要准确；②单处肋骨骨折的治疗原则止痛、固定和预防肺部感染；③多处肋骨骨折的治疗原则除上述处理外，还应尽快消除反常呼吸运动，保持呼吸道通畅和氧供，纠正呼吸和循环功能紊乱，防止休克。

2．胃胀气

（1）发生原因：人工呼吸时速度过快或用力过大，胃胀气可能导致呕吐、误吸或肺炎。

（2）预防：每次给予人工呼吸的时间1秒钟以上，吹气时要看到病人胸廓隆起，避免快速、过于用力的人工呼吸。

3．皮肤灼伤

（1）发生原因：①除颤部位有金属物质；②除颤部位有皮肤破损，裸露的手术伤口；③电极片与皮肤接触不良。

（2）预防：①除颤时将除颤部位的心电监护电极片、导线等移除，避免电极片接触金属物质；②电极板应避开破损的皮肤和裸露的手术伤口；③严重灼伤多与电极片接触不良有关，贴电极片时应避开植入式除颤器/心脏起搏器，去除药物贴片和胸毛，并将胸部快速擦拭干净，除颤时应使电极片与皮肤充分接触。

4．医护人员误伤

（1）发生原因：①医护人员操作不正确；②除颤时直接或间接接触病人。

（2）预防：①医护人员应接受规范的除颤操作培训，严格遵守操作规程，放电时禁止接触除颤电极；②放电时再次提示和确认周围无人直接或间接接触病人。

十四、成人电除颤术

临床情景

病人，男性，55岁，因心肌梗死入住心血管内科，给予对症治疗，并行心电监护，某天，护士在给病人做晨间护理时，发现病人心电监护出现心室颤动。

1．护士怎样施行电除颤术？

2．在电除颤过程中应注意什么？

3．如何预防及处理电除颤术的常见并发症？

【目的】

通过震击心脏快速终止异常心电活动，使正常起搏点（窦房结）恢复电活动，从而恢复自主心律。

【准备】

1．护士准备　护士必须接受过电除颤技术培训，戴手套。

2．物品准备　①便携面罩、硬木板；②除颤仪、导电糊、电极膜5片、听诊器、纱布4块、记录单、手消毒液（除颤仪应处于备用状态，物品由他人准备）。

3．环境准备　清洁、宽敞、安全，适合抢救。如有危险因素存在，应迅速将病人转移至安全环境，在保证所有人员安全的环境下进行心肺复苏。

【实施】

1．确认现场安全　确保现场对护士和病人是安全的。

2．检查病人反应　轻拍病人肩膀，并大声呼喊"您还好吗？"。

3．启动应急反应系统　如病人无反应，应立即启动应急反应系统并获取除颤仪。

4．检查病人呼吸和脉搏　呼吸和脉搏同时进行检查，检查时间5～10秒，如病人无呼吸及脉搏，除颤仪就在身边，应先进行除颤（如除颤仪不在身边，应先进行心肺复苏）。

（1）检查呼吸：通过观察胸部运动是否缺失或异常（无呼吸或仅有喘息）。

（2）检查脉搏：使用靠近病人头侧手的示指和中指找到甲状软骨，将手指滑到甲状软骨和胸锁乳突肌之间的沟内，触摸颈动脉搏动。

5．病人准备　病人仰卧于硬板床上，松解衣扣，充分暴露胸部，用纱布擦干胸部皮肤，去除病人身体上的所有金属物品。

6．准备除颤　一旦取回除颤仪，立即连接除颤仪上的心电监护仪（如病人带有心电监护可不用连接），确认有除颤指征，打开除颤仪，确定除颤仪设置为"非同步"，将除颤仪电极板均匀涂抹导电糊。

7．放置电极板　将两电极板分别放置于病人胸骨右缘锁骨下区及左腋中线第5肋间，两电极板之间至少相距10cm，以适当压力将电极板与胸壁皮肤紧密接触。

8. 充电　双相波除颤仪选择200J，单相波除颤仪选择360J，按下"充电"按钮。

9. 除颤　充电完毕，提示和确认无人接触病人，按"放电"按钮放电，电击会造成病人肌肉的突然挛缩。

10. 继续心肺复苏　除颤后立即进行以胸外按压为开始的高质量心肺复苏。5组心肺复苏后（约2分钟），根据心电监护的心律情况决定是否再进行除颤。并重复上述操作，直至病人恢复自主循环或复苏无效。

11. 操作后处理

（1）病人管理：除颤完成后连续心电监护，密切观察除颤效果。擦净病人皮肤上的导电糊，并观察局部皮肤有无灼伤，并协助病人穿衣服，取舒适体位。

（2）物品处理：整理物品，清洁、消毒除颤电极板。

（3）洗手。

（4）记录。

【注意事项】

1. 尽早除颤，除颤前应评估病人是否有植入性起搏器，除颤时电极板放置位置应避开起搏器部位。

2. 导电糊要涂抹均匀，以保证导电良好。

3. 电极板放置位置要准确，并与病人皮肤密切接触，压紧皮肤，以免灼伤病人皮肤。

4. 除颤时任何人不得接触病人及病床，以防误伤。

5. 在除颤成功后的最初几分钟，任何自主心律比较缓慢，且不能产生脉搏或充分的灌注，需要进行数分钟的心肺复苏直至恢复充足的心功能。

【并发症】

1. 皮肤灼伤

（1）发生原因：①除颤电极板直接与皮肤接触，或者用易燃物质作导电媒介如乙醇；②除颤部位有金属物质、除颤部位有皮肤破损，裸露的手术伤口；③在同一部位反复多次除颤；④电极板与皮肤接触不良。

（2）预防及处理：①除颤前将除颤部位的心电监护电极片、导线等移除，避免电极板接触金属物质；②电极板应避开破损的皮肤和裸露的手术伤口；③除颤时电极板应均匀涂抹导电胶，在没有导电胶时可使用生理盐水纱布作为导电媒介，禁用乙醇等易燃物质作为导电媒介；④严重灼伤多与电极板接触不良有关，除颤时应使电极板与皮肤充分接触；⑤应避免在同一部位反复除颤。

2. 心肌损伤

（1）发生原因：①除颤能量过大；②反复多次不间断除颤；③电极板大小选择不当。

（2）预防：①选择正确的除颤能量：双相波除颤仪200J，单相波除颤仪360J；②进行单次电击后立即开始心肺复苏，2分钟后重新分析心律确定是否电击；③美国医疗设备协会推荐最小单个电极面积为$50cm^2$，电击区的面积总和最少为$150cm^2$。电极面积越大，经胸阻抗越低，除颤成功率越高，心肌损伤的可能性也越小，一定范围内除颤成功率与电极板直径正相关，但过大的电极会减少通过心肌的电流。

3. 医护人员误伤

（1）发生原因：医护人员操作不正确；除颤时直接或间接接触病人。

（2）预防：①医护人员应接受规范的除颤培训，严格遵守操作规程，放电时禁止接触除颤电极，禁止将电极板空放电或两电极板面对面放电；②放电时再次提示和确认周围无人直接或间接接触病人。

（李云芳）

第十节　标本采集技术

一、动脉血标本采集法

临床情景

病人，男性，60岁，因肺心病发作急诊入院。遵医嘱给予吸氧2L/min，动脉血气分析。

1. 护士应该怎样为病人进行动脉血标本的采集？
2. 在为病人采集动脉血标本过程中应注意什么？
3. 如何预防及处理采集动脉血标本时可能出现的并发症？

【目的】

进行血气分析，监测病人有无缺氧、二氧化碳潴留及酸碱失衡等状况，为临床决策提供依据。

【评估】

1. 全身情况　病人病情、意识状态、治疗情况、吸氧状况及呼吸机参数。
2. 局部情况　病人穿刺部位皮肤、血管状况，肢体活动能力。
3. 心理状态　病人对动脉血标本采集目的、方法的认知程度及配合程度。
4. 环境条件　环境是否符合无菌操作要求。

【准备】

1. 护士准备　仪表整洁，洗手，戴口罩。
2. 物品准备　物品摆放合理，放置有序。

（1）治疗车上层：动脉血气针（或2ml或5ml一次性注射器、肝素、无菌软木塞或橡胶塞）、一次性治疗巾、治疗垫、无菌纱布、消毒棉签、安尔碘消毒液、无菌手套、小沙袋、砂轮、检验申请单、条形码（或标签）、PDA、手消毒液。

（2）治疗车下层：弯盘、锐器盒、医疗垃圾桶、生活垃圾桶。

3. 环境准备　安静、整洁，30分钟内病房无打扫卫生，光线及温度适宜。
4. 病人准备　体位符合操作要求，积极配合操作。

【实施】

1. 准备容器　查看检验申请单与标签（或条形码）信息是否一致。核对无误后，将标签（或条形码）贴于一次性注射器或动脉血气针外壁上。
2. 核对解释　护士携带用物至病人床旁，依据检验申请单查对病人的床号、姓名及腕带（PDA扫码）。向病人解释采血目的、操作过程可能引起的不适及配合要点。

3．选择动脉　暴露穿刺部位，选取合适的穿刺动脉（常用穿刺部位为桡动脉、股动脉等），手指探明动脉的搏动、走向、深度，并定位穿刺处。

4．保护床单位　将小垫枕铺上治疗巾，放于穿刺部位下。

5．消毒皮肤　用安尔碘消毒穿刺部位皮肤，消毒范围以穿刺点为中心，直径大于8cm，共消毒2遍。

6．再次核对　核对病人床号、姓名及标本容器。

7．采集动脉血标本

（1）动脉血气针采血法：①将针栓推至最底部，再拉到预设位置，除去针套，护士戴无菌手套或消毒左手示指和中指，用左手的示指、中指触及动脉搏动最强处并用两指固定动脉；②桡动脉穿刺时，右手持针与动脉走向呈45°角穿刺，股动脉穿刺时，呈90°穿刺，进针后可见血液涌入针筒；③待血液液面达到预设位置后迅速拔针。拔针后，将针头插入橡胶塞中，并盖上安全针座帽。颠倒混匀标本5次，并在掌心手搓5秒，以保证抗凝剂完全作用。

（2）一次性注射器采血法：①抽取0.5ml肝素湿润注射器后排尽；②护士戴无菌手套或消毒左手示指和中指；③用左手的示指、中指触及动脉搏动最强处并用两指固定动脉，右手持针与动脉走向呈45°～90°角穿刺，见鲜红血液自动涌入注射器，即以右手固定注射器，左手抽取预定血量（一般为0.1～1ml），拔针后立即将针尖刺入橡胶塞隔绝空气，并轻轻搓动注射器使血液与肝素混匀。

8．按压　使用无菌纱布垂直按压穿刺部位5～10分钟，并用胶布固定。必要时可使用小沙袋压迫止血，直至无出血为止。

9．第三次核对　核对病人床号、姓名、检验申请单及容器标签（或条形码），并在申请单上记录时间及签名。

10．操作后处理

（1）病人管理：协助病人取舒适体位，整理床单位。向病人说明注意事项。观察病人有无不良反应，如有不良反应及时通知医生。

（2）物品处理：整理用物，按医疗废物分类管理规定进行处置。

（3）洗手。

（4）记录，标本立即送检。

【注意事项】

1．严格遵守无菌技术操作原则，预防感染。

2．桡动脉穿刺时，病人取坐位、半坐位或平卧位，上肢外展放松，手掌自然下压背曲，取前臂掌侧腕关节上2cm搏动最明显处以45°角进针穿刺；股动脉穿刺时，病人取平卧位，大腿外展外旋，在腹股沟韧带中点触及动脉搏动最强处以90°角穿刺取血。

3．新生儿不宜选用股动脉进行穿刺，以防进针时伤及髋关节及股神经。

4．有出血倾向者慎用动脉采血，穿刺部位应压迫止血至不再出血为止。

5．标本必须隔绝空气，立即送检，以免影响结果。如需等待检测，要将标本置于0～4℃冰箱内保存，保存时间不得超过15分钟。

6．穿刺后穿刺侧肢体不要下垂，保持水平位30分钟。

7．条形码合理有效使用，杜绝差错事故的发生。

【并发症】

1. 皮下血肿

（1）发生原因：①在同一部位反复多次穿刺，导致皮下渗血或血管损伤；②穿刺时过度用力，针头对穿血管壁，导致血肿；③按压无效，力度及时间不足；④穿刺针头型号过大。

（2）预防及处理：①熟练掌握穿刺技术，把握进针角度和深度，防止穿破动脉后壁；②选择大小合适的穿刺针头，合理安排穿刺点，避免在同一部位反复多次穿刺，以免引起动脉痉挛，增加对动脉的损伤度，造成出血不止；③嘱咐病人穿刺后 30 分钟内穿刺部位避免过度活动，不能过早翻身、下床活动、用力咳嗽、大便、下蹲等；④穿刺成功后，局部加压止血 5～10 分钟，或用小沙袋压迫止血，直到不出血为止。若压迫无效时，可用桡动脉压迫器或"8"字型绷带加压包扎止血，并随时观察出血量。严重凝血机制障碍者应避免动脉穿刺；⑤如血肿轻微，应注意肿胀范围有无扩展。肿胀局限，不影响血流时，可暂不行特殊处理；肿胀加剧，则立即按压穿刺点并同时用 50% 硫酸镁湿热敷；⑥血肿发生后，24 小时内采用冷敷使局部血管收缩利于止血。24 小时后可通过毛巾热敷、烤灯、远红外线照射等方法促进局部血液循环利于血肿吸收，注意避免烫伤。也可予 50% 硫酸镁湿敷、多磺酸黏多糖乳膏外敷使血肿消退，减轻疼痛。若血肿过大难以吸收，可切开取出。

2. 感染

（1）发生原因：①未严格执行无菌操作；②穿刺处完全结痂前，有污染的液体渗入。

（2）预防及处理：①操作过程严格遵守无菌原则；②穿刺前认真选择血管，避免在有皮肤感染的部位穿刺；③操作后使用无菌纱布保护穿刺点皮肤。如有出现红肿热痛等感染症状，及时进行消毒抗炎治疗。

3. 筋膜间隔综合征

（1）发生原因：动脉穿刺失败或按压无效导致出血，血液进入筋膜间隔区，致使间隔区内组织压升高，血液循环不畅，造成肌肉、神经组织供血不足，严重者可导致肌肉与神经进行性缺血坏死，甚至危及生命。

（2）预防及处理：①同血肿的预防及处理；②注意观察肢体感觉、血运、运动、疼痛情况。如患侧肢体出现皮肤温度低、颜色苍白，肢端肿胀麻木、被动活动疼痛加重等问题，及时请骨科医生作适当处理，切忌按摩及热敷。

4. 假性动脉瘤

（1）发生原因：①由于穿刺不当，造成血管损伤、出血，血液从穿刺处进入周围组织形成血肿。血肿机化后，其表面被内皮覆盖，产生假性动脉瘤；②拔针后按压时间不足，或由于病人组织修复功能低下、凝血功能差、治疗时应用抗凝剂等，穿刺处出血不止，血液进入周围组织形成假性动脉瘤。

（2）预防及处理：①同血肿的预防及处理；②病人若形成小的足背动脉瘤，应嘱其穿宽松、质地柔软的鞋，以防摩擦瘤体，引起破裂出血；③假性动脉瘤较大而影响功能者，行外科手术修补。

5. 动脉痉挛

（1）发生原因：多发生于穿刺过程。因穿刺引起动脉外膜交感神经纤维过度兴奋，引起动脉壁平滑肌持续收缩，出现反射性动脉痉挛，使血管呈细索条状，导致血管内血流量减少甚至阻塞。

（2）预防及处理：①提高穿刺成功率，减少反复穿刺，以避免诱发动脉痉挛；②发生动脉痉挛时，如果穿刺针头在血管内，暂停操作，待血流量逐渐增加后，再抽血，避免反复穿刺。如果穿刺未成功，则拔针暂停操作，舌下含服硝酸甘油或热敷局部血管，待痉挛解除后再尝试。如若仍无法缓解，可改选其他动脉采血。

6. 穿刺点大出血

（1）发生原因：穿刺后病人患肢过早活动。

（2）预防及处理：①穿刺后按压穿刺点 5～10 分钟，并嘱咐病人不能过早翻身、下床活动、用力咳嗽、大便及下蹲等；②如病人出现穿刺点大出血，立即让其平躺床上，戴无菌手套，用无菌敷料覆盖明胶海绵按压穿刺点止血，直到不出血为止；③出血量大者遵医嘱输血制品。

7. 血栓形成

（1）发生原因：①反复多次穿刺造成动脉内膜损伤。血流通过损伤处，血小板易凝集形成血栓；②拔针后压迫伤口用力过大，导致血流减慢甚至中断，形成血栓。

（2）预防及处理：①减少同一位置的穿刺次数；②拔针后，压迫穿刺点的力度要适中，力量以指腹仍能触及动脉搏动为宜，既使伤口不渗血，又保持动脉血流通畅；③若血栓形成，尽早插管行尿激酶溶栓治疗。

二、静脉血标本采集法

临床情景

病人，女性，58 岁，以"口渴、多饮、多尿半年"为主诉入院。遵医嘱进行临床生化检查。

1. 护士应该怎样为病人进行静脉血标本的采集？
2. 在为病人静脉血标本采集过程中应注意什么？
3. 如何预防及处理静脉血标本采集法的并发症？

【目的】

为进行临床生物化学、免疫学检查及病原微生物检查提供合格的样本。

【评估】

1. 全身情况 病人病情、意识状态及治疗情况。
2. 局部情况 病人采血部位皮肤、血管状况，肢体活动能力。
3. 心理状态 病人对采血目的、方法的认知程度及配合程度。
4. 环境条件 环境是否符合无菌操作要求。

【准备】

1. 护士准备 仪表整洁，洗手，戴口罩、戴手套。
2. 物品准备 物品摆放合理，放置有序。

（1）治疗车上层：一次性双向采血针（或一次性注射器）、标本容器（干燥试管、抗凝试管、血培养瓶或真空采血管）、试管架、止血带、干棉签、安尔碘消毒液、胶布、小垫枕，一次性治疗巾、检验申请单、条形码（或标签）、手套、PDA、手消毒液。

（2）治疗车下层：弯盘、锐器盒、医疗垃圾桶、生活垃圾桶。

3. 环境准备　安静、整洁，30分钟内病房无打扫卫生，光线及温度适宜。

4. 病人准备　体位符合操作要求，积极配合操作。

【实施】

1. 准备容器　根据检验目的选择适当的标本容器。查看检验申请单、标签（或条形码）信息是否一致。核对无误后，将标签（或条形码）贴于容器外壁。

2. 核对解释　护士携带用物至病人床旁，依据检验申请单查对床号、姓名及腕带（PDA扫码）。向病人解释采血目的、操作过程可能引起的不适及配合要点。

3. 选择静脉　暴露穿刺部位，选择合适的穿刺静脉（常选用肘正中静脉、贵要静脉、头静脉等），用手指寻找静脉走向、深度，并定位穿刺点。

4. 扎止血带　将小垫枕铺上治疗巾，放在穿刺部位下，于穿刺部位上方约6cm处扎止血带。

5. 消毒皮肤　消毒穿刺部位皮肤，消毒范围以穿刺点为中心，直径大于5cm。

6. 再次核对　核对病人床号、姓名和标本容器。

7. 采集静脉血标本

（1）采血针采血法：嘱病人握拳，左手拇指绷紧静脉下端皮肤，右手持一次性采血针，针尖斜面向上，与皮肤成15°～30°角进针，刺入静脉，见回血后用胶布固定针翼，将采血针的另一端刺入真空采血管，血液自动吸入至所需血量。

（2）注射器采血法：嘱病人握拳，左手拇指绷紧静脉下端皮肤，右手持一次性注射器，针尖斜面向上，与皮肤成15°～30°角进针，刺入静脉，见回血后固定针头，抽取所需血量，将血液注入标本容器。

8. 拔针　采血完毕，嘱病人松拳，解开止血带，用棉签轻压穿刺点上方，迅速拔出针头，棉签继续按压约3～5分钟，至无出血为止。

9. 血标本处理

（1）采集全血标本时，将血液沿管壁缓慢注入盛有抗凝剂的试管内，轻轻摇动，使血液与抗凝剂充分混匀。

（2）采集血清标本时，将血液慢慢注入干燥试管中，勿将泡沫注入，避免震荡，防止溶血。

（3）采血培养标本时，先去除血培养瓶铝盖中心部位，常规消毒瓶盖，更换无菌针头后，将血液注入培养瓶内，轻轻摇匀。

（4）采血结束后，将标本容器置于试管架上，送检。

10. 第三次核对　核对病人床号、姓名、检验申请单及容器条形码（或标签），并在申请单上记录时间及签名。

11. 操作后处理

（1）病人管理：协助病人取舒适体位，整理床单位。向病人说明注意事项。观察病人有无不良反应，如有不良反应及时通知医生。

（2）物品处理：整理用物，按医疗废物分类管理规定进行处置。

（3）洗手。

（4）记录。血标本及时送检。

【注意事项】

1．严格遵守无菌技术操作原则。

2．根据不同检验目的，计算所需的采血量，并正确选择相应的试管。

（1）一般项目的采血量在 2～5ml 左右。血培养标本取 5ml，对亚急性细菌性心内膜炎病人，为提高细菌培养阳性率，采血 10～15ml。

（2）同时抽取多种血标本时，应先将血液注入血培养瓶，再注入抗凝试管，最后注入干燥试管中。

（3）真空采血管采用国际通用的头盖颜色指示采血管内添加剂种类及检验用途。

3．采集标本的时间和方法要准确。

（1）时间：一般在上午 7～9 时左右病人处于安静状态下采血。检查定时采血项目，要对病人说明采血时间及配合要求，如进行口服葡萄糖耐量试验、激素测定、血药浓度监测等。病人静脉输注脂肪乳，其采血时间应安排在输注脂肪乳后 6 小时，以免因脂肪乳在血液中未完全代谢，影响某些物质的检验值，如三酰甘油、总胆红素、血红蛋白、乳酸脱氢酶等。血培养标本尽可能在使用抗生素前、局部伤口治疗前或高热寒战期采集。

（2）饮食：需清晨空腹采血，应提前通知病人，并在采血前予以确认，避免因进食而影响某些血液指标。体检人群在其体检前 3 天需禁烟、禁酒，勿进食过多高蛋白、高脂、高糖、高盐食物，防止血液成分发生改变。嘱咐病人采血前如有服用药物，应告知医护人员，以免影响检验结果的判断。

（3）体位：体位会影响血液循环，导致血液中的某些成分也随之变化。如：卧位改坐位时血液某些生化指标平均升高 10% 左右，6 项血细胞参数平均上升 11.63%；醛固酮卧位时的浓度是站立时的 1/6。操作时应帮助病人选择合适体位。

（4）部位：严禁在输液、输血肢体采集血标本，应在对侧肢体操作。另外，女性病人行乳腺切除术后半年内禁止在患侧手臂采血。

（5）防止标本溶血：增加溶血风险的因素包括使用规格过小或过大的针头；从外周静脉或中心静脉的留置管道抽取血液；穿刺不顺利，组织损伤过多；抽血速度过快；血液注入容器的速度过快；注入的血液量过少；用力震荡标本容器；未让皮肤上涂擦的消毒剂充分挥发、干燥；使用过大的负压真空采血管等。应避免上述情况发生。

（6）正确使用采血器：使用一次性注射器，采血时不能向静脉内推，以免注入空气形成气栓。使用真空采血管时，不能提前将采血管和采血针头连接，以免试管内负压消失，影响采血。

（7）止血带使用：持续使用时间不宜超过 1 分钟，以免淤血和血液浓缩，影响部分指标的检验结果。

4．条形码合理有效使用，杜绝差错事故的发生。

【并发症】

1．皮下淤血或血肿

（1）发生原因：①在同一部位反复多次穿刺；②棉签按压无效，方法不正确或按压力度及时间不足；③穿刺时过度用力，穿破血管。

（2）预防及处理：①提高静脉穿刺技术，避免重复穿刺同一部位，增加血管损伤；②将棉签沿静脉走向垂直按压在穿刺点上方，并伸展上臂，增大按压面积，延长按压时间至不出血为止；③掌握进针角度，避免因角度过大，穿透血管下壁引起出血；④出现皮下淤血或血肿时，早期可冷敷，收缩血管。24 小时后可采用 50% 硫酸镁湿热敷、马铃薯外敷、毛巾热敷等方式吸收血肿。

2. 误抽动脉血

（1）发生原因：常见于股静脉采血。因病人过度肥胖或股动脉搏动不明显，导致误抽动脉血。

（2）预防及处理：①明确股静脉的解剖位置，即股动脉内侧约 0.5cm 处；②掌握股静脉穿刺技巧，戴无菌手套，在股三角区内触及动脉搏动并固定动脉，右手持注射器，于动脉内侧约 0.5cm 处以与皮肤呈 90° 角进针，抽出暗红色血，表示穿刺成功。如呈鲜红色血液，则提示误抽动脉血，应立即拔出针头，紧按穿刺处至不再出血后，再重新穿刺。

3. 动静脉瘘

（1）发生原因：由于定位不准确或进针过深，穿刺时损伤血管，使动脉与静脉之间形成异常通道，压力大的动脉血经通道流向静脉，产生动 - 静脉分流。

（2）预防及处理：①准确定位穿刺点，把握进针角度及深度，减少血管损伤；②若形成动静脉瘘，可利用绷带包扎使局部血流减慢，促进瘘口处血栓形成而使之闭合，或选择外科手术处理。

三、痰液标本采集法

临床情景

> 病人，男性，72 岁，以"反复咳嗽、咳痰 10 年，加重伴高热 2 天"为主诉入院。身体评估：T 39.2℃，P 100 次 / 分，R 35 次 / 分，BP 130/80mmHg，神志清，双肺可闻及湿啰音及痰鸣音。诊断为慢性支气管炎、肺气肿合并肺部感染。遵医嘱留痰培养标本。
> 1. 护士应该如何正确、有效地采集痰培养标本？
> 2. 在采集痰培养标本过程中应注意什么？

【目的】

为痰液检查采集合格的标本。

【评估】

1. 全身情况　病人病情、意识状态及治疗情况。

2. 局部情况　病人口腔黏膜、咽部情况，咳嗽、咳痰情况。

3. 心理状态　病人对留痰标本的目的、方法的认知程度及配合程度。

4. 环境条件　环境是否适合操作要求。

【准备】

1. 护士准备　仪表整洁，洗手，戴口罩。

2. 物品准备　物品摆放合理，排列有序。

（1）治疗车上层：

1）标本容器（常规痰标本备清洁痰盒、24 小时痰标本备容积约 500ml 的清洁广口容器、痰培养标本备无菌集痰器）、漱口溶液或清水、检验申请单、标签（或条形码）、手消毒液。

2）病人无法自行咳痰，如出现病人无力咳痰、不合作、气管切开或气管插管等情况，还需准备负压吸引器、痰液收集器、一次性吸痰管、无菌手套、生理盐水。必要时备口腔护理包。

（2）治疗车下层：医疗垃圾桶、生活垃圾桶。

3．环境准备　安静、整洁，30分钟内病房内无打扫卫生，光线及室温适宜。

4．病人准备　病人体位符合操作要求，积极配合操作。

【实施】

1．准备容器　根据检验目的选择适当的标本容器。查看检验申请单、标签（或条形码）信息是否一致。核对无误后，将标签（或条形码）贴于容器外壁。

2．核对解释　护士携带用物至病人床旁，依据检验申请单查对床号、姓名及腕带。向病人解释留痰目的、操作过程可能引起的不适及配合要点。

3．采集痰标本

（1）病人能自行咳痰

1）常规痰标本：嘱病人于晨起后未进餐前用清水漱口。数次深呼吸后，用力咳出气管深处的痰液于清洁痰盒内。

2）24小时痰标本：嘱病人从晨起漱口后第一口痰开始留取，到次日晨起漱口后第一口痰结束，将24小时内所有痰液留在容器内。需在容器上注明起止时间。

3）痰培养标本：病人晨起先用漱口液反复漱口，再用清水漱口，深吸气后用力咳出气管深处的痰液，留于无菌集痰器中。

（2）病人无法自行咳痰：连接痰液收集器和负压吸引器，使用一次性吸痰管吸痰。根据检查项目，正确留取标本。

4．口腔护理　根据病人需要，给予清水漱口或口腔护理。

5．再次核对　核对病人床号、姓名、检验申请单及容器标签（或条形码），并在申请单上记录时间及签名。

6．操作后处理

（1）病人管理：协助病人取舒适体位，整理床单位。向病人说明注意事项。观察病人有无不良反应，如有不良反应及时通知医生。

（2）物品处理：整理用物，按医疗废物分类管理规定进行处置。

（3）洗手。

（4）记录，及时送检痰标本。

【注意事项】

1．根据检查目的，选择适宜容器，采集痰液量≥1ml。

2．采集痰标本的时间要准确。常规痰标本和痰培养标本宜选在清晨采集，此时痰量多，细菌阳性检出率高。采集痰标本做病原菌培养和药敏试验最好在使用抗生素前，标本采集后应立即送检。

3．按要求对痰标本进行正确处理。检查痰液中的癌细胞时，痰盒内应加入95%乙醇或10%甲醛溶液固定痰液后，立即送检。痰培养标本重复采集限制每天一次，操作时应严格执行无菌操作原则，以免影响检测结果。收集24小时痰量和痰液分层检查时，应嘱病人将痰液采集入无色广口瓶内，并加入少许苯酚以防腐。

4．嘱病人不可将唾液、漱口水、鼻涕等混入痰中。若病人痰液不易咳出，可指导有效咳嗽、拍背、雾化吸入、3%~10%的无菌盐水诱导等方法帮助咳痰。上述方法无效时，还可通过支气管镜采集法、防污染毛刷采集法、环甲膜穿刺经气管吸引法及支气管肺泡灌洗法等获取痰标本。

5. 为昏迷病人采集痰标本时，应先清除口腔分泌物，再用吸痰器取痰。

6. 采集标本时，注意防止痰液污染容器外壁，用过的标本需经灭菌后再处理。

7. 条形码合理有效使用，杜绝差错事故的发生。

四、咽拭子标本采集法

临床情景

病人，男性，25岁，因"持续高热、咽痛2天"门诊就医。身体评估：扁桃体发红，Ⅱ度肿大。遵医嘱采集咽拭子标本培养。

1. 护士应该怎样为病人采集咽拭子标本？

2. 在为病人采集咽拭子标本过程中应注意什么？

3. 如何预防及处理采集咽拭子标本的并发症？

【目的】

取咽部、扁桃体的分泌物，检查致病菌，协助临床诊断。

【评估】

1. 全身情况　病人病情、意识状态、治疗情况及进食时间。

2. 局部情况　病人口腔黏膜和咽部感染情况。

3. 心理状态　病人对采集咽拭子的目的、方法的认知程度及配合程度。

4. 环境条件　环境是否符合操作要求。

【准备】

1. 护士准备　仪表整洁，洗手，戴口罩。

2. 物品准备　物品摆放合理，放置有序。

（1）治疗车上层：无菌生理盐水、一次性无菌拭子、压舌板、手电筒、清水、检验申请单、标签（或条形码）、手消毒液。

（2）治疗车下层：弯盘、医疗垃圾桶、生活垃圾桶。

3. 环境准备　安静、整洁，30分钟内病房无打扫卫生，光线及温度适宜。

4. 病人准备　体位符合操作要求，积极配合操作。

【实施】

1. 准备容器　查看检验申请单、标签（或条形码）信息是否一致。核对无误后，将标签（或条形码）贴于一次性无菌拭子的试管外壁。

2. 核对解释　护士携带用物至病人床旁，依据检验申请单查对床号、姓名及腕带。向病人解释咽拭子采集的目的、操作过程可能引起的不适及配合要点。

3. 漱口　嘱病人用清水漱口。

4. 暴露咽喉部　嘱病人张口发"啊"音，暴露咽喉部，必要时使用压舌板。

5. 采集标本　按无菌操作要求从培养试管中取出无菌长棉签，并用无菌生理盐水蘸湿，用无菌长棉签迅速擦拭两侧腭弓、咽及扁桃体上分泌物。

6. 放置拭子 快速将拭子插入试管中并盖紧瓶塞。

7. 再次核对 核对床号、姓名、检验申请单及容器标签(或条形码),并在申请单上记录时间及签名。

8. 操作后处理

(1)病人管理:协助病人取舒适体位,整理床单位。向病人说明注意事项。观察病人有无不良反应,如有不良反应及时通知医生。

(2)物品处理:整理用物,按医疗废物分类管理规定进行处置。

(3)洗手。

(4)记录,及时送检咽拭子标本。

【注意事项】

1. 进食后2小时内勿操作,以防呕吐。

2. 最好在抗菌药物使用前采集标本。

3. 采集过程中,拭子不要触及其他位置,培养管保持无菌状态,保证标本的准确性。

4. 做真菌培养时,应在口腔溃疡面上采集脓性分泌物。

5. 为昏迷病人采集咽拭子标本,需借助开口器。

【并发症】

1. 恶心或呕吐

(1)发生原因:操作时拭子碰触咽喉部,引起病人恶心、呕吐。

(2)预防及处理:①评估病人进食时间,不宜选择进食后两小时内进行操作,以免引起呕吐;②标本采集过程动作轻柔、迅速;③出现恶心时,暂停操作,叮嘱病人放松。

2. 红肿、疼痛或出血

(1)发生原因:护士动作粗鲁,拭子用力擦拭采集处,导致病人出现口腔黏膜红肿、出血及疼痛等不适。

(2)预防及处理:①操作过程动作要轻柔、迅速;②发生口腔黏膜损伤者,可含漱口腔护理液;③如有口腔溃疡面疼痛者,可喷敷西瓜霜、2%利多卡因喷雾等止痛。

五、尿液标本采集法

临床情景

病人,女性,35岁,以"颜面、双下肢水肿,恶心、呕吐1个月,加重伴随尿量减少2天"为主诉入院。遵医嘱采集24小时尿液标本。

1. 护士应该如何正确、有效地采集尿液标本?

2. 尿液标本采集过程中应注意什么?

【目的】

为尿液检查采集合格的标本。

【评估】

1. 全身情况 病人病情、意识状态、治疗情况。

2. 局部情况 病人膀胱充盈程度、会阴部皮肤黏膜情况以及清洁程度。

3. 心理状态 病人对留尿标本的目的、方法的认知程度及配合程度。

4. 环境条件 环境是否适合操作要求。

【准备】

1. 护士准备 仪表整洁,洗手,戴口罩。

2. 物品准备 物品摆放合理,排列有序。

(1)治疗车上层:根据检验目的进行备物。

1)尿常规标本、餐后尿标本:一次性尿常规标本容器(尿杯或清洁试管)。

2)12 小时或 24 小时尿标本:3000～5000ml 的清洁容器、防腐剂(根据检验目的选择)。

3)尿培养标本:无菌试管、无菌手套、消毒液、无菌棉球,试管夹、镊子,必要时备导尿包。

4)检验申请单、标签(或条形码)。

(2)治疗车下层:弯盘、便器、医疗垃圾桶、生活垃圾桶。

3. 环境准备 安静、整洁,30 分钟内病房内无打扫卫生,光线及室温适宜。用屏风或隔帘为病人进行遮挡。

4. 病人准备 病人体位符合操作要求,积极配合操作。

【实施】

1. 准备容器 查看检验申请单、标签(或条形码)信息是否一致。核对无误后,将标签(或条形码)贴于标本容器外壁上。

2. 核对解释 护士携带用物至病人床旁,依据检验申请单查对床号、姓名及腕带。向病人解释采集尿标本的目的、操作过程可能引起的不适及配合要点。

3. 采集尿液标本

(1)病人能自行排尿

1)尿常规标本:①晨尿标本:嘱病人留取晨起第一次排尿的中段尿约 10ml 于标本容器内;②随机尿标本:采集任意时间的尿液 10ml 于容器内。若测量尿比重则需留尿 100ml;③可协助行动不便的病人在床上使用便器,收集尿液于容器内。

2)餐后尿标本:嘱病人留取午餐后至下午 2 时的尿液 10ml 于容器内。

3)12 小时或 24 小时尿标本:①采集 12 小时尿标本时,嘱病人于晚上 7 时排空膀胱开始留尿,在采集第一次尿液时加入防腐剂,至次日早 7 时排尽最后一次尿液;② 24 小时尿标本的采集方法同上,采集时间为晨起 7 时到次晨 7 时。期间,病人使用便器排尿,再将尿液倒入容器内。结束后测总量,将尿液混匀,取其中约 50ml 送检。在检验单上注明起止时间、总尿量。

4)尿培养标本:嘱病人清洗外阴,不能自理者协助清洗。协助病人取卧位,置便器。按导尿法消毒外阴。嘱病人自行排尿,弃去前段尿液,用试管夹夹住无菌试管,取中段尿 5～10ml 后立即盖紧试管。结束后协助病人整理衣裤、用物。

(2)病人无法自行排尿:可通过插导尿管或行膀胱穿刺术留取所需尿液。为留置导尿的病人采集尿常规标本、计时尿标本时,需在规定时间内通过集尿袋采集尿液;取尿培养标本时,夹住导尿管 1～2 小时后,以 75% 乙醇消毒导尿管外部,按无菌操作方法用注射器连接导尿管吸取尿液。

4．再次核对　核对床号、姓名、检验申请单及容器标签（或条形码），并在申请单上记录时间及签名。

5．操作后处理

（1）病人管理：协助病人取舒适体位，整理床单位。向病人说明注意事项。观察病人有无不良反应，如有不良反应及时通知医生。

（2）物品处理：整理用物，按医疗废物分类管理规定进行处置。

（3）洗手。

（4）记录，及时送检尿标本。

【注意事项】

1．女性病人在月经期间不宜留取尿标本。

2．会阴部分泌物较多时，先清洁会阴部再采集尿液。

3．对因昏迷、尿潴留等无法排尿或排尿困难的病人，可通过导尿术采集尿标本。对导尿困难或需要进行严格细菌学检查的病人，可从耻骨联合上缘皮肤穿刺进入膀胱采集尿液。

4．采集尿标本时不可混入白带、月经血、精液、粪便等异物，以免影响检测结果。

5．采集尿培养标本，必须在膀胱充盈情况下进行。操作时严格遵守无菌操作原则，防止标本污染。

6．采集 12 小时或 24 小时尿标本时，标本容器应放在阴凉处。在病人第一次采集尿标本后加入防腐剂，并充分混匀。

7．尿标本应及时送检，不宜超过 2 小时，如不能及时送检，必须冷藏于 4℃环境下保存不超过 8 小时。

8．条形码合理有效使用，杜绝差错事故的发生。

（林　雁）

第五章

专科护理技能操作技术

第一节 内科护理技术

一、心电监测及血氧饱和度监测法

临床情景

病人，男性，70岁，因广泛前壁心肌梗死入住心内科，遵医嘱给予心电监护。

1. 护士应该怎样给病人进行心电监测？
2. 在心电监测过程中应注意什么？
3. 如何预防及处理心电监测常见的并发症？

【目的】

1. 连续监测病人的心率、心律、呼吸、血压、血氧饱和度（SPO_2），并以此作为判断病人病情变化的指标和依据。

2. 分析病情变化，为临床诊断急救提供重要的依据。

【评估】

1. 全身情况 病人病情、意识状态及吸氧流量。

2. 局部情况 病人局部皮肤、指（趾）甲状况。

3. 心理状态 病人心理状态及合作程度。

4. 环境条件 病人周围环境、光照情况及有无电磁波干扰。

【准备】

1. 护士准备 仪表整洁，洗手，戴口罩。

2. 物品准备 物品摆放整齐，排列有序，各物品完好备用状态。

（1）治疗车上层：多功能监护仪1台、电极片5个、一次性使用乙醇棉片、纱布1块、执行单、护理记录单、电插板1个、手消毒液。

（2）治疗车下层：弯盘、医疗垃圾桶、生活垃圾桶。

3. 环境准备 环境整洁、安静，关闭门窗，房间内温度适宜，光线充足，用屏风或隔帘遮挡病人，周围无电磁波干扰。

4. 病人准备 病人体位舒适，局部皮肤及指（趾）甲清洁。

【实施】

1. 核对解释 护士携物品到病人床旁,核对床号、姓名、腕带、医嘱、执行单。向病人解释心电监测的目的及配合要点。

2. 接通电源 心电监护仪指示灯亮,检查监护仪功能、心电、血压、氧饱和度模块及导线连接是否正常。

3. 病人准备

(1) 根据病人病情,协助病人取舒适体位(平卧位或者半坐卧位)。

(2) 擦干胸前区汗液,必要时协助病人去除胸毛,用一次性乙醇棉片擦拭病人皮肤及指(趾)甲,以保证电极、传感器与皮肤表面接触良好。

4. 连接心电导联线、传感器及袖带

(1) 将电极片连接至监测仪导联线上,贴于病人胸部(避开伤口),必要时应当避开除颤部位。按照监测仪导联线的标志连接。

1)右上(RA):胸骨右缘锁骨中线第1肋间。

2)右下(RL):右锁骨中线剑突水平处。

3)中间(C):胸骨左缘第4肋间。

4)左上(LA):胸骨左缘锁骨中线第1肋间。

5)左下(LL):左锁骨中线剑突水平处。

(2) 将传感器正确安放于病人手指、足趾或耳郭处,使其光源透过局部组织,保证接触良好。

(3) 将血压袖带缠于一侧上肢肘窝上2~3cm肱动脉搏动处,松紧可容纳一指。

5. 设置各项参数

(1) 选择导联,一般选择Ⅱ导联,保证监测波形清晰、无干扰,心电图振幅>0.5mV,根据病情设置相应合理的报警界限,一般为病人心率的±20%。

(2) 设置血压测量周期,根据医嘱及病情通过旋转"选择键"来设置所需的时间周期,再按下"血压启动键",仪器默认所设置的血压周期测定,血压测量完毕,根据病人病情调整血压的报警界限,一般为病人基础血压的±20%。

(3) 根据病人病情调整血氧饱和度的波幅及报警界限,一般设定90%。

(4) 根据病人病情设置呼吸报警界限,一般上限设定为30次/分,下限为8次/分。

6. 打开报警开关 将报警开关调至"开",调整报警音量。

7. 操作后处理

(1) 病人管理:协助病人整理衣服及床单位,向病人说明使用心电监护仪的注意事项。

(2) 物品处理:整理用物,合理安排导线位置,按医疗废物分类管理规定进行处置。

(3) 洗手。

(4) 记录:将显示屏上相应的心率、血氧饱和度、呼吸、血压数值记录在护理记录单上。

【注意事项】

1. 密切观察心电图、血氧饱和度波形,及时处理干扰、电极和传感器脱落。

2. 正确设定报警界限,不能关闭报警声音。

3. 向病人和家属说明不要在监护仪附近使用手机,以免干扰监测波形。

4. 定期观察病人粘贴电极片处的皮肤,定时更换电极片及传感器位置。

5. 对躁动不安的病人,应当固定好电极、传感器和导线,避免电极、传感器脱位以及导线打折缠绕。

6. 及时观察监测结果,发现异常及时报告医生。

7. 注意影响氧饱和度监测结果的因素。

(1)病人发生休克、体温过低、使用血管活性药物及贫血等。

(2)周围环境光照太强、电磁波干扰及涂抹指甲油等。

8. 停机时,先向病人说明,取得合作后关机,断开电源,妥善保护电缆线,及时补充电极片、心电图纸,以便备用。

【并发症】

1. 皮肤发红、破损

(1)原因:电极片更换不及时或电极片过敏。

(2)预防及处理:①保持皮肤清洁,粘贴之前清洁皮肤,电极片上标注粘贴时间,定期更换电极片,并更换不同部位粘贴;②对电极片过敏病人,粘贴之前清洁皮肤,局部涂皮肤保护剂;③轻微皮肤破损者,应每天给予生理盐水清洗,并保持局部清洁、干燥;④严重者给予生理盐水清洗,聚维酮碘外敷,密切观察皮肤情况。

2. 指端皮肤缺血缺氧

(1)原因:未定时更换传感器探头夹位置。

(2)预防及处理:定时更换传感器探头夹位置,每2小时更换不同指端,避免指端缺血缺氧。

3. 肢体肿胀、回流不畅

(1)发生原因:长时间在一侧肢体测量血压,在有静脉输液、PICC置管及血管造瘘侧肢体缠袖带。

(2)预防及处理:①每小时观察测压袖带松紧情况,根据病情调节测压时间;②避免长时间监测一侧肢体,每2～4小时更换测压部位,避免在有静脉输液、PICC置管及血管造瘘侧肢体绑测压带;③抬高肿胀肢体,经常更换测压带部位,密切观察肢体血运情况。

二、心电图机使用法

临床情景

病人,男性,70岁,因冠状动脉粥样硬化性心脏病入住心血管内科,遵医嘱做心电图检查。

1. 护士如何给病人进行心电图检查?

2. 做心电图过程中应注意什么?

【目的】

1. 用于观察和诊断各种心律失常、心肌病变及冠状动脉供血情况。

2. 了解某些药物作用、电解质紊乱及某些内分泌疾病对心脏的影响。

【评估】

1. 全身情况　病人病情、意识状态。

2．局部情况　病人局部皮肤状况，完好无破损。

3．心理状态　病人心理状态及合作程度。

4．环境条件　病人周围环境、光照情况及有无电磁波干扰。

【准备】

1．护士准备　仪表整洁，洗手，戴口罩。

2．物品准备　物品摆放整齐，排列有序，各物品完好备用状态。

（1）治疗车上层：心电图机1台（心电图机各导联线及其部件、心电图纸、确保心电图机电量充足、机器性能良好）、治疗碗（内盛生理盐水棉球数个）、干纱布、心电图检查申请单、手消毒液。

（2）治疗车下层：弯盘、医疗垃圾桶、生活垃圾桶。

3．环境准备　关闭门窗，房间内温度适宜，光线充足，无隔帘者另备屏风。

4．病人准备　病人需取下首饰、手表、手机，安静休息5～10分钟。

【实施】

1．核对解释　护士携物品到病人床旁，核对床号、姓名及腕带。向病人解释心电图检查的意义及配合时的注意事项，以取得病人合作。

2．打开开关　接好心电图机电源线（用直流电时，打开电量开关，再次检查电量是否充足）。同时打开电源开关。

3．体位　根据病人病情，协助病人取平卧位。解开病人衣扣，暴露胸部、腕部和踝部。

4．连接导联线　在连接电极的四肢末端内侧及胸前皮肤上用生理盐水棉球擦拭。先连接肢导联，后连接胸导联。

（1）肢体导联：红色-右上肢；黄色-左上肢；蓝色-左下肢；黑色-右下肢。

（2）胸前导联：

1）V_1：胸骨右缘第4肋间（红色）。

2）V_2：胸骨左缘第4肋间（黄色）。

3）V_3：位于V_2与V_4连线中点（绿色）。

4）V_4：左锁骨中线第5肋间（棕色）。

5）V_5：左腋前线第5肋间与V_4平行（黑色）。

6）V_6：左腋中线第5肋间，与V_4、V_5平行（紫色）。

5．描记心电图　打开工作开关，按下抗干扰键（Emg/Hum），选择走纸速度25mm/s、设定1mV标准电压，查看振幅，符合要求后，即按动导联选择，按顺序记录各导联心电图，每个导联记录完整心电图波形3～4个。

6．操作后处理

（1）病人管理：用纱布擦净病人皮肤，协助病人取舒适体位，整理床单位，帮助病人穿衣盖被。

（2）物品处理：心电图检查完毕，依次取下各导联线，关闭电源，整理导联线。

（3）洗手。

（4）记录：在心电图纸上按顺序标记各导联，并写好病人姓名、性别、年龄、操作日期及记录时间（新型心电图机会自动完成记录内容）。并将心电图报告贴于病历上。

【注意事项】

1. 保持室内安静,心电图检查前病人应安静休息 5～10 分钟,室内温湿度适宜,不宜有强光刺激,安放电极片时应避开皮肤破损处。

2. 避免交流电和其他电磁波干扰,在距心电图机 2m 内,不宜有任何带电设备及大型电器。

3. 操作过程中病人不宜谈话、移动肢体和过度呼吸。注意为病人保暖,病人体温过低时,采取保暖措施。

4. 描记心电图时,应随时观察病人病情变化,一旦病情突变,应立即处理,在不影响治疗的前提下,尽可能描记一份完整的心电图,供抢救治疗参考。

5. 心电图机应放置在稳固平面上,在移动时避免机器剧烈震动。

6. 每天使用完心电图机后应擦拭消毒。

7. 定期检查心电图机性能。交直流心电图机,按说明书要求定期充电,延长电池使用寿命。心电图机应避免高温暴晒、受潮、尘土或撞击,不使用时盖好防尘罩。

三、胰岛素笔使用法

临床情景

病人,女性,38 岁,确诊为 1 型糖尿病。遵医嘱给予注射胰岛素(胰岛素笔),每天 3 次。

1. 护士如何给病人应用胰岛素笔注射胰岛素?

2. 在应用胰岛素笔过程中应注意什么?

3. 如何预防及处理应用胰岛素笔常见的并发症?

【目的】

1. 按照医嘱正确为病人进行胰岛素注射治疗。

2. 帮助病人掌握胰岛素笔的使用方法。

【评估】

1. 全身情况　病人病情、意识状态、血糖、饮食、治疗情况。有无乙醇过敏史。

2. 局部情况　病人注射部位的皮肤及皮下组织状况,肢体活动能力。

3. 心理状态　病人对给药计划的了解、认识程度及合作程度。

4. 环境条件　环境是否符合操作要求。

【准备】

1. 护士准备　仪表整洁,洗手,戴口罩。

2. 物品准备　物品摆放整齐,排列有序。

(1) 治疗车上层:医嘱单、胰岛素注射单、治疗盘内放胰岛素笔及笔芯、一次性针头、75%乙醇、无菌棉签、PDA、手消毒液。

(2) 治疗车下层:弯盘、锐器盒、医疗垃圾桶、生活垃圾桶。

3. 环境准备　安静、整洁,光线明亮。

4. 病人准备　体位舒适,了解用药计划,备好食物(注射胰岛素后按照胰岛素种类要求时间进餐)。

【实施】

1. 核对解释 护士携物品到病人床旁,核对病人床号、姓名、腕带、医嘱、执行单(PDA扫描腕带)。向病人解释注射胰岛素的目的及配合注意事项。

2. 检查

(1)检查笔芯与胰岛素注射单是否一致,检查笔芯是否完整,药液质量有无改变,药液有效期,胰岛素笔有无损坏,然后将笔芯按要求装入胰岛素笔内。

(2)检查针头型号合适、包装完整、无过期。用75%乙醇消毒胰岛素注射笔的橡胶塞,去掉针头的保护膜,针头与注射笔在一条直线上垂直安装针头并完全插入。

(3)确认病人已经根据需要备好食物。

3. 体位 协助病人取坐位、平卧位或侧卧位。

4. 选择注射部位 用手按揉所选择注射部位的皮下组织,无红肿、硬结、局部皮肤无破溃。

5. 消毒皮肤 采用75%乙醇消毒注射部位皮肤,待干。

6. 排气 依次取下针头的外帽、内帽,外帽放治疗盘内备用,内帽弃入污物碗内,将胰岛素笔直立,针头朝上排气。调整剂量刻度在2单位的位置,用手指轻弹笔芯数次,推下注射推键,当有一滴胰岛素药液出现在针头时,即表示排气成功。如针头无胰岛素药液出现,则重复上述操作,直至排气成功。

7. 确定剂量 确定刻度位置,选择所需注射的胰岛素正确剂量。

8. 再次核对 操作中核对病人信息、注射胰岛素剂型、剂量与医嘱是否相符。

9. 注射 根据注射部位皮下组织的厚薄、针头的长短不同,决定进针的角度以及是否需要捏起皮肤,保证胰岛素准确注入皮下组织。推动注射按钮,注射胰岛素至显示窗刻度为"0"时,再停留15秒,观察病人的反应。

10. 拔针 用干棉签按压针眼处,快速拔出针头。取下针头置入锐器盒,盖好笔帽,将胰岛素笔放入盒内。

11. 第三次核对 核对病人的床号、病人姓名、胰岛素的种类、剂型、剂量与医嘱是否相符,PDA扫描工号、并在胰岛素注射单上签字。

12. 操作后处理

(1)病人管理:协助病人取舒适体位,将呼叫器放置于病人可及位置,向病人说明注意事项,嘱病人按时进餐,若有不良反应及时通知医生。

(2)物品处理:整理用物,按医疗废物分类管理规定进行处置。

(3)洗手。

(4)记录。

【注意事项】

1. 注射笔和笔芯只能用于同一个病人,绝对不能在病人之间共用。

2. 胰岛素笔未开启时要放冰箱内保存(2~8℃),开启后装入笔内的胰岛素要放室温(0~25℃)下保存,避免高温和阳光照射,使用时间不超过30天。

3. 进针和拔针时针头不要改变方向,以减少注射时的疼痛。

4. 注射针头不可用乙醇擦拭后再用,否则会导致注射时疼痛,同时反复使用针头会增加感染的机会。

5. 消毒皮肤后乙醇要完全挥发后方可注射,以减少注射时的疼痛。

6．常用的注射部位为双侧上臂、双侧大腿前侧及外侧、脐周 5cm 以外的腹部及臀部。注射部位要经常更换，以减少吸收差异而导致的血糖波动，以腹部皮下注射吸收最快，依次是上臂、大腿及臀部。2011 版中国糖尿病药物注射技术指南推荐注射部位轮换方案：将注射部位分为四个等分区域（大腿或臀部可等分为两个等分区域），每周使用一个等分区域并始终按顺时针方向进行轮换；在任何一个等分区域内注射时，每次的注射点都应间隔至少 1cm，以避免重复的组织损伤。

7．注射后按照胰岛素种类要求时间进餐，以防止低血糖反应。

8．注射后吸收的快慢受运动和温度的影响。运动和洗热水澡则会加快胰岛素的吸收。

9．注射完毕后，应该立即丢弃针头，防止空气及其他污染物进入笔芯或导致胰岛素外溢。

【并发症】

1．过敏反应

（1）发生原因：胰岛素纯度、剂型不正确或储存不当。

（2）预防及处理：①注射前严格执行查对制度；②胰岛素笔未开启时要放冰箱内保存（2～8℃），开启后装入笔内的胰岛素要放室温（0～25℃）下保存，避免高温和阳光照射，使用时间不超过 30 天；③密切观察注射后的反应，发现异常及时处理，并通知医生。

2．低血糖反应

（1）发生原因：常见原因为胰岛素注射剂量过大，注射部位过深，在运动状态下注射，注射后局部热敷、按摩引起温度改变，血流加快从而加速胰岛素的吸收。

（2）预防及处理：①严格遵守给药剂量、时间、方法，严格遵守技术操作规程，同时也要告知病人和家属有关糖尿病和胰岛素注射的相关知识，指导病人掌握；②按医嘱剂量准确抽吸胰岛素；③根据病人的营养状况，把握进针深度，避免误入肌肉组织；④避免药物注入皮下小血管中，推药前要回抽，无回血方可注射；⑤注射后勿剧烈运动、按摩、热敷、洗热水澡等；⑥定时进行血糖监测；⑦胰岛素注射后，密切观察病人情况，发生低血糖反应时，立即监测血糖，同时口服糖水、馒头等易吸收的碳水化合物，严重者给予 50% 葡萄糖溶液 40～60ml 静脉推注（或遵医嘱）。

3．注射部位硬结形成

（1）发生原因：在同一部位长期反复注射，注射部位感染后纤维组织增生形成硬结。

（2）预防及处理：①经常更换注射部位，注射时应避开炎症、硬结、红肿处；②选择正确的注射区域，不能注射入肌肉层；③严格执行无菌操作原则，防止注射部位感染；④已形成硬结者可选用 50% 硫酸镁湿热敷等方法。

四、经外周插管的中心静脉导管置管术

临床情景

病人，男性，63 岁，肺癌术后行化学治疗。采用经外周插管的中心静脉导管（PICC）置管术，签署知情同意书。

1．护士应该如何给病人进行 PICC 置管？

2．在 PICC 置管过程中应注意什么？

3．如何预防及处理 PICC 置管常见的并发症？

【目的】

1．为病人提供中、长期静脉输液治疗，避免反复穿刺造成血管损伤，减轻病人痛苦。

2．静脉输注高渗性、有刺激性的药物，如化疗、胃肠外营养（PN）等。

3．保持畅通的静脉通道，便于治疗和抢救。

【评估】

1．全身情况　病人病情、年龄、意识状态、心肺功能及出凝血时间。

2．局部情况　病人局部皮肤组织及血管的情况。

3．心理状态　病人的心理状态及合作程度。

4．环境条件　环境是否符合无菌操作要求。

【准备】

1．护士准备　着装整齐，洗手，戴口罩。

2．物品准备　物品摆放整齐，排列有序。有菌、无菌物品严格分开放置。

（1）治疗车上层：治疗盘内放 75% 乙醇、2.5% 聚维酮碘、生理盐水、20ml 注射器 2 支、5ml 注射器 1 支、无粉无菌手套 2 副、一次性手术衣、PICC 穿刺包（治疗巾 4 块、鼠齿钳 2 把、直剪 1 把、纱布 10 块、纱块 4 块、治疗碗 1 个、弯盘 1 个、止血带）、PICC 导管、无菌正压接头 1 个、10cm×12cm 无菌透明敷贴、弹力绷带（根据需要）、皮尺、医嘱执行单、手消毒液。

（2）治疗车下层：弯盘、锐器盒、医疗垃圾桶、生活垃圾桶。

3．环境准备　保证严格的无菌操作环境，安静、整洁，光线明亮。

4．病人准备　温水清洗病人穿刺侧手臂，排空膀胱；由医生负责与病人或委托人签署"经外周插管的中心静脉置管（PICC）操作知情同意书"。

【实施】

1．核对解释　护士携物品到病人床旁，核对床号、姓名、腕带及医嘱。向病人及家属解释 PICC 操作方法、注意事项、配合要点。

2．体位　协助病人取平卧位，穿刺侧手臂外展与躯干呈 90°，选择合适的穿刺静脉。

3．评估血管　在预期穿刺部位以上 10cm 扎止血带，评估病人血管情况，首选贵要静脉为最佳的穿刺血管，其次为肘正中静脉、头静脉。松开止血带。

4．选择穿刺点　常规首选肘窝区肘下两横指处。

5．测量导管　上腔静脉测量法，测量时将病人穿刺侧手臂外展 90°，从穿刺点沿静脉走向到右胸锁关节反折再向下至第 3 肋间隙。测量上臂臂围，在距肘横线上 10cm 处测量，同时测量两侧上臂并记录。

6．再次核对　核对医嘱、执行单与病人信息是否相符。

7．建立无菌区

（1）打开 PICC 穿刺包，戴无菌手套。

（2）助手将第一块治疗巾垫在病人手臂下。

（3）消毒穿刺部位，以穿刺点为中心消毒皮肤，75% 乙醇消毒 3 遍，2.5% 聚维酮碘消毒 3 遍（第一遍顺时针，第二遍逆时针，第三遍顺时针）。消毒范围为上至穿刺点上 20cm，下至穿刺点下 20cm，肘上、肘下全臂消毒。

8．扩大无菌区域

（1）穿无菌手术衣，更换手套。将第一块治疗巾直铺在手臂下，将灭菌止血带放在第一次定位处。

（2）第二块治疗巾斜铺在手臂的内侧缘，上与第三块治疗巾在距止血带的上缘 2cm 处交汇。

（3）第三块治疗巾斜铺在手臂的外侧缘，上与第二块治疗巾在距止血带的上缘 2cm 处交汇。

（4）在穿刺部位上方铺无菌洞巾。

9．预冲导管　助手打开 PICC 穿刺包、无菌敷贴、肝素帽或正压接头放在病人手臂内测的无菌区内，将无菌生理盐水倒入换药碗。用生理盐水冲洗导管、肝素帽或正压接头，检查导管是否通畅、有无破损，抽取生理盐水 10ml 备用。

10．穿刺置管

（1）核对：再次查对病人床号、姓名及腕带，根据需要进行局部麻醉，用 2% 利多卡因 0.1～0.2ml 在靠近穿刺点皮肤进行皮内注射。

（2）扎止血带：助手给病人扎止血带，嘱其握拳，使静脉充盈。

（3）穿刺：取出穿刺针，右手握住回血腔两侧，拔去针帽，转动针芯，在肘下两横指处以 15°～30° 角进行穿刺，见有回血后，立即减小穿刺角度再进针 0.5cm，固定针芯送入导入鞘，确保导入鞘进入静脉。

（4）退出穿刺针：松开止血带，左手示指固定导入鞘，中指轻轻按压导入鞘尖端的静脉，右手撤出针芯。

（5）置入 PICC 导管：左手固定导入鞘，右手自导入鞘处置入 PICC 导管，将导管沿导入鞘送入静脉。

（6）撤导入鞘：将导管送入静脉 10～15cm 后，退出导入鞘。

（7）送管：至腋静脉时，由助手协助病人将头转向静脉穿刺侧，使下颌贴紧肩部，将导管送至所测量的长度。

（8）验证：用备有生理盐水的注射器抽回血，确认导管通畅后，将生理盐水以脉冲式注入导管。

（9）撤导丝：左手示指和中指轻压穿刺点上方导管，右手缓慢撤出导丝。

（10）修剪导管：按预计长度修剪导管，保留导管在体外长度为 5～6cm，套上减压套筒，安装连接器于 PICC 导管处，锁上。

（11）封管：将肝素帽或正压接头安装在 PICC 导管连接器上，用生理盐水正压封管。

（12）固定：用生理盐水纱布擦干穿刺部位血迹，将体外导管摆成"S"状，用无菌免缝胶布固定于 PICC 导管的连接器上，穿刺点置纱布或明胶海绵，透明敷料加压粘贴。

11．第三次核对　核对病人信息，并确认签字。

12．操作后处理

（1）病人管理：协助病人取舒适体位，整理床单位，向病人说明注意事项，X 线摄片定位。

（2）物品处理：整理物品，按医疗废物分类管理规定进行处置。

（3）洗手。

（4）记录：记录"PICC 穿刺记录单"和病人联系手册。

【注意事项】

1．操作护士需要取得 PICC 操作资格证后，方可进行 PICC 置管术。

2. 穿刺时注意事项

（1）置管过程要严格无菌操作。

（2）穿刺前了解病人静脉情况，避免在瘢痕及静脉瓣处穿刺。

（3）注意避免穿刺过深而损伤神经，避免穿刺进入动脉，避免损伤静脉内膜、外膜。

（4）对有出血倾向的病人置管后要加压止血。

（5）置管部位皮肤若有感染或损伤、有放疗史、血栓形成史、外伤史、血管外科手术史或接受乳腺根治术和腋下淋巴结清扫术后者，禁止在此置管。

3. 穿刺后护理注意事项

（1）置管术后 24 小时内更换透明敷料，并观察局部出血情况。拆除无菌敷料时沿导管方向由下向上拆除，以防止导管脱出。

（2）定期检查导管体外端的长度及固定情况，告知病人避免置管侧手臂过度活动。

（3）输液前后，用 10ml 以上注射器抽吸生理盐水 10～20ml 以脉冲方式进行冲管，并正压封管。当导管发生堵塞时，可使用尿激酶边推边拉的方式溶解导管内的血凝块，严禁将血块推入血管。

（4）治疗间歇期，每周常规对 PICC 导管进行冲洗，更换透明敷料、正压接头。透明敷料有卷曲、松动、内有汗液时随时更换，无论何种原因取下正压接头要随时更换。

（5）更换透明敷料时要密切观察穿刺点状况，发生感染时应当增加更换次数或拔管。

（6）输入全血、血浆、蛋白质等黏性较大的液体后，应当以无菌生理盐水冲管，防止管腔堵塞。输入化疗药物前后均应使用无菌生理盐水冲管。

（7）可以使用 PICC 导管进行常规加压输液或输液泵给药，但是不能用于高压注射泵推注造影剂等（耐高压注射型 PICC 导管除外）。PICC 导管一般不用于采血。

（8）严禁使用小于 10ml 的注射器，否则如遇导管阻塞可以导致导管破裂。

（9）避免在置管侧肢体测量血压。

（10）禁止将导管体外部分人为移入体内。

【并发症】

1. 静脉炎

（1）发生原因：穿刺点感染，通常发生于穿刺后 48～72 小时。

（2）处理方法：①局部用 50% 硫酸镁溶液湿敷，每天 2 次，每次 20 分钟；②置管后如发现穿刺点出现红肿、疼痛和（或）局部出现脓性分泌物，应按伤口感染处理；③如出现发热、寒战等症状。应考虑是否并发感染性败血症，应密切观察，遵医嘱对症处理；④若为机械损伤、药物刺激导致静脉炎，一般可通过热敷、远红外线照射（每天 3 次，每次 30 分钟）、抬高患侧手臂、外用喜疗妥或肝素钠乳膏、限制患肢过多活动及调整输入液体浓度等方法进行处理；⑤若为血栓性静脉炎，可给予热敷同时按血栓堵塞导管的方法进行处理；⑥情况严重者及时拔除 PICC 导管。

2. 穿刺点渗血、血肿

（1）发生原因：①导入针型号过大、留置导管过细、穿刺不当或创伤性穿刺；②选择血管不当、有出血倾向者、抗凝治疗的病人、穿刺部位活动过度。

（2）处理方法：①在穿刺点加盖无菌纱布，再用透明敷贴固定后指压穿刺点 5～10 分钟或局部给予冰袋或沙袋压迫止血，以促进血液凝固。嘱病人在咳嗽、咳痰或如厕时按压穿刺部位,防止压力过大血液渗出;②穿刺部位皮肤潮湿多汗,穿刺点易出现渗出物,可酌情增加换药次数,能有效抑制渗出物的出现。

3．导管移位、脱出或断裂

(1)发生原因:过度活动、不正确的导管固定、胸腔压力改变(剧烈咳嗽、呃逆、呕吐动作)、头静脉置入导管可能导致异位、血管畸形、放疗史、胸部手术史、胸廓畸形。

(2)处理方法:①导管移位时,拍胸片找出移位的具体位置,使导管移至正常位置,若无不适感可正常使用;②导管外脱时,严格无菌操作从里向外聚维酮碘消毒脱出的导管,嘱病人手臂外展90°,然后将外脱的导管送到"0"点;③如发生断裂,让病人卧床,拍片,请介入科应用下腔静脉抓捕器取出导管;④拔管过程中出现断裂,立即扎止血带,请医生静脉切开取出导管。

4．静脉血栓

(1)发生原因:与导管材质、穿刺时创伤过大、血液高凝状态、长期输入高渗液体、导管异位、留置时间过长、静脉状况等因素有关。

(2)处理方法:①立即停止输液,通过血管彩超设备进行确认,根据血栓程度、静脉受累情况、症状严重程度决定处理措施;②急性期病人绝对卧床10～14天,抬高患肢20°～30°;③患肢制动,避免按摩;④观察患肢肿胀情况,同时观察皮肤颜色、温度、感觉及桡动脉搏动情况;⑤避免在患肢输液和静脉注射,严密观察有无肺栓塞症状;⑥抗凝、溶栓治疗;⑦建议每天饮水量大于1000ml,以稀释血液、防止血液中的有形成分形成血栓;⑧拔除PICC导管。

五、PICC 导管维护术

🫀 **临床情景**

　　病人,男性,60岁,因肺癌术后入住肿瘤科,病人需行多个疗程化疗,已为病人置入PICC导管,护士需要定期维护PICC导管。

　　1．护士应该怎样维护PICC导管?

　　2．在维护PICC导管过程中应注意什么?

　　3．如何预防及处理PICC导管维护的并发症?

【目的】
保持穿刺局部清洁干燥,防止导管脱出,防止感染、保持导管通畅,防止并发症发生。

【评估】
1．全身情况　病人病情、年龄、意识状态、心肺功能及出凝血时间。
2．局部情况　病人穿刺部位皮肤血管、敷料及导管情况,上臂活动情况及臂围。
3．心理状态　病人的心理状态及合作程度。
4．环境条件　环境是否符合无菌操作要求。

【准备】
1．护士准备　着装整齐,洗手,戴口罩。
2．物品准备　物品摆放整齐,排列有序,有菌、无菌物品严格分开放置。
(1)治疗车上层:PICC换药包(内有无菌手套、镊子、75%乙醇棉签、2.5%聚维酮碘棉签、乙醇棉片、无菌纱布、无菌胶布)、透明贴膜、一次性治疗巾、软尺、正压接头、10ml 生理盐水封管液、手消毒液、PICC 维护手册。

（2）治疗车下层：弯盘、锐器盒、医用垃圾桶、生活垃圾桶。

3. 环境准备　安静、整洁，光线明亮，适合无菌操作。

4. 病人准备　协助病人摆体位，能配合操作。

【实施】

1. 核对解释　护士携物品到病人床旁，核对床号、姓名、腕带、置管日期和换药日期。向病人及家属解释 PICC 换药的方法及操作过程中的注意事项、配合要点。

2. 测量臂围　在距肘横线上 10cm 处测量。

3. 体位　病人取平卧位，嘱头偏向一侧，手臂外展 45°，垫一次性治疗巾。

4. 清洁外露连接器

（1）戴无菌手套，打开正压接头包装，连接预冲注射器。

（2）取下旧正压接头。

（3）用乙醇棉片消毒导管接头，擦拭时间 15 秒。

5. 更换正压接头　更换新的正压接头。

6. 冲洗导管　用预充生理盐水注射器连接正压接头，抽回血后，用脉冲方式冲洗导管，正压封管。脱去手套。

7. 评估　去除原有贴膜（自下而上揭去原有贴膜），观察穿刺点有无发红、肿胀、渗血及渗液，导管有无移动（是否进入体内或脱出体外）。

8. 戴无菌手套　用手消毒液消毒手后，打开换药包，戴无菌手套。

9. 消毒皮肤　用 75% 乙醇棉签以穿刺点为中心，以顺时针 - 逆时针 - 顺时针方向旋转状消毒 3 遍，消毒范围直径 20cm，注意避开穿刺点 0.5cm，避免乙醇接触导管，再用 2.5% 聚维酮碘棉签以穿刺点为中心顺 - 逆 - 顺消毒 3 遍，消毒范围应不超过乙醇消毒范围。

10. 固定　合理调整导管位置，用导管固定器固定导管，再用透明贴膜无张力固定。

11. 标注　脱去手套，在胶布左上角记录穿刺时间；左下角记录换药时间；右上角记录导管外露刻度；右下角操作者姓名，贴于贴膜的上方。

12. 操作后处理

（1）病人管理：协助病人取舒适体位，整理床单位，向病人说明有关注意事项。

（2）物品处理：整理物品，按医疗废物分类管理规定进行处置。

（3）洗手。

（4）记录。

【注意事项】

1. 严格执行无菌操作原则，体外导管需完全覆盖在透明敷贴下面，敷贴边缘不得直接贴于导管上，防止感染。

2. 禁止用乙醇消毒导管，防止导管脆性增加。

3. 揭去透明敷贴和消毒导管时方法正确、动作轻柔，防止导管拽出。

4. PICC 导管的维护应由经过培训的医护人员进行。

5. 出现液体流速不畅，应使用 10ml 及以上注射器抽吸回血，不应正压推注液体。

6. 注意观察 PICC 导管体外长度变化，防止导管脱出。

7. 导管在体外部分严禁再送入血管内。

8. 正压接头内若有陈旧性积血,应及时更换。

【并发症】

1. 静脉炎

(1) 发生原因:穿刺点感染。

(2) 预防及处理:①及时通知医生,给予对应护理;②将患肢抬高制动,避免受压,必要时,应停止在患肢静脉输液;③应观察局部及全身情况的变化并记录。

2. 导管堵塞

(1) 发生原因:静脉血栓或导管打折受压。

(2) 预防及处理:①分析堵管原因,不可强行推注生理盐水;②确认堵塞时,应遵医嘱及时处理并记录;③可疑导管相关性静脉血栓形成时,应抬高患肢并制动,不应热敷、按摩、压迫,立即通知医生对症处理并记录;④应观察置管侧肢体、肩部、颈部及胸部有无肿胀、疼痛、皮肤温度及颜色、出血倾向及功能活动情况。

六、微量注射泵使用法

临床情景

病人,女性,因肾移植术后入住重症监护室,药物需要微量注射泵泵入。

1. 护士应该怎样使用微量注射泵?

2. 在使用微量注射泵过程中应注意什么?

3. 如何预防及处理使用微量注射泵的并发症?

【目的】

用于需要严格控制给药剂量的病人,准确控制给药速度,使药物速度均匀、用量准确并安全地进入病人体内。

【评估】

1. 全身情况 病人的病情、年龄、意识状态、心肺功能,治疗情况及药物性质。

2. 局部情况 注射部位的皮肤完整性、血管情况、肢体活动度。

3. 心理状态 病人心理状态及合作程度,对输液泵的了解和接受程度。

4. 环境条件 环境符合操作要求。

【准备】

1. 护士准备 仪表整洁,洗手,戴口罩。

2. 物品准备 物品摆放整齐,排列有序。微量注射泵性能完好。

(1) 治疗车上层:微量注射泵、安尔碘消毒液、无菌棉签、胶布、泵用注射器、延长管、药液,PDA、手消毒液。

(2) 治疗车下层:弯盘、医疗垃圾桶、生活垃圾桶。

3. 环境准备 环境安静,整洁,安全。

4. 病人准备 了解使用微量注射泵的目的、输入药物的名称、泵药速度,排空大小便,体位舒适。

【实施】

1. 核对解释　护士携物品到病人床旁，核对床号、姓名、腕带、医嘱、执行单（PDA 扫描腕带）。向病人解释使用微量注射泵的目的及配合要求。

2. 体位　协助病人取舒适体位。

3. 固定　微量注射泵固定于输液架上，平稳放置注射泵，连接电源，打开微量注射泵电源开关。

4. 配制药液　按医嘱配制药液，使用泵用注射器抽吸，注明病人相关信息、注射药物名称、用量、浓度、给药速度。

5. 连接泵用延长管　连接注射器与延长管、头皮针，排尽空气。

6. 安装注射器　将注射器置入微量注射泵槽内，打开启动键，按快进键（fast），再次排气，按停止键。

7. 设置流速　按医嘱调整每小时泵入量（ml/h）及其他参数。

8. 再次核对　核对病人信息与医嘱信息是否相符。

9. 泵药　将延长管与静脉留置针连接，按微量注射泵启动键开始泵药。

10. 第三次核对　注射后再次核对病人信息、注射药物与医嘱信息是否相符，在输液单上签名及注射时间。

11. 操作后处理

（1）病人管理：协助病人取舒适体位，将呼叫器放置于病人可触及位置，向病人说明注意事项。观察病人有无不良反应，如有不良反应及时通知医生。

（2）物品处理：整理用物，按医疗废物分类管理规定进行处置。

（3）洗手。

（4）记录。

【注意事项】

1. 加强巡视，注意注射泵的工作是否正常，及时发现和处理注射泵的故障。

2. 在调速之前先按暂停，必须使用选定的 20ml 或 50ml 注射器，注射器应卡入槽内。

3. 正确设定输液速度及其他参数。输液结束及时更换药液。

4. 输注避光药液时，各管路均采取避光处理。

5. 严密观察液体输注情况，防止液体外渗和发生空气栓塞。

6. 应规范使用微量注射泵，做好维护和保养。

【并发症】

1. 泵入药量不准确

（1）发生原因：护士操作不熟练，注射器位置放置不当，致使药液泵入过多。

（2）预防及处理：①使用前应进行培训，护士应熟练掌握注射器置入微量泵的方法；②注射器装入微量泵时，应保证为水平状态；③注射器内芯尾端与水平推进器紧密相连。若分离，注射器高于病人体位时，可使液体自行输入，导致短时间内注入的药物过量。

2. 管道堵塞

（1）发生原因：延长管容量较大，管道堵塞后，微量泵继续输送药物，但药物并没有进入血管，而是聚集在延长管内，当延长管压力增加到一定限度时，微量泵才会报警。

（2）预防及处理：①加强巡视，密切观察管道有无堵塞；②若因管道打折或者三通开关未打开所致的管道堵塞,要先打开延长管接头,缓解延长管内压力,否则,管道内的药物会在短时间内进入血管。

七、输液泵使用法

临床情景

病人,男性,70岁,因心肌梗死行冠状动脉搭桥手术,术后入住重症监护室,静脉输液需用输液泵控制输液速度。

1. 护士应该如何应用微量输液泵?
2. 在应用输液泵过程中应注意什么?
3. 如何预防及处理应用输液泵的并发症?

【目的】

1. 应用于临床静脉输液,危重病人的抢救等。

2. 严密精确控制输液量和速度,使输注液体均匀准确进入人体。

【评估】

1. 全身情况 病人的病情、年龄、意识、心肺功能,治疗情况及药物性质。

2. 局部情况 注射部位皮肤完整性、血管情况、肢体活动度。

3. 心理状态 病人心理状态及合作程度。

4. 环境条件 环境符合操作要求。

【准备】

1. 护士准备 仪表整洁,洗手,戴口罩。

2. 物品准备 物品摆放整齐,排列有序。输液泵性能完好。

(1) 治疗车上层:输液泵、安尔碘消毒液、无菌棉签、胶布、输液器、注射器、药液,微量输注泵、手消毒液。

(2) 治疗车下层:医疗垃圾桶、生活垃圾桶、弯盘。

3. 环境准备 环境安静,整洁,光线充足,符合操作要求。

4. 病人准备 病人了解使用输液泵的目的、输入药物的名称、输液速度,体位舒适,积极配合操作。

【实施】

1. 核对解释 护士携物品到病人床旁,核对床号、姓名、腕带、医嘱、执行单(PDA扫描腕带)。向病人说明用药目的、使用输液泵的必要性及配合要点。

2. 体位 协助病人取舒适体位。

3. 配制药液 按医嘱配制药液,注明病人相关信息、药物名称、用量、浓度、给药速度。

4. 固定 将输液泵垂直固定于输液架上,连接电源,打开电源开关。

5. 再次核对 核对病人信息与医嘱信息。

6. 排气 挂液体袋于输液架上并按照静脉输液法排气。

7. 安装输液管 将输液管正确安装至输液泵的管道槽中。

8. 设置 设置输液速度、时间和总量。

9．连接静脉通路　常规静脉穿刺或连接已经建立的静脉通路,打开调节夹。

10．输液　按输液泵的"开始"键启动输液泵,开始输液(如需调速,应先按"停止"键,重新设置输液量后再按"开始"键输液)。

11．第三次核对　核对病人信息与医嘱信息,观察输液泵运转情况及病人反应,签字。

12．操作后处理

(1)病人管理:协助病人取舒适体位,将呼叫器放置于病人可触及位置,向病人说明注意事项。观察病人有无不良反应,如有不良反应及时通知医生。

(2)物品处理:整理用物,按医疗废物分类管理规定进行处置。

(3)洗手。

(4)记录。

【注意事项】

1．加强巡视,注意输液泵的工作是否正常,及时发现异常情况并处理输液泵故障。

2．严密观察液体输注情况,防止液体外渗和发生空气栓塞。

3．应规范使用输液泵,做好输液泵的维护和保养。

【并发症】

输液泵最常见并发症为输入药量不准确。

(1)发生原因:①茂菲滴管内液面过高或者滴速传感器放置位置不当,导致滴速计算失误;②输液管嵌入输液泵时过紧或过松,导致测得的输入液量与实际输入量不符;③预设速度错误或输液过程中随意打开泵门,输液管脱出,导致输液速度失控。

(2)预防及处理:①输液泵应有专人维护和检测。长期不用时,应每周充电一次;②排气时注意保持茂菲滴管液面高度适宜;③将输液管按正确方向嵌入泵内,松紧适宜;④启动输液泵前要预设好输液速度。使用中不得随意打开泵门,如需要打开时,应先关闭输液管调节夹,防止输液速度失控。

(徐　宏)

第二节　外科护理技术

一、换药术

臨床情景

病人,女性,55岁,因子宫肌瘤行子宫肌瘤切除术,术后遵医嘱给予伤口换药。

1．护士应该怎样正确为病人换药?

2．在换药过程中应注意什么?

3．如何预防及处理换药常见的并发症?

【目的】

1．清洁伤口,去除伤口创面的异物、坏死组织及分泌物,保持伤口引流通畅;减少细菌的繁殖、毒素分解产物的吸收和分泌物的刺激。

2．观察伤口愈合情况，以便及时给予治疗和处理。

3．预防、控制伤口感染，促进伤口愈合。

【评估】

1．全身情况　病人的年龄、病情、手术名称、日期及部位。

2．局部情况　伤口深浅、大小、有无出血、分泌物或坏死组织等。

3．心理状态　病人的心理状态，合作程度。

4．环境条件　环境是否符合无菌操作要求。

【准备】

1．护士准备　仪表整洁，洗手，戴口罩及手套。

2．物品准备　物品摆放整齐，排列有序。

（1）治疗车上层：治疗盘内置纱布、各种敷料、棉球、绷带、治疗碗及镊子或持物钳 2 把、治疗巾、无菌生理盐水、0.5% 聚维酮碘或 75% 乙醇、手套、必要时备引流条或纱布条以及松节油、手消毒液。

（2）治疗车下层：弯盘、医疗垃圾桶、生活垃圾桶。

3．病人准备　了解换药的目的及配合方法，体位舒适。

4．环境准备　病房内安静、整洁、光线明亮，关闭门窗，温湿度适宜，用隔帘或屏风遮挡病人。

【实施】

1．核对解释　护士携物品到病人床旁，核对床号、姓名及腕带。向病人说明更换敷料的目的及配合要点，以取得合作。

2．体位　取舒适体位，充分暴露伤口，遮挡身体其他部位，适当用隔帘或屏风遮挡病人。

3．取下污染敷料

（1）铺无菌治疗巾于伤口下，弯盘置近侧。

（2）揭开绷带或外层敷料，将其放置于医疗垃圾袋内。

（3）用镊子取下内层敷料，若敷料与伤口粘连则用生理盐水浸湿后再取下。

4．消毒伤口

（1）观察伤口情况：区分伤口类型并采取相应的换药方法。

（2）消毒伤口：右手镊子接触伤口，左手镊子专用于夹取无菌物品，两把镊子不能交叉使用，用消毒液棉球擦拭伤口及周围皮肤 2～3 遍。

（3）消毒范围：清洁伤口创缘外 5～8cm，由内向外；感染伤口创缘外 8～10cm，由外向内。

5．更换敷料　根据不同伤口，选用无菌纱布或敷料覆盖，胶布固定，胶布粘贴方向应与肢体或躯体长轴垂直；撤去弯盘及治疗巾。

6．操作后处理

（1）病人管理：协助病人取舒适体位，整理床单位，将呼叫器放置于病人可及位置，观察、询问病人有无不适，向病人交代注意事项。

（2）物品处理：整理物品，按医疗废物处理规定进行分类处理。

（3）洗手。

（4）记录。

【注意事项】

1. 严格执行无菌操作,防止污染及交叉感染。

2. 保持伤口敷料的清洁干燥,敷料潮湿时应及时更换。

3. 包扎伤口时要保持良好的血液循环,不可固定太紧,包扎肢体时应从身体远端到近端,以促进静脉回流。

【并发症】

1. 伤口疼痛

(1)发生原因:伤口敷料与组织粘连;换药操作不熟练,动作粗暴;病人不配合。

(2)预防及处理:①操作前告知病人配合要点及注意事项,避免不合作造成伤口疼痛;②熟练掌握换药技术,动作准确、轻巧、细致;③换药前仔细评估伤口敷料是否与组织粘连,必要时先用生理盐水湿润敷料,待充分松解粘连后,边轻压敷料下皮肤或创面,边撤除敷料,减轻疼痛。

2. 交叉感染

(1)发生原因:①环境污染:室内人员流动频繁,病种复杂,大量致病菌附着于细微的尘埃中;②医源性感染:医护人员着装不整,双手不洁;医护人员未严格执行无菌操作,给有菌伤口换药后,未严格消毒双手,又给其他病人换药,使无菌伤口感染;③医疗器械等消毒不彻底;④自身感染。

(2)预防及处理:①换药者严格遵循各项规章制度和无菌技术操作原则,着装整洁,操作前后注意洗手,减少交叉感染的机会;②保持换药室或病室环境的清洁,每天用消毒液擦地,定期进行空气消毒;换药时禁止家属及探视人员进入;③严格区分无菌区和非无菌区,无菌物品和非无菌物品分类放置,摆放合理,无菌物品要注明灭菌日期或有效期,定期检查防止失效;④严格执行伤口处理原则:先无菌伤口,后感染伤口;先清洁伤口,后污染伤口;先非特异性感染伤口,后特异性感染伤口;⑤每月定期进行空气、工作人员双手等细菌学监测,发现异常,及时查找原因并整改;⑥伤口有感染时,用无菌生理盐水或伤口清洗液彻底清洗;伤口有波动感或有脓腔,应拆除部分缝线,放置引流条和引流管利于引流;⑦观察记录伤口引流液的颜色、性质、量、黏稠度、有无异味等;伤口愈合缓慢时,可做伤口创面细菌培养加药敏试验,根据结果,给予有效抗菌药物治疗。

二、气管切开换药术

临床情景

病人,女性,76岁,因高血压脑出血入院,深昏迷状态,医生根据病情给予气管切开术,遵医嘱行气管切开伤口换药,每天一次。

1. 护士应怎样为气管切开病人换药?

2. 在气管切开换药过程中应注意什么?

3. 如何预防及处理气管切开换药常见的并发症?

【目的】

1. 预防和控制切口感染,减少并发症发生。

2．保持切口处清洁干燥，促进伤口愈合。

3．保持气道通畅和舒适。

【评估】

1．全身情况　病人的年龄、病情、气管切开的时间。

2．局部情况　气管切开伤口处有无渗血、渗液，周围组织有无皮下血肿，气管套管位置是否居中，套管固定带松紧度是否合适，呼吸道是否通畅等。

3．心理状态　清醒病人了解其心理状态，合作程度。

4．环境条件　环境是否符合无菌操作要求。

【准备】

1．护士准备　仪表整洁，洗手，戴口罩及手套。

2．物品准备　物品摆放整齐，排列有序。

（1）治疗车上层：治疗盘内置无菌开口纱布 1 块，无菌纱布 1～2 块，换药碗内盛聚维酮碘棉球数个，另一个换药碗盛生理盐水棉球数个，镊子 3 把，止血钳 1 把、治疗巾，无菌手套，胶布等（必要时备寸带），手消毒液。根据情况另备吸痰护理盘。

（2）治疗车下层：弯盘、医疗垃圾桶、生活垃圾桶。

3．病人准备　了解气管切开换药的目的及配合方法，体位舒适。

4．环境准备　病房安静、整洁、光线明亮，温湿度适宜。

【实施】

1．核对解释　护士携物品到病人床旁，核对床号、姓名、腕带。向病人说明更换敷料的目的及配合要点，以取得合作。

2．体位　协助病人取去枕仰卧位，充分暴露颈部。将无菌治疗巾铺于病人颈、肩下，弯盘置近侧。

3．检查套管　检查气管切开套管位置是否居中，固定带松紧度是否合适，防止换药过程中因牵拉而使导管脱出。

4．取出内套管

（1）充分吸痰，并观察呼吸道是否通畅，防止换药时痰液污染。

（2）取出内套管另行消毒。

5．取下污染辅料　用镊子取下气管套管口覆盖纱布及套管托盘下污染敷料，置于弯盘中，观察伤口渗血、渗液情况。

6．消毒　更换镊子，左手持镊子提起固定带，右手持血管钳用 0.5% 聚维酮碘棉球依次上下环形擦拭伤口、气管套管托盘、固定带及周围皮肤，消毒直径大于 15cm，顺序由内向外。

7．更换敷料　更换镊子，将无菌开口纱布按照先对侧、后近侧的原则从套管托盘下分别轻轻塞入，铺平，开口处重叠（或胶布固定）。

8．放置内套管　将内套管放入外套管内至卡口处，旋转 180°。再次检查气管切开套管位置是否居中，固定带松紧度是否合适。

9．处理套管口　取无菌纱布覆盖气管套管口，纱布两端可嵌于固定带内，用生理盐水棉球浸湿中心部分，以湿化气道，阻挡尘埃。

10．操作后处理

（1）病人管理：协助病人取舒适体位，整理床单位，将呼叫器放置于病人可及位置。观察、询问病人有无不适,向病人交代注意事项。

(2)物品处理:整理物品,按医疗废物处理规定进行分类处理。

(3)洗手。

(4)记录。

【注意事项】

1.严格遵守无菌操作原则,减少伤口及肺部感染的机会。

2.定期换药,保持伤口敷料及固定带清洁、干燥。

3.换药时注意观察污染纱布及伤口分泌物的颜色、性质,若有异常应及时送检做分泌物培养及药敏试验。

4.换药时消毒伤口、取出及放入清洁套管垫时,动作幅度不要过大,以免将气管套管拉出,引起危险。

【并发症】

1.出血

(1)发生原因:气管切开时止血不彻底;导管压迫、刺激,换药动作粗暴等损伤气管壁引起出血。

(2)预防及处理:换药时动作要轻柔,避免牵拉;出血者可用纱布条填塞止血,减少对病人刺激,观察出血情况,如有异常通知医生。

2.气管套管脱管或旋转

(1)发生原因:套管固定带太松,气囊内压力不足,换药时动作幅度大,过度牵拉等;病人烦躁不合作,剧烈咳嗽等。

(2)预防及处理:①气管切开病人应加强巡视,床旁备无影灯、气管切开包;②换药前后检查套管固定是否牢固,松紧度是否合适;③定期检查套管气囊的压力,保证气囊充气的有效性;④换药操作动作轻柔,避免过度牵拉,保证气管套管的正确位置,如发生气管套管移位,应及时纠正;⑤神志不清、不合作或烦躁的病人应约束双上肢,或遵医嘱给予镇静剂;⑥套管脱管,护士应沉着、冷静,呼叫其他医护人员;立即取无菌血管钳插入气管切开处,将切口左右撑开,开放气道并吸氧;及时清除呼吸道分泌物,保持呼吸道通畅;观察病人病情及生命体征变化,协助医生重新插入套管,做好抢救及护理记录。

3.感染

(1)发生原因:①伤口感染:伤口消毒不严格,没有及时更换敷料,吸痰时痰液污染伤口;②肺部感染:气管切开破坏了呼吸道的防御功能,误吸,吸痰时未严格遵守无菌操作原则,将外部或口咽部细菌带入肺部,造成肺部感染;③病室空气消毒不合格,各种致病菌增多,增加感染机会。

(2)预防及处理:①伤口定期换药,对于痰液较多、渗血渗液较多以及出汗较多的病人,应及时更换敷料,保持敷料的清洁干燥;②吸痰时严格无菌操作,定时变换卧位,翻身叩背,湿化气道,及时清除呼吸道分泌物;③病室定期消毒,保持清洁、通风及适宜的温度、湿度;④如发生感染,应根据细菌培养及药敏实验结果,遵医嘱使用抗生素。

4.压疮

(1)发生原因:固定带过紧,长时间对颈部皮肤的压迫;气管导管放置的位置不对,造成对气管两侧皮肤的压迫。

（2）预防及处理：①保持套管固定带松紧适宜，增加套管固定带的宽度和柔软度；②随时观察病人颈部及气管两侧皮肤情况，必要时给予压疮贴保护；③注意观察气管导管位置是否正确，如位置不正，应及时纠正。

三、T管引流护理法

临床情景

病人，男性，56岁，因肝外胆管结石，行胆总管切开取石、T管引流术，每天进行常规T管引流护理。

1. 护士应怎样进行T管引流的护理？

2. 在T管引流护理过程中的应注意什么？

3. 如何预防及处理T管引流常见的并发症？

【目的】

1. 引流胆汁及残余结石（尤其是泥沙样结石）；亦可经T管行造影或胆道镜检查、取石。

2. 防止胆汁排出受阻，导致胆总管内压力增高、胆汁外漏引起腹膜炎。

3. 防止胆总管切开处粘连、瘢痕狭窄等导致管腔变小。

【评估】

1. 全身情况　病人生命体征、意识状态、腹部体征、消化道症状、治疗情况。

2. 局部情况　病人局部皮肤情况、T管引流情况。

3. 心理状态　病人的心理状态及合作程度。

4. 环境条件　环境是否符合无菌操作要求。

【准备】

1. 护士准备　仪表整洁，洗手，戴口罩。

2. 物品准备　物品摆放整齐，排列有序。

（1）治疗车上层：治疗盘内放无菌引流袋1个、0.5%聚维酮碘、无菌棉签、一次性治疗巾、血管钳1把、无菌纱布1块、胶布、手消毒液。

（2）治疗车下层：弯盘、量杯、医疗垃圾桶、生活垃圾桶。

3. 环境准备　环境安静、整洁、光线明亮，温湿度适宜，必要时隔帘或屏风遮挡病人。

4. 病人准备　体位舒适，积极配合操作。

【实施】

1. 核对解释　护士携物品到病人床旁，核对床号、姓名及腕带。向病人解释操作的目的及配合要点。

2. 体位　协助病人摆好体位，暴露T管及右腹壁。

3. 铺无菌巾　将无菌治疗巾铺于T管接口处的下方，弯盘置近侧，检查并打开新的引流袋外包装，检查引流袋，塞紧引流袋下方的活塞盖，引流袋接头放于治疗巾上。

4. 分离T管　用血管钳夹住T管末端，分离导管与引流袋，将旧引流袋放于医疗垃圾袋中。

5. 消毒　用0.5%聚维酮碘环形消毒T管末端切面及外面2遍。

6. 更换引流带　取下无菌引流袋接头保护帽与导管相连，松开止血钳，引流袋垂挂于床缘,低于 T 管引流口平面。

7. 观察　引流是否通畅,引流液的颜色、性质和量。在引流袋上记录更换日期、时间。

8. 操作后处理

(1) 病人管理:协助病人取舒适体位,整理床单位,将呼叫器放置于病人可及位置;观察、询问病人有无不适,向病人交代注意事项。

(2) 物品处理:整理物品,按医疗废物处理规定进行分类处理。引流液用量杯测量后正确处理(加入消毒液静置 30 分钟后倒掉)。

(3) 洗手。

(4) 记录病人反应及引流液颜色、性质、量。

【注意事项】

1. 预防感染,每天更换引流袋,更换时严格执行无菌操作,引流袋悬挂于床缘。

2. 妥善固定,将 T 管妥善固定于腹壁,防止翻身、活动时牵拉造成管路脱出。

3. 保持引流管通畅,经常挤压引流管,检查有无扭曲或受压,有无血块、泥沙样结石堵塞,如有应及时处理。

4. 加强观察,观察并记录引流液的颜色、量和性状。

5. 做好皮肤护理,每天消毒 T 管周围皮肤 1 次,并覆盖无菌纱布,如有胆汁渗漏,应及时更换纱布,并局部涂氧化锌软膏保护,防止胆汁浸渍引起局部皮肤破溃和感染。

6. 注意病人生命体征和腹部体征的变化,如有发热、腹痛,提示有感染或胆汁渗漏可能,应及时报告医生。

7. T 管引流时间为 7～14 天,拔管前应遵医嘱夹闭 T 管,夹管期间观察病人有无腹痛、发热、黄疸等症状。

【并发症】

1. 引流管堵塞

(1) 发生原因:①引流管扭曲、折叠、受压;②引流液内有血块或泥沙样结石等堵塞管腔。

(2) 预防及处理:①定时检查及时排除引流管扭曲、受压情况;②严密观察引流液颜色、性质、量,如发现血块或泥沙样结石等,可挤压引流管,或用生理盐水轻轻冲洗引流管,并用注射器回抽胆汁。

2. 逆行感染

(1) 发生原因:引流液逆流;护理操作时未严格执行无菌技术操作。

(2) 预防及处理:①严格遵守无菌操作原则,尤其是倾倒引流液,更换引流袋时;保持引流口周围敷料干燥,敷料有渗液及时更换;②引流袋固定低于引流口水平,病人平卧时引流袋应低于腋中线,坐位、站立或行走时不可高于腹部手术切口,以防胆汁逆流;③严密观察病人体温变化,出现体温升高,腹痛,及时通知医生;④遵医嘱应用抗生素。

3. T 管脱出

(1) 发生原因:T 固定位置不合适,病人翻身、活动 T 管受牵拉或护士护理操作时动作幅度过大使 T 管脱出。

(2) 预防及处理:①告知病人及家属放置引流管的目的及注意事项;②将 T 管妥善固定于病人腹壁,不可固定于床单,以防病人翻身、活动时牵拉;护士进行护理操作时动作轻柔避免造成管道脱出;③T 管脱出,严密观察病人腹部体征,通知医生做好手术准备。

四、造瘘口护理法

临床情景

病人,女性,68岁,因直肠癌,行直肠癌根治术,左下腹行永久性结肠造瘘口,每天进行造瘘口护理。

1. 护士应怎样进行造瘘口的护理?

2. 在造瘘口护理过程中应注意什么?

3. 如何预防及处理造瘘口护理常见的并发症?

【目的】

1. 保持造瘘口周围皮肤清洁,观察造瘘口及皮肤情况。

2. 帮助病人掌握正确的造瘘口护理方法。

【评估】

1. 全身情况 病人的病情、自理程度、对造瘘口护理方法和知识的掌握程度。

2. 局部情况 造瘘口类型、位置、造瘘口情况及周围皮肤情况。

3. 心理状态 病人的心理状态及合作程度。

4. 环境条件 环境是否符合操作要求。

【准备】

1. 护士准备 仪表整洁,洗手,戴口罩。

2. 物品准备 物品摆放整齐,排列有序。

(1)治疗车上层:造瘘口袋、剪刀、温水、卫生纸、造瘘口附件用品(酌情用造瘘口粉、防漏条、皮肤保护膜等)、治疗巾、无菌生理盐水、手套、执行单等、手消毒液。

(2)治疗车下层:弯盘、医疗垃圾桶、生活垃圾桶。

3. 环境准备 安静、整洁、光线明亮,温湿度适宜,关闭门窗,用隔帘或屏风遮挡病人,房间内无其他病人进餐。

4. 病人准备 病人了解造瘘口护理的目的及配合方法。

【实施】

1. 核对解释 护士携物品到病人床旁,核对床号、姓名及腕带。向病人解释操作的目的及配合要点。

2. 体位 协助病人取舒适体位,暴露造瘘口处。

3. 取下造瘘口袋 铺治疗巾于造瘘口处的身体下侧,弯盘置近侧,由上向下揭开造瘘口袋(揭开造瘘口袋时要注意保护皮肤,防止皮肤损伤),观察排泄物。

4. 清洁皮肤 用清洁柔软的毛巾或纱布蘸生理盐水或温水彻底清洗造瘘口和周围皮肤,并观察造瘘口色泽、血运及造瘘口有无水肿等,同时观察造瘘口周围皮肤情况,纱布擦干造瘘口周围皮肤,必要时可使用造瘘口粉和皮肤保护膜。

5. 选择造瘘口袋 根据造瘘口种类、情况、造瘘口时间及病人的需求选择合适的造瘘口袋。

6. 剪裁造瘘口袋底板 用造瘘口量度表量度造瘘口的大小、形状;根据量度表在造瘘口底盘上划出造瘘口大小、形状(注意底盘和实际贴时是相反的,不规则造瘘口要注意裁剪方向),做好记号;沿记号修剪造瘘口底盘,根据情况可使用防漏膏或防漏条。

7. 粘贴造瘘口袋　揭去底板的粘贴保护纸,将造瘘口袋底板按照造瘘口位置由下而上平整地粘贴在造瘘口皮肤上,由内圈向外圈用手均匀按压粘贴部位,使其与皮肤贴合紧密,扣好造瘘口袋尾部夹子。

8. 操作后处理

(1)病人管理:协助病人取舒适体位,整理床单位,将呼叫器放置于病人可及位置。观察、询问病人有无不适,向病人交代注意事项。

(2)物品处理:整理物品,按医疗废物处理规定进行分类处理。

(3)洗手。

(4)记录。

【注意事项】

1. 注意造瘘口与伤口的距离,保护伤口,防止污染伤口。

2. 粘贴造瘘口袋前应当保证造瘘口周围皮肤的干燥,特别是回肠造瘘口,最好是空腹或病人餐后2小时后再贴造瘘口袋。

3. 造瘘口袋底盘裁剪时要与造瘘口黏膜之间保持适当空隙(1～2mm),缝隙过大则粪便刺激皮肤易引起粪水样皮炎;过小则底盘边缘与造瘘口黏膜摩擦,将会导致不适甚至出血,且造瘘口袋不易粘牢。

4. 排泄物在造瘘口袋中积存到1/3左右时,即需要更换造瘘口袋。

5. 护理过程中注意向病人及家属详细讲解操作步骤。

6. 教会病人及家属观察造瘘口黏膜血运情况及造瘘口周边皮肤情况。

7. 告知病人和家属购买造瘘口袋的途径,选择合适的造瘘口袋及造瘘口附件产品,并在使用前认真阅读产品说明书。

8. 告知病人和家属出院后复诊造瘘口的时间、次数。

【并发症】

1. 造瘘口出血

(1)发生原因:造口底盘剪裁时与造口黏膜之间缝隙过小,造成造口底盘边缘与造瘘口黏膜摩擦,导致出血。

(2)预防及处理:①根据造口情况选择合适的造口袋,用量度表测量造口的大小,并修剪造口底盘,造口底盘与造口黏膜之间保持适当空隙(1～2mm);②出血量少时用棉球和纱布稍加压迫;出血量较多时可用1%肾上腺素溶液浸湿纱布压迫或用云南白药粉外敷;大量出血时需缝扎止血。

2. 粪水性皮炎

(1)发生原因:造口底盘剪裁时与造口黏膜之间缝隙过大,肠液、粪便对造瘘口周围皮肤反复刺激所致。

(2)预防及处理:①根据造口情况选择合适的造口袋,用量度表测量造口的大小,并修剪造口底盘,可使用防漏膏或防漏条,保持造瘘口周围皮肤清洁、干燥;②每次排便后或粪便有外流时,及时用温水清洗或聚维酮碘棉球消毒,并局部涂抹氧化锌软膏保护皮肤,及时更换粪袋。

五、膀胱冲洗法

临床情景

病人，男性，78岁，因膀胱肿瘤行肿瘤切除术，术后医嘱生理盐水持续膀胱冲洗。

1. 护士应怎样为病人进行膀胱冲洗？

2. 在膀胱冲洗过程中应注意什么？

3. 如何预防及处理膀胱冲洗常见的并发症？

【目的】

1. 保持留置导尿管病人的尿液引流通畅。

2. 清除膀胱内的血凝块、黏液、细菌等，预防感染。治疗某些膀胱疾病，如膀胱炎，膀胱肿瘤。

3. 前列腺及膀胱手术后防止血块形成。

【评估】

1. 全身情况　病人病情，意识状态、手术情况。

2. 局部情况　病人尿液的性状、有无尿频、尿急、尿痛、膀胱憋尿感，是否排尽尿液及尿管通畅情况。

3. 心理状态　病人的心理状态及合作程度。

4. 环境条件　环境是否符合无菌操作要求。

【准备】

1. 护士准备　仪表整洁，洗手，戴口罩。

2. 物品准备　物品摆放整齐，排列有序。

（1）治疗车上层：治疗盘内放置膀胱冲洗液（常用无菌生理盐水，温度35～37℃、前列腺肥大术后用4℃）、冲洗管、无菌治疗巾、无菌纱布2块、无菌手套、无菌治疗碗、注射器、换药盒（内有消毒棉球）、手消毒液。

（2）治疗车下层：弯盘、医疗垃圾桶、生活垃圾桶。

3. 环境准备　安静、整洁、光线明亮，温湿度适宜，关闭门窗，用隔帘或屏风遮挡病人。

4. 病人准备　体位符合操作要求，积极配合操作。

【实施】

1. 核对解释　护士携物品至病人床旁，核对床号、姓名及腕带。向病人解释操作的目的及配合要点。

2. 体位　协助病人取舒适体位，暴露导尿管。排空尿液后关闭集尿袋调节夹。

3. 准备冲洗液、连接Y形管

（1）核对、检查膀胱冲洗液，悬挂在输液架上并排气，夹闭冲洗管，冲洗液瓶（袋）内液面距床面60cm，挂膀胱冲洗标志牌。

（2）铺无菌治疗巾于尿管下方，弯盘置近侧。

（3）止血钳夹闭导尿管，将导尿管与集尿袋分离。

（4）用0.5%聚维酮碘消毒导尿管口及集尿袋接头，并包裹于无菌纱布内。

（5）将冲洗管与 Y 形管主管连接，两个分管分别与导尿管和集尿袋连接。

4．冲洗

（1）确认引流管关闭，打开冲洗管和导尿管，根据医嘱调节冲洗速度（一般为 60～80 滴 / 分）。

（2）待病人有尿意或滴入 200～300ml 后，关闭冲洗管，打开引流管，将冲洗液全部引流出后，再关闭引流管，按需要如此反复进行。

（3）在冲洗过程中，询问病人的感受，观察病人的反应及引流液的颜色、量及性质。

（4）冲洗完毕，取下冲洗管，用 0.5% 聚维酮碘棉球消毒导尿管口及集尿袋接头并连接，清洁外阴部，固定好导尿管，取下膀胱冲洗标识牌。

（5）撤去弯盘及治疗巾。

5．操作后处理

（1）病人管理：协助病人取舒适体位，整理床单位，将呼叫器放置于病人可及位置。观察、询问病人有无不适，向病人交代注意事项。

（2）物品处理：整理物品，按医疗废物分类管理规定进行处理。

（3）洗手。

（4）记录：病人反应，冲洗液名称，冲洗量，引流液量、颜色及性质。

【注意事项】

1．严格执行无菌操作，防止医源性感染。

2．冲洗过程中若病人感觉不适，应当减缓冲洗速度及量，必要时停止冲洗，密切观察，若病人感到剧烈腹痛或引流液呈鲜红色时，应当停止冲洗，通知医生及时处理。

3．冲洗时，冲洗液瓶（袋）内液面距床面 60cm，以便产生一定的压力，使液体能够顺利滴入膀胱，滴速一般为 60～80 滴 / 分，滴速不宜过快，以免引起病人强烈尿意，使冲洗液从导尿管侧溢出尿道外；如果滴入药液，须在膀胱内保留 15～30 分钟后再引流出体外，或根据需要延长保留时间。

4．寒冷气候，冲洗液应加温至 35～37℃，以防引起膀胱痉挛。

5．冲洗过程中注意观察引流管是否通畅。

【并发症】

1．感染

（1）发生原因：①导尿破坏了泌尿系统局部的防御机制，尿道分泌物无法排出，细菌在局部繁殖，逆行感染；②膀胱冲洗破坏了引流系统的密闭状态，增加了逆行感染的机会；③未严格遵守无菌操作原则；④引流管的位置过高，致使尿液倒流，引起逆行感染；⑤冲洗液被细菌污染。

（2）预防及处理：①尽可能缩短留置导尿管的时间，尽量不冲洗膀胱；②如行膀胱冲洗，应严格遵守无菌操作原则，并进行尿道口的护理；③行膀胱冲洗操作时，引流管及集尿袋的位置应低于病人膀胱位置 15～20cm，并及时清空集尿袋中的尿液；④连接冲洗装置时，导尿管末端及集尿袋接头处严格消毒，并用无菌纱布包裹；⑤冲洗液使用前应仔细检查溶液质量及有效期；⑥出现感染，停止膀胱冲洗，安抚病人，通知医生，遵医嘱局部或全身使用抗生素；⑦体温过高病人给予对症处理，鼓励病人多饮水；⑧采集尿标本送培养，严密观察尿液的颜色、量、性质，必要时遵医嘱拔除尿管。

2．血尿

（1）发生原因：插导尿管时损伤尿道；冲洗液灌入过多并停留时间过长后放出，导致膀胱内压突然下降，黏膜急剧充血而引起。

（2）预防及处理：①选择合适的导尿管，操作时动作要轻柔，并严格执行无菌技术操作；②每次灌注的冲洗液以 200～300ml 为宜，停留时间以 5～10 分钟为宜，膀胱过度充盈一次放尿不得超过 1000ml；③发现血尿，立即通知医生，安慰病人；④遵医嘱膀胱排空后慢速低压注入生理盐水 100ml 加去甲肾上腺素 8mg，保留于 30 分钟后排出；⑤严密观察病人生命体征和尿液的颜色、量、性质。

3．膀胱刺激症状

（1）发生原因：泌尿系感染；冲洗液温度过低。

（2）预防及处理：①如因感染引起，遵医嘱给予抗感染治疗；②碱化尿液对缓解症状有一定作用；③遇寒冷气候，冲洗液应加温至 35～37℃，以防冷刺激膀胱。

4．膀胱痉挛

（1）发生原因：①膀胱内有异物（如血凝块）阻塞导尿管使引流不畅，导致膀胱压力过高；②冲洗液选择不当，冲洗速度过快或温度过低刺激手术伤口；③手术创伤，引流管的刺激；④前列腺增生的病人，手术切除后易出现逼尿肌无抑制性收缩；⑤病人的精神紧张。

（2）预防及处理：①做好心理护理，缓解病人的紧张情绪；②选用光滑、组织相容性强、型号合适的硅胶导尿管，操作动作要轻柔，酌情减少导尿管气囊内的气体（或液体），以减轻对膀胱三角区的刺激；③冲洗时密切观察，保持管道的通畅，注意冲洗液的温度和速度；④教会病人应对膀胱痉挛的方法：如深呼吸、屏气呼吸法等；⑤病情允许的情况下尽早停止膀胱冲洗，减轻病人的痛苦；⑥遵医嘱给予镇静药、解痉药、止痛药以减轻病人的痛苦。

六、胸腔闭式引流护理法

🫀 临床情景

　　病人，男性，32 岁，因高空坠落，钢筋刺破胸壁致开放性气胸，行清创缝合术及胸腔闭式引流，术后进行胸腔闭式引流的护理。

　　1．护士应该怎样进行胸腔闭式引流的护理？

　　2．在胸腔闭式引流护理过程中应注意什么？

　　3．如何预防及处理胸腔闭式引流常见的并发症？

【目的】

1．引流胸膜腔内积气、血液和渗液。

2．重建胸膜腔负压，保持纵隔的正常位置。

3．促进肺复张。

【评估】

1．全身情况　病人病情、意识状态、有无呼吸节律、频率的改变及呼吸困难。

2．局部情况　病人胸腔引流情况。

3．心理状态　心理状态及合作程度。

4．环境条件　环境是否符合无菌操作要求。

【准备】

1．护士准备　仪表整洁，洗手，戴口罩。

2．物品准备　物品摆放整齐，排列有序。

（1）治疗车上层：治疗盘内放置无菌胸腔引流装置、止血钳2把、无菌治疗巾、无菌纱布2块、0.5%聚维酮碘消毒液、无菌棉签、胶布、无菌生理盐水、别针、手消毒液。

（2）治疗车下层：弯盘、医疗垃圾桶、生活垃圾桶。

3．环境准备　安静、整洁、光线明亮，温湿度适宜，关闭门窗，用隔帘或屏风遮挡病人。

4．病人准备　体位舒适，积极配合。

【实施】

1．核对解释　护士携物品至病人床旁，核对床号、姓名及腕带。向病人解释操作的目的及配合要点，取得病人的合作。

2．准备引流瓶　检查、打开无菌胸腔引流瓶，倒入无菌生理盐水，使长玻璃管埋于水面下3～4cm，在引流瓶的水平线上注明日期和水量，连接管道。

3．体位　协助病人摆好体位，暴露胸腔引流管。铺无菌治疗巾于引流管下方，弯盘置近侧。

4．分离引流管　用两把止血钳双向夹闭引流管，分离引流管与胸腔引流瓶，用0.5%聚维酮碘消毒引流管连接处，由远端向近端环形消毒引流管2遍。

5．连接引流瓶　将引流管与无菌胸腔引流瓶长管上的塑料管连接，自上而下检查管路，确认连接紧密、无误后，松开血管钳。

6．观察　嘱病人深吸气，有效咳嗽，观察水封瓶水柱波动情况，引流管是否通畅，密切观察病人的反应。

7．固定　将引流瓶放于安全处，妥善固定引流管，引流瓶低于胸腔引流口平面60～100cm。

8．操作后处理

（1）病人管理：协助病人取舒适体位，整理床单位，将呼叫器放置于病人可及位置。观察、询问病人有无不适，向病人告知注意事项。

（2）物品处理：整理物品，按医疗废物分类管理规定进行处理。

（3）洗手。

（4）记录：病人反应，引流液量、颜色及性质。

【注意事项】

1．注意保持引流系统的密闭性，严格无菌操作，防止逆行感染。

2．保持引流管长度适宜，防止翻身、活动时引流管受压、扭曲和脱出。

3．注意观察长玻璃管内水柱波动情况，以判断引流是否通畅，观察并记录引流液颜色、性质和量。

4．术后病人如血压平稳，应取半卧位，鼓励病人咳嗽和深呼吸，经常改变体位，以利于引流，促进肺复张。

5．水封瓶被打破或脱开，应立即夹闭引流管，更换水封瓶或引流装置，然后松开血管钳，鼓励病人咳嗽和深呼吸，以排出胸膜腔内的空气和液体。

6．引流管脱出，应立即用手捏闭伤口处的皮肤，消毒后用凡士林纱布封闭伤口，通知医生作进一步处理。

7. 拔除引流管后24小时内要密切观察病人有无胸闷、憋气、呼吸困难、气胸、皮下气肿等；观察局部有无渗血、渗液，发现异常，及时报告医生处理。

【并发症】

1. 复张性肺水肿

(1)发生原因：引流速度过快、引流量过大，萎陷肺急性复张，患侧肺或双肺在短时间内（数分钟至数小时内）发生急性肺水肿。

(2)预防与处理：①肺脏长时间压缩的病人，如7天以上，首次排液量≤1000ml，抽液在500ml左右，尽可能少量、多次、间断性引流；②大量排气、排液或术后，要密切观察病情，凡短时间内发生胸闷、气短、心悸、持续或频繁咳嗽，要高度警惕复张性肺水肿的发生，立即停止有关操作，报告医生并处理。

2. 纵隔摆动

(1)发生原因：大量胸腔积液、积气引流过快、过多或剧烈咳嗽使气体过快排出胸腔；引流管脱落形成开放性气胸。

(2)预防与处理：①大量积液、积气引流时应控制引流速度，一般引流500ml后夹管5～10分钟，根据病人的情况再间断引流，避免一次放气、放液过多过快；②剧烈咳嗽者嘱其勿用力过度，必要时遵医嘱应用镇静镇咳药。

3. 引流管脱出

(1)发生原因：固定不妥；活动不当，牵拉脱出。

(2)预防与处理：①妥善固定引流管，并留有足够长度，以防病人翻身、活动时牵拉脱出；②注意观察引流管情况，严格交接班，做好病人活动指导；③若引流管脱出立即用凡士林纱布及无菌纱布按压创口，通知医生。

4. 引流管阻塞

(1)原因：引流管扭曲、折叠、受压；引流管未定时捏挤，管腔被凝血块或脓块堵塞。

(2)预防与处理：①观察水封瓶内玻璃管水柱是否随呼吸上下波动，定时捏挤引流管，保持引流通畅；②若水柱无波动，病人有胸闷、气急，可能是引流管阻塞，应及时检查引流管有无扭曲、受压，有无血凝块堵塞，如有堵塞应及时通知医生处理；③鼓励病人尽早下床活动，平时多做深呼吸、有效咳嗽，定时翻身叩背。

5. 皮下气肿

(1)发生原因：切口大于引流管直径；引流管不通畅或部分滑出胸腔；剧烈咳嗽致胸内压急剧增高。

(2)预防与处理：①引流管的粗细要与切口大小适宜；②妥善固定引流管，并留有足够长度，以防病人翻身、活摆动时脱出胸腔；③局限性皮下气肿，不需特殊处理可自行吸收；广泛性皮下气肿，病人出现疼痛、呼吸困难，立即通知医生处理。

6. 肺不张

(1)发生原因：术后未做有效咳嗽、咳痰或引流不畅。

(2)预防与处理：①做好术前健康教育，向病人解释术后有效咳嗽、咳痰的重要性；②术后病人病情允许，取半卧位，鼓励病人尽早下床活动；③鼓励病人做有效咳嗽、咳痰，避免剧烈咳嗽，定时翻身拍背；④鼓励病人做吹气球的动作，利于肺部扩张；⑤若胸片检查示明显肺不张，可经鼻导管吸痰或应用支气管镜吸痰，必要时行气管切开，以利于引流液的排出及肺部扩张。

7. 胸腔内感染

（1）发生原因：引流不畅，引流时间过长引起伤口逆行感染；引流液逆流入胸腔；未严格遵守无菌操作原则。

（2）预防与处理：①保持引流装置无菌，定时更换引流装置，并严格遵守无菌技术操作原则；②保持胸壁引流口处敷料清洁、干燥，如有脱落或浸湿应及时更换；③引流瓶放置应低于胸壁引流口平面 60～100cm，以防瓶内液体逆流入胸膜腔；④密切观察病人体温变化，出现体温升高，胸痛加剧等应及时报告医生。

七、胃肠减压法

❤ 临床情景

　病人，女性，65 岁，因胃癌行胃大部切除手术，术后遵医嘱给予持续胃肠减压。
　1. 护士应怎样为病人进行胃肠减压？
　2. 在胃肠减压过程中应注意什么？
　3. 如何预防及处理胃肠减压常见的并发症？

【目的】

1. 解除或缓解肠道梗阻所致的症状。

2. 胃肠道手术的术前准备，以减少胃肠胀气。

3. 胃肠道手术术后吸出胃肠内气体和胃内容物，减轻腹胀，减少缝线张力和伤口疼痛，促进伤口愈合，改善胃肠壁血液循环，促进消化功能的恢复。

4. 通过观察胃肠减压吸出物，可判断病情的变化和协助诊断，同时胃肠减压吸出量可以作为补液的依据。

【评估】

1. 全身情况　病人生命体征、意识状态及治疗情况。

2. 局部情况　鼻黏膜有无肿胀、炎症，鼻中隔有无弯曲、息肉等，既往有无鼻部疾病。

3. 心理状态　病人心理状态、插管经历及合作程度。

4. 环境条件　环境是否符合操作要求。

【准备】

1. 护士准备　仪表整洁，洗手，戴口罩。

2. 物品准备　物品摆放整齐，排列有序。

（1）治疗车上层：治疗盘内放治疗碗 2 个（一个盛温水、一个内放胃管）、纱布 2 块、手套、镊子、治疗巾、压舌板、注射器、液状石蜡棉球、夹子、别针、标签、胶布、弯盘、听诊器、减压装置、手消毒液。

（2）治疗车下层：弯盘、医疗垃圾桶、生活垃圾桶。

3. 环境准备　安静、整洁、光线明亮，温湿度适宜。

4. 病人准备　体位符合操作要求，积极配合。

【实施】

1. 核对解释 护士携物品至病人床旁,核对床号、姓名及腕带。向病人解释操作的目的、操作过程、可能引起的不适及配合方法。

2. 体位 协助病人取坐位或仰卧位,适当暴露病人,确定剑突的位置。

3. 插胃管前准备

(1)准备胶布,铺治疗巾于颌下,弯盘置近侧,清洁鼻孔。

(2)检查、打开灌注器及胃管外包装,置于治疗盘内。

(3)检查胃管是否通畅:将注射器与胃管末端衔接,左手用纱布持胃管,右手持镊子将胃管前端置于温水碗内,用注射器推入空气,碗内有气泡逸出。

(4)测量胃管插入长度:从前发际至剑突的长度(约45～55cm),必要时以胶布粘贴做标记。

(5)用液状石蜡棉球润滑胃管前段15～20cm。

4. 插胃管 戴手套,右手持胃管前端,沿一侧鼻孔缓缓插入,到咽喉部时(约10～15cm),如清醒病人嘱其做吞咽动作,昏迷病人抬起头部,使下颌靠近胸骨柄;将胃管插至所需长度(插管过程中,随时观察病人的病情变化,若有恶心、呛咳等情况随时处理;若进管不畅时,应检查胃管是否盘在口内)。

5. 确认胃管位置 ①胃管末端接注射器抽吸,观察抽出物外观特点并测量pH值;②用注射器向胃内注入10～20ml空气,用听诊器在胃部能听到气过水声;③将胃管开口端置于温水碗内,无气泡逸出。

6. 固定 用胶布将胃管固定于鼻翼及面颊部,将注明插管时间、深度的标签贴于胃管末端。

7. 连接减压装置 检查、打开负压引流袋,调整减压装置,将胃管与胃肠减压器连接,观察引流是否通畅及引流液颜色、量、性质,妥善固定于床旁,负压装置上粘贴注明时间的标签。

8. 操作后处理

(1)病人管理:协助病人取舒适体位,整理床单位,将呼叫器放置于病人可及位置。观察、询问病人有无不适,向病人告知注意事项。

(2)物品处理:整理物品,按医疗废物分类管理规定进行处置。

(3)洗手。

(4)记录:病人反应,引流液量、颜色及性质。

【注意事项】

1. 美国肠内肠外营养协会肠内肠外营养指南建议X线检查为确认胃管位置的金标准。

2. 要妥善固定胃肠减压管,避免受压、扭曲,并留有一定的长度,以防病人翻身、活动时胃管脱出。

3. 保持减压管通畅和减压装置有效的负压,引流不通畅时,可用少量生理盐水低压冲洗并及时回抽。

4. 注意观察引流物的颜色、性质、量,并记录24小时引流总量,引流装置应每天更换1次。

5. 加强留置胃管期间病人的口腔护理,预防口腔感染。

6. 注意观察胃肠减压期间病人水电解质及胃肠功能恢复情况。

【并发症】

1. 引流不畅

（1）发生原因：①胃管在胃内盘曲、打结；胃管脱出至咽部或食管上段；胃管置入胃肠吻合口下的肠腔内；②胃管的前端紧贴胃壁，持续负压吸引时可能发生吸嵌现象；③食物残渣或黏稠胃液、血凝块阻塞胃管；④胃肠减压器故障，如减压装置漏气。

（2）预防及处理：①插管后确认胃管在胃内方可接负压引流装置；定期检查胃管的位置，注意插入的长度有无改变；对于昏迷，烦躁的病人进行适当的约束，防止胃管被拔出；②每天定时轻轻转动胃管，变动胃管位置，防止胃管在胃内粘连；根据胃管材质定期更换胃管，防止胃管被胃酸腐蚀变质而发生粘连；③禁止多渣黏稠的食物、药物注入到胃管内；如从胃管内注入药物，需用生理盐水冲洗胃管；④确定为食物残渣、黏稠胃液和血凝块堵塞胃管，可用 α～糜蛋白酶加碳酸氢钠注射液冲洗，以溶解和稀释食物残渣或黏稠胃液、血凝块；④保持减压装置有效的负压，减压器的位置应低于胃部，以利于引流；⑤如上述处理无效，则拔出胃管，更换胃管后重新插入。

2. 上消化道出血

（1）发生原因：①插管动作粗暴或病人剧烈恶心、呕吐时强行插管，损伤食管、胃黏膜；②胃管附着在胃黏膜上，负压吸引致使胃黏膜缺血、坏死形成溃疡。

（2）预防及处理：①插管动作要熟练轻柔，病人出现恶心呕吐，暂停插管，待缓解后再插入；②负压引流无液体引出时，检查胃管位置及是否通畅；③如发现引流液为鲜红色，应停止引流，立即报告医生。

3. 声音嘶哑

（1）发生原因：①胃管过粗，留置胃管时间过长或反复插管使声带损伤、充血、水肿、闭合不全；②胃管质地较硬，损伤喉返神经；③病人剧烈咳嗽、呕吐致胃管移位引起局部的摩擦或胃管的机械刺激导致喉头组织水肿，压迫喉返神经，造成声带麻痹。

（2）预防及处理：①选择粗细合适、质地柔软、表面光滑的胃管减少局部刺激；②勿强行插管、反复插管或来回抽查胃管；③胃肠减压过程中，嘱病人少说话，使声带得到休息；④出现声音嘶哑，注意嗓音保健，加强口腔护理，避免进食刺激性的食物。

4. 呼吸困难

（1）发生原因：①插管时病人不配合，或昏迷病人吞咽功能消失或减弱，胃管误入气道；②胃管脱出盘旋在口咽部；③反复插管或长时间胃肠减压留置胃管引起喉头水肿。

（2）预防及处理：①插管前耐心向病人解释，取得病人的合作；昏迷病人采用正确的方法插管；②反复插管或长时间胃肠减压留置胃管病人可给予雾化吸入消除喉头水肿；③插管后要确认胃管是否在胃内；病情允许，尽早拔除胃管。

5. 吸入性肺炎

（1）发生原因：①胃肠减压过程中，咽喉部分泌物增加，病人又不敢咳嗽易致吸入性肺炎；②病人长期卧床引起胃肠道蠕动功能减弱或逆蠕动，胃肠减压引流不畅导致胃食管反流，造成吸入性肺炎；③胃肠减压期间病人禁食、禁水致使细菌在口腔内大量繁殖，口腔护理不彻底，细菌向呼吸道蔓延引起肺部感染。

（2）预防及处理：①鼓励病人咳嗽、排痰，咳嗽前固定好胃管及胃肠减压装置；痰液不易咳出的病人，加强翻身拍背；②保证胃肠减压引流通畅，引流不畅时及时处理，以防胃液反流；③每天口腔护理两次，保持口腔的清洁、湿润；④发生吸入性肺炎，遵医嘱给予相应的处理。

（姜云霞）

第三节　妇产科护理技术

一、坐浴法

临床情景

病人，28岁，会阴侧切分娩术后5天，自述会阴部不适，切口红肿，遵医嘱每天坐浴2次。

1. 护士应该怎样正确为病人坐浴？
2. 在病人坐浴过程中应注意什么？
3. 如何预防及处理坐浴的并发症？

【目的】

1. 改善局部血液循环，消除炎症，有利于组织修复。
2. 温热能降低痛觉神经的兴奋性，有解除疼痛作用。

【评估】

1. 全身情况　病人病情、生命体征及自理能力。
2. 局部情况　病人外阴切口有无炎性表现，阴道有无出血、水肿及分泌物。
3. 心理状态　病人的自理能力及合作程度。
4. 环境条件　环境是否符合操作要求。

【准备】

1. 护士准备　仪表端庄、着装整洁，洗手，戴口罩。
2. 物品准备　物品摆放整齐、排列有序。

（1）治疗车上层：坐浴盆1个、水温计1个、一次性手套1副、大量杯、温开水（水温41～43℃）消毒小毛巾或无菌纱布。坐浴溶液的种类根据病情准备（1∶5000高锰酸钾溶液、中成药液如洁尔阴等溶液）。

（2）治疗车下层：弯盘、医疗垃圾桶、生活垃圾桶。

（3）其他：30cm高的坐浴椅1个、无隔帘时备屏风。

3. 环境准备　安静、整洁、安全，室温适宜，具有私密性。
4. 病人准备　排空大小便，洗净双手，体位舒适，积极配合。

【实施】

1. 核对解释　核对病人床号、姓名及腕带，向病人说明坐浴的目的、方法、注意事项。关闭门窗，遮挡病人。

2. 配制坐浴液　将量杯中配好的温开水（热浴水温41～43℃，温浴水温35～37℃），倒入坐浴盆至2/3满，根据水量加入高锰酸钾，配成浓度为1∶5000高锰酸钾溶液（或按医嘱配制坐浴液如中成药等）。

3．坐浴方法　坐浴液配制好后，平稳放置在坐浴椅上，嘱病人将会阴部浸入水中，保持水温恒定，水温低时要及时更换坐浴液。

4．坐浴时间　一般持续约 20 分钟，护士要陪在病人身边，防止发生意外。

5．擦干外阴　应用消毒毛巾或纱布擦干，先擦外生殖器、股上部，再擦臀部，最后擦干肛门，协助病人穿好裤子。

6．操作后处理

（1）病人管理：将病人送回房间，向病人说明注意事项。

（2）物品处理：整理物品，将坐浴盆洗净并消毒，其他物品按医疗废物分类管理规定进行处置。

（3）洗手。

（4）记录。

【注意事项】

1．女病人在月经期、阴道出血、孕妇及产后 7 天，应禁止坐浴。

2．坐浴溶液应严格按照比例配制，浓度过高易烧伤黏膜，浓度太低影响治疗效果。

3．严格控制坐浴液的温度，坐浴时水温不可过高，以免烫伤皮肤或黏膜。

4．坐浴椅要结实牢固，老年或体弱者最好有专用的坐浴椅。坐浴盆及毛巾要专人专用，每次坐浴后要洗净，在烈日下暴晒或煮沸消毒。

5．病人如有伤口，需使用无菌坐浴盆及坐浴溶液，坐浴后注意伤口消毒换药。

6．中成药坐浴时病人有不适症状，如出现脉搏加快、头晕等症状时，应立即停止坐浴。

7．注意保暖，以防受凉。

【并发症】

坐浴最常见并发症为黏膜烧伤或皮肤烫伤。

1．发生原因　坐浴溶液浓度过高；水温过高或操作方法不规范。

2．预防及处理　①坐浴溶液应严格按照比例配制，以防浓度过高造成子宫颈黏膜烧伤；②热浴时，水温 41～43℃，应先熏后坐；温浴时，水温 35～37℃为宜。当水温降低时应更换坐浴液，更换时需将臀部从水中移出后再加入新的坐浴液，以免造成烫伤；③年老体弱或感觉迟钝者宜用温浴，或选用恒温加热坐浴盆，可实现全程恒温坐浴；坐浴时有专人看护，避免意外发生。

二、阴道冲洗法

❤ 临床情景

　　病人，女性，45 岁，因多发性子宫肌瘤住院，择期行子宫全切术，术前遵医嘱进行阴道冲洗。

　　1．护士应该怎样正确进行阴道冲洗？

　　2．在阴道冲洗过程中应注意什么？

　　3．如何预防及处理阴道冲洗的并发症？

【目的】

清洁阴道、改变阴道环境,控制和治疗炎症。方便于手术或检查,预防阴道残端感染。

【评估】

1. 全身情况 病人病情、生命体征及自理能力。

2. 局部情况 病人外阴、阴道有无出血、水肿及分泌物。

3. 心理状态 病人的自理能力及合作程度。

4. 环境条件 环境是否符合操作要求。

【准备】

1. 护士准备 仪表端庄、着装整洁,洗手,戴口罩。

2. 物品准备 物品摆放整齐、排列有序。

(1)治疗车上层:治疗盘内有水温计 1 个、手套 1 副、窥阴器 1 个,灌洗桶 1 个、橡皮管 1 根、灌洗头 1 个(有控制压力和流量开关)、无菌治疗碗 5 个(分别盛 0.5% 聚维酮碘大棉球 2～3 个、20% 肥皂液大棉球 2 个、无菌干棉球 2 个、无菌液状石蜡棉球 1 个、无菌海绵钳 2 把)、浴巾、执行单、手消毒液。

大量杯内盛 1∶5000 高锰酸钾溶液 500～1000ml(温度 41～43℃,或根据病情准备冲洗溶液的种类)。

(2)治疗车下层:一次性臀垫、弯盘、医疗垃圾桶、生活垃圾桶。

(3)其他:妇科检查床、污物桶、无隔帘时备屏风。

3. 环境准备 安静、整洁、安全,室温适宜,具有私密性。

4. 病人准备 病人排空膀胱,体位舒适,积极配合。

【实施】

1. 核对解释 查对床号、病人姓名及医嘱,嘱病人排空膀胱并引导病人到妇科检查室。向病人说明阴道冲洗的目的、方法及配合技巧。

2. 体位 关闭门窗,用隔帘或屏风遮挡病人,铺一次性臀垫于检查床上,协助病人脱去一侧裤腿搭近侧腿上,另一侧腿用浴巾遮盖,病人取膀胱截石位,污物桶放于检查床下。

3. 准备冲洗液 测量冲洗液温度为 41～43℃,将盛有冲洗液的冲洗桶挂在床旁输液架上,高度距床沿 60～70cm,连接冲洗器橡皮管与冲洗头,排出管内的空气,用夹子夹紧橡皮管备用。

4. 冲洗外阴、阴道

(1)擦洗阴道:①护士戴手套,润滑窥阴器,一手拇、示指分开小阴唇,暴露阴道口;②另一手持窥阴器,将窥阴器两叶合拢,沿阴道后壁斜行缓慢插入阴道内,充分暴露阴道和宫颈;③嘱病人深呼吸,左手固定窥阴器,右手持海绵钳夹取 20% 肥皂液棉球擦洗阴道,擦洗顺序为宫颈、前穹窿、后穹窿、阴道前壁、阴道后壁及阴道侧壁,擦洗时要转动窥阴器,以便充分擦净宫颈及阴道分泌物。

(2)冲洗外阴:左手固定窥阴器,右手持冲洗管,开放调节夹,放出少许冲洗液,先冲洗外阴部,冲洗顺序为从上到下,自外向内。即阴阜→大腿内侧上 1/3→大阴唇→小阴唇→尿道口→阴道口→肛周肛门。

(3)冲洗阴道:①左手固定窥阴器,右手持冲洗管,将冲洗头放入阴道进行冲洗,冲洗顺序为宫颈、前穹窿、后穹窿、阴道前壁、阴道后壁及阴道侧壁,冲洗时要转动窥阴器及冲洗头,将阴道穹窿及阴道壁充分冲洗干净;②当冲洗桶内冲洗液剩余 100ml 时,夹紧橡皮管,取出冲洗头;③将窥阴器按下,使阴道内的残留液完全流出。用干棉球擦干阴道内积液。

(4) 再次冲洗外阴部:冲洗顺序为从上到下,自内向外。即尿道口→阴道口→小阴唇→大阴唇→阴阜→肛周肛门。

5. 消毒阴道　用 0.5% 聚维酮碘棉球擦洗阴道,消毒顺序为宫颈、前穹窿、后穹窿、阴道前壁、阴道后壁及阴道侧壁,擦洗时要转动窥阴器将阴道穹窿及阴道壁充分擦洗。

6. 擦干外阴部　将窥阴器两叶合拢后轻轻退出,用干棉球擦干外阴部。如需放药者用另一把无菌海绵钳夹取药物放入阴道后穹窿部。

7. 操作后处理

(1) 病人管理:协助病人穿好裤子,安全扶下检查床,送回房间。

(2) 物品处理:整理物品,按医疗废物分类管理规定进行处置。

(3) 洗手。

(4) 记录。

【注意事项】

1. 严格执行查对制度和无菌操作原则。

2. 严格掌握冲洗液的温度及浓度。

3. 冲洗时动作轻柔,避免损伤阴道黏膜。

4. 无性生活者严禁用窥阴器,必要时可用导尿管进行冲洗。

5. 经期、孕期、产褥期及阴道不规则流血病人,禁止阴道冲洗,以免引起逆行感染。

6. 擦洗时要用大棉球,一次只能夹取 1 个,以防遗留阴道内造成感染。

【并发症】

1. 阴道残端感染

(1) 发生原因:①手术前阴道冲洗不干净;②妇科手术后 2 周,有阴道残端感染者,给予阴道冲洗时高度不合适,污物进入宫腔或损伤阴道残端。

(2) 预防:①正确掌握冲洗技术,做到阴道内洁净无遗漏;②阴道分泌物黏稠过多时,应用肥皂液棉球擦洗阴道时要转动窥阴器,充分擦净宫颈及阴道分泌物,需要时重复擦拭;③阴道冲洗结束时,压低倾斜窥阴器将阴道内冲洗液自然流出,防止残留逆行入宫腔;④妇科手术后 2 周有阴道伤口愈合不良或阴道残端感染者,阴道冲洗时高度不超过床沿 30cm,以防污物进入宫腔或损伤阴道残端伤口。

2. 阴道黏膜损伤

(1) 发生原因:护士使用窥阴器冲洗时动作粗暴,灌洗头插入过深,灌洗弯头向下,损伤局部黏膜引起出血。

(2) 预防:①操作时动作轻柔,冲洗时灌洗头插入勿过深,灌洗弯头向上,以防损伤阴道黏膜引起出血;②使用窥阴器时,将窥阴器倾斜30°～45°呈闭合状态缓慢放入阴道,放入 4cm 时将窥阴器放平,打开窥阴器,缓慢放入暴露宫颈后再冲洗,冲洗时轻轻转动窥阴器,以防止损伤阴道黏膜。

三、会阴消毒法

临床情景

病人，女性，35 岁，因宫颈癌入院，已行宫颈癌根治术，现术后第 1 天，遵医嘱给予会阴消毒，每天 2 次。

1. 护士应该怎样正确为病人进行会阴消毒？

2. 在会阴消毒过程中应注意什么？

3. 如何预防及处理会阴消毒的并发症？

【目的】

1. 清除会阴部污垢及血迹，保持外阴清洁，使病人舒适。

2. 预防会阴部伤口感染，促进伤口的愈合。预防和减少泌尿系统和生殖系统的感染。

【评估】

1. 全身情况　病人的病情、生命体征及自理程度。

2. 局部情况　病人会阴部是否有伤口、血迹、分泌物及局部皮肤有无水肿等情况，病人是否带尿管或阴道引流管。

3. 心理状态　病人的心理状态及合作程度。

4. 环境条件　环境是否符合操作要求。

【准备】

1. 护士准备　仪表端庄、着装整洁，洗手，戴口罩。

2. 物品准备　物品摆放整齐，排列有序，质量符合要求。

（1）治疗车上层：治疗盘内放一次性手套 1 副、治疗碗 2 个、1 个内盛 0.5% 聚维酮碘大棉球不少于 26 个、另一治疗碗内放无菌血管钳 2 把、无菌干纱布 1 块、治疗盘外备一次性臀垫或橡皮单、中单、浴巾、执行单、手消毒液。

（2）治疗车下层：弯盘、医疗垃圾桶、生活垃圾桶。

（3）其他：房间内无隔帘者备屏风。

3. 环境准备　安静、整洁、安全，室温适宜，具有私密性。

4. 病人准备　体位舒适，积极配合操作。

【实施】

1. 核对解释　护士携物品至病人床旁，查对病人床号、姓名及腕带，向病人说明目的及注意事项。

2. 协助卧位　关闭门窗，遮挡病人，协助病人脱远侧裤腿并搭于近侧腿上，用浴巾遮盖近侧腿，棉被遮盖对侧腿，取屈膝仰卧位。

3. 消毒会阴

（1）保护床单位：臀下垫一次性臀垫或橡皮单、中单，弯盘放置于会阴处，戴一次性手套。

（2）擦洗：用一把血管钳夹取 0.5% 聚维酮碘棉球传递给另一把血管钳夹取浸有消毒液的棉球擦洗，擦洗会阴两遍。

（3）擦洗顺序

1）第一遍：自上而下，由外向内依次擦洗，即阴阜→对侧腹股沟→对侧大腿内侧上 1/3→近侧腹股沟→近侧大腿内侧上 1/3→对侧大阴唇→近侧大阴唇→对侧小阴唇外侧沟→近侧小阴唇外侧沟→对侧小阴唇→近侧小阴唇→尿道口→阴道口→肛周肛门。

2）第二遍：自上而下，由内向外依次擦洗，即尿道口→阴道口→对侧小阴唇→近侧小阴唇→对侧小阴唇外侧沟→近侧小阴唇外侧沟→对侧大阴唇→近侧大阴唇→阴阜→肛周肛门。

3）有尿管、引流管者第二遍擦洗顺序：自上而下，由内向外依次擦洗，即尿道口→阴道口→尿管→阴道引流管→对侧小阴唇→近侧小阴唇→对侧小阴唇外侧沟→近侧小阴唇外侧沟→对侧大阴唇→近侧大阴唇→阴阜→肛周肛门。

4）有伤口者第二遍擦洗顺序：自上而下，由内向外依次擦洗，即伤口→尿道口→阴道口→对侧小阴唇→近侧小阴唇→对侧小阴唇外侧沟→近侧小阴唇外侧沟→对侧大阴唇→近侧大阴唇→阴阜→肛周肛门。

4．操作后处理

（1）病人管理：擦洗完毕，协助更换会阴垫。会阴部有伤口者取伤口对侧卧位。整理床单位。

（2）物品处理：整理物品，按医疗废物分类管理规定进行处置。

（3）洗手。

（4）记录。

【注意事项】

1．严格遵守无菌操作原则，两把血管钳不能混用，每擦一处更换 1 个棉球。

2．操作过程中加强沟通，注意遮挡病人，给予保暖，避免受凉。

3．进行第二遍外阴消毒时，消毒范围不能超过第一遍范围。

4．擦洗时要操作规范、动作轻柔；注意清洗大、小阴唇之间沟内易存污秽处。

5．外阴有切口时，应以浸透消毒液的棉球轻擦切口处。如有会阴部红肿，应以 75% 乙醇湿敷或 50% 硫酸镁湿热敷。

6．留置尿管及阴道引流管者，要将尿管及引流管上的血迹和分泌物擦洗干净，擦洗顺序自近侧端向远侧段，并注意尿管及引流管是否通畅，避免脱落。

【并发症】

会阴消毒最常见并发症为会阴切口感染。

（1）发生原因：会阴消毒不规范，会阴部有切口者每次排便后未及时擦洗。

（2）预防及处理：①严格按照消毒顺序进行，两次消毒范围正确。在更换部位、棉球污染、分泌物过多时，应更换棉球后再消毒；②产后及会阴部手术者，每次排便后均应擦洗会阴，以防感染；③进行擦洗时注意观察局部切口情况，有无红肿热痛等反应。伤口水肿、疼痛明显，24 小时内用 75% 乙醇湿敷，24 小时后 50% 硫酸镁湿热敷，或进行超短波或红外线照射，做到早发现、早处理。

四、产时会阴消毒法

临床情景

病人，女性，28 岁，G_1P_1，因阵发性腹痛 2 小时入院，现宫缩规律，胎膜已破，宫口开大 10cm，准备上台接生。

1. 护士应该怎样正确进行会阴消毒？

2. 在会阴消毒过程中应注意什么？

【目的】

1. 为经阴道操作、自然分娩做准备。

2. 妇产科手术前准备。

【评估】

1. 全身情况　孕妇的病情、生命体征、孕周、产程进展情况。

2. 局部情况　孕妇有无阴道流血及流液情况，会阴部清洁度及皮肤情况。

3. 心理状况　孕妇的心理状态及合作程度。

4. 环境条件　环境是否符合操作要求。

【准备】

1. 护士准备　仪表端庄、着装整洁，洗手，戴口罩。

2. 物品准备　物品摆放整齐，排列有序。

(1) 治疗车上层：治疗盘内放无菌镊子罐（盛无菌长镊子或持物钳 4 把）、冲洗壶 2 把（各内盛 38～40℃温水 1000ml）、无菌敷料罐 2 个（一个内盛 20% 肥皂液纱球数个、另一个盛 0.5% 聚维酮碘纱球数个）、无菌纱布 1 块、无菌治疗巾、水温计、一次性手套 1 副、一次性臀垫、执行单、手消毒液。

(2) 治疗车下层：弯盘、医疗垃圾桶、生活垃圾桶。

(3) 其他：污水桶。

3. 环境准备　安静、整洁、安全，室温适宜。

4. 孕妇准备　孕妇取膀胱截石位仰卧于产床上。

【实施】

1. 核对解释　核对孕妇床号、姓名、腕带，协助孕妇排空膀胱。向孕妇说明会阴消毒的目的、方法及配合技巧。

2. 体位　铺一次性臀垫于产床上，协助孕妇取膀胱截石位。衣服向上拉至腰部以上，将两腿屈曲分开，充分暴露外阴部。

3. 调整产床　连接产台时护士站在孕妇右侧，未连接产台时护士站在床尾部。调整产床高度及坡度，弯盘置于会阴部。

4. 消毒会阴

(1) 擦洗：戴手套，将 1 块干纱布盖住阴道口，右手用无菌镊子夹取 20% 肥皂液纱球 1 个进行擦洗，左手持冲洗壶冲洗，边擦边冲洗；或直接应用凝胶抗菌洗液，边擦边冲洗。

（2）擦／冲洗顺序

1）第一遍：取无菌镊子或持物钳，夹取 20% 肥皂液纱球，自上而下，由外向内依次擦洗，即阴阜→对侧腹股沟→对侧大腿内侧上 1/3 →近侧腹股沟→近侧大腿内侧上 1/3 →对侧大阴唇→近侧大阴唇→对侧小阴唇→近侧小阴唇→会阴体→两侧臀部→肛周肛门，边擦洗边用温水自上而下，由外向内冲净皂迹及分泌物。

2）第二遍：更换无菌镊子，夹取 20% 肥皂液纱球 1 个自上而下，由内向外依次擦洗，即尿道口→阴道口→对侧小阴唇→近侧小阴唇→对侧大阴唇→近侧大阴唇→阴阜→会阴体→肛周肛门，边擦洗边用温水自上而下，由内向外冲净皂迹及分泌物。

（3）消毒顺序

1）第一遍：自上而下、由内向外依次消毒，用无菌镊子夹取 0.5% 聚维酮碘纱球 1 个进行消毒，即尿道口→阴道口→对侧小阴唇→近侧小阴唇→对侧小阴唇外侧沟→近侧小阴唇外侧沟→对侧大阴唇→近侧大阴唇→阴阜→对侧腹股沟→近侧腹股沟→对侧大腿内上 1/3 →近侧大腿内上 1/3 →会阴体→肛周肛门。

2）第二遍：更换镊子及消毒纱球，自上而下，由内向外依次消毒，即尿道口→阴道口→对侧小阴唇→近侧小阴唇→对侧小阴唇外侧沟→近侧小阴唇外侧沟→对侧大阴唇→近侧大阴唇→阴阜→会阴体→肛周肛门。

5．消毒后　取下阴道口的纱布，撤出一次性臀垫，臀下垫无菌治疗巾。

6．操作后处理

（1）孕妇管理：嘱孕妇不要用手接触已消毒区域，做好生产准备。

（2）物品处理：整理物品，按医疗废物分类管理规定进行处置。

（3）洗手。

（4）记录。

【注意事项】

1．操作中严格遵守无菌操作原则，消毒顺序自上而下、由内向外。

2．操作过程中密切观察孕妇的情况，加强沟通，注意遮挡，给予保暖，避免受凉。

3．进行第二遍外阴消毒时，消毒范围不能超过第一遍的范围。

4．擦洗时要注意清洗大、小阴唇沟内易存污垢处及会阴体部有分泌物处。

5．分娩前冲洗时，应防止冲洗液流入阴道。

6．告知孕妇操作过程中臀部不要抬起，以免冲洗水流入后背；如果宫缩来临时，身体不要左右翻动，以免影响消毒效果；双手不能触及消毒区域。

7．冲洗过程中注意观察产程进展情况，如有异常及时报告医生，遵医嘱进行处理。

五、胎儿心音听诊法

🫀 临床情景

　　病人，女性，30 岁，孕 40 周，单胎妊娠，G_1P_1，入院待产，血压 120/80mmHg，不规律腹痛 2 小时，听胎心每 30 分钟一次。

　　1．护士如何正确听诊胎心音？

　　2．听诊胎心时应注意什么？

【目的】

了解胎儿心音是否正常，估计胎儿宫内安危情况。

【评估】

1. 全身情况 孕妇孕周、胎动情况，孕妇的自理能力。

2. 局部情况 胎方位及局部皮肤情况。

3. 心理状态 孕妇的心理状态及合作程度。

4. 环境条件 环境是否符合操作要求。

【准备】

1. 护士准备 仪表端庄、着装整洁，洗手，戴口罩。

2. 物品准备 物品摆放整齐，排列有序。

（1）治疗车上层：多普勒胎心仪（或胎心听筒）、耦合剂、卫生纸、手表、记录单、手消毒液。

（2）治疗车下层：医疗垃圾桶、生活垃圾桶。

（3）其他：无隔帘者另备屏风。

3. 环境准备 安静、整洁、安全，室温适宜，具有私密性。

4. 孕妇准备 孕妇体位舒适，精神放松，积极配合。

【实施】

1. 核对解释 核对孕妇床号、姓名、腕带，嘱其排空膀胱。向孕妇说明听诊胎儿心音的目的、方法、注意事项及配合技巧。

2. 体位 关闭门窗，用隔帘或屏风遮挡孕妇，协助孕妇取仰卧位。

3. 判断胎方位 孕妇仰卧，头部稍垫高，暴露腹部，双髋及膝关节屈曲，腹部放松，通过四部触诊法准确判断胎方位。

4. 正确放置探头 判断胎背的位置后，将耦合剂涂于多普勒胎心仪探头上，将探头置于胎心最清晰的位置（或用胎心听筒），枕先露位于脐下方；臀先露位于脐部上方；横位位于脐周围。

5. 计数胎心 听到如钟表的"嘀嗒"双音后，同时看表，计数 1 分钟，正常胎儿心率为 120～160 次 / 分。

6. 沟通 操作过程中加强护患沟通，注意观察孕妇有无异常情况，如有异常情况及时处理。

7. 操作后处理

（1）孕妇管理：擦干听诊部位的耦合剂，整理好衣服，取舒适卧位。

（2）物品处理：整理物品，按医疗废物分类管理规定进行处置。

（3）洗手。

（4）记录胎心：将结果记录在护理记录单上。告知孕妇正常胎儿心音范围、听诊结果，指导孕妇掌握自我监测胎动的方法。

【注意事项】

1. 保持环境安静，保护孕妇的隐私。

2. 动作熟练规范，听诊过程中正确分辨脐带杂音、腹主动脉音、子宫杂音及胎动声音。

3. 胎心听诊应在宫缩间歇时进行。

4.如胎心小于120次/分或大于160次/分时,需立即触诊孕妇脉搏作对比鉴别,必要时给予氧气吸入,改变孕妇体位,进行胎心监护并通知医生。

六、新生儿脐部护理法

临床情景

新生儿,女性,月龄2天,足月顺产,体重3000g,按新生儿护理常规沐浴后进行脐部护理。

1.护士如何正确进行新生儿脐部护理?

2.在新生儿脐部护理过程中应注意什么?

3.如何预防及处理新生儿脐部护理的并发症?

【目的】

保持新生儿脐部清洁,预防新生儿脐炎。

【评估】

1.全身情况　新生儿的一般状况。

2.局部情况　新生儿脐部有无血肿、渗血、渗液、异常气味,结扎线是否脱落。

3.环境条件　环境是否符合操作要求。

【准备】

1.护士准备　仪表端庄、着装整洁,洗手,戴口罩。

2.物品准备　物品摆放整齐,排列有序。

(1)治疗车上层:治疗盘内放75%乙醇、无菌棉签、无菌手套1副、一次性护脐带、手消毒液。

(2)治疗车下层:弯盘、医疗垃圾桶、生活垃圾桶。

(3)其他:无隔帘者另备屏风。

3.环境准备　安静、整洁、安全,室温适宜。

4.新生儿准备　已完成沐浴和卫生处置。

【实施】

1.核对解释　核对新生儿床号、姓名及腕带,向家属说明新生儿脐带护理的目的、方法,取得家属合作。

2.保暖　关闭门窗,室内温度适宜,用隔帘或屏风遮挡新生儿。

3.体位　新生儿取仰卧位。

4.消毒脐部

(1)合理暴露新生儿脐部,戴无菌手套,左手轻轻上提结扎线暴露脐带根部。

(2)如无分泌物,则右手用75%乙醇棉签消毒脐带残端及脐带;更换棉签消毒脐轮周围,由内到外消毒3遍,每根棉签只用1次。

(3)如有分泌物,用75%乙醇棉签消毒脐带残端、脐带及脐轮周围,由内到外消毒,直至分泌物全部去除干净。消毒后将护脐带药物包对准脐带贴紧固定,也可直接暴露脐带。

5．操作后处理

（1）新生儿管理：为新生儿穿好衣服，包好被子，体贴、爱护新生儿，向家属说明注意事项。

（2）物品处理：整理物品，按医疗废物分类管理规定进行处置。

（3）洗手。

（4）记录。

【注意事项】

1．进行脐部护理时，要严密观察脐带有无特殊气味及脓性分泌物，如有异常及时报告医生。

2．脐带未脱落前，不能强行剥脱，结扎线如有脱落应重新结扎。

3．脐带每天护理 1 次，直至脱落。

4．脐带不宜包裹，要保持干燥，使其易于脱落。

5．为新生儿更换衣服及尿布时要动作轻柔，避免牵拉脐带，尿布不要超过脐部，以免尿、粪污染脐部。

【并发症】

1．脐带出血

（1）发生原因：脐带结扎不紧，结扎线脱落或脐带血管撕裂。

（2）预防及处理：①护理脐带时，避免用力提起脐带结扎线，进行脐带消毒时，将分泌物及血迹轻轻擦掉，切勿粗暴用力，使结扎线脱落或脐带撕裂；②结扎不牢或脐带粗大，干缩后线结松脱，生后 24 小时内易致出血，发现这种情况时，立即消毒脐带及周围皮肤. 再次结扎；③脐带剪除过多，或结扎脐带的线过细、过紧导致的出血，应在脐凹处重新结扎脐带，缝扎断裂血管，以防出血过多而发生贫血。严重出血者可给予输血；④脐带脱落时因脐带根部细小血管破裂也会出血，一般出血量不多，此时可用棉签稍加压迫观察不出血即可。

2．脐炎

（1）发生原因：脐部护理不当，消毒处理不严格，造成细菌污染。

（2）预防及处理：①断脐时严格执行无菌操作，断脐后注意脐部护理，要经常检查护脐带有无渗血，如果出现渗血，则需要重新包扎处理；②注意保持脐部清洁干燥，尿布不要盖到脐部，以免便后污染创面。如脐部潮湿、渗液，应进行脐部消毒处理；③新生儿脐部周围皮肤发红，或脐带残端有黏液或脓性分泌物，带有恶臭味，应及时用过氧化氢清洗脐部，再用 0.5% 聚维酮碘消毒处理，每天 3 次，并给予适当的抗生素治疗，以防引起腹壁蜂窝织炎、腹膜炎、败血症等严重并发症的发生。

七、新生儿沐浴法

临床情景

新生儿，男性，月龄 1 天，足月顺产，按照新生儿护理常规给予新生儿沐浴。

1．护士应该如何正确进行新生儿床旁沐浴？

2．在新生儿床旁沐浴过程中应注意什么？

3．如何预防及处理新生儿床旁沐浴的并发症？

【目的】

1．清洁皮肤，增进身体的舒适。

2．预防感染，预防臀部尿布疹和脐带感染。

3．有利于体温调节，促进血液循环和新陈代谢。

4．评估新生儿全身一般状况。

【评估】

1．全身情况　新生儿一般情况。反应、皮肤颜色、肢体活动能力。

2．局部情况　脐带局部有无出血。

3．心理状态　不饥饿、不哭闹。

4．环境条件　环境和室温是否符合沐浴要求。

【准备】

1．护士准备　仪表整洁，剪短指甲，取下衣服上所有硬质尖锐物及饰品，洗手。

2．物品准备　物品按照使用顺序摆放合理，排列有序。

（1）沐浴用物：干净的衣服、大浴巾、小毛巾 2 个、婴儿洗发精，婴儿香皂或沐浴露、护肤油、爽身粉、沐浴装置或浴盆内 2/3 满 38～42℃温水。

（2）治疗盘内：无菌生理盐水棉球或纱布、弯盘、聚维酮碘或 75% 乙醇、棉签、5% 鞣酸软膏、脐粉或护脐包。必要时备指甲剪。

3．环境准备　清洁、安静，室温 24～28℃。

4．新生儿准备　安静舒适，哺乳后 1 小时或哺乳之前，不需进行任何有创治疗。

【实施】

1．核对解释　核对并检查新生儿手腕带、脚腕带字迹是否清晰。向产妇及家属说明沐浴的目的、操作过程、注意事项。

2．测量体重　脱去新生儿衣服、检查新生儿全身有无异常、测量体重。保留尿布，用大毛巾裹住躯体。

3．沐浴

（1）体位：新生儿仰卧在护士的左侧大腿上，用左臂和手掌从新生儿后背托住头和颈部，下半身固定在臂弯和腰身之间。用左手拇指和中指捏住宝宝的两个耳郭使之反折，堵住耳孔以防进水。

（2）洗脸、洗头：右手把专用小毛巾沾湿、稍稍捏干，轻轻地给新生儿擦眼睑、嘴、鼻、面额及耳朵包括耳背。然后在手上抹少许婴儿洗发精洗头部、清水洗净擦干。

（3）洗颈部及躯体前部：解开大毛巾。将新生儿放入浴盆，用左臂托住头、背和腋窝，在手上涂少许婴儿皂或沐浴露，从颈部开始，依次洗净上、下身，注意洗净颈部、腋下、肘窝、大腿沟等皮肤皱褶处和手心、指缝、趾缝。

（4）洗背部及臀部：将新生儿俯卧在右手上，托住左腋下、下巴及前胸部，用左手洗新生儿背部、臀部及下肢。

4．局部护理　将新生儿放在干浴巾上轻轻拭干，依次进行眼鼻护理、脐部护理（详见新生儿脐带处理）和臀部护理，可在皮肤皱褶处撒上婴儿爽身粉，在臀部涂抹护肤油，垫好尿布、穿衣、包好包被。

5．操作后处理

（1）新生儿管理：观察新生儿有无不良反应，如有不良反应及时通知医生。向产妇或家属说明新生儿沐浴后的注意事项。

（2）物品处理：整理用物，按医疗废物分类管理规定进行处置。

（3）洗手。

（4）记录。

【注意事项】

1．新生儿出生后 8～12 小时即可沐浴，但未成熟儿、颅内出血、高热和皮肤严重感染者，暂不沐浴，等生命体征稳定后，酌情擦洗沐浴。

2．为新生儿沐浴时所用毛巾要棉质柔软，动作要轻柔熟练，避免伤及新生儿的皮肤和肢体。2 周以内的新生儿洗澡时，浴水不要浸湿脐部，沐浴后可用 75% 乙醇棉签清洁脐带残端和脐轮根部，预防脐部感染。

3．新生儿的皮肤 pH 为 6.5～7.5，偏碱性，不具抵抗细菌的能力。为早产儿及皮肤有破损的新生儿沐浴时，为了不提升新生儿皮肤的碱性，可选用温度适宜的清水擦洗。

4．新生儿沐浴时间不宜超过 10 分钟。如果沐浴的时间较长，注意加温水保持水温，沐浴时特别注意皮肤皱褶处清洁。洗后用柔软毛巾尽快擦干新生儿的身体，再抹上婴儿专用的润肤油。

5．沐浴过程中，应始终注意用手掌托住新生儿头部，防止洗浴水进入口、眼、耳，预防颈椎发生损伤；注意观察面色、呼吸，发现异常及时终止沐浴。

6．应用婴儿专用肥皂或沐浴露时，先将其抹在操作者手上，再洗相应的部位（洗脸不用肥皂），并用清水清洗干净。

【并发症】

1．新生儿窒息

（1）发生原因：新生儿呛水或体位性溢奶所致。

（2）预防及处理：①正确掌握沐浴方法，防止呛水；②沐浴时间选择在哺乳后 1 小时或哺乳前；③颈部撒爽身粉时先把粉撒在操作者右手心，另用左手心掩护着新生儿的口、鼻，右手把爽身粉轻轻抹在新生儿颈上，切忌把爽身粉直接撒在颈部，以免爽身粉吸入而窒息。

2．新生儿受凉或烫伤

（1）发生原因：室温、水温调节不到位；沐浴时间和沐浴前后暴露时间太长。

（2）预防及处理：①沐浴前，关闭门窗，将室温调节在 26～28℃。调节水温时应先放入冷水，再放入热水（冬季准备些更热的水备用），约为浴盆的 2/3 满，用水温计或手肘测试水温，水温保持在 38～42℃ 之间，水温过低，新生儿容易受凉；水温过高，易烫伤新生儿；②洗头面部时用大毛巾裹住新生儿躯体，沐浴过程动作轻柔迅速，全过程在 5～10 分钟内完成，沐浴后迅速用大毛巾擦干保暖。

3．皮肤及脐带感染

（1）发生原因：①由于新生儿的脐带断端是一个创面，如护理不当，细菌可以通过脐部进入体内造成感染，威胁新生儿的健康；②新生儿皮肤娇嫩，角质层薄，皮下毛细血管丰富，防御功能差，加上新生儿出生后，全身皮肤覆盖有一层胎脂，易分解为低级脂肪酸刺激皮肤而发生糜烂感染；③新生儿皮肤易受汗液、大小便、灰尘、奶汁的刺激而发生炎症等。一旦皮肤破损，细菌便乘虚而入，导致全身感染。

（2）预防及处理：①沐浴前注意观察新生儿皮肤有无破损、擦伤，沐浴时避免新生儿烫伤和擦伤，发现异常及时处理，预防感染；②保持脐部清洁干燥，沐浴时不要湿及脐部，沐浴后用 75% 乙醇棉签消毒脐带残端和脐轮根部皮肤，再用消毒纱布或脐带包覆盖（脐带干燥后无需覆盖）；③新生儿脐带一般在出生后一周左右脱落，在脐带脱落前或虽已脱落但脐部潮红或渗液，则在沐浴时，不能将其全身放入水中，而应分别做上半身、下半身沐浴，使水不能进入脐部。冲洗完毕后一定要吸干脐部水分，用 75% 乙醇消毒脐带断端及脐周皮肤；如脐部有渗液，则在上述处理后再涂上 0.5% 聚维酮碘。如脐部潮红，有渗液甚至有臭味，应立即报告医生处理。

八、新生儿抚触法

临床情景

　　新生儿，男性，足月剖宫产出生，体重 3500g，月龄 3 天，按照新生儿护理常规给予新生儿抚触，每天 2 次。

　　1. 护士应该怎样正确进行新生儿抚触？

　　2. 在新生儿抚触过程中应注意什么？

　　3. 如何预防及处理新生儿抚触的并发症？

【目的】

1. 有利于新生儿的生长发育，增加免疫力。

2. 增进食物的吸收，减少婴儿哭闹，增加睡眠。

3. 增进与新生儿之间的情感交流，有利于身心健康。

【评估】

1. 新生儿情况　选择适当的时间，最好是新生儿洗澡或哺乳后 30 分钟后进行。避开新生儿疲劳、饥渴或烦躁时间。

2. 局部情况　了解头颈部，脐部，会阴部情况。

3. 心理状态　新生儿安静，不哭闹。

4. 环境条件　房间温度是否适宜，播放音乐背景设备是否完好。

【准备】

1. 护士准备　仪表整洁，洗手，剪指甲，取下饰品。

2. 物品准备　操作台、大浴巾、婴儿润肤油、毛巾、尿布及替换衣物。

3. 环境准备　确保房间内温暖、宁静，可以放一些轻柔的音乐。

4. 新生儿准备　新生儿舒适，无疲劳、饥饿和烦躁。

【实施】

1. 核对解释　检查新生儿手腕带、脚腕带字迹是否清晰并核对，检查新生儿有无异常，向产妇和家属介绍新生儿抚触的好处，边做边给新生儿父母讲解示范方法及注意事项。

2. 调节室温　调整室内温度保持在 28℃，播放轻柔音乐。

3．抚触　动作开始要轻柔,慢慢增加力度,每个动作重复4～6次。

(1)护士准备:将新生儿包被和衣服解开,温暖双手,将婴儿润肤油倒在掌心。

(2)头面部按摩:利用拇指指腹轻轻地由鼻上沿眉弓向两鬓推开,依次向上推向额头,最后轻轻地按摩新生儿脸颊,并用拇指在新生儿上唇画微笑状一个笑容,再用同一方法按摩下唇。

(3)胸部按摩:双手放在新生儿两侧肋线,右手向上滑向新生儿右肩,复原。左手向上滑向新生儿左肩,复原。

(4)腹部按摩:利用四指相并,轻放在新生儿的腹部,沿着脐周顺时针方向做圆圈按摩动作。

(5)背部按摩:双手平放在新生儿背部,从颈部第七颈椎向下按摩至骶尾部,再自上而下用指尖纵行按摩脊柱两边的肌肉。

(6)上肢按摩:将新生儿双手下垂,用一只手捏住其胳膊,从上臂到手腕轻轻挤捏,然后用手指按摩手背、手心、手指。用同样方法按摩另一只手。

(7)下肢按摩:按摩新生儿的大腿、膝部、小腿,从大腿至踝部轻轻挤捏,然后按摩脚踝及足部。在确保脚踝不受伤害的前提下,用拇指从脚后跟按摩至脚趾。

4．操作后处理

(1)新生儿管理:观察新生儿反应,取舒适体位,垫好尿布,穿衣及整理包被,注意保暖。

(2)物品处理:整理用物,按医疗废物处理规定分类处置。

(3)洗手。

(4)记录。

【注意事项】

1．房间温度适宜,播放柔和的音乐作背景。

2．按摩时与新生儿眼睛对视,进行语言交流,不受外界打扰。

3．每个动作需重复4～6次,手法从轻开始,慢慢增加力度使皮肤微微发红,注意力度需均匀适中,以新生儿舒服合作为宜。

4．按摩时间从5分钟开始,以后逐渐延长到15～20分钟,每天1～2次。

5．选择适当的时间,避开宝宝感觉疲劳、饥渴或烦躁时;最好是在新生儿沐浴后或更衣时进行。

6．按摩油勿直接倒在新生儿身上,按摩前、按摩时要随时保持双手的温热。

【并发症】

1．新生儿受凉

(1)发生原因:新生儿抚触时,护士的手温过低或室温过低,带走新生儿的热量。

(2)预防及处理:①抚触房间保持清洁无尘无味,室温恒定28℃,注意关闭门窗,防止对流风或夏季空调直吹;②护士双手温暖后在进行抚触,操作时可适当用毛巾覆盖新生儿胸腹部敏感部位;③发现新生儿手脚发凉或打喷嚏时,及时调整房间温度和湿度;④操作时间适宜,避免时间过长。

2．新生儿哭闹

(1)发生原因:①新生儿缺乏安全感、恐惧等因素导致哭闹;②护士操作方法不规范导致新生儿哭闹。

（2）预防及处理：①通过抚触者的双手对新生儿的皮肤进行有次序的、有技巧的抚摸，让大量温和的良好刺激通过皮肤传到中枢神经系统，新生儿可获得情绪上的满足，感觉到安稳、舒适、温馨和喜悦；②触摸按摩可以刺激神经末梢的感受器，引起神经冲动，经由脊髓传到脑部，让新生儿产生松弛舒畅的感受，增加对外在环境的认知，调节情绪反应，达到平衡状态；③触摸时除了肌肤的感觉，可以和新生儿说话或唱歌，在感受抚触愉悦时，也能够专注聆听和观察抚触者的表情声音，同时接触到听觉和视觉的刺激；④给新生儿做抚触时，护士要全身放松，心情愉快。指甲剪短，取下所有饰品，避免刺伤新生儿的肌肤；如果留长发，将头发扎起，以免干扰到新生儿的眼睛。

九、新生儿复苏术

临床情景

产妇，孕38周，G_1P_1，B超示产妇羊水过少，胎心80次/分，即可行剖宫产术，娩出1男婴，全身青紫，哭声微弱，肌张力差。

1. 护士应该怎样正确实施新生儿复苏？

2. 在新生儿复苏过程中应注意什么？

3. 如何预防及处理新生儿复苏的并发症？

【目的】

1. 提高新生儿窒息及早产儿的抢救成功率。

2. 尽可能减少或避免新生儿并发症。

3. 减轻对新生儿重要脏器的损伤。

【评估】

1. 产妇情况　孕周、胎次及有无合并症。

2. 新生儿情况　①新生儿在分娩过程中是否有缺氧的危险；②是否足月；③羊水有无浑浊；④有无呼吸或哭声；⑤肌张力。

3. 分娩方式　是否顺产或剖宫产。

4. 环境条件　环境是否符合新生儿急救操作要求。

【准备】

1. 护士准备　施救者2名，掌握新生儿复苏相关知识、并发症的诊断与处理。洗手，戴口罩。第一名负责体位和呼吸，第二名负责清理气道、胸外按压及给药。

2. 物品准备　所有抢救物品摆放合理，排列有序。性能良好及在有效使用期内。

（1）保温设备及物品：婴儿辐射保暖台、大毛巾、塑料薄膜。

（2）通气设备：负压吸引器、吸痰管（足月儿10F、早产儿8F）、吸球、氧气源及吸氧装置、新生儿复苏球囊、面罩、喉罩、喉镜、新生儿气管导管、呼吸末 CO_2 监测器。

（3）其他物品：脉搏血氧监测仪、无菌手套、注射器、听诊器、急救药品如1:10 000肾上腺素、生理盐水等。

（4）治疗车下层：弯盘、锐器盒、医疗垃圾桶、生活垃圾桶。

3. 环境准备　安静、整洁，光线及室温适宜急救。

【实施】

1．评估　在整个复苏过程中不断重复评估 - 决策 - 措施的程序,主要评估呼吸、心率、肌张力、反射和肤色,在 1 分钟内快速完成初始步骤、再评估,在复苏的第 1 分钟,心率的评估尤为重要,有条件可使用 3 联 ECG(心电监测),脉搏血氧饱和度测定仪测定新生儿血氧饱和度。

2．初步复苏

(1)保暖:将新生儿放在辐射保暖台上,快速擦干全身皮肤。加盖预热的毯子、热床垫或塑料薄膜、温暖的湿化空气、升高室内温度等方式保暖,测量并记录温度。

(2)体位:新生儿头轻度仰伸位。

(3)清理呼吸道:①肩娩出前助产者用手挤出新生儿口、咽、鼻中的分泌物;②娩出后,新生儿取仰卧位,头微后仰低于躯干,颈部伸直,用吸引器吸出口咽、鼻腔内分泌物,负压不应超过 100mmHg(1.33kPa),吸引时间不超过 10 秒;③羊水胎粪污染严重时,应将新生儿放置在辐射救护台上,一名护士环压胸廓,防止新生儿误吸,另一名护士快速清理呼吸道,必要时行气管插管后进行吸引。

3．建立呼吸　在彻底清理呼吸道的基础上,刺激呼吸。

(1)拍足底:可用手指轻弹或轻拍新生儿足底或沿脊柱长轴按摩背部两次,诱发自主呼吸。如无效,需要正压通气。

(2)气囊面罩正压通气:左手拇指和示指固定面罩,其他 3 个手指抬下颌(E-C 手法)打开气道,连接氧气管,给予 100% 氧气和人工正压通气,通气频率 40～60 次 / 分,通气压力 20～25cmH$_2$O。

(3)气管插管:出现下列情况应考虑气管插管,例如:气囊面罩正压通气无效;胸外按压;经气管注入药物者;特殊复苏情况(膈疝或超低体重儿)。

1)放入喉镜:左手持喉镜,镜片沿舌面右侧滑入将舌头推至左侧,推进镜片至顶端达会厌软骨。

2)暴露声门:轻轻抬起镜片,同时将整个镜片朝镜柄方向移动,使会厌软骨抬起暴露声门和声带。

3)插入气管导管:将管端置于声门和气管隆凸之间,整个操作要求在 20 秒内完成。

4)确定导管位置:①胸廓起伏对称,听诊双肺呼吸音一致,胃部无气过水声;②呼气时导管内有雾气;③呼气末 CO$_2$ 监测是确定新生儿气管插管位置正确的最可靠方法。

5)确定导管深度:根据新生儿体重,选择插入上唇至管段距离,体重小于 1000g,插入深度 6～7cm;体重 1000～2000g,插入深度 7～8cm;体重 2000～3000g,插入深度 8～9cm;体重大于 3000g,插入深度 9～10cm。必要时可胸片定位。

(4)使用喉罩:对 34 周以上妊娠的新生儿进行复苏时,如果气管插管不成功或不可行,建议使用喉罩代替气管插管。

4．建立循环　如正压通气 30 秒后,心率小于 60 次 / 分,在正压通气同时需进行胸外按压。

(1)按压部位:胸骨体下 1/3,新生儿两乳头连线中点的下方。

(2)按压深度:胸廓前后径的 1/3。

(3)按压方法:①拇指法,根据新生儿体型不同,双拇指重叠或并列置按压部位,双手环抱胸廓支撑背部;②双指法,右手示指和中指尖放在按压部位,左手支撑背部。

(4) 按压频率：90 次 / 分。

(5) 按压与通气比例：为 3∶1，即 90 次 / 分按压和 30 次 / 分人工通气。在 2 秒内完成 3 次胸外按压，1 次正压通气。

5. 药物 在有效正压通气及胸外按压 30 秒后，心率持续 <60 次 / 分，可通过脐静脉或外周静脉给予 1∶10 000 肾上腺素 0.1～0.3ml/kg；或气管内给药 0.5～1ml/kg，必要时 3～5 分钟重复 1 次。

6. 操作后处理

(1) 新生儿复苏后监护：①新生儿摆好体位，注意保暖，清洁皮肤，预防感染；②监测生命体征、电解质、血糖、血气及出入量等；③监测脑、心、肺、等器官功能。

(2) 物品处理：整理用物，按医疗废物分类管理规定进行处置。

(3) 洗手。

(4) 记录。

【注意事项】

1. 新生儿复苏的要点在第一分钟内快速完成初始步骤、再评估（黄金 1 分钟），避免一切不必要的延迟。

2. 体温是复苏成功与否的预测指标之一，也是复苏质量的指标。在出生后第一个 1 小时，尽量避免低体温。无窒息新生儿体温应该维持在 36.5～37.5℃ 之间；大于 36 周并有中度到重度缺氧缺血性脑病的新生儿，可使用亚低温治疗；高体温（大于 38℃）对新生儿也存在潜在的风险。

3. 心肺复苏的重点依然在于肺部通气，面罩通气不成功时，喉罩通气可视为气管插管的替换方案，对 34 周以上妊娠的新生儿进行复苏时，如果气管插管不成功或不可行，建议使用喉罩代替气管插管。

4. 新生儿复苏按压 / 通气比率为 3∶1，即 1 分钟内 90 次按压加 30 次通气，如果是心源性心脏骤停，施救者可考虑使用 15∶2 比例。

5. 新生儿心脏骤停的主要原因是缺氧引起的，在心脏按压时，应使用 100% 氧气，当心跳恢复时，可适当下调氧气浓度。小于 35 周的早产儿开始复苏时，应用低流量给氧（21%～30%），维持血氧饱和度接近正常值范围。

6. 在不需要复苏的足月儿 / 早产儿中，推荐延迟结扎脐带 30 秒；但在需要复苏的新生儿中，不推荐延迟结扎脐带，低于 29 周早产儿建议不延迟结扎脐带。

7. 复苏后的新生儿可能有多器官损害的危险，应该注意继续监护，包括体温管理、生命体征监测，脑、心、肺、肾及胃肠等器官功能进行监测，立即进行血气分析，维持内环境稳定，早期发现并发症并适当干预，以减少窒息的死亡和伤残。

8. 一旦完成复苏，继续监测血糖、血气分析及血电解质。低血糖者静脉给予葡萄糖。

【并发症】

1. 气胸

(1) 发生原因：气管插管位置不正确或正压通气时压力过高。

(2) 预防及处理：①少量气胸，严密观察新生儿症状体征；大量气胸需要胸腔穿刺或放置闭式引流管；②如需要机械通气，应注意观察预防张力性气胸发生，必要时应用高频振荡通气、放置胸腔闭式引流管。

2．吸入性肺炎

（1）发生原因：气道分泌物清理不彻底或长时间正压通气未放置胃管。

（2）预防及处理：①注意及时清理呼吸道；②有临床指征时遵医嘱给予抗生素治疗；③有呼吸困难时可能需要机械通气。

3．按压局部皮肤破损

（1）发生原因：按压时间长，按压力度大，按压方法不正确。

（2）预防及处理：①掌握正确按压方法，动作轻柔；②按压时注意观察局部皮肤有无压红、瘀斑；③注意局部皮肤保护，可在按压部位垫一棉球。

4．牙龈或口腔黏膜损伤

（1）发生原因：使用喉镜不正确、气管插管时动作粗暴。

（2）预防及处理：①熟练掌握气管插管技术；②插管时动作规范、轻柔，切忌动作粗暴，避免损伤；③一旦出现损伤，对症处理。

（齐卫东）

第四节 儿科护理技术

一、新生儿头皮静脉穿刺法

临床情景

患儿，男性，35 周早产儿，因肺部感染，遵医嘱给予抗生素静脉滴注，选择头皮静脉穿刺输注液体。

1．护士应该怎样正确进行头皮静脉穿刺？

2．在新生儿头皮静脉穿刺过程中应注意什么？

3．如何预防及处理新生儿头皮静脉穿刺术常见的并发症？

【目的】

1．补充液体、营养，维持体内电解质平衡。

2．药液快速进入体内。

【评估】

1．全身情况　患儿病情、年龄、意识状态、心肾功能情况。

2．局部情况　患儿穿刺部位皮肤完整性及血管情况。

3．心理状态　患儿合作程度。

4．环境条件　环境符合无菌操作要求。

【准备】

1．护士准备　着装整洁，洗手，戴口罩。

2．物品准备　放置合理、有序，质量符合要求。

（1）治疗车上层：执行单，治疗盘内放置安尔碘、棉签、一次性输液器 2 套、头皮针 2 个、无菌巾（内放有已吸入生理盐水的注射器）、药液、2ml 注射器 1 支、盐酸肾上腺素 1 支、胶布、一次性剃刀、剪刀、有条件带 PAD、手消毒液。

（2）治疗车下层：弯盘、锐器盒、医疗垃圾桶、生活垃圾桶。

3．患儿准备　为患儿更换尿布，协助幼儿排尿，顺头发方向剃净局部毛发。

4．环境准备　清洁、宽敞，操作前 30 分钟停止扫地及更换床单。

【实施】

1．核对解释　护士携用物至患儿床旁，核对床号、姓名、腕带（PDA 扫描腕带），核对医嘱、执行单。向家属说明用药目的、操作过程可能引起的不适及配合要点。

2．检查　检查液体质量，有无破损、有效期、标签是否清楚。检查其他物品的有效使用期。

3．加药　按医嘱及无菌操作原则抽取药液，加入输液袋中，并贴好输液贴。

4．插输液器　再次查对药液质量、有无漏液等情况，打开输液袋瓶口并消毒，挂输液架上。检查并打开输液器，将输液器插头插入瓶塞直至根部，关闭调节器。

5．排气　倒置茂菲滴管，并挤压滴管使输液袋内的液体流出，当茂菲滴管内的液面达到滴管的 1/2～2/3 时，迅速转正滴管，打开调节器，使液平面缓慢下降，直至排尽输液管和头皮针内的空气（液体不过针头），将输液管末端放入输液器包装袋内，置于治疗盘中。

6．体位　将枕头放在床沿，使患儿横卧于床中央，必要时全身约束法约束患儿（一人固定头部及躯干部，另一人固定双下肢）。如 2 名护士操作，则一名护士固定患儿头部，另一名护士进行穿刺。

7．消毒皮肤　用安尔碘消毒注射部位皮肤，直径大于 5cm。

8．再次核对　核对患儿床号、姓名、药名、浓度、剂量、给药时间及给药方法。

9．穿刺　护士立于患儿头端，将注射器连接头皮针，排尽气体后，一手紧绷血管两端皮肤，另一手持头皮针柄，在距静脉最清晰点向后移 0.3cm 处将针头沿静脉向心方向平行刺入皮肤，然后将针头稍挑起，沿静脉走向徐徐刺入，见回血后推液少许，如无异常，用胶布固定。

10．固定　用胶布固定头皮针翼、针眼部位，最后将针头附近的输液管环绕后固定。

11．调节滴速　取下注射器，将头皮针与输液器连接，根据患儿年龄、病情及药物性质调节滴速，将输液管妥善固定。

12．第三次核对　核对患儿床号、姓名、药名、浓度、剂量、给药时间及给药方法（PDA 扫描工号）。在执行单上签名及时间。

13．操作后处理

（1）患儿管理：协助患儿取舒适体位，爱护体贴患儿，向家属说明注意事项，整理床单位，观察患儿有无输液反应，如有输液反应停止输液及时通知医生。

（2）物品处理：整理物品，按医疗废物分类管理规定进行处置。

（3）洗手。

（4）记录。

【注意事项】

1．严格执行查对制度和无菌技术操作原则，注意药物配伍禁忌。

2．注意区分头皮动、静脉。

3．针头刺入皮肤，如未见回血，可用注射器轻轻回抽以确定回血；因血管细小或充盈不全而无回血者,可试推注极少量液体,如通畅无阻,皮肤无隆起及变色现象,且滴注顺利,证实穿刺成功。

4. 根据患儿病情、年龄、药物性质调节输液速度,观察输液情况,如速度是否合适、局部有无肿胀,针头有无移动、脱出,瓶内液体是否滴完,各连接处有无漏液,以及有无输液反应发生。

【并发症】

1. 误入动脉

(1)发生原因:由于患儿肥胖、重度脱水、衰竭、患儿哭闹躁动或穿刺不当造成误入动脉。护士技能不熟练或选择血管不当,误将静脉当成动脉进行穿刺。

(2)预防及处理:①了解患儿病史、病情,条件许可尽量让患儿安静或熟睡下穿刺;②护士加强技术练习,熟悉解剖位置;③输液过程中加强巡视,密切观察患儿反应,发现误入动脉,立即拔针另选血管重新穿刺。

2. 发热反应

(1)发生原因:①液体和药物清洁灭菌不完善或在输液前已被污染,致热源、死菌、游离菌体蛋白等致热物质进入人体引起发热反应。液体或药物成分不纯、多种药物联合应用、所含致热源累加到一定量后输入体内即会引起发热反应;②输液器具灭菌不彻底、超出有效期或包装破损、原材料不合格等原因都会造成输液反应发生;③输液操作过程未能严格遵守无菌操作原则。

(2)预防及处理:①严格执行"三查七对"制度,用药前仔细核对药品的有效期以及瓶盖有无松动及缺损;瓶身、瓶底及瓶标签处有无裂纹;药液是否变质;输液器具是否在安全使用条件内;②输液过程中严格执行无菌操作原则;合理应用药物,注意药物的配伍禁忌,液体要现用现配;③立即减慢或停止输液,报告医生,高热者给予物理降温并遵医嘱给予抗过敏治疗;④发生发热反应后,应保留输液器具和液体进行必要检查。

3. 静脉穿刺失败

(1)发生原因:①护士心理失衡:情绪波动不能很好地自我调节,面对患儿家长的焦急疑虑、缺乏信任,自信心不足,操作无序,导致操作失败;②进针角度与深度:由于患儿静脉位置浅表,进针角度过大、深度过深,导致穿刺失败;③患儿血管被人为损伤:不正规静脉穿刺,导致患儿血管保护不良,常规静脉穿刺部位针孔斑布,间隔期短,再次重复穿刺时原针孔部位出现硬结或血液外渗等现象,难以进行静脉抽血、静脉推注或静脉滴注。

(2)预防及处理:①培养护士良好的心理素质;②要根据患儿不同年龄和具体情况选择血管,新生儿至3岁的小儿躁动不安,而且这个年龄段的小孩头皮静脉呈网状分布,无静脉瓣,不易造成阻力,顺行和逆行进针均不影响静脉回流,且头皮血管丰富显见,易固定,因此,宜选择头皮静脉穿刺。3周岁以上患儿可选用手背或足背血管,对肥胖儿应选择粗大易摸或谨慎按解剖部位推测出静脉的位置。对严重脱水、血容量不足或需快速输液以及注入钙剂、50% 葡萄糖、甘露醇等药物,可选用肘静脉及大隐静脉;③应选择与静脉大小相适宜的针头,穿刺前要"一看二摸",穿刺时要做到稳、准、浅、轻;④穿刺后的护理:穿刺成功后应强调针尖的固定处理,如在四肢浅静脉穿刺,应用小夹板固定,松紧要适度,过松达不到目的,过紧则影响肢端血液循环。另外,应请家长协助看护,对已懂事的患儿应根据小儿特点进行心理诱导,使其合作。

二、早产儿暖箱应用法

临床情景

　　患儿，男性，32周早产，出生体重1550g，反应弱，四肢凉，肌张力低下，测量体温35℃，遵医嘱给患儿行暖箱保暖。

　　1.护士应该怎样正确使用早产儿暖箱？

　　2.在早产儿暖箱使用过程中应注意什么？

　　3.如何预防及处理应用早产儿暖箱常见的并发症？

【目的】

　　1.为早产儿提供适宜的温度和湿度环境，保持体温稳定。

　　2.提高早产儿的成活率，利于高危新生儿的成长发育。

　　3.脓疱疮、尿布疹、烫伤等皮肤受损早产儿暴露患处皮肤，保持局部干燥，减少摩擦损伤，促进愈合。

【评估】

　　1.全身情况　早产儿出生孕周、出生体重、日龄、生命体征、有无并发症等。

　　2.暖箱情况　暖箱性能是否完好，处于备用状态。

　　3.环境条件　周围环境是否有阳光直射或其他辐射热源存在。

【准备】

　　1.护士准备　着装整齐，洗手，戴口罩。

　　2.物品准备　暖箱（检查暖箱的性能，用前清洁消毒，铺好箱内婴儿床，水箱内加入无菌注射用水）、婴儿单衣、包布、尿裤、执行单、手消毒液。

　　3.环境准备　调节室温（高于23℃），以减少辐射散热。暖箱避免放置在阳光直射、有对流风或取暖设备附近及其他各种冷、热风直吹处，并尽量减少开箱门，以免影响箱内温度。

　　4.早产儿准备　穿单衣，裹尿布，进暖箱前测体重与体温。

【实施】

　　1.检查　置暖箱于温暖无风地带（避免放在门口及窗口），检查暖箱各个部件性能，清洁消毒暖箱，铺好箱内婴儿床的棉垫、床单，关闭暖箱全部有机玻璃门。

　　2.注水　将无菌注射用水加入暖箱湿化器中至水位标示线。

　　3.开机　接通暖箱电源，打开电源开关，指示灯亮，将预热温度调至28～32℃。预热1小时，温度能升到所需温度，根据早产儿体重及出生日龄调节暖箱温度（表5-1），调节箱内湿度，保持在60%～80%。

　　4.入箱　核对早产儿床号、姓名及腕带。将早产儿穿单衣裹尿布后放入暖箱内。

　　5.观察　密切观察早产儿的面色、呼吸、心率及皮肤的变化。定时测量体温，根据体温调节箱温至所需的温度，并做好记录，在早产儿体温未升至正常之前应每小时监测1次，体温正常后可每4小时测量1次，注意保持体温在36～37℃，硬肿症者体温维持在37℃左右，并维持相对湿度。

表5-1 不同出生体重早产儿适中暖箱温度

出生体重(g)	36℃	35℃	34℃	33℃	32℃
<1000	出生5天内	出生10天内	10天	20天以后	30天以后
1000~1500		出生10天内	10天后	3周以后	5周后
1500~2000			出生10天内	10天后	4周后
2000~2500			出生2天内	2天后	3周后
>2500				出生2天内	2天以上

6.保温 为早产儿进行的所有操作应尽量在箱内进行,如喂奶、换尿布、清洁皮肤、观察病情及检查等,可从边门或袖孔伸入进行,尽量减少打开箱门次数,以免箱内温度波动。若确因需要暂出暖箱治疗检查,应注意在保暖措施下进行,避免早产儿受凉。

7.交接班 交接班时应交接暖箱使用情况,每周在固定时间测量早产儿体重1次并做好记录。

8.更换无菌注射用水 湿化器水箱内无菌注射用水每天更换1次。

9.出箱 早产儿达到以下条件可以出箱。

(1)早产儿体重达2000g或以上,体温稳定3天以上者。

(2)在室温24~26℃的情况下,早产儿穿衣在不加热的暖箱内,能维持正常体温。

(3)早产儿在暖箱内1个月以上,体重虽不到2000g,但一般情况良好。

10.暖箱的处理

(1)切断电源,放掉水槽内的无菌注射用水。

(2)用消毒液擦拭,清洁暖箱。

(3)紫外线消毒30分钟后,表面置遮盖物,挂备用标示牌。

【注意事项】

1.注意保持患儿体温,腋温需维持在36.5~37.5℃。

2.温箱所在的房间室温应维持在22~26℃,以减少辐射散热,避免放置在阳光直射、有对流风或取暖设备附近,以免影响箱内温度。

3.注意观察早产儿情况和暖箱状况,如暖箱报警,应及时查找原因并妥善处理。严禁骤然提高暖箱温度,以免早产儿体温突然上升造成不良后果。

4.每班记录箱温1次,交接班时需要交接箱温和湿度。

5.接触早产儿前,必须洗手,以防止交叉感染。

6.保持暖箱的清洁

(1)每天用清水及消毒液擦拭暖箱内外,如遇奶渍、葡萄糖液等玷污应随时将污迹擦去。

(2)每周更换暖箱1次,用过的暖箱除用消毒液擦拭外,还要用紫外线照射消毒。定期进行细菌培养,以检查清洁消毒的质量。

(3)机箱下面的空气净化垫每月清洗1次,如有破损,应及时更换。

【并发症】

早产儿暖箱应用法最常见并发症为感染。

(1)发生原因:未严格执行消毒隔离制度。

（2）预防及处理：①严格执行消毒隔离制度。操作前清洗双手或者用手消毒液消毒双手；②每天清洁暖箱，更换水槽中无菌注射用水；③长期使用暖箱患儿，每周更换一次暖箱并进行彻底消毒；④每月一次对暖箱进行微生物学检测。如有感染，及时上报，进行必要的微生物学监测与分析；⑤更换暖箱，报告医生；⑥严密监测生命体征变化，积极配合医生做好各项治疗。

三、光照疗法

临床情景

患儿，男性，足月顺产出生，出生体重3250g，出生后2天反应好，哭声响亮，肌张力正常，全身皮肤黄染，巩膜黄染。经皮测胆红素257.25μmol/L（15mg/dl），遵医嘱行蓝光照射治疗。

1．护士应该怎样正确进行蓝光照射治疗？

2．在为患儿进行蓝光照射治疗中应注意什么？

3．如何预防及处理蓝光照射治疗的并发症？

【目的】

1．治疗新生儿高胆红素血症。

2．辅助治疗新生儿溶血病。

【评估】

1．全身状况　患儿病情、日龄、体重、生命体征、精神状态、黄疸的范围和程度及胆红素检查结果等。

2．光疗箱情况　光疗箱的清洁度、性能及温湿度是否符合要求。

3．环境条件　病房环境是否符合光疗箱操作要求。

【准备】

1．护士准备　着装整齐，洗手，戴口罩及墨镜。

2．物品准备

（1）光疗箱：性能良好，清洁消毒，水槽内加无菌注射用水至上下水位线。

（2）遮光眼罩、遮光尿裤、无菌注射用水、执行单等。

3．环境准备　光疗最好在空调房间内进行。冬天注意保暖，夏天避免过热。

4．患儿准备　①患儿入箱前须进行皮肤清洁，禁忌在皮肤上涂粉和油类；②剪短指甲，避免抓伤皮肤；③双眼佩戴遮光眼罩，避免光线损伤视网膜；④脱去患儿衣裤，全身裸露，遮光尿裤遮盖会阴、肛门部，男婴注意保护阴囊。

【实施】

1．开机　接通电源，先打开电源开关再开蓝光灯，检查线路及灯管亮度，箱温上升至患儿适中的温度（冬季30℃，夏季28℃），相对湿度55%～65%。

2．核对解释　核对医嘱、光疗箱的温湿度，患儿床号、姓名、腕带。向家属解释蓝光治疗的有关问题。

3．准备 为患儿测量体温、体重；将患儿全身裸露，戴遮光眼罩，更换尿裤并遮盖会阴部。

4．光疗 将患儿放入已预热好的光疗箱中，光疗患儿皮肤均匀受光，尽量使身体广泛照射，灯管距患儿皮肤33～50cm。记录入箱时间和灯管开启时间。若使用单面光疗箱应每2小时更换体位1次，可以仰卧、侧卧、俯卧交替更换，俯卧照射时要有专人巡视，以免口鼻受压影响呼吸。

5．测量体温 光疗时应每2～4小时测体温1次或根据病情、体温情况随时测量，使体温保持在36～37℃，根据体温调节光疗箱温度，并做好记录。

6．集中操作 各项治疗、护理应尽量在光疗箱内集中进行，避免过多搬动患儿。

7．观察病情 要密切观察患儿的精神状态及生命体征；注意黄疸的部位、程度及其变化；大小便颜色与性状；皮肤有无发红、干燥、皮疹；有无呼吸暂停、烦躁、嗜睡、发热、腹胀、呕吐、惊厥等；注意吸吮能力、哭声变化。若有异常需及时与医生联系，以便检查原因，及时进行处理。

8．光疗时间 蓝光治疗的总时间按医嘱执行，采用蓝光治疗12～24小时才能使血清胆红素下降，一般情况下，血清胆红素小于171μmol/L时可停止光疗。

9．出箱 出箱时先将患儿衣服预热，再给患儿穿好衣服，先关蓝光灯再关电源，除去眼罩，抱回病床，并做好各项记录。

10．设备处理 光疗结束后，及时做好光疗箱的维护与保养。关好电源，拔出电源插座，将湿化器水箱内水倒尽，作好整机的清洗、消毒工作，有机玻璃制品忌用乙醇擦洗。光疗箱放置在干净、温湿度变化较小、无阳光直射的场所。

【注意事项】

1．患儿在入箱前须进行皮肤清洁，禁忌在皮肤上涂粉剂和油类。

2．光疗的直接辐射会对眼睛造成伤害，护士为患儿进行治疗护理时，可戴墨镜。患儿须戴防护眼罩，遮盖会阴，并随时观察有无脱落。

3．严密观察病情变化，光疗时，如患儿体温高于37.8℃或低于35℃，应停止光疗。

4．光疗过程中，患儿出现烦躁、嗜睡、高热、皮疹、呕吐、拒奶、腹泻及脱水症状时，及时与医生联系，及时进行处理。

5．光疗的部位在皮肤的浅层组织，光疗可降低皮肤黄疸的可见度，但不代表血胆红素相应下降程度，应每12～24小时监测血胆红素一次。

6．保持灯管及反射板清洁，并及时更换灯管 每天清洁灯管及反射板，蓝光灯管使用300小时后其能量输出减弱20%，900小时后减弱35%，因此灯管使用1000小时必须更换。

【并发症】

1．发热

（1）发生原因：①荧光灯的热能所致；②光疗装置通风不良；③天气炎热。

（2）预防及处理：①调整灯管与小儿的距离，上方灯管与玻璃板之间距离以40cm左右为宜。在双光中下方灯管距离与玻璃板之间距离可以缩短到20～25cm；②光疗时室温保持在30℃左右，每小时记录箱温一次，保持箱温在30～33℃；③光疗时每小时测体温一次，患儿体温维持在36.5～37.5℃，光疗结束后每4小时测体温一次，连续观察2天。超过38℃做降温处理，以物理降温为主；④如室温过高时，患儿有发热，可拉开光疗器侧窗。

2. 腹泻

（1）发生原因：①光疗分解产物经肠道排出时刺激肠壁引起；②光疗时可增加肠蠕动50%，食物通过肠道加快，加上乳糖吸收不良，胆酸盐排泄增多，导致腹泻排稀绿便。

（2）预防及处理：①注意补充水分，除保证输液量外，每小时给患儿喂水或母乳10～20ml，尽量减少患儿水分丢失；②注意患儿皮肤护理，大小便刺激皮肤易引起红臀，要及时更换尿布，清洗后涂护臀膏；③记录24小时出入量，每天测体重一次；④一般情况下，轻症无需处理，停止光疗后腹泻很快停止；重症可改用乳糖奶粉。

3. 呕吐

（1）发生原因：由于光疗时改变原来舒适环境，使患儿烦躁、哭闹，从而发生呕吐。

（2）预防及处理：①把患儿头偏向一侧，清除口、鼻腔内乳汁，注意呕吐情况，防止误吸造成窒息；②光照期间患儿呕吐，及时通知医生从静脉补液，以防脱水；③对于烦躁不安患儿，予以镇静剂，如苯巴比妥。

4. 体温过低

（1）发生原因：①低出生体重儿，由于保暖不够，引起低体温；②由于新生儿中枢神经系统发育未健全，体温易受外界环境的影响，特别是裸露，如箱温过低易发生体温过低；③在寒冷季节，室温过低。

（2）预防及处理：①光疗时每小时记录体温、呼吸，同时记录箱温，应保持箱温为30～33℃，患儿体温维持在36.5～37.5℃，光疗结束后每4小时测体温一次，连续观察2天；②在寒冷季节，应提高室温以提高箱温；③如经上述处理，患儿体温仍过低，应通知医生停止光疗；④已发生体温过低者，最主要是逐渐复温。常用方法是先将患儿放入26～28℃暖箱中，每小时提高箱温1℃，直至30～33℃，通常要求在12～24小时内将体温恢复至正常。在复温过程中注意补充能量，限制液体入量，纠正酸中毒和微循环障碍以及用抗生素防治感染。

5. 眼和外生殖器损伤

（1）发生原因：①由于医护人员粗心大意，光疗时未给患儿遮挡眼睛和外生殖器；②光疗时患儿烦躁不安，将遮挡眼睛和外生殖器的用物扯脱。

（2）预防及处理：①加强医护人员责任感，光疗前仔细检查患儿眼睛及外生殖器遮挡情况；②光疗过程中，严密观察患儿有无哭吵、烦躁不安等情况；③光疗时必须用黑眼镜（或黑纸、黑布）保护新生儿眼睛，并用尿布遮住会阴部；④应用毯式黄疸光疗仪或 BILIBED 蓝光床，此类光未投照到患儿头部，对患儿眼睛无任何刺激，避免了光疗造成的眼睛损伤；⑤一旦出现损伤，立即停止光疗；⑥发生眼损伤者，进行对症处理，局部应用滴眼液。

6. 皮肤破损

（1）发生原因：①光疗时患儿全身裸露，双足反复与有机玻璃接触，可使外踝皮肤擦伤；②光疗时水分摄入增加，患儿大小便也增加，易引起红臀。

（2）预防及处理：①光疗前为患儿剪短指甲，可用小袜子包裹足部；②及时更换尿垫，臀部清洗后涂上鞣酸软膏，预防红臀；③发生皮肤破损者，局部用2%聚维酮碘消毒，并用无菌纱布包扎。出现红臀，应勤换尿布，勤清洗，局部涂鞣酸软膏，可配合理疗。

四、儿童单人心肺复苏术

患儿，男性，8 岁，因重症肺炎入院，某天护士巡视病房时发现患儿呼之不应，心跳、呼吸停止，立即施行心肺复苏。

1. 护士应该怎样正确施行心肺复苏？
2. 在为患儿心肺复苏过程中应注意什么？
3. 如何预防及处理儿童心肺复苏的并发症？

【目的】

通过实施基础生命支持技术，建立患儿的循环、呼吸功能，保证重要器官的血液供应，促进循环、呼吸功能的恢复。

【准备】

1. 护士准备　护士必须接受过基础生命支持的相关培训，戴手套。
2. 物品准备　便携面罩（防护面罩）或隔离膜、手套、必要时备硬木板。
3. 环境准备　清洁、宽敞、安全。如有危险因素存在，应迅速将患儿转移至安全环境，在保证所有人员安全的环境下进行心肺复苏。

【实施】

1. 确认现场安全　确保现场对护士和患儿是安全的。
2. 检查患儿反应　轻拍患儿肩膀，并大声呼喊"你还好吗？"。
3. 启动急救反应系统　如患儿无反应，应立即启动急救反应系统并获取 AED 或除颤仪。
4. 检查患儿呼吸和脉搏　同时检查呼吸和脉搏 5～10 秒，如患儿无呼吸，心率小于 60 次/分，并伴有血流灌注不足的体征，应立即开始心肺复苏。

（1）检查呼吸：通过观察胸部运动是否缺失或异常（无呼吸或仅有喘息）。

（2）检查脉搏：使用靠近患儿头侧手的示指和中指找到甲状软骨，将手指滑到甲状软骨和胸锁乳突肌之间的沟内，触摸颈动脉搏动。

5. 胸外按压

（1）位置：护士位于患儿的一侧。

（2）体位：患儿取平卧位，置于硬板床上，解开上衣，暴露胸部。

（3）按压部位：胸骨下半部分。

（4）按压方法：护士将一只手的掌根放在患儿胸骨下半部分，伸直单臂，用力快速按压（对于较大的儿童，可使用双手进行胸外按压，按压方法与成人相同）。

（5）按压深度：胸廓前后径的 1/3（约 5cm）。在每次按压时，要确保能垂直按压患儿的胸骨。

（6）按压频率：100～120 次/分（按压 30 次需要 15～18 秒）。

（7）胸廓回弹：每次按压后，不要倚靠在胸壁上，要确保胸廓完全回弹。胸廓按压和胸廓回弹时间大致相同。

（8）尽量减少按压中断：尽可能减少胸外按压中断的次数和时间，中断时间控制在 10 秒内。

6. 开放气道　用仰头提颏法开放气道。

（1）护士将一只手的手掌置于患儿的前额，然后用手掌向后压前额，使头部后仰。

（2）将另一只手的示指、中指和无名指置于颏附近的下颌下方。

（3）提起下颌，颏部上抬，使患儿下颌、耳垂连线与地面垂直。

7. 人工呼吸　常用口对面罩人工呼吸。

（1）口对面罩人工呼吸

1）护士位于患儿的一侧。

2）以鼻梁作参照，把面罩放在患儿口鼻部。

3）使用面罩封住患儿口鼻，护士将靠近患儿头侧手的拇指和示指压住面罩的边缘，将另一手的拇指放在面罩下缘。

4）将另一只手的其余手指放在下颌骨下缘并提起下颌，以开放气道。

5）当提起下颌时，用力按住面罩的外缘，使面罩边缘密封于面部。

6）给予 1 次吹气，吹气时间 1 秒以上，使患儿的胸廓隆起。

7）用同样的方法给予第 2 次吹气，同时观察胸廓是否隆起。

8）如果尝试 2 次后，仍无法对患儿进行通气，应迅速恢复胸外按压。

（2）口对口人工呼吸

1）在患儿口鼻部盖隔离膜。

2）使用仰头提颏法打开气道，用放在患儿前额的手的拇指和示指捏紧患儿鼻孔，另一只手的其余手指放在下颌骨下缘并提起下颌。

3）自然吸气后，双唇包住患儿口周，使其完全不漏气。

4）给予 1 次吹气，吹气时间 1 秒以上，使患儿的胸廓隆起。

5）放开口鼻，使胸廓自行回缩将气体排出。

6）用同样方法给予第 2 次吹气，同时观察胸廓是否隆起。

7）如果尝试 2 次后，仍无法对患儿进行通气，应迅速恢复胸外按压。

8. 心肺复苏周期　以 30∶2 胸外按压／人工呼吸比进行心肺复苏，如有 AED（或除颤仪），应尽早进行除颤，并在除颤后立即进行高质量的心肺复苏，5 组心肺复苏或 2 分钟评估患儿 1 次，并重复上述操作，直至恢复自主循环或复苏无效。

9. 操作后处理

（1）患儿管理：用纱布清洁患儿的口鼻面部，根据病情给予高级心血管生命支持。

（2）物品处理：整理物品，物品按医疗废物分类管理规定进行处置。

（3）洗手。

（4）记录。

【注意事项】

1. 胸外按压和人工呼吸必须同时进行，因为发生心脏停搏的儿童往往伴有呼吸衰竭或休克，这些疾病在心脏停搏前就伴有血氧含量不足。

2. 按压部位要准确，频率、深度适宜，每次按压后要确保胸廓完全回弹，胸外按压与回弹时间大致相等。用力不宜过重、过猛，以免造成肋骨骨折，也不易过浅，导致无效按压。

3. 尽量减少按压中断，上一组胸外按压的最后一次与下一组胸外按压的第一次的间隔时间应小于 10 秒。

4．仰头提颏时注意不要用力按压颏下的软组织，否则会堵塞气道；不要使用拇指提起颏部，不要完全封闭患儿的嘴巴。

5．给予人工呼吸时应使用带防护装置面罩，可阻止患儿呼出的气体、血液和体液进入护士的口腔，做好职业防护。

6．不建议在单人心肺复苏时使用简易呼吸器。

7．复苏判断

（1）同时检查呼吸和颈动脉搏动5～10秒，能触及大动脉搏动，出现自主呼吸。

（2）上肢血压在60mmHg以上。

（3）观察瞳孔及面色，散大的瞳孔缩小，面色、口唇、甲床、皮肤转红润。

（4）肌张力增强或有不自主运动。

【并发症】

儿童心肺复苏最常见并发症为肋骨骨折

（1）发生原因：①按压部位定位不准确；②按压手法不熟练；③按压力度不当。

（2）预防及处理：①护士须接受儿童心肺复苏课程培训，正确掌握按压部位、深度、速率，按压后要保证胸廓完全回弹；②对于较小的儿童使用单手按压，较大的儿童，可使用双手进行胸外按压，按压方法与成人相同；③肋骨骨折的治疗原则是止痛、固定和预防肺部感染。

五、儿童双人心肺复苏术

♥ 临床情景

患儿，男性，8岁。因重症肺炎入院，2名护士在交接班时，发现患儿突然意识丧失，呼吸停止，心率50次/分，给予双人心肺复苏。

1．两名护士应该怎样分工进行心肺复苏？

2．在双人心肺复苏过程中应注意什么？

3．如何预防及处理双人心肺复苏的并发症？

【目的】

通过实施基础生命支持技术，建立患儿的循环、呼吸功能，保证重要器官的血液供应，促进循环、呼吸功能的恢复。

【准备】

1．护士准备　护士必须接受过基础生命支持的相关培训，戴手套。

2．物品准备　便携面罩（防护面罩）或隔离膜、简易呼吸器、手套、必要时备硬木板。

3．环境准备　清洁、宽敞、安全。如有危险因素存在，应迅速将患儿转移至安全环境，在保证所有人员安全的环境下进行心肺复苏。

【实施】

当有2名护士在现场时，第2名护士应当立即启动应急反应系统并取得AED（或除颤仪），第1名护士陪伴患儿并立即开始胸外按压，进行心肺复苏。第2名护士返回后立即使用简易呼吸器进行人工呼吸。但应在每5组心肺复苏后交换职责（大约每2分钟一次）。

第一名护士

1．位置位于患儿身体的一侧。

2．职责

（1）确认现场安全：确保现场对护士和患儿是安全的。

（2）检查患儿反应：轻拍患儿肩膀，并大声呼喊"你还好吗？"。

（3）启动急救反应系统：如患儿无反应，应立即启动急救反应系统并获取 AED 或除颤仪。

（4）检查患儿呼吸和脉搏：呼吸和脉搏同时进行检查，检查时间 5～10 秒，如患儿无呼吸，心率小于 60 次 / 分，并伴有血流灌注不足的体征，应立即开始心肺复苏。

1）检查呼吸：通过观察胸部运动是否缺失或异常（无呼吸或仅有喘息）。

2）检查脉搏：使用靠近患儿头侧手的示指和中指找到甲状软骨，将手指滑到甲状软骨和胸锁乳突肌之间的沟内，触摸颈动脉搏动。

（5）施以高质量的胸外按压

1）按压方法：护士将一只手的掌根放在患儿胸骨下半部分，伸直单臂，用力快速按压（对于较大的儿童，可使用双手进行胸外按压，按压方法与成人相同）。

2）按压频率：至少 100～120 次 / 分（每组 30 次按压需要 15～18 秒）。

3）按压深度：为患儿胸廓前后径的 1/3（约 5cm）。

4）胸廓回弹：每次按压后，要确保胸廓完全回弹。

（6）开放气道：用仰头提颏法开放气道。

（7）人工呼吸：使用便携面罩给予人工呼吸 2 次，每次吹气 1 秒以上。

（8）尽量减少按压中断：尽可能减少胸外按压中断的次数和时间。

（9）按压 / 通气比：使用 30∶2 的胸外按压 / 人工呼吸比，并大声计数按压次数。

第二名护士

3．位置　位于患儿的头侧。

4．职责

（1）取回简易呼吸器。

（2）开放气道：采用推举下颌法开放气道。

（3）给予人工呼吸：常用简易呼吸器进行人工呼吸。施以 2 次人工呼吸，每次时间 1 秒以上，使患儿的胸廓隆起。

（4）沟通：鼓励第一名护士进行足够深、足够快的胸外按压，并使胸廓在按压后完全回弹。

5．交换职责　10 组心肺复苏或 2 分钟后与第一名护士交换职责，交换用时小于 5 秒。

6．心肺复苏周期　第二名护士到达后，两名护士以 15∶2 胸外按压 / 人工呼吸比进行心肺复苏，每 10 组心肺复苏两人交换职责一次。

7．除颤　如果有 AED，应尽早使用 AED 进行除颤，并重复上述操作，直至恢复自主循环或复苏无效。

8．操作后处理

（1）患儿管理：用纱布清洁患儿的口鼻面部，根据病情给予儿童高级心血管生命支持。

（2）物品处理：整理物品，物品按医疗废物分类管理规定进行处置。

（3）洗手。

（4）记录。

【注意事项】

1. 胸外按压和人工呼吸必须同时进行，因为发生心脏停搏的儿童往往伴有呼吸衰竭或休克，这些疾病在心脏停搏前就伴有血氧含量不足。

2. 按压部位要准确，频率、深度适宜，每次按压后要确保胸廓完全回弹，胸外按压与回弹时间大致相等。用力不宜过重、过猛，以免造成肋骨骨折，也不易过浅，导致无效按压。

3. 尽量减少按压中断，上一组胸外按压的最后一次与下一组胸外按压的第一次的间隔时间应小于 10 秒。

4. 所有人工呼吸均需持续 1 秒以上，避免过度通气。

5. 为了保证高质量的心肺复苏，应每 5 组心肺复苏或 2 分钟交换职责，交换用时应小于 5 秒。

【并发症】

1. 肋骨骨折

（1）发生原因：①按压部位定位不准确；②按压手法不熟练；③按压力度不当。

（2）预防及处理：①护士须接受儿童心肺复苏课程培训，正确掌握按压部位、深度、速率，按压后要保证胸廓完全回弹；②对于较小的儿童使用单手按压，较大的儿童，可使用双手进行胸外按压，按压方法与成人相同；③肋骨骨折的治疗原则是止痛、固定和预防肺部感染。

2. 胃胀气

（1）发生原因：人工呼吸时速度过快或用力过大，胃胀气可能导致呕吐、误吸或肺炎。

（2）预防：每次给予人工呼吸的时间 1 秒钟以上，吹气时要看到病人胸廓隆起，避免快速、过于用力的人工呼吸。

六、婴儿单人心肺复苏术

临床情景

患儿，女，6 个月，因肺炎入院，巡视病房时发现患儿面色发绀，反应差，呼吸微弱，心电监护示心率降至 50 次 / 分，氧饱和度降至 30%，给予患儿单人心肺复苏。

1. 护士应该怎样正确进行婴儿单人心肺复苏？

2. 在婴儿心肺复苏过程中应注意什么？

3. 如何预防及处理婴儿心肺复苏的并发症？

【目的】

通过实施基础生命支持技术，建立患儿的循环、呼吸功能，保证重要器官的血液供应，促进循环、呼吸功能的恢复。

【准备】

1. 护士准备　护士必须接受过基础生命支持的相关培训，戴手套。

2. 物品准备　婴儿便携面罩或隔离膜、手套。

3．环境准备　清洁、宽敞、安全。如有危险因素存在，应迅速将患儿转移至安全环境，在保证所有人员安全的环境下进行心肺复苏。

【实施】

1．确认现场安全　确保现场对护士和患儿是安全的。

2．检查患儿反应　轻拍患儿足底，大声呼叫患儿。

3．启动急救反应系统　如患儿无反应，应立即启动急救反应系统并获取 AED 或除颤仪。

4．检查患儿呼吸和脉搏　呼吸和脉搏同时进行检查，检查时间 5～10 秒，如患儿无呼吸及脉搏，心率小于 60 次 / 分，并伴有血流灌注不足的体征，应立即开始心肺复苏。

（1）检查呼吸：通过观察胸部运动是否缺失或异常（无呼吸或仅有喘息）。

（2）检查脉搏：检查患儿肱动脉脉搏，用示指和中指按在上臂内侧肱动脉处检查脉搏。

5．胸外按压

（1）位置：护士位于患儿的一侧。

（2）体位：患儿取平卧位，置于硬板床上，解开上衣，暴露胸部。

（3）按压部位：胸骨下半部分，双乳头连线的正下方。

（4）按压方法：将示指和中指并拢放在婴儿胸部中央，双乳头连线正下方，保持肘关节伸直，用力快速按压。

（5）按压深度：婴儿胸廓前后径的 1/3（约 4cm）。

（6）按压频率：100～120 次 / 分（按压 30 次需要 15～18 秒）。

（7）胸廓回弹：每次按压后，要确保胸廓完全回弹。胸廓按压和胸廓回弹时间大致相同。

（8）尽量减少按压中断：尽可能减少胸外按压中断的次数和时间。

6．开放气道　用仰头抬颏法打开气道。

（1）护士将一只手的手掌置于患儿的前额，然后用手掌向后压前额，使头部后仰。

（2）将另一只手的示指和中指置于颏附近的下颌下方。

（3）提起下颌，颏部上抬，将婴儿颈部置于正中体位。

7．人工呼吸　常用口对面罩和口对口人工呼吸。

（1）口对面罩人工呼吸

1）护士位于患儿的一侧。

2）以鼻梁作参照，把面罩放在患儿口鼻部。

3）使用面罩封住患儿口鼻，护士将靠近患儿头侧手的拇指和示指压住面罩的边缘，将另一手的拇指放在面罩下缘。

4）将另一只手的其余手指放在下颌骨下缘并提起下颌，以开放气道。

5）当提起下颌时，用力按住面罩的外缘，使面罩边缘密封于面部。

6）给予 1 次吹气，吹气时间 1 秒以上，使患儿的胸廓隆起。

7）用同样的方法给予第 2 次吹气，同时观察胸廓是否隆起。

8）如果尝试 2 次后，仍无法对患儿进行通气，应迅速恢复胸外按压。

（2）口对口人工呼吸

1）在患儿口鼻部盖隔离膜。

2）使用仰头提颏法打开气道，用放在患儿前额的手的拇指和示指捏紧患儿鼻孔，另一只手的其余手指放在下颌骨下缘并提起下颌。

3）自然吸气后，双唇包住患儿口周，使其完全不漏气。

4）给予1次吹气，吹气时间1秒以上，使患儿的胸廓隆起。

5）放开口鼻，使胸廓自行回缩将气体排出。

6）用同样方法给予第2次吹气，同时观察胸廓是否隆起。

7）如果尝试2次后，仍无法对患儿进行通气，应迅速恢复胸外按压。

8．心肺复苏周期　以30∶2胸外按压／人工呼吸比进行心肺复苏，如有AED（或除颤仪），应尽早进行除颤，并在除颤后立即进行高质量的心肺复苏，5组心肺复苏或2分钟评估患儿1次，并重复上述操作，直至恢复自主循环或复苏无效。

9．操作后处理

（1）患儿管理：用纱布清洁患儿的口鼻面部，根据病情给予高级心血管生命支持。

（2）物品处理：整理物品，物品按医疗废物分类管理规定进行处置。

（3）洗手。

（4）记录。

【注意事项】

1．胸外按压和人工呼吸必须同时进行，因为发生心脏停搏的婴儿往往伴有呼吸衰竭或休克，这些疾病在心脏停搏前就伴有血氧含量不足。

2．按压部位要准确，频率、深度适宜，每次按压后要确保胸廓完全回弹，胸外按压与回弹时间大致相等。用力不宜过重、过猛，以免造成肋骨骨折，也不易过浅，导致无效按压。

3．尽量减少按压中断，尽可能减少胸外按压中断的次数和时间。

4．每次人工呼吸需持续1秒以上，避免过度通气。

5．为了保证高质量的心肺复苏，应每5组心肺复苏或2分钟交换职责，交换用时应小于5秒。

【并发症】

婴儿心肺复苏最常见并发症为肋骨骨折。

（1）发生原因：①按压部位定位不准确；②按压手法不熟练；③按压力度不当。

（2）预防及处理：①护士须接受婴儿心肺复苏课程培训，正确掌握按压部位、深度、速率，按压后要保证胸廓完全回弹；②单人复苏时用双指法进行按压；③肋骨骨折的治疗原则是止痛、固定和预防肺部感染。

七、婴儿双人心肺复苏术

临床情景

患儿，男，4个月，因肺炎入院，巡视病房时发现患儿面色发绀，反应差，呼吸微弱，心电监护示心率降至48次／分，氧饱和度降至33%，现场有两名护士立即给予双人心肺复苏。

1．2名护士如何分工施行婴儿心肺复苏？

2．在婴儿双人心肺复苏过程中应注意什么？

3．如何预防及处理婴儿双人心肺复苏的并发症？

【目的】

通过实施基础生命支持技术，建立患儿的循环、呼吸功能，保证重要器官的血液供应，促进循环、呼吸功能的恢复。

【准备】

1．护士准备 护士必须接受过婴儿基础生命支持的相关培训，戴手套。

2．物品准备 婴儿便携面罩或隔离膜、婴儿简易呼吸器、手套、必要时备硬木板。

3．环境准备 清洁、宽敞、安全。如有危险因素存在，应迅速将患儿转移至安全环境，在保证所有人员安全的环境下进行心肺复苏。

【实施】

当有 2 名护士在现场时，第二名护士应当立即启动应急反应系统并取得 AED（或除颤仪），第一名护士陪伴患儿并立即开始胸外按压，进行心肺复苏。第二名护士返回后立即交换角色，使用双拇指环绕法进行胸外按压，第一名护士使用简易呼吸器进行人工呼吸。但应在每 5 组心肺复苏后交换职责（大约每 2 分钟一次）。

第一名护士

1．确认现场安全 确保现场对护士和患儿是安全的。

2．检查患儿反应 轻拍患儿足底，大声呼叫患儿。

3．启动急救反应系统 如患儿无反应，应立即启动急救反应系统并获取 AED 或除颤仪。

4．检查患儿呼吸和脉搏 呼吸和脉搏同时进行检查，检查时间 5～10 秒，如患儿无呼吸及脉搏；心率小于 60 次 / 分，并伴有血流灌注不足的体征，应立即开始心肺复苏。

（1）检查呼吸：通过观察胸部运动是否缺失或异常（无呼吸或仅有喘息）。

（2）检查脉搏：检查患儿肱动脉脉搏，用示指和中指按在上臂内侧肱动脉处检查脉搏。

5．施以高质量的胸外按压

（1）按压方法：将示指和中指并拢放在婴儿胸部中央，双乳头连线正下方，保持肘关节伸直，用力快速按压。

（2）按压深度：婴儿胸廓前后径的 1/3（约 4cm）。

（3）按压频率：至少 100～120 次 / 分（每组 30 次按压需要 15～18 秒）。

（4）胸廓回弹：每次按压后，要确保胸廓完全回弹。

（5）尽量减少按压中断：尽可能减少胸外按压中断的次数和时间。

6．人工呼吸 使用便携面罩给予 2 次人工呼吸。

7．按压 / 通气比：使用 30∶2 的胸外按压 / 人工呼吸比，并大声计数按压次数。

第一名护士

8．交换职责 在 5 组按压过程中，第二名护士携简易呼吸囊到达，立即与第二名护士交换角色。

9．开放气道 采用推举下颌法开放气道。

10．人工呼吸 用婴儿简易呼吸器进行人工呼吸，给予 2 次人工呼吸，每次时间 1 秒以上，使患儿的胸廓隆起。

第二名护士

11．交换职责 在 5 组按压过程中，第二名护士携简易呼吸囊到达，立即与第一名护士交换角色。

12．胸外按压　用双拇指环绕法，即将两个拇指并排放在婴儿胸骨中央，双乳头连线的正下方，双手环绕患儿胸部（如果非常小的婴儿，拇指可以重叠放置），其余手指支撑婴儿的背部，给予15次胸外按压（7～9秒）。

13．交换职责　10组心肺复苏或2分钟后与第一名护士交换职责，交换用时小于5秒。以15∶2胸外按压/人工呼吸比进行心肺复苏，两人每10组交换职责一次。

14．除颤　如果有AED，使用AED进行除颤，并重复上述操作，直至恢复自主循环或复苏无效。

15．操作后处理

（1）患儿管理：用纱布清洁患儿的口鼻面部，根据病情给予高级心血管生命支持。

（2）物品处理：整理物品，物品按医疗废物分类管理规定处置。

（3）洗手。

（4）记录。

【注意事项】

1．胸外按压和人工呼吸必须同时进行，因为发生心脏停搏的婴儿往往伴有呼吸衰竭或休克，这些疾病在心脏停搏前就伴有血氧含量不足。

2．按压部位要准确，频率、深度适宜，每次按压后要确保胸廓完全回弹，胸外按压与回弹时间大致相等。用力不宜过重、过猛，以免造成肋骨骨折，也不易过浅，导致无效按压。

3．尽量减少按压中断，尽可能减少胸外按压中断的次数和时间。

4．将婴儿颈部置于正中体位，使外耳道与婴儿肩部在一个水平上，保持气道通畅，每次人工呼吸需持续1秒以上，避免过度通气。

5．为了保证高质量的心肺复苏，应每5组心肺复苏或2分钟交换职责，交换用时应小于5秒。

【并发症】

1．肋骨骨折

（1）发生原因：①按压部位定位不准确；②按压手法不熟练；③按压力度不当。

（2）预防及处理：①护士须接受婴儿心肺复苏课程培训，正确掌握按压部位、深度、速率，按压后要保证胸廓完全回弹；②双人复苏时用双拇指环绕法进行按压；③肋骨骨折的治疗原则是止痛、固定和预防肺部感染。

2．胃胀气

（1）发生原因：人工呼吸时速度过快或用力过大，胃胀气可能导致呕吐、误吸或肺炎。

（2）预防：每次给予人工呼吸的时间1秒以上，吹气时要看到患儿胸廓隆起，避免快速、过于用力的人工呼吸。

（姚珊珊）

第五节　手术室护理技术

一、外科手消毒法

♥ **临床情景**

病人，男性，35岁，诊断为急性阑尾炎，拟行腹腔镜下阑尾切除术。

1. 洗手护士应该怎样进行外科手消毒？

2. 外科手消毒的原则是什么？

3. 外科手消毒应注意什么？

【目的】

清除或杀灭手表面暂居菌，减少常居菌，抑制手术过程中护士手表面微生物的生长，减少手部皮肤细菌的释放，防止病原微生物在医务人员和病人之间的传播，有效预防手术部位感染发生。

【评估】

1. 护士情况　手（臂）皮肤有无破损及指甲情况。

2. 外科手消毒设施　手消毒设施及物品是否齐全。

3. 环境条件　环境是否符合外科手消毒的要求。

【准备】

1. 护士准备　穿洗手服和手术防护鞋，摘除首饰，剪指甲，戴口罩、帽子。

2. 物品准备　感应式洗手设备、清洁剂、消毒剂、干手物品（一次性纸巾或无菌毛巾）、手刷、计时装置、洗手流程及说明图示、镜子等。

3. 环境准备　在手术室洗手区，符合外科手消毒要求。

【实施】

1. 准备　挽袖过肩，调节合适的水流和水温。

2. 湿手　在流动水下，使双手及双臂充分淋湿。

3. 清洁洗手

（1）取适量的清洁剂于掌心。

（2）掌心相对，手指并拢，相互揉搓。

（3）手心对手背沿指缝相互揉搓，两手交换进行。

（4）掌心相对，双手交叉沿指缝相互揉搓。

（5）弯曲各手指关节在另一掌心中旋转揉搓，两手交换进行。

（6）一手握住另一手大拇指旋转揉搓，两手交换进行。

（7）将5个手指尖并拢放在另一手掌心旋转揉搓，两手交换进行。

（8）一手握住另一手的腕部、前臂和上臂下1/2，自下而上依次旋转揉搓，两手交换进行。

4. 冲洗　从手指到肘部，沿一个方向用流动水彻底冲洗双手、前臂和上臂下1/2，不要在水中来回移动手臂。

5．干手 用清洁纸巾或无菌毛巾擦干双手，再将清洁纸巾或无菌毛巾折成三角形（斜对角）搭在一侧手背上，对侧手持清洁纸巾或无菌毛巾的两个角，从手部向前臂和上臂下1/2顺势移动，擦干水迹，不得回擦；翻转（更换）清洁纸巾或无菌毛巾，将未接触皮肤的一面同法擦干另一手臂。

6．手消毒 常用方法包括免刷手消毒方法和刷手消毒方法。手消毒剂的取液量、揉搓时间及使用方法应遵循产品的使用说明。

（1）免刷手消毒方法

1）冲洗手消毒方法：①取适量消毒剂于掌心，将另一手指尖在该掌心内揉搓，用剩余消毒液均匀涂抹于另一手的手背，旋转揉搓手腕、前臂、上臂下1/3；②再取适量消毒剂于另一掌心，双手交换重复上述步骤；③另取适量消毒剂于掌心，按六步洗手法消毒双手，认真揉搓双手、双臂2～6分钟（应遵循产品的使用说明）；④从手指到肘部，沿一个方向用流动水彻底冲洗双手、前臂和上臂下1/3，不要在水中来回移动手臂；⑤用无菌毛巾擦干双手，再将无菌毛巾折成三角形（斜对角）搭在一侧手背上，对侧手持无菌毛巾的两个角，从手部向前臂和上臂下1/3顺势移动，擦干水迹，不得回擦；翻转无菌毛巾，将未接触皮肤的一面同法擦干另一手臂。

2）免冲洗手消毒方法：①取适量免冲洗手消毒剂于掌心，将另一手指尖在该掌心内揉搓，用剩余消毒液均匀涂抹于另一手的手背，旋转揉搓手腕、前臂、上臂下1/3；②再取适量消毒剂于另一掌心，双手交换重复上述步骤；③另取适量消毒剂于掌心，按六步洗手法消毒双手，揉搓至消毒剂干燥。④认真揉搓双手、双臂2～6分钟（应遵循产品的使用说明）。

（2）刷手消毒方法：不建议常规使用，关节置换、器官移植等洁净度要求高的手术建议使用。

1）刷手：①取无菌手刷，取适量清洁剂或消毒剂；②先刷甲缘、甲沟、指蹼，再由拇指桡侧开始，渐到指背、尺侧、掌侧，依次刷完双手手指；③分段交替刷左、右手，从手掌、手背、前臂至上臂下1/3；④要稍用力刷手，注意刷洗指间、腕部尺侧和肘窝部，时间约需3分钟（应遵循产品的使用说明）。

2）冲手：从手指到肘部，沿一个方向用流动水彻底冲洗双手、前臂和上臂下1/3，不要在水中来回移动手臂。

3）干手：用无菌毛巾自下而上依次旋转，擦干双手、前臂和上臂下1/3。不可再向手部回擦。拿无菌毛巾的手不要触碰已擦过皮肤的巾面，无菌毛巾不要擦拭未经刷过的皮肤。

4）手消毒：取适量消毒剂揉搓双手的每个部位、前臂、上臂下1/3；揉搓至消毒剂干燥（方法同免冲洗手消毒）。

7．待干：完成手消毒后，双手悬空上举，置于胸前。

【注意事项】

1．遵守外科手消毒的原则，先洗手后消毒；不同手术之间或手术过程中手被污染时，应重新进行外科手消毒。

2．在整个过程中双手应保持位于胸前并高于肘部，保持手尖朝上，使水由指尖流向肘部，避免倒流。

3．手部皮肤应无破损，冲洗双手时避免溅湿衣裤。

4．使用冲洗手消毒方法，流动水质量应达到GB5749标准。

5. 戴无菌手套前,避免污染双手。

6. 外科手消毒剂开启后应标明日期、时间,易挥发的醇类产品开瓶后的使用期不得超过 30 天,不易挥发的产品开瓶后使用期不得超过 60 天。

7. 外科手消毒效果监测的细菌菌落总数应≤5cfu/cm^2 为合格。

8. 外科手消毒剂应选择高效、低刺激性的产品,并关注其对医务人员触觉、气味和皮肤的耐受性;应注意手消毒剂、凝胶或乙醇类揉搓剂与医院使用的抗菌皂液的相互作用。

二、穿无菌手术衣法

临床情景

病人,女性,30 岁,因妊娠 41 周,臀位,拟行子宫下段剖宫产术,洗手护士已经完成外科手消毒,准备穿手术衣。

1. 洗手护士应该怎样正确穿无菌手术衣?

2. 穿无菌手术衣过程中应注意什么?

【目的】
预防手术过程中医护人员衣物上的细菌污染手术切口,同时保障手术人员安全。

【评估】
1. 护士情况 外科手消毒后,双手、前臂和上臂前 1/3 皮肤已干。
2. 物品情况 无菌手术衣灭菌合格,在有效期内,无潮湿,无破损。
3. 环境条件 环境符合穿无菌手术衣要求。

【准备】
1. 护士准备 穿洗手服和手术防护鞋,戴口罩、帽子,进行外科手消毒,双手、前臂和上臂前 1/3 皮肤干燥。
2. 物品准备 无菌手术衣灭菌合格,在有效期内。
3. 环境准备 在无菌手术间,符合穿无菌手术衣的要求。

【实施】
1. 穿无菌手术衣法
(1)打开手术衣包:打开手术衣包布,用无菌持物钳查看灭菌化学指示物是否灭菌合格。
(2)穿无菌手术衣
1)取手术衣:外科手消毒后,拿取无菌手术衣,选择宽敞处,面向无菌区。手提衣领,正面向外,轻轻抖开使其下垂,手臂与肩平齐。
2)穿手术衣:将手术衣向上轻轻抛起,双手同时伸进袖内,两臂平行向前,手臂不可高举过肩。
3)系领口:巡回护士在其背后手持衣领内侧,向后提拉。器械护士手臂向前伸展,但手不能超出袖口。巡回护士系好领带和背部腰带。
4)戴手套:按无接触式戴无菌手套法戴手套。
5)系腰带:打开手术衣外面腰带,巡回护士用无菌持物钳夹取腰带,绕一周后交于穿衣者自行在腰前方系好腰带。

6）整理：整理手套、手术衣袖口。穿好手术衣后双手放在胸前视线范围内，即肩部以下、腰部以上及双侧腋前线之间的无菌区域内。

（3）脱无菌手术衣

1）先脱手术衣，后脱手套。

2）洗手护士解开腰带，巡回护士解开手术衣领带、背部腰带，洗手护士左手抓住右肩部手术衣，自上向下牵拉，同法牵拉下左肩部手术衣，使衣袖由内向外翻转脱下，放入污衣袋，注意保护手臂及洗手衣裤不被手术衣外面污染。

3）洗手。

2．协助其他手术人员穿无菌手术衣法

（1）取手术衣：选择宽敞处，洗手护士持无菌手术衣，协助其他手术人员穿衣。

（2）穿手术衣：双手持号码适中的手术衣衣领，内面朝向手术人员打开，洗手护士的双手套入手术衣肩部的外面并举至与肩同齐水平，手术人员面对洗手护士跨前一步，将双手同时伸入袖管至上臂中部。

（3）系领口：巡回护士协助系衣领及腰带。

（4）戴手套：洗手护士协助手术人员无接触戴手套。

（5）系腰带：洗手护士协助打开腰带并拽住，手术人员自转后自行系带。

【注意事项】

1．穿无菌手术衣须在相应手术间进行。

2．取手术衣时，首先认准衣领，认清手术衣的上下、正反面，注意衣服的折法，避免上下倒置。应一次性整件取走，一旦发现有破洞或污染，立即更换。

3．穿手术衣时，看准袖筒的入口，双手同时迅速滑入袖筒内，两臂向前平举伸直，双手不要举得过高或过低，以免污染双手。

4．巡回护士向后拉衣领时，不可触及手术衣外面。

5．未戴手套的手不可拉衣袖或触及其他部位。

6．洗手护士穿着无菌手术衣后的无菌区范围为肩以下、腰以上及两侧腋前线之间。不可触及非无菌区域。

7．有破损的无菌手术衣或可疑污染时立即更换。

三、无接触式戴无菌手套法

临床情景

病人，男性，62岁，因股骨干骨折，拟行股骨切开复位内固定术。

1．洗手护士应该怎样正确进行无接触式戴无菌手套？

2．无接触式戴无菌手套应注意什么？

【目的】

1．保护病人不被各种细菌、病毒所感染。

2．保护医务人员不被病人血液、体液所污染。

【评估】

1．护士情况　手（臂）皮肤有无破损，指甲情况；是否外科手消毒，皮肤是否干燥。

2．物品情况　无菌手套灭菌合格，在有效期内、无潮湿及破损、号码合适。

3．环境条件　环境符合无接触式戴无菌手套要求。

【准备】

1．护士准备　穿洗手服和手术防护鞋，戴口罩、帽子；并行外科手消毒和穿无菌手术衣。

2．物品准备　无菌手套灭菌合格，在有效期内。

3．环境准备　在手术间，符合无接触式戴无菌手套要求。

【实施】

1．无接触式戴无菌手套法

（1）穿无菌手术衣：按规范穿好无菌手术衣，穿无菌手术衣时双手不露出袖口。

（2）戴无菌手套

1）巡回护士打开无菌手套外包装。

2）洗手护士右手隔衣袖拿取左手手套放在隔着衣袖的左手掌上，将手套反折部对向袖口，手套指端朝向手臂，注意与各手指相对。

3）左手隔着衣袖固定手套口下侧反折边，右手提拉手套反折部，翻转包住左手袖口。

4）右手隔着衣袖向上轻拉左侧衣袖，左手手指对准伸入手套内。

5）再用已戴手套的手同法戴右侧手套。

（3）脱手套：手套边反折于双手上，右手抓住左手手套反折部，将手套翻转退至拇指虎口处，左手抓住右手手套反折部，将右手手套翻转脱至手指处，露出拇指，右手拇指伸入左手手套内，将手套脱下并弃于医疗垃圾桶。

（4）洗手：按一般洗手法洗手。

2．协助其他手术人员戴无菌手套法

（1）洗手护士自行无触式戴无菌手套后，打开术者合适的手套，取一只手套，轻轻伸拉，使手套手指自然伸开。双手四指从手套反折处撑开手套将双手手指（除拇指外）插入手套反折边外面的两侧，四指用力稍向外拉开，将手套的手心面朝向术者，双手用力将手套口向外撑开，注意避免触及医生的手。

（2）术者手掌朝向自己，五指向下插入手套，洗手护士同时向上提拉手套，将手套翻折边翻转包住术者手术衣袖口。

（3）采用相同方法戴另一只手套。

【注意事项】

1．向近心端拉衣袖时用力不可过猛，袖口拉到拇指关节处即可。

2．双手始终不能露于衣袖外，所有操作双手均在衣袖内。

3．戴手套时，将反折边的手套口翻转过来包裹住袖口，不可将腕部裸露。

4．感染、骨科等手术时手术人员应戴双层手套（穿孔指示系统），有条件内层为彩色手套。

5．脱手套时注意清洁手不被手套外侧面所污染。

四、铺置无菌器械台法

♥ 临床情景

病人，女性，43岁，因子宫肌瘤，拟行经腹腔镜下子宫肌瘤剥除术。

1. 洗手护士应该怎样铺置无菌器械台？
2. 在铺无菌器械台过程中应注意什么？

【目的】

使用无菌单建立无菌区域、建立无菌屏障，防止无菌手术器械及敷料再污染，最大限度地减少微生物由非无菌区域转移至无菌区域；同时可以加强手术器械管理。

【评估】

1. 护士情况　手（臂）皮肤有无破损，指甲情况。
2. 物品情况　器械车性能良好，大小符合手术要求，台面清洁无污渍；无菌包及无菌物品灭菌合格，在有效期内，无潮湿无破损、包装完整。
3. 环境条件　环境符合铺置无菌器械台要求。

【准备】

1. 护士准备　巡回护士着装规范，洗手护士穿洗手服和手术防护鞋；戴口罩、帽子。
2. 物品准备　选择适宜的器械车，台面清洁无污渍；无菌包及无菌物品灭菌合格，在有效期内。
3. 环境准备　在无菌区，区域宽敞、洁净，符合铺无菌器械台要求。

【实施】

1. 区域选择　选择近手术区较宽敞区域铺置无菌器械台。
2. 器械车选择　根据手术的性质及范围，选择适宜的器械车，台面清洁无污渍。
3. 检查　将所有无菌包及无菌物品放置于器械车上，洗手护士依次检查无菌物品、无菌器械包、无菌盆包及无菌持物钳均在有效期内，包外灭菌化学指示胶带合格，撕掉所有化学指示胶带。如使用灭菌追溯系统，应检查追溯标识条码合格，并粘贴在手术护理记录单上。
4. 打开无菌持物钳　洗手护士依次打开无菌持物钳包布外、左、右角，取出无菌持物钳，检查包内灭菌化学指示物合格，注明开启日期及时间并签名。
5. 打开第一层包布　由洗手护士徒手打开第一层包布，只能接触包布外面，由里向外展开，顺序为先打开对侧，再打开两侧，最后打开近侧。操作时手臂不可跨越无菌区。
6. 外科手消毒　洗手护士规范进行外科手消毒。
7. 铺无菌器械台　由巡回护士和洗手护士配合完成。

（1）打开第二层包布：由巡回护士用无菌持物钳打开无菌包内层无菌单，顺序为先打开近侧，检查包内灭菌化学指示物合格，再走到对侧并打开对侧。先无菌盆包布，后无菌器械包布。

（2）洗手护士准备：穿无菌手术衣、无接触式戴无菌手套后，巡回护士协助其系好腰间系带。

（3）铺无菌器械台面：洗手护士铺无菌器械台。先铺对侧，再铺近侧，铺巾应保证4～6

层，无菌单下垂部分应超过车缘30cm，四周边缘距离均匀，并保证无菌单下缘在回风口以上。

（4）打开一次性无菌物品：巡回护士与洗手护士一对一打开无菌纱布、无菌缝针、缝线、无菌刀片、无菌手套等手术所需一次性无菌物品至无菌器械台内。

（5）摆放无菌敷料及物品：取无菌盆置于无菌车左上角；皮肤消毒用具置于器械车左下角；将弯盘横放于无菌盆右侧，凹面朝向自己，小碗和小药杯置于弯盘边；无菌刀片、无菌缝线、无菌缝针分别置于弯盘和小药杯内；将盘套、治疗巾、中单及大孔单等依次由上至下放于器械车右上角；无菌纱布置于其内侧。

（6）摆放器械：取器械筐放于器械车上，与明细单核对器械数目，依次取出并按顺序分类摆放整齐：整串血管钳放于无菌器械车中央；剪刀、刀柄横放器械车上缘（剪刀螺帽向上）；右下角依次放置：镊子、甲状腺拉钩、腹壁拉钩、深部拉钩、压肠板、吸引器头、卵圆钳等。将器械筐交于巡回护士，置于台下。

8. 清点物品：洗手护士与巡回护士共同清点物品后，将用物归右侧放置，器械车右侧建立相对无菌区域。

【注意事项】

1. 洗手护士穿无菌手术衣、戴无菌手套后，方可进行器械台整理。未穿无菌手术衣及未戴无菌手套者，手不得跨越无菌区及接触无菌台内的一切物品。

2. 铺置好的无菌器械台原则上不应进行覆盖。

3. 无菌器械台的台面为无菌区，无菌单应下垂台缘下30cm以上，手术器械，物品不可超出台缘。

4. 保持无菌器械台及手术区整洁、干燥。无菌巾如果浸湿，应及时更换或重新加盖无菌单。

5. 移动无菌器械台时，洗手护士不能接触台缘平面以下区域。巡回护士不可触及下垂的手术布单。

6. 洁净手术室建议使用一次性无菌敷料，防止污染洁净系统。

7. 无菌包的规格、尺寸应遵循《医疗机构消毒技术规范》（WS/T367-2012）c.1.4.5的规定。

五、手术器械的传递法

临床情景

病人，男性，68岁，因胫腓骨闭合性骨折，拟行胫腓骨切开复位内固定术。

1. 洗手护士应该怎样正确传递锐利（刀、剪、缝针）手术器械？

2. 怎样传递骨刀（凿）、骨锤？

3. 传递器械应该注意什么？

【目的】

正确的手术器械传递方法，可以准确、迅速地配合手术医生，缩短手术时间，降低手术部位感染，做好职业防护。

【评估】

1. 护士情况 手（臂）皮肤有无破损，指甲情况；心理状态稳定。

2．物品情况　器械物品性能良好，配件完整，灭菌合格，在有效期内，符合手术要求。

3．环境条件　环境符合手术级别要求。

【准备】

1．护士准备　洗手护士穿洗手服和手术防护鞋，戴口罩、帽子；进行外科手消毒、穿无菌手术衣、无接触式戴无菌手套。

2．物品准备　手术器械、物品齐全，性能良好，符合手术要求。

3．环境准备　在无菌区，净化级别符合手术要求。

【实施】

1．洗手护士准备　规范进行外科手消毒、穿无菌手术衣、无接触式戴无菌手套。

2．铺无菌器械台　建立无菌器械台，按标准摆放器械及物品。

3．清点器械物品　巡回护士、洗手护士共同清点手术器械物品数量，确认器械完整性，性能良好，符合手术要求。

4．锐利器械传递方法

（1）手术刀安装、拆卸及传递

1）安装刀片：用持针器夹持刀片前端背侧，轻轻用力将刀片与刀柄槽相对合。

2）拆卸刀片：用持针器夹住刀片的尾端背侧，向上轻抬，推出刀柄槽。

3）传递手术刀：采用弯盘进行无触式传递方法。将手术刀放置在弯盘内，水平传递给术者，防止锐器伤。

（2）剪刀传递：洗手护士右手握住剪刀的中部，利用手腕部运动，适力将柄环部拍打在术者掌心上。

（3）持针器传递

1）持针器夹针：右手拿持针器，用持针器开口处的前 1/3 夹住缝针的后 1/3；缝线卡入持针器的前 1/3。

2）传递持针器：洗手护士右手捏住持针器的中部，针尖端向手心，针弧朝背，缝线搭在手背上或握在手心中，利用手腕部适当力度将柄环部拍打在术者掌心上。

5．钝性器械传递方法

（1）止血钳传递

1）单手传递：洗手护士右手握住止血钳前 1/3 处，弯侧向掌心，利用腕部运动，将环柄部拍打在掌心上。

2）双手传递：同时传递两把器械时，双手交叉同时传递止血钳，注意传递对侧器械的手在上，同侧手在下，不可从术者肩或背后传递，其余同单手法。

（2）镊子传递：洗手护士右手握住镊子夹端，并闭合开口，水平式或直立式传递，让术者握住镊子中上部。

（3）拉钩传递：洗手护士右手握住拉钩前端，将柄端水平传递。

（4）骨刀（凿）、骨锤传递：洗手护士左手传递骨刀，右手递骨锤，左手捏刀（凿）端、右手握锤，水平递给术者。

6．缝线传递方法

（1）徒手传递：洗手护士左手拇指与示指捏住缝线的前 1/3 处并拉出缝线，右手持线的中后 1/3 处，水平递给术者；术者的手在缝线的中后 1/3 交界处接线。当术者接线时，双手稍用力绷紧缝线,以增加术者的手感。

(2)血管钳带线传递:洗手护士用止血钳纵向夹紧结扎线一端 2mm,传递时手持轴部,弯曲向上,用柄轻击术者手掌传递。

7.器械物品处置

(1)手术中医疗垃圾规范处置。

(2)污染的器械物品放置规定位置。

(3)手术后器械预洗、保湿按照规范处置。

8.洗手　脱手套后洗手。

【注意事项】

1.传递器械前、后应检查器械的完整性,防止缺失部分遗留在手术部位。

2.传递器械应做到稳、准、轻、快,适度用力,以达到提醒术者注意力为限。

3.传递器械的方式应准确,以术者接过后无须调整方向即可使用为宜。

4.传递拉钩前应用盐水浸湿。

5.安装、拆卸刀片时应注意避开人员,尖端向下,对向无菌器械台面。

6.传递锐利器械时,建议采用无触式传递,加强职业防护。

7.向对侧或跨越式传递器械,禁止从医生肩后或背后传递。

六、手术物品清点法

> **临床情景**
>
> 病人,男性,68 岁,因纵隔肿瘤,拟行纵隔肿瘤切除术。
>
> 1.洗手护士与巡回护士应该怎样正确清点手术器械?
>
> 2.在清点手术器械过程中应该注意什么?
>
> 3.手术器械物品清点的时机?

【目的】

防止手术物品遗留或丢失,保障手术病人的安全。

【评估】

1.护士情况　洗手护士、巡回护士着装规范,心理状态稳定。

2.物品情况　铺好无菌器械台,手术物品准备齐全。

3.环境条件　环境安静、符合手术物品清点要求。

【准备】

1.护士准备　洗手护士穿洗手服和手术防护鞋,戴口罩、帽子;进行外科手消毒、穿无菌手术衣、无接触式戴无菌手套;巡回护士着装规范。

2.物品准备　无菌器械物品准备齐全、摆放有序;《手术物品清点单》、蓝黑记录笔。

3.环境准备　在无菌区,净化级别符合手术要求。

【实施】

1.洗手护士准备　规范进行外科手消毒、穿无菌手术衣、无接触式戴无菌手套。

2.巡回护士准备　着装规范,《手术物品清点单》楣栏信息填写完整。

3. 无菌器械台准备 洗手护士建立无菌器械台,无菌器械物品准备齐全、摆放有序。

4. 核对器械 洗手护士依据器械包内物品明细单核对器械物品。

5. 双人核对 由洗手护士、巡回护士分别于手术开始前、关闭体腔前、关闭体腔后、离开手术间前,共同清点手术器械及物品 4 次,记录于《手术物品清点单》上,手术结束确认无误后,双方签名。

6. 手术开始前清点

(1)清点顺序:洗手护士、巡回护士按一定顺序清点器械、敷料等,缝针→纱垫→纱布→棉球→普通器械→腔镜器械→特殊器械→器械配件(最好纱布五块一排进行清点;棉球等小敷料一定要摊开,确保清点无误)。

(2)清点器械:洗手护士、巡回护士同时唱点器械物品,每次两遍(双数一遍、单数一遍),洗手护士展示清晰与巡回护士共同确认器械完整性。

(3)清点缝针:缝针采用持刀柄柄端展示、清点计数;同时确认针尖、针孔的完整性。

(4)清点敷料:无菌单覆盖器械,在无菌单上面清点敷料后撤离;各类敷料分别展开、清点计数:纱布、沙垫、棉球、带子等。

(5)清点配件:器械物品所带的配件(如螺丝帽、接头、小帽等)统一归类为器械配件,单独清点计数;可拆卸的器械,均需按照最小部分,分别清点计总数。

(6)清点记录:清点过程随时记录,严禁终末记录。

(7)复述确认:清点结束,由巡回护士将《手术物品清点单》记录的数目复述一遍,洗手护士进行核对。

7. 手术中清点(关闭体腔前、关闭体腔后)

(1)术中增减清点:手术进行过程中,添加或减少器械物品,按照上述流程严格清点计数并及时记录。如无特殊情况,添加物品由巡回护士负责,其他人员禁止向手术台添加器械物品。

(2)掉落物品:巡回护士及时收起手术台上掉落物品,放置固定位置。

(3)二次清点:关闭体腔前后,按照首次清点流程核对器械、敷料,洗手护士清点前及时把不用的器械归整到位,便于清点。

(4)术中清点顺序:先清点纱布,纱布垫(台下→器械车及器械托盘上未用的→术中使用的),再清点棉球、缝针及其他小件无菌物品,最后按《手术物品清点单》记录顺序清点。

(5)增加清点次数:手术切口涉及 2 个或 2 个以上部位或腔隙,关闭每个部位或腔隙时均需清点。

(6)告知医生:清点后告知主刀医生器械物品清点正确并及时记录。

8. 手术结束后(离开手术间前)

(1)器械清点:手术结束后,离开手术间前,按照首次清点流程洗手护士、巡回护士共同核对器械、敷料等物品无误后,双方于《手术物品清点单》上签名。

(2)整理归位:洗手护士再次按包内器械明细单数量核对器械,尽量将器械摆放整齐放在器械筐内,清点无误后在包内器械明细单上签名确认。

(3)器械回收:经污物走廊送出使用后的器械物品,由消毒供应中心人员清点回收;感染手术须标明,腔镜器械须登记科室,病人姓名,手术名称等,以便追溯。

(4)医疗废物处理:一次性敷料放入黄色医疗垃圾袋;将缝针、刀片放入锐器盒(可吸收线剪去残端再放入）；布类敷料放入专用容器。

（5）特殊器械或紧急灭菌器械需要与消毒供应中心人员联系并标明。

【注意事项】

1．医疗机构应有物品清点制度和相关的应急预案，明确规定清点的责任人、要求、方法及注意事项等，所有相关医务人员应遵照执行。

2．手术室应规范器械台上物品摆放的位置，保持器械台整洁有序。

3．手术前

（1）巡回护士需检查手术间环境，不得遗留上一台手术病人的任何物品。

（2）洗手护士应提前15～30分钟洗手，保证有充足的时间进行物品的检查和清点。在手术的全过程中，应始终知晓各项物品的数目、位置及使用情况。

（3）清点时，洗手护士与巡回护士须双人查对手术物品的数目及完整性。巡回护士进行记录并复述，洗手护士确认。

4．手术中

（1）应减少交接环节，手术进行期间若病人病情不稳定、抢救或手术处于紧急时刻物品交接不清时，不得交接班。

（2）手术器械或敷料等物品禁做他用，术中送冰冻切片、病理标本时，禁用纱布包裹标本。

（3）未经巡回护士允许，任何人不得将手术物品拿进或拿出手术间。

（4）医生不应自行拿取台上用物，暂不用的物品应及时交还洗手护士，不得乱丢或堆在手术区。

（5）洗手护士应及时收回暂时不用的器械；监督术者及时将钢丝、克氏针等残端、剪出的引流管碎片等物品归还，丢弃时应与巡回护士确认。

（6）手术人员发现物品从手术区域掉落或被污染，应立刻告知巡回护士妥善处理。

5．手术敷料清点

（1）手术切口内应使用带显影标记的敷料。

（2）清点纱布、纱条、纱垫时应展开，并检查完整性及显影标记。

（3）手术中所使用的敷料应保留其原始规格，不得切割或做其他任何改型。特殊情况必须剪开时，应及时准确记录。

（4）体腔或深部组织手术中使用有带子的敷料时，带子应暴露在切口外面。

（5）当切口需要填充治疗性敷料并带离手术室时，主刀医生、洗手护士、巡回护士应共同确认置入敷料的名称和数目，并记录在病例中。

6．手术清点时机　①第一次清点，即手术开始前；②第二次清点，即关闭体腔前；③第三次清点，即关闭体腔后；④第四次清点，即缝合皮肤后。

7．手术清点原则　①双人逐项清点原则；②同步唱点原则；③逐项即刻记录原则；④原位清点原则。

（王朝阳）

第六章

临床护理技能考核与评价

一、洗手法操作考核评分标准

项目		技术操作要求	分值	扣分细则	扣分
评估(5分)		洗手池的设备是否完好	2	不符合要求扣2分	
		水温是否适宜	1	未评估扣1分	
		洗手指征	1	未评估扣1分	
		环境是否适合操作要求	1	未评估扣1分	
准备(5分)	护士	着装整洁、摘下手表	2	一项不符合要求扣1分	
	物品	洗手设备齐全	1	物品少1件扣1分	
		物品性能符合要求	1	不符合要求扣1分	
	环境	宽敞、清洁	1	不符合要求扣1分	
实施(75分)	准备	解开袖口,卷袖过肘	5	一项不符合要求扣2分	
		打开水龙头,调节合适的水温	2	一项不符合要求扣2分	
	湿手	使用流动的水冲洗双手	3	未湿手扣3分	
	涂剂	取适量的洗手液,均匀涂抹至整个手掌、手背、手指和指缝	5	一项不符合要求扣1分	
	揉搓	掌心相对,手指并拢,相互揉搓	5	方法不正确扣5分	
		手心对手背沿指缝相互揉搓,双手交换进行	5	方法不正确扣3分,没有交换进行扣2分	
		掌心相对,双手交叉指缝相互揉搓	5	方法不正确扣5分	
		弯曲手指使关节在另一手掌心旋转揉搓,交换进行	5	方法不正确扣3分,没有交换进行扣2分	
		右手握住左手大拇指旋转揉搓,交换进行	5	方法不正确扣3分,没有交换进行扣2分	
		五个手指尖并拢放在另一手掌心旋转揉搓,交换进行	5	方法不正确扣3分,没有交换进行扣2分	
		握住手腕回旋摩擦,交换进行	5	方法不正确扣3分,没有交换进行扣2分	
		认真揉搓双手至少15秒	10	揉搓时间不够扣10分	
	冲洗	流动水下彻底冲洗,如水龙头为手拧式开关,则应采用防止手部再污染的方法关闭水龙头	5	手被污染扣5分	
	干手	用一次性纸巾/小毛巾彻底擦干,或用干手机干燥双手	5	未擦干手扣5分	
		采用合适的护手用品涂擦双手	5	未涂护手用品扣5分	
评价(5分)	效果	手的各个部位污垢全部清洗干净,清除部分致病菌	2	有污垢扣2分	
	操作	①操作规范、熟练	1	不符合要求扣1分	
		②物品按照《消毒技术规范》和《医疗废物管理条例》做相应处理	1		
		③在清洗的过程没有溅湿工作服	1	工作服溅湿扣1分	
理论知识(10分)		1. 洗手的目的? 2. 洗手的注意事项?	4 6	少答或错答一项扣2分	
总分	100分				

二、无菌技术操作考核评分标准

项目		技术操作要求	分值	扣分细则	扣分
评估(5分)		无菌物品灭菌时间及灭菌状态是否合格	3	一项未检查扣1分	
		环境是否符合无菌操作要求	2	环境不合格扣2分	
准备(5分)	护士	着装整洁,洗手,戴口罩	1	一项不合格扣1分	
	物品	物品齐全	1	缺少一样扣1分	
		物品质量符合要求,摆放有序	2	一项不合格扣1分	
	环境	环境清洁、宽敞,30分钟内未做清扫	1	不符合要求扣1分	
实施(75分)	使用无菌钳法	检查无菌持物钳外包装,撕开外包装指示胶带并保留	2	未检查扣1分,未保留扣1分	
		从无菌包中取出带无菌容器的无菌持物钳,在化学指示胶带上注明开包时间	3	一项不合格扣1分	
		就近夹取无菌物品	2	污染扣2分	
		持物钳使用完毕,垂直放入无菌容器内,不触及容器口缘,盖好容器盖	3	方法不正确及污染各扣2分	
	无菌包的使用	检查无菌包的名称、灭菌日期合格	3	漏一项扣1分	
		逐层打开无菌包	2	污染扣2分	
		用无菌持物钳夹取所需用品,放在准备好的区域内;将无菌包托在手上,依次打开四角,将包布的四角抓在手中,包住托物品的手,稳妥地将包内物品放在备好的无菌区内	5	污染一次扣2分,跨越无菌区一次扣2分	
	铺无菌盘	盘面清洁干燥	2	一项不合格扣1分	
		取、用无菌巾方法正确,无污染	5	污染扣2分;方法错误扣2分	
		扇形折叠无菌面向上,不污染	5	污染扣2分	
		无菌物品放置合理,不跨越无菌区	5	跨越无菌区扣2分	
		边缘折叠整齐,不污染	5	污染扣2分	
		注明无菌盘的名称、铺盘日期、时间	3	一项不合格扣1分	
	取放无菌物品	容器类注明开启日期时间,24小时有效	2	未注明开启时间扣2分	
		无菌容器开、关方法正确、无污染	5	一项不合格扣2分	
		取放物品时方法正确,无污染	3	跨越无菌区扣2分	
	取用无菌溶液	检查无菌溶液的标签、质量、有效日期	2	漏掉一项扣1分	
		开瓶盖,手握标签,冲瓶口,倒溶液	5	一项不合格扣2分	
		盖瓶塞及消毒方法正确,注明开瓶日期时间	3	方法不正确扣1分、污染扣2分	
	戴无菌手套法	摘手表	1	不符合要求扣2分	
		查对手套有效期、质量、号码	2	漏掉一项扣1分	
		取、戴手套方法正确、不污染	5	方法不正确、污染各扣2分	
		脱手套方法正确,用后处理正确	2	方法不正确、污染各扣2分	
评价(5分)	效果	无菌观念强,保证无菌物品、无菌溶液、无菌容器未受污染	3	一项不合格扣1分	
	操作	①操作熟练、规范 ②物品按照《消毒技术规范》和《医疗废物管理条例》做相应处理	1 1	一项不合格扣1分	
理论知识(10分)		1. 无菌操作的原则? 2. 无菌操作注意事项?	5 5	少答或错答一项扣2分	
总分	100分				

三、穿脱隔离衣法操作考核评分标准

项目			技术操作要求	分值	扣分细则	扣分
评估（5分）			病人的病情、采取的隔离种类及隔离方式	2	一项未评估扣1分	
			隔离衣的规格，有无破洞、潮湿	2	一项未评估扣1分	
			环境位于清洁区／半污染区	1	未评估扣1分	
准备（5分）	护士		衣帽整洁，洗手、戴口罩	1	一项不符合要求扣1分	
	物品		物品齐全，质量符合要求	2	缺少一样扣1分	
			物品规格符合要求	1	一项不符合要求扣1分	
	环境		清洁、宽敞，便于操作	1	不符合要求扣1分	
实施（75分）	穿隔离衣	取衣	取下手表，卷袖过肘 手持衣领，取下隔离衣，清洁面朝向自己	5	未取手表和卷袖不合格扣2分 污染衣领及面部各扣3分	
		穿袖	右手持衣领，左手伸入袖内，右手将衣领向上拉，使左手露出来，换左手持衣领，右手伸入袖内，举手将衣袖上抖，露出右手	10	污染衣领及手各扣5分	
		系领带	双手由衣领中央顺着边缘向后将领带系好	5	污染扣3分，未系带扣2分	
		系袖口	扣好袖口	5	污染扣5分	
		系腰带	解开腰带结，将隔离衣一边（约在腰下5cm处）逐渐前拉，见到衣边捏住，同法捏住另一侧的衣边，双手在背后将两侧边缘对齐，然后向一侧折叠，一手按住折叠处，另一手将腰带移至背后折叠处，腰带在背后交叉后，回到前面打一活结	10	污染扣3分 折叠方法不正确扣2分 后背折叠不规范扣5分	
	脱隔离衣	解腰带	松解腰带，在前面打一活结	5	一项不符合要求扣2分	
		解袖口	解开袖口，将衣袖上拉并塞入上臂衣袖内，露出前臂及双手	5	塞衣袖方法不正确扣2分 污染扣3分	
		消毒手	消毒双手	5	消毒不符合要求扣5分	
		解衣领	解开领带（或领扣）	5	污染衣领扣3分	
		脱衣袖	一手伸入另一侧袖口内，拉下衣袖遮盖手；再用衣袖遮住的手从外面捏住另一侧衣袖拉下，两手逐渐退至隔离衣肩部，对齐肩缝，衣边对齐折好，手持衣领挂在衣架上	10	污染一次扣3分	
		处理	将隔离衣污染面向里，衣领及衣边卷至中央，放入污衣回收袋内清洗消毒后备用，一次性隔离衣放入医疗垃圾桶内	5	挂放不符合要求扣2分，污染扣3分	
		洗手	整理物品，洗手	5	洗手不符合要求扣5分	
评价（5分）	效果		隔离衣衣领及内面未被污染，保持清洁区和清洁物品未被污染	2	一项不符合要求扣1分	
	操作		①防护意识强 ②操作熟练、规范 ③物品按照《消毒技术规范》和《医疗废物管理条例》做相应处理	1 1 1	一项不符合要求扣1分	
理论知识（10分）			1. 穿脱隔离衣的目的？ 2. 穿脱隔离衣的注意事项？	4 6	少答或错答一项扣2分	
总分	100分					

四、铺备用床法操作考核评分标准

项目		技术操作要求	分值	扣分细则	扣分
评估（5分）		床单位是否完好、整洁	2	不整洁、不完好各扣1分	
		床上用品是否符合要求	2	一件不符合要求扣1分	
		病室环境是否符合铺床要求	1	环境不符合要求扣1分	
准备（5分）	护士	衣帽整洁，洗手、戴口罩	1	一项不符合要求扣0.5分	
	物品	铺床物品齐全，质量符合要求	1	物品少1件扣1分	
		折叠、摆放有序	1	放置顺序不合理扣1分	
	环境	整洁、房间内无病人治疗或进餐	1	不符合要求扣1分	
	病人	准备迎接新入院病人	1	未评估扣1分	
实施（75分）	放置物品	将物品按顺序放于治疗车上，固定脚轮，检查床板是否安全	3	一项不符合要求扣1分	
	移开桌椅	移开床旁桌，距床20cm 移椅至床尾正中，距床15cm	2	未移动或移动距离不对每项各扣1分；移动拖拉、有噪音扣1分	
	翻转	根据情况翻转床垫	5	未检查床垫扣5分	
	铺床褥	将床褥齐床头平铺于床垫上	5	不符合要求扣3分	
	铺床罩	床罩单正面向上，中线对齐，依次向床头床尾打开	5	未对齐中线扣3分；向两端打开不顺利扣2分	
		罩床罩，先床头、后床尾、再中间	5	顺序不符合要求扣2分	
		床罩平整、床角充实、床单紧扎	10	不平整扣5分	
	套被套	被套展开正确	5	展开不符合要求扣2分	
		棉被折叠、放置正确；打开顺序正确	5	打开错误扣2分	
		被头及四角充实平整	10	被头端虚边<3cm扣3分，>3cm扣5分，一角不充实扣2分	
		被头距床头15cm	2	不符合要求扣2分	
		两侧向内折叠齐床沿、折叠边缘等齐	3	折叠不符合要求扣2分	
		床尾齐床垫向内折	2	折叠不符合要求扣1分	
		被套内外平整，无皱褶	3	一项不符合要求扣2分	
	套枕套	四角充实、平整、系带	3	一项不符合要求扣3分	
		开口背门放置	2	开口方向不符合要求扣2分	
	整理	桌椅归位	3	未归位扣3分	
	洗手	按洗手法洗手	2	未洗手扣2分	
评价（5分）	效果	床单位整洁、美观、舒适	2	一项不符合要求扣1分	
	操作	①操作轻巧、省时省力 ②操作时间5分钟	2 1	不符合要求扣1分 每超时30秒扣1分	
理论知识（10分）		1. 铺床的目的？ 2. 铺床的注意事项？	4 6	少答或错答一项扣2分	
总分	100分				

五、铺暂空床法操作考核评分标准

项目		技术操作要求	分值	扣分细则	扣分
评估(5分)		床单位是否完好、整洁	2	不整洁、不完好各扣1分	
		床上用品是否符合要求	2	一件不符合要求扣1分	
		病室环境是否符合铺床要求	1	环境不符合要求扣1分	
准备(5分)	护士	衣帽整洁,洗手、戴口罩	1	一项不符合要求扣0.5分	
	物品	铺床物品齐全,质量符合要求	1	物品少1件扣1分	
		折叠、摆放有序	1	放置顺序不合理扣1分	
	环境	整洁、房间内无病人治疗或进餐	1	不符合要求扣1分	
	病人	迎接新入院病人	1	未评估扣1分	
实施(75分)	放置物品	将物品按顺序放于治疗车上,固定脚轮,检查床板是否安全	3	一项不符合要求扣1分	
	移开桌椅	移开床旁桌,距床20cm 移椅至床尾正中距床15cm	2	未移动或移动距离不对每项各扣1分;移动拖拉、有噪音扣1分	
	翻转	根据情况翻转床垫	5	未检查床垫扣5分	
	铺床褥	将床褥齐床头平铺于床垫上	5	不符合要求扣3分	
	铺床罩	床罩单正面向上,中线对齐,依次向床头床尾打开	5	未对齐中线扣3分;向两端打开不顺利扣2分	
		罩床罩,先床头、后床尾、再中间	5	顺序不符合要求一项扣2分	
		床罩平整、床角充实、床单紧扎	10	不平整扣5分	
	套被套	被套展开正确	5	展开不符合要求扣3分	
		棉被折叠、放置正确;打开顺序正确	5	打开错误扣2分	
		被头及四角充实平整	10	被头端虚边<3cm扣3分,>3cm扣5分,一角不充实扣2分	
		被头距床头15cm	2	不符合要求扣2分	
		两侧向内折叠齐床沿、折叠边缘等齐	3	折叠不符合要求扣2分	
		床尾齐床垫向内折	2	折叠不符合要求扣1分	
		被套内外平整,无皱褶	3	不符合要求扣3分	
	折被筒	将备用床的棉被上端向内折,然后扇形三折于床尾,并使之平齐	2	一项不符合要求扣1分	
	套枕套	四角充实、平整、系带,开口背门放置	3	一项不符合要求扣2分	
	整理	桌椅归位	3	未归位扣3分	
	洗手	按洗手法洗手	2	未洗手扣2分	
评价(5分)	效果	床单位整洁、美观、舒适	2	一项不符合要求扣1分	
	操作	①操作轻巧、省时省力	2	不符合要求扣1分	
		②操作时间5分钟	1	每超时30秒扣1分	
理论知识(10分)		1. 铺床的目的? 2. 铺床的注意事项?	4 6	少答或错答一项扣2分	
总分	100分				

六、铺麻醉床法操作考核评分标准

项目		技术操作要求	分值	扣分细则	扣分
评估（5分）		病人手术名称、手术部位及麻醉方式	2	一项未评估扣1分	
		床单位设施是否安全，功能完好	1	未评估扣1分	
		物品是否符合病人需要	1	一项不符合要求扣1分	
		病室环境是否符合铺床要求	1	未评估扣1分	
准备（5分）	护士	衣帽整洁，洗手、戴口罩	1	一项不符合要求扣0.5分	
	物品	铺床物品齐全，质量符合要求	1	物品少1件扣1分	
		折叠、摆放有序	1	放置顺序不合理扣1分	
	环境	整洁、房间内无病人治疗或进餐	1	不符合要求扣1分	
	病人	准备接收麻醉术后病人	1	未评估扣1分	
实施（75分）	放置物品	将物品按顺序放于治疗车上，固定脚轮，检查床板是否安全	3	一项不符合要求扣1分	
	移开桌椅	移开床旁桌，距床20cm	2	未移动或移动距离不对每项各扣1分；移动拖拉、有噪音扣1分	
		移椅至床尾正中，距床15cm			
	翻转	根据情况翻转床垫	5	未检查床垫扣5分	
	铺床褥	将床褥齐床头平铺于床垫上	5	不符合要求扣3分	
	铺床罩	床罩正面向上，中线对齐，依次向床头床尾打开	5	未对齐中线扣3分；向两端打开不顺利，扣2分	
		先罩床头、后罩床尾再拉紧中间	5	顺序错误扣2分	
		床罩平整、床角充实、床单紧扎	5	不平整扣5分	
	铺橡胶单、中单	折叠方法正确；正面向上，打开方法正确	2	一项不符合要求扣1分	
		近侧两层同时塞于垫下；对侧逐层拉紧，逐层塞入垫下	3	顺序错误扣1分，手法错误扣1分，不平整、露橡胶单扣2分	
		根据手术部位铺橡胶单、中单	2	一项不符合要求扣1分	
		橡胶单、中单横纵中线对齐，平整紧扎	3	一项不符合要求扣2分	
	套被套	被套展开正确；棉被折叠、放置正确	5	展开、折叠不正确各扣3分	
		被头距床头15cm，被头及两角充实平整	5	被头不齐、不充实扣5分	
		被尾齐床尾反折，系被带	2	一项不符合要求扣1分	
		背门侧齐床缘向下反折	3	折叠不符合要求扣2分	
		床尾侧棉被齐床尾向上反折	2	折叠不符合要求扣2分	
		近门侧齐床缘向上反折	3	不整齐扣2分	
		被套内外平整，无皱褶	5	不平整扣5分	
	折被筒	将棉被扇形三折于背门一侧，开口处向门	2	一项不符合要求扣1分	
	套枕套	四角充实、平整、系带	2	一项不符合要求扣0.5分	
		开口背门放置	2	开口向门扣1分	
	整理	桌椅归位	2	一项未归位扣1分	
	洗手	按洗手法洗手	2	未洗手扣1分	
评价（5分）	效果	床单位整洁、美观、舒适	2	一项不符合要求扣2分	
	操作	①操作轻巧、省时省力	1	一项不符合要求扣1分	
		②操作时间7分钟	1	每超时30秒扣1分	
	沟通	自然、亲切、有效（向同房间病人及家属解释）	1	沟通无效扣1分	
理论知识（10分）		1. 铺床的目的？	4	少答或错答一项扣2分	
		2. 铺床的注意事项？	6		
总分	100分				

七、卧床病人更换被服法考核评分标准

项目		技术操作要求	分值	扣分细则	扣分
评估（5分）		病人病情、自理能力、合作程度	2	一项未评估扣1分	
		病人皮肤情况、导管、伤口及牵引情况	2	一项未评估扣1分	
		环境是否符合要求	1	未评估扣1分	
准备（5分）	护士	仪表整洁、洗手、戴口罩	1	一项不符合要求扣0.5分	
	物品	物品准备齐全，质量符合要求	1	少一件扣1分	
		摆放、叠放顺序正确	1	放置顺序不合理扣1分	
	环境	安静、整洁，房间内无病人治疗或进餐	1	环境不符合要求扣1分	
	病人	理解目的，积极配合，大小便已处理	1	未做好准备扣1分	
实施（75分）	核对解释	查对床号、病人姓名，向病人说明更换床单的目的及配合方法	5	未查对扣3分，未沟通扣2分	
	移开桌椅	移开床旁桌，距床20cm；移开床旁椅	2	未移、移动拖拉、有噪音扣1分	
		放平床头和膝下支架，拉起对侧床挡	3	一项不符合要求扣1分	
	换床罩和中单	翻身动作轻巧、安全	2	翻身方法错误扣2分	
		松床罩、卷中单、扫橡胶单、卷大单、扫床褥符合要求	5	未卷紧污单、卷法不对扣2分；未扫橡皮单、褥子扣3分	
		床罩与褥子中缝对齐，依次向床头、床尾打开	3	打开错误扣2分	
		先罩床头，后罩床尾，再拉紧中间；床罩平整、床角充实、床单紧扎	10	一角不合格扣2分 不平整扣5分	
		移动病人方法正确	5	拖拉拽扣3分，未保暖扣2分	
		更换中单顺序规范，平整	3	不平整扣3分	
		污单放置规范	2	污单放地上扣2分	
	换被套	棉被在污被套内折成"S"形	3	折叠不符合要求扣2分	
		被套正面向上，中线对齐	2	中线不齐扣2分	
		边角对齐、被头充实平整	10	被头端虚边＜3cm扣2分，＞3cm扣3分	
		棉被平整	5	不平整扣5分	
		撤污被套方法正确	3	方法不正确扣3分	
		系带、折被筒	2	折被筒不符合要求扣2分	
	换枕套	四角充实平整	3	一角不符合要求扣0.5分	
		取放正确、开口背门	2	开口不符合要求扣1分	
	整理	污被服放于污衣袋内	2	污单放地上扣2分	
		桌椅归位，协助病人取舒适体位	1	一项未做扣1分	
		开窗通风，洗手	2	一项不符合要求扣1分	
评价（5分）	效果	床单位整洁、美观，病人舒适、安全	2	不美观扣2分	
	操作	①动作轻柔、规范，操作省时、省力	1	一项不符合要求扣1分	
		②操作时间10分钟	1	每超时30秒扣1分	
	沟通	自然、亲切、有效（向病人、同房间病人及家属解释）	1	沟通无效扣1分	
理论知识（10分）		1. 卧床病人更换床单的目的？	4	少答或错答一项扣2分	
		2. 卧床病人更换床单的注意事项？	6		
总分	100分				

八、轴线翻身法操作考核评分标准

项目		技术操作要求	分值	扣分细则	扣分
评估（5分）		病人病情、意识、活动能力、合作能力	2	一项未评估扣1分	
		病人有无损伤部位、有无引流管	2	一项未评估扣1分	
		病室环境是否符合要求	1	未评估扣1分	
准备（5分）	护士	仪表整洁、洗手、戴口罩	1	一项不符合要求扣1分	
	物品	物品齐全，质量符合要求	2	物品少1件扣1分	
	环境	整洁、安静，按需要屏风或隔帘遮挡	1	环境不符合要求扣1分	
	病人	了解轴线翻身的目的、步骤、注意事项及配合要点，体位舒适，安全	1	病人未了解一项扣0.5分	
实施（75分）	核对	查对病人，向病人解释目的及配合方法	3	未查对扣2分，未解释扣1分	
	检查	检查床体是否固定牢固	2	未检查扣2分	
	安置管道	放净各种引流液并夹闭各种引流管	5	未倾倒引流液及夹闭各扣3分	
	体位	移去枕头，松开床尾棉被	5	一项不符合要求扣2分	
		病人双臂环抱于胸前，双膝屈曲	2	一项不符合要求扣2分	
	护士位置	2名护士分别站于病人同侧	5	一人位置不正确扣2分	
		一名护士将双手分别置于病人肩部与腰部	5	左、右手位置不正确各扣2分	
		另一名护士双手分别置于髋部与大腿处	5	左、右手位置不正确各扣2分	
	翻身	病人平移至护士近侧床缘	5	未移至床沿扣5分	
		两位护士动作一致地将病人翻转至侧体位	10	动作不协调、翻转方法不对各扣3分	
	角度	翻身角度要小于60°	5	翻身角度过大扣5分	
	要求	病人鼻尖、下巴、喉结、胸骨在同一条直线上	5	不在一条直线扣3分	
	安置病人	整理枕头置于病人头下	1	不符合要求扣1分	
		将病人受压肩部轻轻拉出，体位舒适	3	体位不舒适扣3分	
		2名护士将软枕分别放于病人背部、两膝之间、胸腹部，放置位置正确	3	体位不舒适扣3分	
		开放各条引流管，并妥善固定	5	一项不符合要求扣3分	
	整理	整理床单位，询问病人是否舒适	1	一项不符合要求扣1分	
		向病人说明注意事项	2	未说明或不符合要求扣2分	
		整理物品	1	未整理或不符合要求扣2分	
	记录	洗手、记录	2	一项未做或不符合要求扣1分	
评价（5分）	效果	病人安全、舒适，无损伤发生	2	一项不符合要求扣1分	
	操作	操作准确、动作轻稳、协调节力	2	一项不符合要求扣1分	
	沟通	自然、亲切、有效（向病人及家属解释，讲解操作目的及配合方法等）	1	沟通无效或沟通技术欠佳扣1分	
理论知识（10分）		1. 轴线翻身的目的？	2	少答或错答一项扣2分	
		2. 轴线翻身的注意事项？	4		
		3. 轴线翻身并发症的预防及处理？	4		
总分	100分				

九、病人搬运法(挪动法)操作考核评分标准

项目		技术操作要求	分值	扣分细则	扣分
评估(5分)		病人病情、体重、活动能力	2	一项未评估扣1分	
		病人有无损伤部位、有无引流管	1	未评估扣1分	
		病人心理状态、合作能力	1	未评估扣1分	
		环境是否符合要求	1	未评估扣1分	
准备(5分)	护士	仪表整洁、洗手、戴口罩	1	一项不符合要求扣0.5分	
	物品	物品齐全,质量符合要求	1	物品少1件扣0.5分	
		平车性能良好	1	性能不符合要求扣1分	
	环境	整洁、宽敞,地面平坦、通畅	1	一项不符合要求扣0.5分	
	病人	了解搬运的目的、注意事项及配合要点	1	病人未了解一项扣0.5分	
实施(75分)	检查	检查平车性能	2	未检查扣2分	
	核对解释	核对病人床号、姓名及腕带,向病人解释搬运的目的,以取得病人的合作	5	未核对扣3分,未解释扣2分	
	安置管道	将输液袋(瓶)挂好,引流管等放置妥当	5	管道未安置妥当扣5分	
	安置平车	移床旁桌椅,松开床尾棉被	3	未移桌椅及松棉被扣2分	
		将平车推至床旁与床平行,大轮靠近床头,将车制动	5	位置不正确扣5分	
	搬运	协助病人将两上肢交叉于胸前	2	未交叉或方法不正确扣2分	
		协助病人将上身、臀部、下肢依次向平车移动	20	移动不当扣10分	
		将病人置于平车中央	20	方法、位置不符合要求各扣10分	
	安置病人	协助病人在平车上躺好	3	体位不舒适扣3分	
		盖好棉被或毛毯	2	未按需盖棉被或毛毯扣2分	
	整理	整理床单位,铺暂空床	2	未整理扣1分,铺暂空床不符合要求扣1分	
	运送	松开车闸,运送病人至目的地	3	运送方法不符合要求扣3分	
		注意病人安全,注意观察病情	3	未注意病人安全扣2分,未及时观察病情扣1分	
评价(5分)	效果	病人安全、舒适,无损伤发生	2	一项不符合要求扣1分	
	操作	操作准确、动作轻稳、协调节力	2	一项不符合要求扣1分	
	沟通	自然、亲切、有效(向病人及家属解释,讲解操作目的及配合方法等)	1	沟通无效或沟通技术欠佳扣1分	
理论知识(10分)		1. 病人搬运的目的? 2. 病人搬运的注意事项? 3. 病人搬运并发症的预防及处理?	2 4 4	少答或错答一项扣2分	
总分	100分				

十、病人搬运法(一人法)操作考核评分标准

项目		技术操作要求	分值	扣分细则	扣分
评估(5分)		病人病情、体重、活动能力	2	一项未评估扣1分	
		病人有无损伤部位、有无引流管	1	未评估扣1分	
		病人心理状态、合作能力	1	未评估扣1分	
		环境是否符合要求	1	未评估扣1分	
准备(5分)	护士	仪表整洁、洗手、戴口罩	1	一项不符合要求扣0.5分	
	物品	物品齐全,质量符合要求	1	物品少1件扣0.5分	
		平车性能良好	1	性能不符合要求扣1分	
	环境	整洁、宽敞,地面平坦、通畅	1	一项不符合要求扣0.5分	
	病人	了解搬运的目的、注意事项及配合要点	1	病人未了解一项扣0.5分	
实施(75分)	检查	检查平车性能	2	未检查扣2分	
	核对解释	核对病人床号、姓名及腕带,向病人解释搬运的目的,以取得病人的合作	5	未核对扣3分,未解释扣2分	
	安置管道	将输液袋(瓶)挂好,引流管等放置妥当	5	管道未安置妥当扣5分	
	安置平车	移床旁桌椅,松开床尾棉被	3	未移桌椅及松棉被扣2分	
		推平车至病人床旁,大轮端靠近床尾,使平车与床成钝角,将车制动	5	位置不正确扣5分	
	搬运	松开盖被,协助病人穿好衣服	2	未交叉或方法不正确扣6分	
		护士的一侧上肢自病人近侧腋下伸入至对侧肩部,另一侧上肢伸入病人臀下;病人双臂过护士肩部,双手交叉于搬运者颈后	20	移动不当扣10分	
		抱起病人移步放病人于平车中央	20	方法、位置不符合要求各扣10分	
	安置病人	协助病人在平车上躺好	3	体位不舒适扣3分	
		盖好棉被或毛毯	2	未按需盖棉被或毛毯扣2分	
	整理	整理床单位,铺暂空床	2	未整理扣1分,铺暂空床不符合要求扣1分	
	运送	松开车闸,运送病人至目的地	3	运送方法不符合要求扣3分	
		注意病人安全,注意观察病情	3	未注意病人安全扣2分,未及时观察病情扣1分	
评价(5分)	效果	病人安全、舒适,无损伤发生	2	一项不符合要求扣1分	
	操作	操作准确、动作轻稳、协调节力	2	一项不符合要求扣1分	
	沟通	自然、亲切、有效(向病人及家属解释,讲解操作目的及配合方法等)	1	沟通无效或沟通技术欠佳扣1分	
理论知识(10分)		1. 病人搬运的目的? 2. 病人搬运的注意事项? 3. 病人搬运并发症的预防及处理?	2 4 4	少答或错答一项扣2分	
总分	100分				

十一、病人搬运法(两人法)操作考核评分标准

项目		技术操作要求	分值	扣分细则	扣分
评估(5分)		病人病情、体重、活动能力	2	一项未评估扣1分	
		病人有无损伤部位、有无引流管	1	未评估扣1分	
		病人心理状态、合作能力	1	未评估扣1分	
		环境是否符合要求	1	未评估扣1分	
准备(5分)	护士	仪表整洁、洗手、戴口罩	1	一项不符合要求扣0.5分	
	物品	物品齐全,质量符合要求	1	物品少1件扣0.5分	
		平车性能良好	1	性能不符合要求扣1分	
	环境	整洁、宽敞,地面平坦、通畅	1	一项不符合要求扣0.5分	
	病人	了解搬运的目的、注意事项及配合要点	1	病人未了解一项扣0.5分	
实施(75分)	检查	检查平车性能	2	未检查扣2分	
	核对解释	核对病人床号、姓名及腕带,向病人解释搬运的目的,以取得病人的合作	5	未核对扣3分,未解释扣2分	
	安置管道	将输液袋(瓶)挂好,引流管等放置妥当	5	管道未安置妥当扣5分	
	安置平车	移床旁桌椅,松开床尾棉被	3	未移桌椅及松棉被扣2分	
		将平车推至病人床旁,平车大轮端靠近床尾,使之与床尾成钝角,将车制动	5	位置不正确扣5分	
	位置	两名护士站在病人同侧床旁	5	位置不正确扣5分	
	搬运	协助病人将两上肢交叉于胸前	5	未交叉或方法不正确扣3分	
		一名护士一手伸至病人头、颈、肩下方,另一手伸至病人腰部下方	10	左、右手位置不正确各扣5分	
		另一名护士一手伸至病人臀部下方,另一手伸至病人膝部下方	10	左、右手位置不正确各扣5分	
		两人同时抬起病人,移步放病人于平车中央	12	方法、位置不符合要求各扣6分	
	安置病人	病人体位舒适	3	体位不舒适扣3分	
		盖好棉被或毛毯	2	未按需盖棉被或毛毯扣2分	
	整理	整理床单位,铺暂空床	2	未整理扣1分,铺暂空床不符合要求扣1分	
	运送	松开车闸,运送病人至目的地	3	运送方法不符合要求扣3分	
		注意病人安全,注意观察病情	3	未注意病人安全扣2分,未及时观察病情扣1分	
评价(5分)	效果	病人安全、舒适,无损伤发生	2	一项不符合要求扣1分	
	操作	操作准确、动作轻稳、协调节力	2	一项不符合要求扣1分	
	沟通	自然、亲切、有效(向病人及家属解释,讲解操作目的及配合方法等)	1	沟通无效或沟通技术欠佳扣1分	
理论知识(10分)		1. 病人搬运的目的? 2. 病人搬运的注意事项? 3. 病人搬运并发症的预防及处理?	2 4 4	少答或错答一项扣2分	
总分	100分				

十二、病人搬运法(三人法)操作考核评分标准

项目		技术操作要求	分值	扣分细则	扣分
评估(5分)		病人病情、体重、活动能力	2	一项未评估扣1分	
		病人有无损伤部位、有无引流管	1	未评估扣1分	
		病人心理状态、合作能力	1	未评估扣1分	
		环境是否符合要求	1	未评估扣1分	
准备(5分)	护士	仪表整洁、洗手、戴口罩	1	一项不符合要求扣0.5分	
	物品	物品齐全,质量符合要求	1	物品少1件扣0.5分	
		平车性能良好	1	性能不符合要求扣1分	
	环境	整洁、宽敞、地面平坦、通畅	1	一项不符合要求扣0.5分	
	病人	了解搬运的目的、注意事项及配合要点	1	病人未了解一项扣0.5分	
实施(75分)	检查	检查平车性能	2	未检查扣2分	
	核对解释	核对病人床号、姓名及腕带,向病人解释搬运的目的,以取得病人的合作	5	未核对扣3分,未解释扣2分	
	安置管道	将输液袋(瓶)挂好,引流管等放置妥当	5	管道未安置妥当扣5分	
	安置平车	移床旁桌椅,松开床尾棉被	3	未移桌椅及松棉被扣2分	
		将平车推至病人床尾,平车大轮端靠近床尾,使之与床尾成钝角,将车制动	5	位置不正确扣5分	
	位置	3名护士站在病人同侧床旁	5	位置不正确扣5分	
	搬运	协助病人将两上肢交叉于胸前	5	未交叉或方法不正确扣5分	
		一名护士双手拖住病人头颈肩及胸部	5	左、右手位置不正确各扣5分	
		另一名护士双手拖住病人背、腰、臀部	5	左、右手位置不正确各扣5分	
		第三名护士双手拖住病人膝部及双足	5	左、右手位置不正确各扣5分	
		3人同时抬起病人,移步放病人于平车中央	20	方法、位置不符合要求各扣10分	
	安置病人	病人体位舒适	2	体位不舒适扣2分	
		盖好棉被或毛毯	2	未按需盖棉被或毛毯扣2分	
	整理	整理床单位,铺暂空床	2	未整理扣1分,铺暂空床不符合要求扣1分	
	运送	松开车闸,运送病人至目的地	2	运送方法不符合要求扣2分	
		注意病人安全,注意观察病情	2	未注意病人安全扣2分,未及时观察病情扣1分	
评价(5分)	效果	病人安全、舒适,无损伤发生	2	一项不符合要求扣1分	
	操作	操作准确、动作轻稳、协调节力	2	一项不符合要求扣1分	
	沟通	自然、亲切、有效(向病人及家属解释,讲解操作目的及配合方法等)	1	沟通无效或沟通技术欠佳扣1分	
理论知识(10分)		1. 病人搬运的目的?	2	少答或错答一项扣2分	
		2. 病人搬运的注意事项?	4		
		3. 病人搬运并发症的预防及处理?	4		
总分	100分				

十三、病人搬运法(四人法)操作考核评分标准

项目		技术操作要求	分值	扣分细则	扣分
评估(5分)		病人体重、病情、活动能力	2	一项未评估扣1分	
		病人有无损伤部位、有无引流管	1	未评估扣1分	
		病人心理状态、合作能力	1	未评估扣1分	
		环境是否符合要求	1	未评估扣1分	
准备(5分)	护士	仪表整洁、洗手、戴口罩	1	一项不符合要求扣0.5分	
	物品	物品齐全,质量符合要求	1	物品少1件扣0.5分	
		平车性能良好	1	性能不符合要求扣1分	
	环境	整洁、宽敞,地面平坦、通畅	1	一项不符合要求扣0.5分	
	病人	了解搬运的目的、注意事项及配合要点	1	病人未了解一项0.5分	
实施(75分)	检查	检查平车性能	2	未检查扣2分	
	核对解释	核对病人床号、姓名及腕带,向病人解释搬运的目的,以取得病人的合作	5	未核对扣3分,未解释扣2分	
	安置管道	将输液袋(瓶)挂好,引流管等放置妥当	5	管道未安置妥当扣5分	
	安置平车	移床旁桌椅,松开床尾棉被	3	未移桌椅及松棉被扣2分	
		将平车推至病人床旁,与床平行,大轮端靠近床头,将车制动	5	位置不正确扣5分	
	位置	一名护士站于床头	2	位置不正确扣2分	
		另一名护士站于床尾	2	位置不正确扣2分	
		第三名护士站于平车侧	2	位置不正确扣2分	
		第四名护士站于床另一侧	2	位置不正确扣2分	
	搬运	协助病人两上肢交叉,腰、臀下方铺中单	5	一项不符合要求扣3分	
		一名护士托病人头、颈、肩部	5	左、右手位置不正确扣5分	
		另一名护士托病人双腿	5	左、右手位置不正确扣5分	
		第三名护士抓住平车侧中单两角	5	手位置不正确扣5分	
		第四名护士抓住中单另外两角	5	手位置不正确扣5分	
		四人同时抬起病人,将病人放于平车中央	12	方法、位置不符合要求各扣6分	
	安置病人	病人体位舒适	3	体位不舒适扣3分	
		盖好棉被或毛毯	2	未按需盖棉被或毛毯扣2分	
	整理	整理床单位,铺暂空床	1	一项不符合要求扣2分	
	运送	松开车闸,运送病人至目的地	2	运送方法不符合要求扣2分	
		注意病人安全,注意观察病情	2	未观察病情及病人安全扣1分,	
评价(5分)	效果	病人安全、舒适,无损伤发生	2	一项不符合要求扣1分	
	操作	操作准确、动作轻稳、协调节力	2	一项不符合要求扣1分	
	沟通	自然、亲切、有效(向病人及家属解释,讲解操作目的及配合方法等)	1	沟通无效或沟通技术欠佳扣1分	
理论知识(10分)		1.病人搬运的目的?	2	少答或错答一项扣2分	
		2.病人搬运的注意事项?	4		
		3.病人搬运并发症的预防及处理?	4		
总分	100分				

十四、病人约束法操作考核评分标准

项目		技术操作要求	分值	扣分细则	扣分
评估（5分）		病人年龄、病情、活动能力、约束部位皮肤状况，需用约束具的种类及时间	2	一项未评估扣1分	
		病人及家属对约束具的接受和合作程度	2	一项未评估扣1分	
		环境是否符合要求	1	未评估扣1分	
准备（5分）	护士	仪表整洁、洗手、戴口罩	1	一项不符合要求扣0.5分	
	物品	物品齐全，质量符合要求	1	物品少1件扣0.5分	
		物品规格符合要求	1	不符合要求扣1分	
	环境	安静、舒适、安全	1	一项不符合要求扣0.5分	
	病人	了解约束具使用的目的、注意事项及配合要点	1	病人未了解一项扣0.5分	
实施（75分）	核对	核对病人床号、姓名	3	未核对扣3分	
	解释	向病人解释，取得病人合作	2	未解释扣2分	
	宽绷带	暴露病人腕部或踝部，棉垫包裹病人腕部或踝部	5	一处未暴露或暴露不符合要求扣2分，未用棉垫扣2分	
		宽绷带打成双套结套在棉垫外	5	双套结不符合要求扣5分	
		绷带系于两侧床缘	5	未系扣3分，不符合要求扣2分	
		为病人盖好棉被	2	未盖棉被扣3分	
	肩部约束带	暴露病人双肩，病人双侧腋下垫棉垫	5	一项不符合要求扣3分	
		约束带袖筒套于病人两侧肩部，细带打结固定	10	一项不符合要求扣3分	
		长带系于床头	5	未系扣3分	
		为病人盖好棉被	2	未盖棉被扣2分	
	膝部约束带	暴露病人膝部，病人双侧膝上垫棉垫	5	一处未暴露或暴露不符合要求扣3分，未用棉垫扣3分	
		约束带的两头带各固定一侧膝关节	10	一侧固定不符合要求扣3分	
		宽带两端系于两侧床缘上	5	未系扣3分	
		为病人盖好棉被	2	未盖棉被扣2分	
	整理	整理床单位及物品	2	一项未整理扣2分	
	记录	洗手，记录	2	一项未做扣2分	
	观察	密切观察约束部位情况	5	未观察扣5分	
评价（5分）	效果	病人安全、舒适，无并发症或意外损伤发生	2	一项不符合要求扣1分	
	操作	使用约束带方法正确，固定松紧适宜	2	一项不符合要求扣1分	
	沟通	自然、亲切、有效（向病人及家属解释，讲解操作目的及配合方法等）	1	沟通无效或沟通技术欠佳扣1分	
理论知识（10分）		1. 使用约束具的适应证？ 2. 使用约束具的注意事项？ 3. 使用约束具并发症的预防及处理？	2 4 4	少答或错答一项扣2分	
总分	100分				

十五、口腔护理法操作考核评分标准

项目		技术操作要求	分值	扣分细则	扣分
评估 (5分)		病人的年龄、病情、意识状态	1	一项未评估扣1分	
		病人口腔状况及进食情况	2	一项未评估扣1分	
		病人心理反应与合作程度	1	一项未评估扣1分	
		环境是否符合操作要求	1	一项未评估扣1分	
准备 (5分)	护士	仪表整洁、洗手、戴口罩	1	一项不符合要求扣1分	
	物品	物品齐全,质量符合要求	1	物品少一件扣0.5分	
		棉球数量正确,摆放正确	1	未清点数量扣1分	
	环境	环境安静、整洁,光线充足	1	不符合要求扣1分	
	病人	了解操作的目的、配合方法,愿意合作	1	一项不符合要求扣0.5分	
实施 (75分)	核对 解释	查对床号、姓名及腕带 向病人解释操作的目的,取得配合	5	未核对扣3分 未解释扣2分	
	体位	协助病人侧卧或仰卧,头偏向护士侧	3	一项不符合要求扣2分	
	铺巾	颌下垫治疗巾,弯盘置于近侧	2	一项不符合要求扣1分	
	清点	倒生理盐水润湿并清点棉球数量	5	未清点扣5分	
	润唇	湿润口唇	2	未润唇扣2分	
	漱口	协助病人用吸水管漱口	3	昏迷者漱口扣3分	
	观察	观察病人口腔情况,有义齿者应取下义齿	5	一项不符合要求扣2分	
	擦拭口腔	擦净口唇、口角	1	未擦净扣1分	
		撑开对侧颊部,先擦洗上下齿左外侧面;更换棉球后,同法擦洗右外侧面	10	方法不正确、污染各扣5分,棉球滴水、未更换棉球每次扣1分	
		分别擦洗牙齿的左上内侧面、咬合面和左下内侧面、咬合面,弧形擦洗左侧颊部	10	方法不正确、污染各扣5分,棉球滴水、未更换棉球每次扣2分	
		同法擦净右侧牙齿及颊部	10	扣分方法同上	
		Z字型擦洗舌面及硬腭部	2	未擦拭扣2分	
	清点棉球	再次清点棉球数量	5	未清点扣5分	
	漱口	再次漱口,为病人擦净口唇	3	漱口液选择不当扣1分	
	观察	再次观察口腔内情况,正确处理口腔疾患	3	一项不符合要求扣2分	
	病人管理	给予润唇,协助取舒适体位,整理床单位,说明注意事项	2	一项不符合要求扣1.5分	
	物品	整理物品,分类处置	2	一项不符合要求扣1分	
	记录	洗手、记录	2	一项不符合要求扣1分	
评价 (5分)	效果	口腔清洁、湿润、舒适、无异味	2	清洗不干净扣2分	
	操作	①操作熟练、规范,口腔黏膜及牙龈无损伤	1	不符合要求扣1分	
		②物品按照《消毒技术规范》和《医疗废物管理条例》做相应处理	1		
	沟通	自然、亲切、有效,注重健康教育	1	沟通无效扣2分	
理论知识 (10分)		1. 口腔护理的目的? 适应证? 2. 口腔护理的注意事项? 3. 口腔护理并发症的预防及处理?	2 4 4	少答或错答一项扣2分	
总分	100分				

十六、乙醇/温水拭浴法操作考核评分标准

项目		技术操作要求	分值	扣分细则	扣分
评估（5分）		病人年龄、病情、体温及治疗情况	2	一项未评估扣1分	
		病人局部皮肤情况，乙醇过敏史、对冷热刺激的耐受力	1	一项未评估扣1分	
		病人意识状态、活动能力及合作程度	1	一项未评估扣1分	
		环境是否符合操作要求	1	未评估扣1分	
准备（5分）	护士	着装整齐，洗手，戴口罩	1	一项不符合要求扣1分	
	物品	物品齐全，摆放有序	2	少一件扣1分	
	环境	关闭门窗，调节室温在24℃以上，屏风遮挡	1	不符合要求扣1分	
	病人	了解拭浴的目的，主动配合，协助排尿	1	一项不符合要求扣1分	
实施（75分）	核对解释	核对病人床号、姓名及腕带 病人体位舒适，向病人解释	5	未核对扣3分 未解释扣2分	
	体位	协助病人移近护士，取舒适卧位	2	不符合要求扣2分	
	放热水袋、冰袋	头部置冰袋，足底置热水袋，热水袋温度适宜	5	一项不符合要求扣2分	
	脱衣	协助病人脱去上衣	3	方法不正确扣2分	
	拭浴	将大浴巾的1/3垫于拭浴部位下，其余部分盖于病人拭浴部位上	5	拭浴部位遗漏一处扣2分	
		双上肢：先拭浴近侧肢体，依次拭浴①颈外侧→肩→手臂外侧→手背；②侧胸→腋窝→手臂内侧→手心，持续拭浴3分钟，大毛巾拭干；③同法拭浴对侧上肢	10	顺序不正确一次扣2分	
		腰背部：依次擦拭颈下肩部→臀部，拭浴3分钟	15	手法不正确一次扣2分	
		双下肢：依次擦拭①髂骨→下肢外侧→足背；②腹股沟→下肢内侧→内踝；③臀下→大腿后侧→腘窝→足跟，持续拭浴3分钟，大毛巾拭干；④同法擦拭对侧下肢	15	一项不符合要求扣2分	
	观察	在拭浴过程中注意观察病人病情变化	5	不符合要求扣1分	
	病人管理	取下热水袋，协助病人穿好衣服，取舒适卧位，整理床单位	3	方法不正确一次扣2分	
	物品	整理用物，分类处置	2	一项不符合要求扣1分	
	记录	洗手，记录，30分钟后测量体温，记录并绘制于体温单上，体温降至39℃以下时，取下冰袋	5	一项不符合要求扣1分	
评价（5分）	效果	病人感觉舒适，体温下降	2	一项不符合要求扣1分	
	操作	①操作规范、熟练，动作轻、稳、准 ②物品按照《消毒技术规范》和《医疗废物管理条例》做相应处理	1 1	一项不符合要求扣1分	
	沟通	沟通亲切、自然、有效，注重健康教育	1	沟通无效扣1分	
理论知识（10分）		1. 乙醇拭浴的降温原理？ 2. 乙醇拭浴的注意事项？ 3. 乙醇拭浴并发症的预防及处理？	4 6	少答或错答一项扣2分	
总分	100分				

十七、女病人会阴部清洁护理法操作考核评分标准

项目		技术操作要求	分值	扣分细则	扣分
评估（5分）		病人病情、意识、配合程度	2	一项未评估扣1分	
		有无尿失禁及留置导尿管	1	未评估扣1分	
		会阴清洁程度，会阴皮肤黏膜情况	1	未评估扣1分	
		会阴有无伤口、阴道出血、流液情况	1	未评估扣1分	
准备（5分）	护士	着装整齐，洗手，戴口罩	1	一项不符合要求扣0.5分	
	物品	物品齐全，摆放有序	2	少一件扣0.5分	
	环境	关闭门窗，屏风遮挡，调节室温	1	不符合要求扣1分	
	病人	了解会阴部清洁护理的目的、配合要点及注意事项	1	一项不符合要求扣1分	
实施（75分）	核对解释	查对病人床号、姓名及腕带 向病人解释目的，取得病人合作	5	未核对扣3分 未解释扣2分	
	体位	协助病人取仰卧位，协助病人脱去左侧裤腿并盖于右腿，将浴巾盖于右腿上，棉被盖于病人胸腹部及左腿上，将一次性尿垫（或橡胶单、中单）垫于臀下，两腿屈曲并外展	10	一项不符合要求扣2分	
	戴手套	戴好一次性手套，协助病人暴露会阴部，置便盆于病人两腿之间	5	一项不符合要求扣2分	
	冲洗会阴	护士一手持装有温水的冲洗壶，一手持夹有棉球的大镊子，边冲水边用棉球擦洗，冲洗顺序为阴阜、两侧大腿上部、大阴唇、小阴唇、尿道口，最后冲洗至肛门部，冲洗后，用干棉球将会阴部彻底擦干	40	擦洗部位一处不净扣5分	
	整理	撤去便盆，中单和橡胶单，协助病人放平腿部	3	一项不符合要求扣1分	
	保护皮肤	病人有大小便失禁，可在肛门周围和会阴部涂一层凡士林或氧化锌软膏	2	不符合要求扣2分	
	病人管理	脱去一次性手套，协助病人穿好衣裤，协助病人取舒适卧位，整理床单位	5	一项不符合要求扣1分	
	物品	整理用物，分类处置	2	一项不符合要求扣1分	
	记录	洗手，记录	3	一项不符合要求扣1分	
评价（5分）	效果	达到清洁效果，病人感觉舒适	2	一项不符合要求扣2分	
	操作	①操作规范、熟练，动作轻柔 ②物品按照《消毒技术规范》和《医疗废物管理条例》做相应处理	1 1	一项不符合要求扣0.5分	
	沟通	沟通亲切、自然、有效，注重健康教育	1	沟通无效扣2分	
理论知识（10分）		1. 会阴部清洁护理的目的？ 2. 会阴部清洁护理的注意事项？	4 6	少答或错答一项扣2分	
总分	100分				

十八、男病人会阴部清洁护理法操作考核评分标准

项目		技术操作要求	分值	扣分细则	扣分
评估（5分）		病人病情、意识、配合程度	2	一项未评估扣1分	
		有无尿失禁及留置导尿管	1	未评估扣1分	
		会阴清洁程度，会阴皮肤黏膜情况	1	未评估扣1分	
		会阴有无伤口、阴道出血、流液情况	1	未评估扣1分	
准备（5分）	护士	着装整齐，洗手，戴口罩	1	一项不符合要求扣0.5分	
	物品	物品齐全，摆放有序	2	少一件扣0.5分	
	环境	关闭门窗，屏风遮挡，调节室温	1	不符合要求扣1分	
	病人	了解会阴部清洁护理的目的、配合要点及注意事项	1	一项不符合要求扣1分	
实施（75分）	核对解释	查对病人床号、姓名及腕带 向病人解释目的，取得病人合作	5	未核对扣3分 未解释扣2分	
	体位	协助病人取仰卧位，协助病人脱去左侧裤腿并盖于右腿，将浴巾盖于右腿上，盖被盖于病人胸腹部及左腿上，将一次性尿垫垫于臀下，两腿屈曲并外展	5	一项不符合要求扣1分	
	备水	将脸盆内放温水、毛巾，将脸盆放于床旁凳上	5	一项不符合要求扣2分	
	戴手套	戴好一次性手套	2	一项不符合要求扣2分	
	擦洗会阴部	擦洗大腿上部：用湿毛巾擦洗大腿内侧1/3：由外向内擦洗至阴囊边缘，擦洗顺序为先对侧后近侧	10	遗漏一处扣2分 顺序错误扣5分	
		擦洗阴茎头部：轻轻提起阴茎，手持纱布将包皮后推露出冠状沟，由尿道口向外环形擦洗阴茎头部	10	一处不净扣2分 顺序错误扣5分	
		擦洗阴茎体部：沿阴茎体由上向下擦洗，特别注意阴茎下皮肤	10	一处不净扣2分 顺序错误扣5分	
		擦洗阴囊部：擦洗阴囊及阴囊下皮肤皱褶处，擦洗顺序为对侧→上方→近侧	10	一处不净扣2分 顺序错误扣5分	
	擦洗肛门	擦洗肛周及肛门部位	5	不净扣2分 顺序错误扣5分	
	整理	撤去一次性尿垫，协助病人放平腿部	2	一项不符合要求扣1分	
	保护皮肤	病人有大小便失禁，可在肛门周围和会阴部涂一层凡士林或氧化锌软膏	2	未涂保护药物扣2分	
	病人管理	脱去一次性手套，协助病人穿好衣裤，协助病人取舒适卧位，整理床单位	5	一项不符合要求扣1分	
	物品	整理用物，分类处置	2	一项不符合要求扣1分	
	记录	洗手，记录	2	一项不符合要求扣1分	
评价（5分）	效果	达到清洁效果，病人感觉舒适	2	一项不符合要求扣2分	
	操作	①操作规范、熟练，动作轻柔 ②物品按照《消毒技术规范》和《医疗废物管理条例》做相应处理	1 1	一项不符合要求扣0.5分	
	沟通	沟通亲切、自然、有效，注重健康教育	1	沟通无效扣2分	
理论知识（10分）		1. 会阴部清洁护理的目的？ 2. 会阴部清洁护理的注意事项？	4 6	少答或错答一项扣2分	
总分	100分				

十九、预防压疮护理法操作考核评分标准

项目		技术操作要求	分值	扣分细则	扣分
评估（5分）		病人年龄、病情、肌肉强度、关节活动度	1	一项未评估扣1分	
		局部皮肤受压情况、自理能力	2	一项未评估扣1分	
		病人心理状态、合作程度及乙醇过敏史	1	一项未评估扣1分	
		环境是否符合操作要求	1	未评估扣1分	
准备（5分）	护士	仪表整洁、洗手、戴口罩	1	一项不符合要求扣0.5分	
	物品	物品准备齐全，质量符合要求	1	缺一件扣0.5分	
		摆放合理	1	摆放不合理扣1分	
	环境	环境安静、整洁，调节室温，适当遮挡	1	不符合要求扣1分	
	病人	了解操作的目的、方法，愿意配合	1	一项不符合要求扣0.5分	
实施（75分）	核对解释	核对床号、姓名及腕带 向病人解释，移开桌、椅	5	未核对扣3分 未解释扣2分	
	体位	协助病人取俯卧位或侧卧位，背向护士	2	一项不符合要求扣1分	
	安置管道	妥善固定输液管，安置好各类管道	5	一项不符合要求扣2分	
	翻身	协助病人翻身，遮挡病人	3	翻身方法不正确扣2分	
	铺浴巾	铺浴巾方法正确，暴露病人肩背部	5	垫浴巾方法不对扣2分，暴露局部过多扣2分	
	清洁	用毛巾依次擦洗颈、肩、背及臀部	5	一项不符合要求扣1分	
	全背按摩	以手掌大小鱼际蘸少许50%乙醇按顺序按摩，从骶尾部以环形方式按摩，从臀部向上按摩至肩部，再转向下至髂嵴部位	20	按摩方法错误扣5分；按摩力度错误扣3分；按摩顺序错误扣5分	
	脊柱按摩	蘸乙醇用拇指指腹按摩沿脊柱旁至第七颈椎，方法正确	10	未蘸乙醇扣2分；按摩方法错误扣3分；按摩力度错误扣2分；按摩顺序错误扣2分	
	局部按摩	局部预防按摩，将50%乙醇涂于病人局部，以手掌大小鱼际，由轻到重，再由重到轻，做压力均匀的向心方向按摩，每次3~5分钟	10	未蘸乙醇扣2分；按摩压力不均匀扣3分；未口述避开受损部位扣2分；时间未达3分钟扣2分；遗漏一处按摩部位扣2分	
	擦干	擦干病人背部	5	未擦干扣2分	
	病人管理	扫床，整理床单位，协助病人取舒适体位，说明注意事项	2	一项不符合要求扣1分	
	物品	整理物品，分类处置	1	一项不符合要求扣1分	
	记录	洗手、记录	2	一项不符合要求扣1分	
评价（5分）	效果	病人皮肤完好，无压疮发生，病人舒适	1	一项不符合要求扣0.5分	
	操作	①手法正确，动作轻巧	1	一项不符合要求扣1分	
		②合理运用人体力学，节力	1		
		③未溅湿病人被服	1		
	沟通	自然、亲切、有效，注重健康教育	1	沟通无效扣1分	
理论知识（10分）		1. 预防压疮护理的目的？	5	少答或错答一项扣2分	
		2. 预防压疮护理的注意事项？	5		
总分	100分				

二十、体温、脉搏、呼吸测量法操作考核评分标准

项目		技术操作要求	分值	扣分细则	扣分
评估（5分）		病人年龄、病情、影响测量准确性的因素	2	一项未评估扣1分	
		测量部位皮肤、肢体活动情况	1	一项未评估扣1分	
		病人心理反应及合作程度	1	一项未评估扣1分	
		环境是否适合操作	1	未评估扣1分	
准备（5分）	护士	仪表整洁，修剪指甲，洗手，戴口罩	1	一项不合格扣1分	
	物品	物品齐全，质量符合要求	1	缺一件扣0.5分	
		物品摆放有序	1	不符合要求扣1分	
	环境	安静、整洁、安全、光线充足	1	不符合要求扣1分	
	病人	了解操作过程和配合要点，测量前安静休息20～30分钟，体位舒适，情绪稳定	1	一项不符合要求扣1分	
实施（75分）	核对	核对病人床号、姓名、腕带及医嘱	3	未核对扣3分	
	解释	说明操作的目的、配合要点	2	未沟通扣2分	
	放置体温计	体温计放置方法、部位正确（口表、腋表、肛表）	10	一项不符合要求扣2分	
	测体温	测量时间正确（口温3分钟，腋温10分钟，肛温3分钟）	5	时间不准确扣2分	
	读数	读表正确（手不触及水银端）	5	读数不正确扣2分	
	处理	体温计用毕放置正确	2	放置不合格扣2分	
	记录	记录	1	未记录扣1分	
	体位	协助病人取仰卧位，手臂自然外展	2	体位不正确扣2分	
	手法	护士将示指、中指和无名指轻轻按在桡动脉上	10	位置不准确扣2分	
	测脉搏	测量30秒，乘以2，记录读数	5	读数不准确扣3分	
	结果	测量结果正确（误差＜4次/分钟）	2	有误差扣1分	
	记录	记录	1	未记录扣1分	
	维持诊脉手法	测完脉搏后手指仍放测量脉搏部位	2	方法不正确扣2分	
	测呼吸	观察病人的胸腹部的起伏、呼吸的深度、节律	10	观察不到位扣3分	
	时间	正常计数30秒，乘以2即为病人的呼吸	5	计数不准确扣2分	
	结果	测量结果正确（误差＜2次/分钟）	1	有误差扣1分	
	记录	记录	1	未记录扣1分	
	病人管理	病人体位舒适，整理床单位	3	一项不符合要求扣2分	
	物品	物品处理正确（体温计清点、消毒等）	2	一项不符合要求扣1分	
	记录	洗手，将体温、脉搏、呼吸绘制在体温单上	3	一项不符合要求扣2分	
评价（5分）	效果	测量结果准确，无意外伤害发生	2	一项不符合要求扣1分	
	操作	①操作动作轻柔、规范、熟练	1	一项不符合要求扣1分	
		②物品按《消毒技术规范》和《医疗废物管理条例》做相应处理	1		
	沟通	自然、亲切、有效，注重健康教育	1	沟通无效扣1分	
理论知识（10分）		1. 影响体温、脉搏、呼吸生理波动的因素？	2	少答或错答一项扣1分	
		2. 测量体温、脉搏、呼吸的注意事项？	4		
		3. 测量体温、脉搏、呼吸并发症的预防及处理？	4		
总分	100分				

二十一、血压测量法操作考核评分标准

项目		技术操作要求	分值	扣分细则	扣分
评估（5分）		病人年龄、病情、影响测量准确性的因素	2	一项未评估扣1分	
		测量部位皮肤情况、肢体活动情况	1	一项未评估扣1分	
		病人心理反应及合作程度	1	一项未评估扣1分	
		环境是否符合操作要求	1	未评估扣1分	
准备（5分）	护士	仪表整洁，修剪指甲，洗手，戴口罩	1	一项不符合要求扣1分	
	物品	物品齐全，功能完好	1	缺1件扣0.5分	
		物品摆放有序	1	不符合要求扣1分	
	环境	安静、整洁、安全、光线充足	1	不符合要求扣1分	
	病人	体位舒适，情绪稳定，安静休息15~30分钟，配合操作	1	一项不符合要求扣1分	
实施（75分）	核对解释	核对病人并解释操作的目的、配合要点	5	未核对扣3分，未沟通扣2分	
	体位	体位正确，肱动脉、心脏处于同一水平（坐位时上肢平第四肋，仰卧位时平腋中线）	5	体位不正确扣5分	
	手臂准备	病人卷袖，肘部伸直，暴露上臂	5	暴露上臂不符合要求扣2分	
	打开血压计	打开水银开关，汞柱读数"0"，排尽袖带内空气	2	一项不符合要求扣1分	
	缠袖带	袖带中部对着肘窝，下缘距肘窝2~3cm，松紧合适（以能放入一指为宜）	5	松紧不合适扣3分	
	充气	将听诊器胸件放于肱动脉搏动处，注气速度均匀，打气至肱动脉音消失，再充气使水银柱上升20~30mmHg	10	注气速度不准确扣5分	
	放气	放气缓慢，放气速度以水银柱下降4mmHg/s，视线与汞柱上端平齐	10	放气速度不准确扣5分	
	判断	肱动脉出现第一声搏动时水银柱所指刻度为收缩压，搏动音减弱或消失时水银柱所指刻度为舒张压，测量2遍	10	读数不准确扣5分，少测一遍扣5分	
	关闭	将血压计盒向右侧倾斜45°，关闭水银槽开关	5	关闭不正确或未关闭扣5分	
	测量次数	应间隔1~2分钟重复测量一次，取2次读数的平均值记录。如果收缩压或舒张压的2次读数相差5mmHg以上，应再次测量	10	少测量一遍扣10分	
	病人管理	整理床单位，告知注意事项	3	一项不符合要求扣1分	
	物品	整理物品，分类处置	2	一项不符合要求扣1分	
	记录	洗手，记录平均值（2~3遍）	3	误差>6mmHg扣3分	
评价（5分）	效果	测量结果准确，无汞泄漏发生	2	一项不符合要求扣1分	
	操作	①操作动作轻柔、规范、熟练	1	一项不符合要求扣1分	
		②物品按《消毒技术规范》和《医疗废物管理条例》做相应处理	1		
	沟通	自然、亲切、有效，注重健康教育	1	沟通无效扣1分	
理论知识（10分）		1. 测量血压的目的？ 2. 测量血压的注意事项？ 3. 测量血压并发症的预防及处理？	2 4 4	少答或错答一项扣1分	
总分	100分				

二十二、鼻饲法操作考核评分标准

项目		技术操作要求	分值	扣分细则	扣分
评估(5分)		病人年龄、病情、意识状态、治疗情况	2	一项未评估扣1分	
		鼻腔状况,如有无鼻中隔偏曲、鼻炎、阻塞	1	一项未评估扣1分	
		病人心理反应及合作程度	1	一项未评估扣1分	
		环境是否符合操作要求	1	未评估扣1分	
准备(5分)	护士	着装整齐,洗手,戴口罩	1	一项不符合要求扣1分	
	物品	物品齐全,质量符合要求	1	缺1件扣0.5分	
		摆放有序	1	摆放不合理扣1分	
	环境	安静、整洁,光线充足,屏风遮挡	1	不符合要求扣1分	
	病人	体位舒适,有眼镜或活动义齿应取下,配合操作	1	一项不符合要求扣1分	
实施(75分)	核对解释	核对病人床号、姓名、腕带、医嘱及执行单,并说明目的及注意事项	5	未核对扣3分,未沟通扣2分	
	体位	可取坐位、半坐位或仰体位,昏迷者去枕仰卧位	3	一项不符合要求扣1分	
	清洁	检查鼻腔,湿润并清洁一侧鼻孔,备胶布	2	一项不符合要求扣1分	
	测量	测量胃管插入的长度,并标记	3	长度不合要求扣3分	
	润滑	检查导管是否通畅,润滑胃管前段	2	漏掉一项扣1分	
	插管	轻柔地插入,插到10～15cm时嘱病人做吞咽动作	15	方法不正确扣5分	
	观察	插管过程中观察病人反应,正确处理	5	未观察扣5分	
	确认	检查胃管是否在胃内方法正确(三种方法)	10	一种方法不正确扣2分	
	固定	胃管固定牢固、美观,标签标清楚	2	一项不符合要求扣1分	
	注水	抽吸见有胃液,再注入少量温水	3	未抽吸胃液扣4分	
	注食	缓慢注入鼻饲流质和药物,灌饲时食物量合适、温度适宜	5	注入液体温度、速度不合格扣2分	
	冲管	鼻饲完毕后注入少量温水	3	一项不符合要求扣1分	
	固定	胃管末端反折,末端包好夹紧,固定牢固	3	一项不符合要求扣1分	
	整理	清洁口角,整理床单位	2	一项不符合要求扣1分	
	记录	准确记录鼻饲时间、种类和量	2	一项不符合要求扣1分	
	拔管	查对病人,嘱病人做深呼吸,等呼气时拔出胃管,注意在咽喉处拔管的速度要快	5	方法不符合要求扣5分	
	病人管理	整理床单位,清洁病人的口鼻面部,协助取舒适体位	2	一项不符合要求扣1分	
	物品	整理物品,分类处置	1	一项不符合要求扣1分	
	记录	洗手,记录	2	一项不符合要求扣1分	
评价(5分)	效果	病人无食管黏膜损伤及其他并发症,保证营养、水分的摄入,拔管后无不适反应	2	一项不符合要求扣1分	
	操作	①操作规范、熟练,动作轻、稳、准 ②物品按照《消毒技术规范》和《医疗废物管理条例》做相应处理	1 1	一项不符合要求扣1分	
	沟通	沟通亲切、自然、有效,注重健康教育	1	沟通无效扣1分	
理论知识(10分)		1. 鼻饲法的适应证? 2. 鼻饲法的注意事项? 3. 鼻饲法并发症的预防及处理?	2 4 4	少答或错答一项扣1分	
总分	100分				

二十三、肠内营养泵使用法操作考核评分标准

项目		技术操作要求	分值	扣分细则	扣分
评估（5分）		病人年龄、病情、意识状态、胃肠功能状态及营养状况指标	2	一项未评估扣1分	
		喂养管置入途径、深度、固定情况、通畅性	1	一项未评估扣1分	
		病人心理反应及合作程度	1	一项未评估扣1分	
		环境是否符合操作要求	1	未评估扣1分	
准备（5分）	护士	着装整齐，洗手，戴口罩	1	一项不符合要求扣1分	
	物品	物品齐全，质量符合要求	1	缺1件扣0.5分	
		摆放有序	1	摆放不合理扣1分	
	环境	安静、整洁，光线充足	1	不符合要求扣1分	
	病人	体位舒适，配合操作	1	一项不符合要求扣1分	
实施（75分）	核对解释	核对病人床号、姓名、腕带、医嘱及执行单，并说明目的及注意事项	5	未核对扣3分，未沟通扣2分	
	体位	协助病人取半坐位（抬高床头30°～45°）	3	一项不符合要求扣1分	
	保护	将治疗巾围于病人颌下	1	不符合要求扣1分	
	固定	固定肠内营养泵于输液架上，打开电源开关	5	一项不符合要求扣1分	
	确认	确认胃管在胃内的方法正确	10	方法不正确扣10分	
	冲洗	用温开水20～50ml脉冲式冲洗管腔	3	冲洗不合要求扣3分	
	二次核对	核对病人及营养液是否符合要求	3	未核对扣3分	
	排气	将肠内营养液袋挂在输液架上，与泵管连接，排气	5	一项不符合要求扣2分	
	安装泵管	安装泵管在肠内营养泵槽内	5	方法不正确扣3分	
	设置	用加温器控制营养液温度在37～38℃，根据医嘱设置肠内营养总量、输注速度	15	设置一项不正确扣6分	
	输注	连接肠内营养泵管与病人喂养管，按"启动键"开始输注	5	一项不符合要求扣2分	
	观察	观察肠内营养泵运行情况	2	未观察扣2分	
	健康宣教	不可自行调节肠内营养泵参数；防止管道滑脱、移位、打折、扭曲、受压；保持口腔清洁	3	漏介绍一项扣1分	
	冲洗胃管	输注完毕即按"暂停"键停止肠内营养，分离肠内营养泵管与喂养管，温开水冲洗喂养管	3	一项不符合要求扣1分	
	病人管理	整理床单位，嘱病人保持半卧位至少半小时	2	一项不符合要求扣1分	
	物品	整理物品，分类处置	3	一项不符合要求扣1分	
	记录	洗手，记录	2	一项不符合要求扣1分	
评价（5分）	效果	按医嘱准确泵入营养液，未发生并发症	2	一项不符合要求扣1分	
	操作	①操作规范、熟练，动作轻、稳、准 ②物品按照《消毒技术规范》和《医疗废物管理条例》做相应处理	1 1	一项不符合要求扣1分	
	沟通	沟通亲切、自然、有效，注重健康教育	1	沟通无效扣1分	
理论知识（10分）		1. 肠内营养泵使用的适应证？ 2. 肠内营养泵使用的注意事项？ 3. 肠内营养泵使用并发症的预防及处理？	2 4 4	少答或错答一项扣1分	
总分	100分				

二十四、女病人导尿术操作考核评分标准

项目		技术操作要求	分值	扣分细则	扣分
评估（5分）		病人年龄、病情、意识状态、自理能力、排尿情况、膀胱充盈度	1	一项未评估扣1分	
		会阴部皮肤黏膜、尿道口位置及有无尿道病变	2	一项未评估扣1分	
		病人对导尿术的认识、心理状态及合作程度	1	一项未评估扣1分	
		环境是否符合操作要求	1	未评估扣1分	
准备（5分）	护士	仪表整洁、修剪指甲、洗手、戴口罩	1	一项不符合要求扣1分	
	物品	物品齐全，摆放整齐	1	物品少1件扣1分	
		无菌物品合格	1	一件不符合要求扣1分	
	环境	安静、舒适、安全、遮挡病人	1	不符合要求扣1分	
	病人	体位舒适，理解配合、清洁外阴	1	病人未了解一项扣0.5分	
实施（75分）	核对	核对病人床号、姓名、腕带及医嘱	3	未核对扣3分	
	解释	向病人说明导尿目的及注意事项	2	未解释扣2分	
	物品放置	床旁椅、便盆放置相应的位置	2	一项不符合要求扣1分	
	体位	协助病人仰卧屈膝位	3	体位不符合要求扣2分	
	臀下垫巾	铺一次性尿垫（或橡胶单和治疗巾）	3	一项未做扣1分	
	消毒	核对检查并打开导尿包，戴无菌手套方法正确，无污染；消毒会阴顺序自上而下，由内向外	10	方法错一次扣2分，消毒顺序不对扣2分，污染一次扣2分	
	铺巾	打开导尿包治疗巾，铺洞巾方法正确，无污染	5	方法不对扣2分，污染扣2分	
	整理	按操作顺序排列好用物	2	一项不符合要求扣1分	
	润滑	润滑尿管，检查导尿管	5	一项不符合要求扣1分	
	再次消毒	消毒阴唇、尿道口顺序自上而下，自内向外，尿道口消毒两遍	10	顺序不对扣5分，污染扣5分	
	插导尿管	更换血管钳后插导尿管（插入4～6cm，见尿液再进1～2cm，留置导尿5～7cm），无污染，引流尿液	15	一项不符合要求扣2分	
	留标本	按需要正确留取尿标本	5	尿标本污染扣5分	
	拔管	方法正确、无污染，清理物品	5	一项不符合要求扣1分	
	病人管理	协助病人穿裤，取舒适体位，整理床单位	2	一项不符合要求扣1分	
	物品	整理用物，分类处置	1	一项不符合要求扣1分	
	记录	洗手，记录	2	一项不符合要求扣1分	
评价（5分）	效果	病人安全、舒适，无尿道黏膜损伤，达到导尿目的	2	一项不符合要求扣1分	
	操作	①操作规范、熟练，动作轻柔，无菌观念强 ②物品按照《消毒技术规范》和《医疗废物管理条例》做相应处理	1 1	一项不符合要求扣1分	
	沟通	亲切、有效，保护病人的自尊	1	沟通无效扣1分	
理论知识（10分）		1. 女病人导尿的目的？ 2. 女病人导尿的注意事项？ 3. 女病人导尿术并发症的预防及处理？	2 4 4	少答或错答一项扣2分	
总分	100分				

二十五、男病人导尿术操作考核评分标准

项目		技术操作要求	分值	扣分细则	扣分
评估（5分）		病人年龄、病情、意识状态、自理能力、排尿情况、膀胱充盈度	1	一项未评估扣1分	
		会阴部皮肤黏膜、尿道口位置及有无尿道病变	2	一项未评估扣1分	
		病人对导尿术的认识、心理状态及合作程度	1	一项未评估扣1分	
		环境是否符合操作要求	1	未评估扣1分	
准备（5分）	护士	仪表整洁、修剪指甲、洗手、戴口罩	1	一项不符合要求扣1分	
	物品	物品齐全，摆放整齐	1	物品少1件扣1分	
		无菌物品合格	1	一件不符合要求扣1分	
	环境	安静、舒适、安全、遮挡病人	1	不符合要求扣1分	
	病人	体位舒适，理解配合、清洁外阴	1	病人未了解一项扣0.5分	
实施（75分）	核对	核对病人床号、姓名、腕带及医嘱	3	未核对扣3分	
	解释	向病人说明导尿目的及注意事项	2	未解释扣2分	
	物品放置	床旁椅、便盆放置相应的位置	2	一项不符合要求扣1分	
	体位	协助病人仰卧屈膝位	3	体位不符合要求扣2分	
	垫巾	铺一次性尿垫（或橡胶单和治疗巾）	3	一项未做扣1分	
	初步消毒	核对检查并打开导尿包方法正确，取出用物，戴无菌手套方法正确，无污染；依次消毒阴阜、阴茎（自阴茎根部向尿道口消毒，依次消毒冠状沟、龟头及尿道口）、阴囊	10	方法错一次扣2分，消毒顺序不对扣2分，污染一次扣2分	
	铺巾	打开导尿包治疗巾、铺洞巾方法正确，无污染	5	方法不对扣2分，污染扣2分	
	整理	按操作顺序排列好用物	2	一项不符合要求扣1分	
	润滑	润滑尿管，检查导尿管	5	一项不符合要求扣1分	
	再次消毒	消毒尿道口、龟头及冠状沟，由内向外	10	顺序不对扣5分，污染扣5分	
	插导尿管	阴茎与腹壁呈60°角，插导尿管20～22cm，见尿液再进1～2cm（留置导尿5～7cm），引流尿液	15	一项不符合要求扣2分	
	留标本	按需要正确留取尿标本	5	尿标本污染扣5分	
	拔管	方法正确、无污染，清理物品	5	一项不符合要求扣1分	
	病人管理	协助病人穿裤，取舒适体位，整理床单位	2	一项不符合要求扣1分	
	物品	整理物品，分类处置	1	一项不符合要求扣1分	
	记录	洗手，记录	2	一项不符合要求扣1分	
评价（5分）	效果	病人安全、舒适，无尿道黏膜损伤，达到导尿目的	2	一项不符合要求扣1分	
	操作	①操作规范、熟练，动作轻柔，无菌观念强 ②物品按照《消毒技术规范》和《医疗废物管理条例》做相应处理	1 1	一项不符合要求扣1分	
	沟通	亲切、有效，保护病人的自尊	1	沟通无效扣1分	
理论知识（10分）		1. 男病人导尿的目的？ 2. 男病人导尿的注意事项？ 3. 男病人导尿术并发症的预防及处理？	2 4 4	少答或错答一项扣2分	
总分	100分				

二十六、大量不保留灌肠法操作考核评分标准

项目		技术操作要求	分值	扣分细则	扣分
评估（5分）		病人年龄、病情、意识状态、自理能力、排便习惯	1	一项未评估扣0.5分	
		病人肛门及肛周皮肤黏膜情况	2	一项未评估扣1分	
		病人心理反应及合作程度	1	一项未评估扣0.5分	
		环境是否符合操作要求	1	未评估扣1分	
准备（5分）	护士	明确灌肠目的；仪表整洁、修剪指甲、洗手、戴口罩	1	一项不符合要求扣1分	
	物品	物品齐全，摆放有序	1	物品少一件扣1分	
		灌肠液温度、浓度正确	1	一项不符合要求扣1分	
	环境	安静、整洁，室温适宜，遮挡病人	1	不符合要求扣1分	
	病人	了解灌肠的目的、注意事项及配合要点，排空膀胱	1	病人未了解一项扣1分	
实施（75分）	核对	核对病人床号、姓名、腕带及医嘱	3	未核对扣3分	
	解释	向病人说明灌肠目的及注意事项	2	未解释扣2分	
	体位	协助病人取左侧体位，双膝屈曲	2	体位不正确扣2分	
	铺巾	铺垫巾或橡胶单和治疗巾	3	一项未做扣1分	
	挂筒	挂灌肠筒方法，液面高度40～60cm	5	一项不符合要求扣2分	
	润管排气	润滑肛管、排空气体	5	一项不符合要求扣2分	
	插管灌液	插管动作轻，手法正确，深度7～10cm，固定肛管（勿脱出，勿漏液），缓慢灌液	25	一项不符合要求扣5分，速度过快扣10分	
	观察处理	观察病人反应，液面停止下降、腹胀、便意等的处理方法	15	未观察扣10分，未处理扣5分	
	拔管	拔管方法正确，整理物品	5	未夹管拔出或污染床单扣3分，未整理物品扣2分	
	病人管理	协助病人穿裤，取舒适卧位，向病人说明保留5～10分钟排便，整理床单位	5	漏一项扣2分，未说明扣2分	
	物品	整理物品，分类处置	2	一项不符合要求扣1分	
	记录	洗手，记录	3	一项不符合要求扣1分	
评价（5分）	效果	病人舒适，无直肠黏膜损伤及其他并发症，达到灌肠目的	2	一项不符合要求扣1分	
	操作	①操作熟练、规范，动作轻巧②物品按照《消毒技术规范》和《医疗废物管理条例》做相应处理	1 1	一项不符合要求扣1分	
	沟通	沟通有效，病人能配合操作	1	沟通无效扣1分	
理论知识（10分）		1. 大量不保留灌肠的目的？ 2. 大量不保留灌肠的注意事项？ 3. 大量不保留灌肠并发症的预防及处理？	2 4 4	少答或错答一项扣2分	
总分	100分				

二十七、保留灌肠法操作考核评分标准

项目		技术操作要求	分值	扣分细则	扣分
评估（5分）		病人年龄、病情、意识状态、自理能力、排便习惯	1	一项未评估扣0.5分	
		病人肛门及肛周皮肤黏膜情况	2	一项未评估扣1分	
		病人心理反应及合作程度	1	一项未评估扣0.5分	
		环境是否符合操作要求	1	未评估扣1分	
准备（5分）	护士	明确灌肠目的；仪表整洁、修剪指甲、洗手、戴口罩	1	一项不符合要求扣1分	
	物品	物品齐全，摆放有序	1	物品少一件扣1分	
		灌肠液名称、温度、浓度正确	1	一项不符合要求扣1分	
	环境	安静、整洁，室温适宜，遮挡病人	1	不符合要求扣1分	
	病人	了解灌肠的目的、注意事项及配合要点，排尽大小便	1	病人未了解一项扣1分	
实施（75分）	核对	核对病人床号、姓名、腕带及医嘱	3	未核对扣3分	
	解释	向病人说明保留灌肠目的及注意事项	2	未解释扣2分	
	安置体位	双腿屈膝，根据不同的病情选择合适的卧位，臀部抬高10cm	5	体位不正确扣5分	
	铺巾	铺垫巾或橡胶单和治疗巾，铺洞巾	5	一项未做扣2分	
	润管排气	润滑肛管、排空气体	10	一项不符合要求扣5分	
	插管注药	插管动作轻，手法正确，深度15~20cm，固定肛管（勿脱出，勿漏液），缓慢注入药液，注意流速	30	一项不符合要求扣5分，速度过快扣10分	
	拔管	拔管方法正确，整理物品	10	未夹管拔出或污染床单扣5分，未整理物品扣5分	
	病人管理	协助病人穿裤，取舒适卧位，嘱病人尽量保留药液1小时以上，整理床单位	5	漏一项扣2分，未说明扣2分	
	物品	整理物品，分类处置	2	一项不符合要求扣1分	
	记录	洗手，记录	3	一项不符合要求扣1分	
评价（5分）	效果	病人舒适，无直肠黏膜损伤及腹泻等其他并发症，达到灌肠目的	2	一项不符合要求扣1分	
	操作	①操作熟练、规范，动作轻巧 ②物品按照《消毒技术规范》和《医疗废物管理条例》做相应处理	1 1	一项不符合要求扣1分	
	沟通	沟通有效，病人能配合操作	1	沟通无效扣1分	
理论知识（10分）		1. 保留灌肠的目的？ 2. 保留灌肠的注意事项？ 3. 保留灌肠并发症的预防及处理？	2 4 4	少答或错答一项扣2分	
总分	100分				

二十八、氧气驱动雾化吸入法操作考核评分标准

项目		技术操作要求	分值	扣分细则	扣分
评估（5分）		病人意识、病情	1	一项未评估扣1分	
		病人痰液情况	2	一项未评估扣1分	
		病人心理状态及合作程度	1	一项未评估扣1分	
		病室环境是否符合要求	1	未评估扣1分	
准备（5分）	护士	仪表整洁、洗手、戴口罩	1	一项不符合要求扣1分	
	物品	物品齐全，质量符合要求	1	物品少1件扣1分	
		物品放置合理	1	放置顺序不合理扣1分	
	环境	宽敞明亮，符合用氧安全	1	不符合要求扣1分	
	病人	体位正确，配合操作	1	一项不符合要求扣1分	
实施（75分）	核对解释	核对医嘱、执行单、腕带（PDA扫码）解释操作目的，说明注意事项	5	未核对扣3分 未解释扣2分	
	配制药液	遵医嘱稀释或溶解药物在5ml内，将药液加入雾化器中	5	剂量不正确扣2分	
	体位	体位正确，颌下放置治疗巾	3	一项不符合要求扣1分	
	连接	正确连接氧气装置、输氧管及雾化器。打开氧气装置调节钮，调节氧流量为6～10L/min	10	一项不符合要求扣2分 流量不符合要求扣3分	
	吸入药液	将口含嘴放置合适位置，指导病人做均匀深呼吸，学会用口吸气、鼻呼气，如此反复，直至药液吸完为止	20	口含嘴位置不正确扣10分	
	观察	观察病人病情变化	5	未观察扣5分，观察不全面扣2分	
	关闭氧气	治疗完毕关闭氧气流量表	5	未关闭氧气扣5分	
	再次核对	再次核对床号姓名、腕带（PDA扫工号），执行单及四防牌填写正确	5	一项不符合要求扣2分，未核对扣3分	
	病人管理	擦净病人面部，撤治疗巾 协助病人叩背咳痰，并取舒适体位，整理床单位。向病人说明注意事项	10	未擦净面部扣2分 叩背手法不正确扣3分 一项不符合要求扣2分	
	物品	整理物品，分类处置	2	一项不符合要求扣1分	
	记录	洗手，观察并记录治疗效果与反应	5	一项不符合要求扣1分	
评价（5分）	效果	病人感觉舒适，痰液稀释，有效咳痰	2	一项不符合要求扣1分	
	操作	①操作规范、熟练，遵守无菌操作原则 ②物品按《消毒技术规范》和《医疗废物管理条例》做相应处理	1 1	一项不符合要求扣1分	
	沟通	自然、亲切、有效，注重健康教育	1	沟通无效扣1分	
理论知识（10分）		1. 氧气驱动雾化吸入的目的？ 2. 氧气驱动雾化吸入的注意事项？ 3. 氧气驱动雾化吸入并发症的预防及处理？	2 4 4	少答或错答一项扣2分	
总分	100分				

二十九、皮内注射法考核评分标准

项目		技术操作要求	分值	扣分细则	扣分
评估（5分）		病人神志、病情、配合程度	1	一项未评估扣1分	
		穿刺部位皮肤情况评估全面到位	1	一项未评估扣1分	
		询问病人有无药物过敏史	2	一项未评估扣1分	
		环境是否符合无菌操作要求	1	未评估扣1分	
准备（5分）	护士	仪表整洁、洗手、戴口罩	1	一项不符合要求扣1分	
	物品	物品齐全，质量符合要求	1	物品少1件扣1分	
		摆放合理，有序	1	放置顺序不合理扣1分	
	环境	安静、整洁，光线明亮	1	一项不符合要求扣1分	
	病人	病人体位舒适，配合操作	1	一项不符合要求扣1分	
实施（75分）	配制皮试液	按要求配制皮试液，剂量准确	15	违反无菌原则扣5分，皮试液配制不准确扣10分	
	核对解释	核对床号、姓名、医嘱、执行单、腕带（PDA扫码），询问有无过敏史，向病人说明皮内注射的目的及配合事项	5	未核对扣3分，未询问扣2分	
	部位	选择上臂前臂内侧为注射部位	2	部位不正确扣2分	
	消毒	用75%乙醇（或0.1%新洁尔灭）消毒皮肤	5	消毒不合要求扣5分	
	再次核对	再次查对，询问过敏史	3	未查对扣3分	
	注射	一手绷紧皮肤，另一手平执笔式持针，针尖斜面向上与皮肤成5°进针，注入药液0.1ml（含50U），使局部隆起形成一半球状皮丘，皮肤变白并显露毛孔	30	手法不正确扣5分，剂量不准确扣20分，违反无菌原则扣5分	
	三次核对	操作后查对，签名（PDA扫工号）	3	未查对扣2分，未签姓名扣1分	
	拔针	注射完迅速拔出针头，勿按压针眼	2	一项不符合要求扣1分	
	病人管理	协助病人取舒适卧位，将呼叫器放置于病人手可触及位置，整理床单位。向病人说明注意事项，观察有无不良反应	3	一项不符合要求扣1分	
	物品	整理用物，分类进行处置	2	一项不符合要求扣1分	
	记录	准时观察皮试结果，洗手，记录	5	一项不符合要求扣2分	
评价（5分）	效果	皮试液配制准确，皮丘大小合适	2	一项不符合要求扣1分	
	操作	①操作规范、熟练，遵守无菌操作原则	1	一项不符合要求扣1分	
		②物品按《消毒技术规范》和《医疗废物管理条例》做相应处理	1		
	沟通	自然、亲切、有效，注重健康教育	1	沟通无效扣1分	
理论知识（10分）		1. 皮内注射的目的？ 2. 皮内注射的注意事项？ 3. 皮内注射并发症的预防及处理？	2 4 4	少答或错答一项扣2分	
总分	100分				

三十、皮下注射法考核评分标准

项目		技术操作要求	分值	扣分细则	扣分
评估（5分）		病人意识、病情及治疗情况	1	一项未评估扣1分	
		穿刺部位皮肤情况	2	一项未评估扣1分	
		病人心理状态及合作程度	1	一项未评估扣1分	
		环境是否符合无菌操作要求	1	未评估扣1分	
准备（5分）	护士	仪表整洁、洗手、戴口罩	1	一项不符合要求扣1分	
	物品	物品齐全，质量符合要求	1	物品少1件扣1分	
		摆放合理，有序	1	放置顺序不合理扣1分	
	环境	安静、整洁，光线明亮	1	一项不符合要求扣1分	
	病人	病人体位舒适，配合操作	1	一项不符合要求扣1分	
实施（75分）	核对解释	查对床号、姓名、腕带（PDA扫码）、医嘱、执行单，向病人做好解释	5	未查对扣3分 未解释扣2分	
	检查	检查物品、药液，内容全面符合要求	5	一项不符合要求扣1分	
	体位	体位舒适，适当遮挡	2	一项不符合要求扣1分	
	抽药	正确消毒安瓿、抽药	10	消毒、抽药方法不正确各扣5分	
	选择部位	选择正确姿势及注射部位	5	注射体位及部位不正确扣5分	
	消毒	消毒直径大于5cm	5	不符合要求扣5分	
	再次核对	操作中查对	3	未查扣3分	
	注射	左手绷紧注射部位的皮肤，右手以平执式持针，示指固定针栓，针尖斜面向上，与皮肤呈30°~40°角进针，进针深度约为针梗的1/2~2/3	15	违反无菌原则扣5分，手法不正确扣5分，深度不合要求扣5分	
	推药	如无回血，缓慢推注药物	10	一项不符合要求扣5分	
	拔针	迅速拔针后按压片刻	2	不符合要求扣1分	
	三次核对	操作后再次查对，签名（PDA扫工号）	3	未查对扣2分 未签姓名时间各扣1分	
	病人管理	取舒适卧位，整理床单位。向病人说明注意事项，观察有无不良反应	3	一项不符合要求扣1分	
	物品	整理用物，分类处置	2	一项不符合要求扣1分	
	记录	洗手，记录	5	一项不符合要求扣2分	
评价（5分）	效果	注射一次成功，位置正确，运用无痛注射技术	2	一项不符合要求扣1分	
	操作	①操作规范、熟练，遵守无菌操作原则 ②物品按《消毒技术规范》和《医疗废物管理条例》做相应处理	1 1	一项不符合要求扣1分	
	沟通	自然、亲切、有效，注重健康教育	1	沟通无效扣1分	
理论知识（10分）		1. 皮下注射的目的？ 2. 皮下注射的注意事项？ 3. 皮下注射并发症的预防及处理？	2 4 4	少答或错答一项扣2分	
总分	100分				

三十一、肌内注射法考核评分标准

项目		技术操作要求	分值	扣分细则	扣分
评估（5分）		病人年龄、意识状态、病情	1	一项未评估扣1分	
		注射部位皮肤及有无硬结情况	2	一项未评估扣1分	
		病人心理状态及合作程度	1	一项未评估扣1分	
		环境是否符合无菌操作要求	1	未评估扣1分	
准备（5分）	护士	仪表整洁、洗手、戴口罩	1	一项不符合要求扣1分	
	物品	物品齐全，质量符合要求	1	物品少1件扣1分	
		摆放合理，有序	1	放置顺序不合理扣1分	
	环境	安静、整洁，光线明亮，遮挡病人	1	一项不符合要求扣1分	
	病人	病人体位舒适，配合操作	1	一项不符合要求扣1分	
实施（75分）	核对解释	核对床号、姓名、腕带（PDA扫码）、医嘱、执行单，向病人做好解释	5	未查对扣3分，查对不全扣2分 未解释扣2分	
	检查	检查物品、药液，内容全面符合要求	5	一项不符合要求扣1分	
	抽药	正确消毒安瓿、抽药方法正确	5	消毒、抽药方法不正确各扣4分	
	体位	侧卧位、俯卧位或仰卧位	2	一项不符合要求扣1分	
	选择部位	臀大肌注射法（十字法或连线法）	10	注射体位及部位不正确各扣3分	
	消毒	消毒直径大于5cm	5	消毒范围不正确扣2分	
	再次核对	操作中查对	3	未查对扣3分	
	注射	排尽注射器内空气，左手绷紧注射部位的皮肤，右手持注射器，中指固定针栓，将针梗迅速垂直刺入1/2～2/3	15	违反无菌原则扣5分，针头深度错误扣2分，手法不正确扣5分 注药方法不正确扣2分	
	推药	固定针头回抽注射器活塞，如无回血缓慢注入药液	10	未抽回血扣5分，注射速度不合要求扣分	
	拔针	迅速拔针后按压片刻	2	不符合要求扣1分	
	三次核对	操作后再次查对，签名（PDA扫工号）	3	未查对扣2分，查对不全扣2分，未签姓名时间各扣1分	
	病人管理	取舒适卧位，整理床单位。向病人说明注意事项，观察有无不良反应	3	一项不符合要求扣1分	
	物品	整理用物，分类处置	2	一项不符合要求扣1分	
	记录	洗手，记录	5	一项不符合要求扣2分	
评价（5分）	效果	注射一次成功，注射位置正确，运用无痛注射技术	2	一项不符合要求扣1分	
	操作	①操作规范、熟练，遵守无菌操作原则	1	一项不符合要求扣1分	
		②物品按《消毒技术规范》和《医疗废物管理条例》做相应处理	1		
	沟通	自然、亲切、有效，注重健康教育	1	沟通无效扣1分	
理论知识（10分）		1. 肌内注射的目的？	2	错答或少答一项扣2分	
		2. 肌内注射的注意事项？	4		
		3. 肌内注射并发症的预防及处理？	4		
总分	100分				

三十二、静脉注射法考核评分标准

项目		技术操作要求	分值	扣分细则	扣分
评估（5分）		病人意识状态、病情及治疗情况	1	一项未评估扣1分	
		穿刺部位皮肤、血管情况	2	一项未评估扣1分	
		病人的心理状态及合作程度	1	一项未评估扣1分	
		环境是否符合无菌操作要求	1	未评估扣1分	
准备（5分）	护士	仪表整洁、洗手、戴口罩、手套	1	一项不符合要求扣1分	
	物品	物品齐全，质量符合要求	1	物品少1件扣1分	
		摆放合理，有序	1	放置顺序不合理扣1分	
	环境	安静、整洁，光线明亮	1	不符合要求扣1分	
	病人	病人排空大小便，体位舒适，配合操作	1	一项不符合要求扣1分	
实施（75分）	核对解释	核对床号、姓名、腕带（PDA扫码）、医嘱、执行单，向病人做好解释	5	未查对扣3分 未解释扣2分	
	检查	检查物品、药液，内容全面符合要求	5	一项不符合要求扣1分	
	抽药	正确消毒安瓿、抽药方法正确	5	消毒、抽药方法不正确各扣4分	
	保护床单位	取舒适体位，穿刺侧肢体下铺治疗巾	2	未保护扣2分	
	选择静脉	选择适宜的穿刺部位和静脉	5	选择静脉不当扣5分	
	扎止血带	注射部位上方约6cm处扎止血带	5	止血带位置不正确扣1分	
	消毒	消毒直径大于5cm	5	消毒范围不合格扣5分	
	再次核对	操作中查对	3	未查对扣3分	
	排气	再次排气，头皮针内无气泡	5	一项不符合要求扣1分	
	穿刺	穿刺手法正确，一针见血	10	穿刺不成功扣10分	
	推药	松止血带，缓慢注入药液	10	速度不符合要求扣5分	
	拔针	拔针按压，脱手套，撤治疗巾	2	一项不符合要求扣2分	
	三次核对	操作后再次查对，签名（PDA扫工号）	3	未查对扣2分，查对不全扣2分，未签姓名时间各扣1分	
	病人管理	取舒适卧位，整理床单位。向病人说明注意事项，观察有无不良反应	3	一项不符合要求扣1分	
	物品	整理用物，分类处置	2	一项不符合要求扣1分	
	记录	洗手，记录	5	一项不符合要求扣2分	
评价（5分）	效果	穿刺一次成功，位置正确，妥善固定，静脉注射	2	一项不符合要求扣1分	
	操作	①操作规范、熟练；遵守无菌操作原则 ②物品按《消毒技术规范》和《医疗废物管理条例》做相应处理	1 1	一项不符合要求扣1分	
	沟通	自然、亲切、有效，注重健康教育	1	沟通无效扣1分	
理论知识（10分）		1. 静脉注射的目的？ 2. 静脉注射的注意事项？ 3. 静脉注射并发症的预防及处理？	2 4 4	错答或少答一项扣2分	
总分	100分				

三十三、密闭式周围静脉输液法操作考核评分标准

项目		技术操作要求	分值	扣分细则	扣分
评估（5分）		病人年龄、病情、意识状态、心肺功能	1	一项未评估扣0.5分	
		穿刺部位皮肤、血管情况	2	一项未评估扣1分	
		病人心理状态及合作程度	1	一项未评估扣1分	
		环境是否符合无菌操作要求	1	未评估扣1分	
准备（5分）	护士	仪表整洁、洗手、戴口罩、手套	1	一项不符合要求扣1分	
	物品	物品齐全，质量符合要求	1	物品少1件扣1分	
		摆放合理，有序	1	放置顺序不合理扣1分	
	环境	安静、整洁、安全	1	不符合要求扣1分	
	病人	病人排空大小便，体位舒适，配合操作	1	一项不符合要求扣1分	
实施（75分）	核对解释	核对床号、姓名、腕带（PDA扫码）、医嘱、执行单，向病人做好解释	5	未查对扣3分 未解释扣2分	
	检查	检查物品、药液，内容全面符合要求	3	一项不符合要求扣1分	
	加药	按医嘱加药，贴输液贴	5	一项不符合要求扣2分	
	插输液器	检查并打开输液袋，将输液器插头插入瓶塞直至根部，关闭调节器	2	未检查及消毒不合格各扣2分	
	排气	按规范排尽输液管和针头内的空气	5	有气泡扣2分	
	保护床单位	体位舒适，穿刺侧肢体下铺治疗巾	2	一项不符合要求扣1分	
	部位	选择适宜的穿刺部位和静脉，备胶布	3	不符合要求扣3分	
	系止血带	在注射部位上方约6～8cm处扎止血带	5	不符合要求扣3分	
	消毒	消毒直径大于5cm	5	消毒范围不合格扣2分	
	再次核对	操作中再次查对	3	未查对扣3分	
	排气	再次排气，输液管内无气泡	2	输液管内有气泡扣2分	
	穿刺	按无菌技术原则进行穿刺，一针见血	15	一次穿刺不成功扣10分	
	固定	松止血带、打开调节器，针头妥善固定	5	一项不符合要求扣2分	
	调节滴速	根据病情及药物调节输液速度，脱手套，撤巾	5	滴速不适合病情扣2分	
	三次核对	操作后查对，签名（PDA扫工号）	3	未查对扣3分，查对不全扣2分	
	病人管理	体位舒适，整理床单位，观察有无输液反应，说明注意事项	2	一项不符合要求扣1分	
	物品	整理用物，分类处置	2	一项不符合要求扣1分	
	记录	洗手，记录	3	一项不符合要求扣1分	
评价（5分）	效果	穿刺一次成功，位置正确，妥善固定，滴注顺畅	2	一项不符合要求扣1分	
	操作	①操作规范、熟练，遵守无菌操作原则 ②物品按《消毒技术规范》和《医疗废物管理条例》做相应处理	1 1	一项不符合要求扣1分	
	沟通	自然、亲切、有效，注重健康教育	1	沟通无效扣1分	
理论知识（10分）		1. 静脉输液的目的？ 2. 静脉输液的注意事项？ 3. 静脉输液并发症的预防及处理？	2 4 4	错答或少答一项扣2分	
总分	100分				

三十四、静脉留置针输液法考核评分标准

项目		技术操作要求	分值	扣分细则	扣分
评估（5分）		病人年龄、病情、意识状态、心肺功能	1	一项未评估扣0.5分	
		穿刺部位皮肤、血管情况	2	一项未评估扣1分	
		病人心理状态及合作程度	1	一项未评估扣1分	
		环境是否符合无菌操作要求	1	未评估扣1分	
准备（5分）	护士	仪表整洁、洗手、戴口罩、手套	1	一项不符合要求扣1分	
	物品	物品齐全，质量符合要求	1	物品少1件扣1分	
		摆放合理，有序	1	放置顺序不合理扣1分	
	环境	病室环境符合无菌操作要求	1	一项不符合要求扣1分	
	病人	病人排空大小便，体位舒适，配合操作	1	一项不符合要求扣1分	
实施（75分）	核对解释	核对床号、姓名、腕带（PDA扫码）、医嘱、执行单，向病人做好解释	5	未查对扣3分 未解释扣2分	
	检查	检查物品、药液，内容全面符合要求	3	一项不符合要求扣1分	
	加药	按医嘱加药，贴输液贴	5	一项不符合要求扣2分	
	插输液器	将输液器插入瓶塞直至根部，关闭调节器	2	未检查及消毒不合格各扣2分	
	排气	按规范排尽输液管和针头内的空气	5	有气泡扣2分	
	保护床单位	体位舒适，穿刺侧肢体下铺治疗巾	2	一项不符合要求扣1分	
	部位	选择适宜的穿刺部位和静脉，备敷贴	3	不符合要求扣3分	
	系止血带	在注射部位上方约6～8cm处扎止血带	5	不符合要求扣3分	
	消毒	75%乙醇脱脂去污1遍，安尔碘消毒液2遍，消毒范围直径要大于8cm	5	消毒范围不合格扣2分	
	再次核对	操作中再次查对	3	未查对扣3分	
	排气	再次排气，输液管内无气泡	2	有气泡扣2分	
	穿刺	按留置针穿刺规范进行穿刺，一针见血	15	一次穿刺不成功扣10分	
	固定	松止血带、打开调节器，针头妥善固定	5	一项不符合要求扣2分	
	调节滴速	按病情及药物调节输液速度，脱手套，撤巾	5	滴速不适合病情扣2分	
	三次核对	操作后查对，签名（PDA扫工号）	3	未查对扣3分	
	病人管理	体位舒适，整理床单位，观察有无输液反应，说明注意事项	2	一项不符合要求扣1分	
	物品	整理用物，分类处置	2	一项不符合要求扣1分	
	记录	洗手，记录	3	一项不符合要求扣1分	
评价（5分）	效果	穿刺一次成功，静脉滴注通畅	2	一项不符合要求扣1分	
	操作	①操作规范、熟练，遵守无菌操作原则 ②物品按《消毒技术规范》和《医疗废物管理条例》做相应处理	1 1	一项不符合要求扣1分	
	沟通	自然、亲切、有效，注重健康教育	1	沟通无效扣1分	
理论知识（10分）		1. 应用静脉留置针的目的？ 2. 应用静脉留置针的注意事项？ 3. 应用静脉留置针并发症的预防及处理？	2 4 4	错答或少答一项扣2分	
总分	100分				

三十五、静脉输血法操作考核评分标准

项目		技术操作要求	分值	扣分细则	扣分
评估（5分）		病人年龄、病情、意识状态、心肺功能	1	一项未评估扣0.5分	
		穿刺部位皮肤、血管情况	2	一项未评估扣1分	
		病人心理状态及合作程度	1	一项未评估扣1分	
		环境是否符合无菌操作要求	1	未评估扣1分	
准备（5分）	护士	仪表整洁、洗手、戴口罩、手套	1	一项不符合要求扣1分	
	物品	物品齐全，质量符合要求	1	物品少1件扣1分	
		摆放合理，有序	1	放置顺序不合理扣1分	
	环境	安静、整洁、安全	1	一项不符合要求扣1分	
	病人	病人排空大小便，体位舒适，配合操作	1	一项不符合要求扣1分	
实施（75分）	核对解释	核对床号、姓名、腕带（PDA扫码）、医嘱、执行单，向病人做好解释	5	未查对扣3分 未解释扣2分	
	检查	双人检查，血液、用物质量；检查内容全面符合要求	10	一项不符合要求扣1分	
	保护床单位	体位舒适，穿刺侧肢体下铺治疗巾	2	一项不符合要求扣1分	
	部位	戴手套，选择血管，备敷贴	2	一项不符合要求扣1分	
	建立通路	按静脉输液法建立静脉通路，应用生理盐水实施输血器管道预冲	15	一项不符合要求扣2分，一次穿刺不成功扣10分	
	再次核对	再次双人核对"三查八对"内容	3	未查对扣3分，查对不全扣2分	
	输血	打开储血袋封口，用安尔碘消毒开口处塑料管，将输血器针头从生理盐水瓶上拔下，插入输血器的接口，将储血袋挂于输液架上	20	消毒不规范扣5分，接口漏血扣10分	
	调节滴速	按照病情及血液制品要求调节合适输血速度	5	滴速不准确扣5分	
	三次核对	操作后查对，签名（PDA扫工号）	3	未查对扣3分	
	病人管理	整理床单位，观察病人有无输血反应，血液输完，正确处理血袋，说明注意事项	5	一项不符合要求扣2分	
	物品	整理用物，分类处置	2	一项不符合要求扣1分	
	记录	洗手，记录	3	一项不符合要求扣1分	
评价（5分）	效果	穿刺一次成功，位置正确，妥善固定，输血通畅，滴速适宜	2	一项不符合要求扣1分	
	操作	①操作规范、熟练，遵守无菌操作原则 ②物品按《消毒技术规范》和《医疗废物管理条例》做相应处理	1 1	一项不符合要求扣1分	
	沟通	自然、亲切、有效，注重健康教育	1	沟通无效扣1分	
理论知识（10分）		1. 静脉输血的目的？ 2. 静脉输血的注意事项？ 3. 静脉输血并发症的预防及处理？	2 4 4	错答或少答一项扣2分	
总分	100分				

三十六、预充式导管冲洗器封管法操作考核评分标准

项目		技术操作要求	分值	扣分细则	扣分
评估（5分）		病人年龄、病情、意识状态、心肺功能	1	一项未评估扣0.5分	
		穿刺部位皮肤、血管情况	2	一项未评估扣1分	
		病人心理状态及合作程度	1	一项未评估扣1分	
		环境是否符合无菌操作要求	1	未评估扣1分	
准备（5分）	护士	仪表整洁、洗手、戴口罩	1	一项不符合要求扣1分	
	物品	物品齐全，质量符合要求	1	物品少1件扣1分	
		摆放合理，有序	1	放置顺序不合理扣1分	
	环境	安静、整洁、安全	1	不符合要求扣1分	
	病人	病人体位舒适，配合操作，留置针穿刺处无红肿外渗	1	一项不符合要求扣1分	
实施（75分）	核对解释	核对床号、姓名、腕带（PDA扫码）、医嘱、执行单，向病人做好解释	5	未查对扣3分 未解释扣2分	
	检查	检查有效期，撕开预充导管外包装，向上推动芯杆，启动安全卡环	5	一项不符合要求扣1分	
	排气	拧开预充导管上的锥帽，手持冲洗器垂直排气	5	污染一次扣2分 一项不符合要求扣1分	
	连接	关闭输液器开关，去除固定头皮针胶布，连接冲洗器与输液接头或者头皮针	5	一项不符合要求扣1分 污染一次扣2分	
	脉冲冲管	右手示指与中指夹住冲洗器，将冲洗器针栓部置于右手大鱼际处，手心向上，脉冲式冲管余1ml时，将留置针小夹子紧靠穿刺部位夹闭边缓慢推药边带液拔针	40	手法不正确扣5分 未脉冲式正压封管扣5分	
	固定	将延长管U型固定，肝素帽位置高于留置针穿刺处	5	一项不符合要求扣1分	
	病人管理	体位舒适，整理床单位，观察留置针情况，说明注意事项	5	一项不符合要求扣1分	
	物品	整理用物，分类处置	2	一项不符合要求扣1分	
	记录	洗手，记录	3	一项不符合要求扣1分	
评价（5分）	效果	封管成功，妥善固定	2	一项不符合要求扣1分	
	操作	①操作规范、熟练，遵守无菌操作原则 ②物品按《消毒技术规范》和《医疗废物管理条例》做相应处理	1 1	一项不符合要求扣1分	
	沟通	自然、亲切、有效，注重健康教育	1	沟通无效扣1分	
理论知识（10分）		1. 预充式导管冲洗器封管的目的？ 2. 预充式导管冲洗器封管的注意事项？ 3. 预充式导管冲洗器封管并发症的预防及处理？	2 4 4	错答或少答一项扣2分	
总分	100分				

三十七、氧气吸入法(中心供氧)操作考核评分标准

项目		技术操作要求	分值	扣分细则	扣分
评估(5分)		病人病情、意识、治疗及缺氧程度(SPO₂)	2	一项未评估扣0.5分	
		病人有无鼻塞、鼻中隔偏曲	1	未评估扣1分	
		病人心理状态及合作程度	1	一项未评估扣0.5分	
		环境是否符合用氧安全	1	未评估扣1分	
准备(5分)	护士	着装整洁、洗手、戴口罩	1	不符合要求扣1分	
	物品	物品齐全,质量符合要求	1	不符合要求扣1分	
		摆放合理,排列有序	1	不符合要求扣1分	
	环境	整洁、安静、安全	1	不符合要求扣1分	
	病人	体位舒适,符合病情需求	1	不符合要求扣1分	
实施(75分)	核对解释	核对医嘱、床号、姓名、腕带及氧疗方式	2	漏一项扣0.5分	
		向病人说明氧气吸入的目的,挂"四防牌"	3	解释不准确扣2分	
	检查清洁	检查鼻腔	2	未检查扣1分	
		棉签蘸少许蒸馏水清洁鼻腔,湿润鼻黏膜	5	不符合要求扣2分	
	装表	检查氧气流量表	5	不符合要求扣2分	
		连接流量表并除尘	5	不符合要求扣2分	
		依次连接通气管、湿化瓶	5	不符合要求扣2分	
	调节流量	连接氧气管,检查氧气管是否通畅	5	未检查氧气管通畅扣5分	
		根据病情调节氧流量	5	流量调节不准确扣2分	
	核对	核对病人相关信息	3	未查对扣3分	
	插管	将鼻氧管插入病人鼻孔1cm,妥善固定	7	固定方法不正确扣5分	
	再次核对	核对病人相关信息	3	核对漏一项扣1分	
	病人管理	协助病人取舒适卧位,整理床单位,进行安全用氧相关知识指导	5	不符合要求扣2分	
	物品	整理用物,医疗废物分类处置	3	一件处置不正确扣1分	
	洗手	按要求进行洗手	3	不符合要求扣3分	
	记录	记录用氧时间,观察用氧效果	2	不符合要求扣2分	
	停氧	核对解释,取得配合	3	漏一项扣1分	
		取下氧气管,关闭流量表,取下氧气装置	2	不符合要求扣2分	
		协助病人取舒适体位,整理床单位	2	一项不符合要求扣1分	
		用物处置正确	2	用物处置不正确扣3分	
		洗手,记录	3	不符合要求扣3分	
评价(5分)	效果	病人缺氧症状改善,未发生并发症	2	不符合要求扣2分	
	操作	①操作动作轻柔、规范、熟练	1	一项不符合要求扣1分	
		②物品按《消毒技术规范》和《医疗废物管理条例》做相应处理	1		
	沟通	自然、亲切、有效,注重健康教育	1	沟通无效扣1分	
理论知识(10分)		1. 氧气吸入的目的?	2	少答或错答一项扣1分	
		2. 吸氧的注意事项?	4		
		3. 如何预防和处理吸氧的并发症?	4		
总分	100分				

三十八、氧气吸入法(氧气筒)操作考核评分标准

项目		技术操作要求	分值	扣分细则	扣分
评估(5分)		病人病情、意识、治疗及缺氧程度(SPO₂)	2	一项未评估扣0.5分	
		病人有无鼻塞,鼻中隔偏曲	1	未评估扣1分	
		病人心理状态及合作程度	1	一项未评估扣0.5分	
		环境是否符合用氧安全	1	未评估扣1分	
准备 (5分)	护士	着装整洁、洗手、戴口罩	1	不符合要求扣1分	
	物品	物品齐全,质量符合要求	1	不符合要求扣1分	
		摆放合理,排列有序	1	不符合要求扣1分	
	环境	整洁、安静、安全	1	不符合要求扣1分	
	病人	体位舒适,符合病情需求	1	不符合要求扣1分	
实施 (75分)	核对 解释	核对医嘱、床号、姓名、腕带及氧疗方式	2	漏一项扣0.5分	
		向病人说明氧气吸入的目的,挂"四防牌"	3	解释不准确扣2分	
	检查清洁	检查鼻腔	2	未检查扣1分	
		棉签蘸少许蒸馏水清洁鼻腔,湿润鼻黏膜	5	不符合要求扣2分	
	除尘 装表	打开总开关除尘后,再关闭总开关	5		
		将氧气压力表稍向后倾置于氧气筒气门上,用扳手拧紧,使氧气表直立于氧气筒旁	5		
	连接 湿化瓶	连接通气管及湿化瓶(湿化瓶内盛蒸馏水1/2～2/3),确认流量开关关闭,打开总开关	5	不符合要求扣2分	
	调节流量	连接鼻导管,打开流量表开关,将鼻氧管湿润并检查是否通畅,根据病情调节氧流量	10	未检查氧气管通畅扣5分 流量调节不准确扣2分	
	核对	核对病人相关信息	3	未查对扣3分	
	插管	将鼻氧管插入病人鼻孔1cm,妥善固定	5	方法不正确扣2分	
	再次核对	核对病人相关信息	3	核对漏一项扣1分	
	病人管理	协助病人取舒适卧位,整理床单位,进行安全用氧相关知识指导	5	不符合要求扣2分	
	物品	氧气筒固定,整理用物,医疗废物分类处置	3	一件处置不正确扣1分	
	洗手	按要求行手卫生	2	不符合要求扣2分	
	记录	记录用氧时间,观察用氧效果	2	不符合要求扣2分	
	停氧	核对解释,取得配合	3	漏一项扣1分	
		取下氧气管,关闭流量表、总开关,打开流量表放出余气,卸压力表	5	方法不正确扣2分	
		协助病人取舒适体位,整理床单位	2	一项不符合要求扣1分	
		用物处置正确	2	用物处置不正确扣2分	
		洗手,记录	3	不符合要求扣2分	
评价 (5分)	效果	病人缺氧症状改善,未发生并发症	2	一项不符合要求扣1分	
	操作	①操作动作轻柔、规范、熟练 ②物品按《消毒技术规范》和《医疗废物管理条例》做相应处理	1 1	一项不符合要求扣1分	
	沟通	自然、亲切、有效,注重健康教育	1	沟通无效扣1分	
理论知识 (10分)		1. 氧气吸入的目的? 2. 吸氧的注意事项? 3. 如何预防及处理氧疗的并发症?	2 4 4	少答或错答一项扣1分	
总分	100分				

三十九、经口/鼻吸痰法(中心吸引)操作评分标准

项目		技术操作要求	分值	扣分细则	扣分
评估(5分)		病人的病情、意识状态、生命体征、呼吸型态	2	一项未评估扣0.5分	
		病人的痰液性状、肺呼吸音情况,口、鼻腔皮肤黏膜情况及有无义齿	2	一项未评估扣0.5分	
		病人的心理反应及合作程度	1	一项未评估扣0.5分	
准备(5分)	护士	着装整洁、洗手、戴口罩	1	一项不符合要求扣0.5分	
	物品	物品齐全,质量符合要求	1	不符合要求扣1分	
		摆放合理,排列有序	1	不符合要求扣1分	
	环境	安静、整洁、光线明亮、温湿度适宜	1	不符合要求扣1分	
	病人	体位适宜,积极配合	1	不符合要求扣1分	
实施(75分)	核对解释	核对病人床号、姓名、腕带信息	3	未查对扣3分	
		向神志清楚病人解释吸痰的意义,取得配合	2	不符合要求扣2分	
	评估	检查口、鼻腔,取下活动义齿	2	一项不符合要求扣1分	
		评估病人痰鸣及氧饱和度情况	5	一项未评估扣2.5分	
		高浓度吸氧1~2分钟	3	不符合要求扣5分	
	体位	协助病人选择舒适体位,头偏向护士	2	一项不符合要求扣1分	
	调节负压	连接中心负压吸引装置,调节负压,成人40.0~53.3kPa;儿童<40.0kPa打开瓶装生理盐水	5	不符合要求扣5分	
	开吸痰包	检查吸痰包,无误后打开	2	不符合要求扣2分	
		垫治疗巾于病人颌下,戴无菌手套	3	不符合要求扣2分	
	试吸	将吸痰管前端插入"吸痰前用生理盐水"瓶中湿润并检查管路是否通畅,负压是否适宜	5	负压不符合要求扣5分	
	吸引	一手持吸痰导管末端(控制负压),另一手持吸痰管前端,插入口咽部(10~15cm)或至病人有咳嗽反射停顿片刻,再采取左右旋转缓慢提升吸痰管的手法,以吸尽气道内分泌物	10	吸痰方法不符合要求扣5分 每次吸痰时间大于15秒扣5分	
	冲洗	用"吸痰后用生理盐水"冲净负压吸引管内痰液	5	操作不符合要求扣5分	
		将薄膜手套反折包裹吸痰管并置入医疗垃圾袋中	5	操作不符合要求扣5分	
		关闭负压表并妥善固定负压装置	5	操作不符合要求扣5分	
	再次评估	评估病人痰液情况、生命体征,必要时吸痰后再给予高浓度氧气吸入1~2分钟	5	操作不符合要求扣5分	
	病人管理	观察口腔、鼻腔黏膜、呼吸及氧饱和度情况,调节合适氧流量,协助病人取舒适体位,整理床单位	5	一项未观察扣1分 一项不符合要求扣1分	
	物品	整理用物,医疗废物分类处置	3	不符合要求扣3分	
	记录	洗手,记录吸出痰液的颜色、性质和量	5	一项未记录扣1分	
评价(5分)	效果	气道分泌物有效清除,无并发症发生	2	一项不符合要求扣1分	
	操作	①操作动作轻柔、规范、熟练	1	一项不符合要求扣1分	
		②物品按《消毒技术规范》和《医疗废物管理条例》做相应处理	1		
	沟通	自然、亲切、有效,注重健康教育	1	不符合要求扣1分	
理论知识(10分)		1.吸痰的目的及时机是什么?	2	少答或错答一项扣1分	
		2.吸痰的注意事项?	4		
		3.如何预防吸痰的并发症?	4		
总分	100分				

四十、经口/鼻吸痰法(电动吸引)操作评分标准

项目		技术操作要求	分值	扣分细则	扣分
评估(5分)		病人的病情、意识状态、生命体征、呼吸型态	2	一项未评估扣0.5分	
		病人的痰液性状、肺呼吸音情况,口、鼻腔皮肤黏膜情况及有无义齿	2	一项未评估扣0.5分	
		病人的心理反应及合作程度	1	一项未评估扣1分	
准备(5分)	护士	着装整洁、洗手、戴口罩	1	一项不符合要求扣0.5分	
	物品	物品齐全,质量符合要求	1	不符合要求扣1分	
		摆放合理,排列有序。电动吸引器处于备用状态	1	一项不符合要求扣0.5分	
	环境	安静、整洁、光线明亮、温湿度适宜	1	不符合要求扣1分	
	病人	体位适宜,积极配合	1	不符合要求扣1分	
实施(75分)	核对解释	核对病人床号、姓名、腕带信息	3	未查对扣3分	
		向神志清楚的病人解释吸痰的意义,取得配合	2	不符合要求扣2分	
	评估	检查口、鼻腔,取下活动义齿	2	一项不符合要求扣1分	
		评估病人痰鸣及氧饱和度情况	3	一项未评估扣2.5分	
		高浓度吸氧1~2分钟	3	不符合要求扣5分	
	体位	协助病人选择舒适体位,头偏向护士	2	一项不符合要求扣1分	
	调节负压	接通电源,打开开关,调节负压,成人40.0~53.3kPa;儿童<40.0kPa,打开瓶装生理盐水	5	不符合要求扣2分	
	开吸痰包	检查吸痰包,无误后打开	2	不符合要求扣2分	
		垫治疗巾于病人颌下,戴无菌手套	5	不符合要求扣2分	
	试吸	将吸痰管前端插入"吸痰前用生理盐水"瓶中湿润并检查管路是否通畅,负压是否适宜	5	不符合要求扣3分	
	吸引	一手持吸痰导管末端(控制负压),另一手持吸痰管前端,插入口咽部(10~15cm)或至病人有咳嗽反射停顿片刻,再采取左右旋转缓慢提升吸痰管的手法,以吸尽气道内分泌物	10	吸痰方法不合要求扣5分 每次吸痰时间大于15秒扣5分	
	冲洗	用"吸痰后用生理盐水"冲净负压吸引管内痰液	5	操作不符合要求扣5分	
		将薄膜手套反折包裹吸痰管并置入医疗垃圾袋中	5	操作不符合要求扣5分	
		关闭电动吸引器,妥善固定负压吸引管	5	操作不符合要求扣5分	
	再次评估	评估病人痰液情况、生命体征,必要时吸痰后再给予高浓度氧气吸入1~2分钟	5	未评估扣5分	
	病人管理	观察口腔、鼻腔黏膜、呼吸及氧饱和度情况,调节氧流量,协助病人取舒适体位,整理床单位	5	一项未观察扣1分 一项不符合要求扣1分	
	物品	整理用物,医疗废物分类处置	3	不符合要求扣3分	
	记录	洗手,记录吸出痰液的颜色、性质和量	5	一项未记录扣1分	
评价(5分)	效果	气道分泌物有效清除,无并发症发生	2	一项不符合要求扣1分	
	操作	①操作动作轻柔、规范、熟练	1	一项不符合要求扣1分	
		②物品按《消毒技术规范》和《医疗废物管理条例》做相应处理	1		
	沟通	自然、亲切、有效,注重健康教育	1	不符合要求扣1分	
理论知识(10分)		1. 吸痰的目的及时机? 2. 吸痰的注意事项? 3. 如何预防吸痰的并发症?	2 4 4	少答或错答一项扣1分	
总分	100分				

四十一、经气管插管/气管切开吸痰法（中心吸引）操作评分标准

项目		技术操作要求	分值	扣分细则	扣分
评估（5分）		病人的病情、意识状态、生命体征、呼吸型态	2	一项未评估扣0.5分	
		病人的痰液性状、肺呼吸音、伤口及套管情况	2	一项未评估扣0.5分	
		病人的心理反应及合作程度	1	一项未评估扣0.5分	
准备（5分）	护士	着装整洁、洗手、戴口罩	1	不符合要求扣1分	
	物品	物品齐全，质量符合要求	1	不符合要求扣1分	
		摆放合理，排列有序	1	不符合要求扣1分	
	环境	安静、整洁、光线明亮、温湿度适宜	1	不符合要求扣1分	
	病人	体位适宜，积极配合	1	不符合要求扣1分	
实施（75分）	核对解释	核对病人床号、姓名、腕带信息	3	未查对扣3分	
		向神志清楚病人解释吸痰的意义，取得配合	2	不符合要求扣2分	
	评估	评估病人痰鸣及氧饱和度情况	5	一项不符合要求扣2.5分	
		高浓度吸氧1~2分钟；接呼吸机者，给纯氧2分钟	3	不符合要求扣5分	
	体位	协助病人选择舒适体位，开放气道	2	一项不符合要求扣1分	
	调节负压	连接中心负压吸引装置，调节负压，成人40.0~53.3kPa；儿童<40.0kPa，打开瓶装生理盐水	5	不符合要求扣2分	
	开吸痰包	检查吸痰包，无误后打开	2	不符合要求扣2分	
		垫治疗巾于病人颌下，戴无菌手套	3	不符合要求扣2分	
	试吸	将吸痰管前端插入"吸痰前用生理盐水"瓶中湿润并检查管路是否通畅，负压是否适宜	5	不符合要求扣3分	
	断开	断开供氧管路/呼吸机管道，置于无菌巾上	5	不符合要求扣3分	
	吸引	一手持吸痰导管末端（控制负压），另一手持吸痰管前端，插入气管导管，插管深度适宜，采取左右旋转缓慢提升吸痰管的手法，以吸尽气道内分泌物	10	吸痰方法不合要求扣5分每次吸痰时间大于15秒扣5分	
	冲洗	用"吸痰后用生理盐水"冲净负压吸引管内痰液	2	不符合要求扣5分	
		将薄膜手套反折包裹吸痰管并置入医疗垃圾袋中	2	不符合要求扣5分	
		关闭负压表并妥善固定负压装置	3	不符合要求扣5分	
	连接管路	正确连接供氧/呼吸机管路，给予高浓度氧气吸入1~2分钟；接呼吸机者，给氧2分钟	5	不符合要求扣5分	
	再次评估	评估病人痰鸣情况、生命体征，调节合适氧流量	5	未评估扣5分	
		接呼吸机者，观察运转情况及各通气参数是否准确	5	不符合要求扣5分	
	病人管理	观察病人呼吸及氧饱和度情况，调节合适氧流量，协助病人取舒适体位，整理床单位	2	一项不符合要求扣1分	
	物品	整理用物，医疗废物分类处置	3	不符合要求扣3分	
	记录	洗手，记录吸出痰液的颜色、性质和量	3	不符合要求扣2分	
评价（5分）	效果	气道分泌物有效清除，无并发症发生	2	一项不符合要求扣1分	
	操作	①操作动作轻柔、规范、熟练	1	一项不符合要求扣1分	
		②物品按《消毒技术规范》和《医疗废物管理条例》做相应处理	1		
	沟通	自然、亲切、有效，注重健康教育	1	一项不符合要求扣1分	
理论知识（10分）		1. 吸痰的目的及时机是什么？	2	少答或错答一项扣1分	
		2. 吸痰的注意事项？	4		
		3. 如何预防吸痰的并发症？	4		
总分	100分				

四十二、无创正压通气术操作考核评分标准

项目		技术操作要求	分值	扣分细则	扣分
评估（5分）		病人的身高、体重、意识和生命体征、缺氧程度及血气分析、鼻面部情况以及能否闭口呼吸	3	一项未评估扣0.5分	
		病人的呼吸型态、呼吸频率	1	一项未评估扣0.5分	
		环境是否符合操作要求	1	未评估扣1分	
准备（5分）	护士	着装整洁、洗手、戴口罩	1	不符合要求扣1分	
	物品	物品齐全，质量符合要求	1	不符合要求扣1分	
		摆放合理、排列有序、呼吸机处于备用状态	1	不符合要求扣1分	
	环境	安静、整洁，温度适宜	1	不符合要求扣1分	
	病人	病人体位适宜，了解无创通气治疗的目的及注意事项，积极配合	1	不符合要求扣1分	
实施（75分）	核对解释	核对病人床号、姓名、腕带及医嘱信息	3	未查对扣3分	
		向病人解释安置呼吸机的目的、呼吸技巧	2	未解释扣2分	
	心电监护	监测病人心电图、脉搏、氧饱和度	2	不符合要求扣2分	
	体位	协助病人取适宜体位，保持呼吸道通畅	3	一项不符合要求扣1.5分	
	连接电源	连接呼吸机、湿化器电源线	2	一项不符合要求扣1分	
	安装湿化罐	湿化罐注入适量湿化液，安置湿化罐	3	一项不符合要求扣1分	
		打开湿化器开关	2	不符合要求扣2分	
	连接管路	连接呼吸过滤器、呼吸机管道及鼻/面罩	5	一项不符合要求扣2分	
	调节参数	启动呼吸机，根据病情调节各项工作参数，关机	10	一项设置不合理扣2分	
	核对	再次核对病人及医嘱信息	2	未查对扣2分	
	连接氧气	取下吸氧管，连接呼吸机氧源管	3	不符合要求扣2分	
	佩戴鼻/面罩	安置并妥善固定鼻/面罩，将呼吸机管道与鼻/面罩相连接，启动呼吸机	10	一项不符合要求扣3分	
	观察	观察呼吸机运转情况，与病人呼吸是否同步	5	一项不符合要求扣2.5分	
		监测病人氧饱和度	2	不符合要求扣2分	
		观察病情，适时调节呼吸机参数，锁定屏幕锁	5	一项不符合要求扣3分	
	固定	妥善固定呼吸机管道，积水杯处于低位	2	一项不符合要求扣1分	
	宣教	行相关健康宣教，包括呼吸机技巧、饮水及排痰的配合	5	漏一项扣1分	
	病人管理	协助病人取舒适卧位，整理床单位	2	一项不符合要求扣1分	
	物品	整理用物，医疗废物分类处置	2	不符合要求扣3分	
	记录	洗手，记录呼吸机相关参数及病人带机情况	5	一项不符合要求扣3分	
评价（5分）	效果	病人带机顺应，无并发症	2	一项不符合要求扣1分	
	操作	①操作动作轻柔、规范、熟练	1	一项不符合要求扣1分	
		②物品按《消毒技术规范》和《医疗废物管理条例》做相应处理	1		
	沟通	自然、亲切、有效，注重健康教育	1	沟通无效扣1分	
理论知识（10分）		1. 无创正压通气的目的？	2	少答或错答一项扣1分	
		2. 无创正压通气过程中的注意事项？	4		
		3. 无创正压通气常见并发症的预防及处理？	4		
总分	100分				

四十三、人工机械通气术操作考核评分标准

项目		技术操作要求	分值	扣分细则	扣分
评估（5分）		病人的身高、体重、意识和生命体征、缺氧程度及血气分析、鼻面部情况以及能否闭口呼吸等	3	一项未评估扣0.5分	
		病人的呼吸型态、呼吸频率	1	一项未评估扣0.5分	
		环境是否符合操作要求	1	未评估扣1分	
准备（5分）	护士	着装整洁、洗手、戴口罩	1	不符合要求扣1分	
	物品	物品齐全，质量符合要求	1	不符合要求扣1分	
		摆放合理、排列有序、呼吸机处于备用状态	1	不符合要求扣1分	
	环境	安静、整洁，温度适宜	1	不符合要求扣1分	
	病人	病人体位适宜，了解无创通气治疗的目的及注意事项，积极配合	1	不符合要求扣1分	
实施（75分）	核对解释	核对病人床号、姓名、腕带及医嘱信息	3	未查对扣3分	
		向神志清楚病人解释安置呼吸机的目的	2	不符合要求扣2分	
	体位	病人体位适宜，保持呼吸道通畅	2	一项不符合要求扣1分	
	连接电源	连接氧源管，接主机、湿化器电源	3	一项不符合要求扣1分	
	连接各装置	湿化罐注入湿化液，装湿化罐于湿化加温器上	2	一项不符合要求扣1分	
		连接呼吸过滤器、呼吸机管道和湿化罐	3	一项不符合要求扣1分	
		连接模肺	2	不符合要求扣2分	
		依顺序打开主机、湿化器电源开关	3	未打开开关扣3分	
	调节参数	调节呼吸机的工作模式及参数	10	一项不符合要求扣2分	
	观察	观察呼吸机运转情况，与病人呼吸是否同步，根据病情及血气分析结果及时调节呼吸机参数	10	一项不符合要求扣2分	
	连接病人	将呼吸机管道与气管插管连接	5	不符合要求扣4分	
	固定	妥善固定人工气道及呼吸机管道，积水杯处于低位	5	一项不符合要求扣2分	
	观察	观察病人病情变化、生命体征、听诊双肺呼吸音是否一致，病人呼吸道是否通畅	5	一项未观察扣1分	
	宣教	使用镇静剂的病人，注意镇静深度，保护性约束双上肢	5	不符合要求扣3分	
		向神志清楚的病人行相关知识宣教	5	不符合要求扣3分	
	病人管理	协助病人取舒适卧位，整理床单元	3	一项不符合要求扣1分	
	物品	整理用物，医疗废物分类处置	2	一项不符合要求扣1分	
	洗手	按要求行手卫生	2	不符合要求扣2分	
	记录	记录呼吸机参数及病人带机情况	3	一项不符合要求扣1分	
评价（5分）	效果	病人带机顺应，无并发症	2	一项不符合要求扣1分	
	操作	①操作动作轻柔、规范、熟练	1	一项不符合要求扣1分	
		②物品按《消毒技术规范》和《医疗废物管理条例》做相应处理	1		
	沟通	自然、亲切、有效，注重健康教育	1	沟通无效扣1分	
理论知识（10分）		1. 机械通气的目的？	2	少答或错答一项扣1分	
		2. 机械通气过程中护士观察的要点是什么？	4		
		3. 机械通气常见并发症的预防及处理？	4		
总分	100分				

四十四、电动洗胃法操作考核评分标准

项目		技术操作要求	分值	扣分细则	扣分
评估（5分）		病人病情、既往病史、心理状态	2	一项未评估扣0.5分	
		病人生命体征情况、意识、瞳孔变化	2	一项未评估扣0.5分	
		环境是否符合操作要求	1	未评估扣1分	
准备（5分）	护士	着装整洁、洗手、戴口罩	1	一项不符合要求扣0.5分	
	物品	洗胃物品准备齐全，质量符合要求	1	物品少1件扣0.5分	
		物品摆放有序	1	不符合要求扣1分	
	环境	环境安静、整洁、安全，遮挡病人	1	不符合要求扣1分	
	病人	病人体位舒适，理解配合	1	体位不合适扣1分	
实施（75分）	核对解释	查对床号、病人姓名，向病人说明洗胃的目的及配合方法	5	未查对扣2分，未沟通扣3分	
	安装灌洗装置	将3根橡胶管分别和机器的药管（进液口）、洗胃管和污水管（排污口）连接	5	连接错误扣5分	
	病人体位	协助病人取平卧位，头偏向护士或左侧卧位	3	体位不符合要求扣3分	
	放置牙垫	检查并清洁口腔，清除口鼻腔分泌物，置牙垫于上、下磨牙之间	2	未放置扣2分	
	检查胃管	验证洗胃管通畅，用液状石蜡棉球润滑管前端，测量所需长度正确	3	未检查扣3分	
	插胃管	插胃管方法正确、长度45～55cm	10	方法、长度不正确各扣5分	
	验证胃管	三种方法验证胃管在胃内，将胃管与牙垫用寸带一同固定	5	少一种验证方法扣2分	
	连接洗胃管	胃管末端连接洗胃管，调节药量流速，打开开关，再次检查机器、连接各管道是否正确	2	未连接扣2分	
	洗胃	手控洗胃法、全自动洗胃法操作正确，洗出液澄清	25	洗胃方法不正确扣10分，未洗净扣15分	
	观察	洗胃过程中密切观察病情变化、胃内容物的颜色、气味及量	5	未观察病情扣5分	
	拔管	先分离胃管和洗胃管，解开寸带，反折捏紧胃管迅速拔出	3	一项不符合要求扣1分	
	病人管理	协助病人取侧卧位，向病人说明注意事项，整理床单位	2	一项不符合要求扣1分	
	物品	整理用物，物品分类处置	2	未整理扣2分	
	记录	洗手，记录	3	一项不符合要求扣1分	
评价（5分）	效果	毒物或胃内潴留物有效清除，病人痛苦减轻，症状缓解，未发生并发症	2	一项不符合要求扣1分	
	操作	①操作动作轻柔、规范、熟练 ②物品按《消毒技术规范》和《医疗废物管理条例》做相应处理	1 1	一项不符合要求扣1分	
	沟通	自然、亲切、有效，注重健康教育	1	沟通无效扣1分	
理论知识（10分）		1. 洗胃的目的？ 2. 洗胃的注意事项？ 3. 洗胃并发症的预防及处理？	2 4 4	少答或错答一项扣1分	
总分	100分				

四十五、应用简易呼吸器的人工呼吸术操作考核评分标准

项目		技术操作要求	分值	扣分细则	扣分
准备（5分）	护士	着装整洁、洗手、戴手表	1	一项不符合要求扣0.5分	
	物品	物品齐全，质量符合要求	2	物品少1件扣0.5分	
		放置有序	1	不符合要求扣1分	
	环境	环境宽敞、安静、光线适宜	1	不符合要求扣1分	
实施（80分）	评估心脏骤停	评估现场安全，检查病人的反应	1	一项未检查扣0.5分	
		启动急救反应系统，获取AED	2	未启动EMS扣2分	
		同时检查呼吸和脉搏5～10秒	2	时间、方法不正确各扣1分	
	体位	平卧于平整的地面或硬板床	5	无硬板床扣3分	
	连接氧气表	氧气表与呼吸器相连接，调节氧流量6～8L/min	5	未接氧气扣5分	
	开放气道	采用仰头提颏法开放气道（必要时用口咽通气管）	10	开放气道手法错误扣5分	
	固定面罩	固定面罩：采用"EC"钳技术固定面罩	10	手法不对扣5分	
	人工呼吸	用另一只手挤压球囊给予人工呼吸，每次给气时间持续1秒以上，同时观察胸廓是否隆起	15	给气无效每次扣1.5分	
	人工呼吸频率	有规律地反复挤压球囊，成人10～12次/分，每5～6秒给气一次，每次通气潮气量约600ml，（儿童和婴儿12～20次/分；心脏骤停病人高级气道建立后，成人、儿童和婴儿均为10次/分）	20	频率过快或过慢每次扣1分，潮气量过大或小每次扣1分	
	检查脉搏	大约每2分钟检查脉搏一次，如果触摸不到颈动脉搏动，儿童和婴儿脉搏低于60次/分钟并伴有血流灌注不足的体征时，应立即开始心肺复苏	5	未2分钟检查一次扣5分	
	病人管理	清洁病人的口鼻面部，协助取舒适体位，遵医嘱给予面罩吸氧或接呼吸机，整理床单位	1	一项不符合要求扣1分	
	物品	整理物品，分类处置	2	一项不符合要求扣1分	
	记录	洗手，记录	2	一项不符合要求扣1分	
评价（5分）	效果	缺氧状况改善，呼吸功能恢复	2	一项不符合要求扣2分	
	操作	①急救意识强，操作熟练	1	一项不符合要求扣1分	
		②物品按《消毒技术规范》和《医疗废物管理条例》做相应处理	1		
	沟通	语言得体、沟通有效，注重健康教育	1	一项不符合要求扣1分	
理论知识（10分）		1. 使用人工呼吸器的目的？	2	少答或错答一项扣1分	
		2. 使用人工呼吸器注意事项？	4		
		3. 使用人工呼吸器并发症的预防？	4		
总分	100分				

四十六、成人单人心肺复苏术操作考核评分标准

项目		技术操作要求	分值	扣分细则	扣分
准备（5分）	护士	洗手、戴手套	2	一项不符合要求扣1分	
	物品	便携面罩或隔离膜	1	物品少1件扣1分	
	环境	环境宽敞、安全，适合抢救	2	不符合要求扣1分	
实施（80分）	评估心脏骤停	确认现场安全，检查病人有无反应	1	一项未检查扣0.5分	
		启动急救反应系统，获取AED	2	未启动EMS扣分，未取AED扣1分	
		同时检查病人呼吸和脉搏5～10秒	2	检查、方法不正确各扣1分	
	高质量胸外按压	病人去枕平卧于硬板床或地上，解开病人衣服，暴露胸部	3	一项不符合要求扣1分	
		位置：护士位于病人的一侧	2	一项不符合要求扣1分	
		按压部位：胸骨下半部分	5	按压部位不正确扣5分	
		按压方法：快速用力按压	5	方法不对扣5分	
		按压深度：每次按压5～6cm	5	一次深度不达标扣0.1分	
		按压频率：100～120次/分（30次需15～18秒）	5	按压频率每大于或小于1秒扣0.1分	
		胸廓回弹：每次按压后要确保胸廓完全回弹	5	一次回弹不充分扣0.1分	
		尽量减少按压中断：胸外按压比例目标至少60%	5	目标低于60%每降低1个百分点扣0.1分	
	开放气道	仰头提颏法（或推举下颌法）打开气道	5	未打开气道扣5分	
	人工呼吸	给予2次人工呼吸，每次吹气1秒以上	10	吹气时间或潮气量不正确每次扣0.5分	
	心肺复苏周期	按压与吹气比为30:2，5组心肺复苏或2分钟评估病人1次，并重复上述操作	15	做5组心肺复苏，少做一组扣3分	
	复苏判断	检查呼吸和脉搏5～10秒，观察血压、呼吸、面色及瞳孔	5	判断不准确各扣1分	
	病人管理	密切观察病情，实施高级心血管生命支持	2	未观察及实施高级心血管生命支持扣2分	
	物品	整理物品，分类处置	1	一项不符合要求扣1分	
	记录	洗手，做好记录	2	一项不符合要求扣1分	
评价（5分）	效果	严肃、迅速、有条不紊地进行抢救	3	一项不符合要求扣2分	
	操作	①动作迅速，定位准确，手法正确，操作熟练 ②物品按《消毒技术规范》和《医疗废物管理条例》做相应处理	1 1	一项不符合要求扣1分	
理论知识（10分）		1. 心肺复苏的有效指征？ 2. 心肺复苏的注意事项？ 3. 心肺复苏并发症的预防？	2 4 4	少答或错答一项扣2分	
总分	100分				

四十七、应用 AED 的成人单人心肺复苏术操作考核评分标准

项目		技术操作要求	分值	扣分细则	扣分
准备 （5分）	护士	洗手、戴手套	2	一项不符合要求扣1分	
	物品	便携面罩或隔离膜、AED	1	物品少1件扣1分	
	环境	环境宽敞、安全，适合抢救	2	不符合要求扣1分	
实施 （80分）	评估 心脏 骤停	确认现场安全，检查病人有无反应	1	一项未检查扣0.5分	
		启动急救反应系统，获取AED	2	未启动EMS扣分	
		同时检查病人呼吸和脉搏5～10秒	2	检查、方法不正确各扣1分	
	高质量 胸外按压	病人去枕平卧于硬板床或地上，暴露胸部	3	一项不符合要求扣1分	
		位置：护士位于病人的一侧	1	一项不符合要求扣1分	
		按压部位：胸骨下半部分	5	按压部位不正确扣5分	
		按压方法：快速用力按压	5	方法不对扣5分	
		按压深度：每次按压5～6cm	5	一次深度不达标扣0.1分	
		按压频率：100～120次/分（30次需15～18秒）	5	频率每大于或小于1秒扣0.1分	
		胸廓回弹：每次按压后要确保胸廓完全回弹	5	一次回弹不充分扣0.1分	
		尽量减少按压中断：胸外按压比例目标至少60%	5	目标低于60%每降低1个百分点扣0.1分	
	开放气道	仰头提颏法（或推举下颌法）打开气道	5	未打开气道扣5分	
	人工呼吸	给予2次人工呼吸，每次吹气1秒以上	10	吹气时间或潮气量不正确每次扣0.5分	
	复苏周期	按压与吹气比为30:2，做5组心肺复苏	5	做5组心肺复苏，少1组扣1分	
	AED除颤	AED到位后，立即使用AED进行除颤，从AED到达到第一次除颤完成，时间要小于45秒	15	未正确使用AED除颤扣10分，时间超过45秒，每超过10秒扣5分	
	复苏判断	检查呼吸和脉搏5～10秒，观察血压、呼吸、面色及瞳孔	2	判断不准确各扣1分	
	病人管理	密切观察病情，实施高级心血管生命支持	2	未观察及实施高级心血管生命支持扣2分	
	物品	整理物品，分类处置	1	一项不符合要求扣1分	
	记录	洗手，做好记录	1	一项不符合要求扣1分	
评价 （5分）	效果	严肃、迅速、有条不紊地进行抢救	3	一项不符合要求扣2分	
	操作	①动作迅速，定位准确，手法正确，操作熟练 ②物品按《消毒技术规范》和《医疗废物管理条例》做相应处理	1 1	一项不符合要求扣1分	
理论知识 （10分）		1. 心肺复苏的有效指征？ 2. 心肺复苏的注意事项？ 3. 心肺复苏并发症的预防？	2 4 4	少答或错答一项扣2分	
总分	100分				

四十八、成人双人心肺复苏术操作考核评分标准

项目		技术操作要求	分值	扣分细则	扣分
准备 （5分）	护士	洗手、戴手套	2	一项不符合要求扣1分	
	物品	简易呼吸器、手套	1	物品少1件扣1分	
	环境	环境宽敞、安全，适合抢救	2	不符合要求扣1分	
实施 （80分）	第一名护士职责				
	评估心脏骤停	确认现场安全，检查病人有无反应	1	一项未检查扣0.5分	
		启动急救反应系统，获取AED	2	未启动EMS扣分	
		同时检查病人呼吸和脉搏5～10秒	2	检查、方法不正确各扣1分	
	高质量胸外按压	病人去枕平卧于硬板床或地上，解开病人衣服，暴露胸部	3	一项不符合要求扣1分	
		位置：护士位于病人的一侧	1	一项不符合要求扣1分	
		按压部位：胸骨下半部分	5	按压部位不正确扣5分	
		按压方法：快速用力按压	5	方法不对扣5分	
		按压深度：每次按压5～6cm	5	一次深度不达标扣0.1分	
		按压频率：100～120次/分（30次需15～18秒）	5	按压频率每大于或小于1秒扣0.1分	
		胸廓回弹：每次按压后要确保胸廓完全回弹	5	一次回弹不充分扣0.1分	
		尽量减少按压中断：胸外按压比例目标至少80%	5	目标低于80%每降低1个百分点扣0.1分	
	第二名护士职责				
	开放气道	采用仰头提颏法或推举下颌法开放气道	5	判断不准确各扣1分	
	人工呼吸	用简易呼吸器进行人工呼吸，以2次人工呼吸，每次时间1秒以上，使病人的胸廓隆起	10	一次人工呼吸不达标扣1分	
	沟通	鼓励第1名护士进行足够深、足够快的胸外按压，并使胸廓在按压期间完全回弹	5	未沟通扣5分	
	交换职责	5组复苏后，第2名护士继续给予胸外按压，第1名护士使用简易呼吸器进行人工呼吸	5	5组心肺复苏后与第1名护士交换职责，交换用时小于5秒，未及时交换每次扣1.25分，每超1秒扣0.25分	
	复苏周期	按压与通气比为30:2	10	5组心肺复苏，少一组扣2分	
	复苏判断	检查呼吸和脉搏5～10秒，观察血压、呼吸、面色及瞳孔	2	判断不准确各扣1分	
	病人管理	密切观察病情，实施高级心血管生命支持	2	未观察及实施高级心血管生命支持扣2分	
	物品	整理物品，分类处置	1	一项不符合要求扣1分	
	记录	洗手，做好记录	1	一项不符合要求扣1分	
评价 （5分）	效果	严肃、迅速、有条不紊地进行抢救	3	一项不符合要求扣2分	
	操作	①动作迅速，定位准确，手法正确，两名护士有效沟通，配合默契，操作熟练	1	一项不符合要求扣1分	
		②物品按《消毒技术规范》和《医疗废物管理条例》做相应处理	1		
理论知识 （10分）		1. 心肺复苏的有效指征？ 2. 心肺复苏的注意事项？ 3. 心肺复苏并发症的预防？	2 4 4	少答或错答一项扣2分	
总分	100分				

四十九、应用 AED 的成人双人心肺复苏术操作考核评分标准

项目		技术操作要求	分值	扣分细则	扣分
准备 （5 分）	护士	洗手、戴手套	2	一项不符合要求扣1分	
	物品	便携面罩、AED、简易呼吸器、手套	1	物品少1件扣1分	
	环境	环境宽敞、安全，适合抢救	2	不符合要求扣1分	
实施 （80 分）	第一名护士职责				
	评估 心脏 骤停	确认现场安全，检查病人有无反应	1	一项未检查扣0.5分	
		启动急救反应系统，获取AED	2	未启动EMS扣分	
		同时检查病人呼吸和脉搏5～10秒	2	检查、方法不正确各扣1分	
	高质量 胸外按压	病人去枕平卧于硬板床或地上，暴露胸部	3	一项不符合要求扣1分	
		位置：护士位于病人的一侧	1	一项不符合要求扣1分	
		按压部位：胸骨下半部分	5	按压部位不正确扣5分	
		按压方法：快速用力按压	5	方法不对扣5分	
		按压深度：每次按压5～6cm	5	一次深度不达标扣0.1分	
		按压频率：100～120次/分（30次需15～18秒）	5	按压频率每大于或小于1秒扣0.1分	
		胸廓回弹：每次按压后要确保胸廓完全回弹	5	一次回弹不充分扣0.1分	
		尽量减少按压中断：胸外按压比例目标至少80%	5	目标低于80%每降低1个百分点扣0.1分	
		使用30:2的胸外按压/人工呼吸比	5	按压5组，少1组扣1分	
	第二名护士职责				
	除颤	在5组按压过程中：第2名护士携AED和简易呼吸器到达，打开AED并粘贴电极片	5	电极片粘贴不紧或程序不对扣5分	
		交换角色：遣散周围人并在分析心律时交换	5	未及时遣散周围人扣5分	
		除颤：AED显示可除颤心律，再次遣散病人周围人并施以电击	5	未及时遣散周围人扣5分，未及时除颤扣5分	
	沟通	鼓励第1名护士进行足够深、足够快的胸外按压，并使胸廓在按压期间完全回弹	2	未沟通扣2分	
	第一名护士职责				
	人工呼吸	电击后，第2名护士继续给予胸外按压	3	扣分同上	
		第1名护士用简易呼吸器进行2次人工呼吸	10	一次人工呼吸未达要求扣2.5分	
	复苏判断	检查呼吸和脉搏动5～10秒，观察血压、呼吸、面色及瞳孔	2	判断不准确各扣1分	
	病人管理	密切观察病情，实施高级心血管生命支持	2	未观察及实施高级心血管生命支持扣2分	
	物品	整理物品，分类处置	1	一项不符合要求扣1分	
	记录	洗手，做好记录	1	一项不符合要求扣1分	
评价 （5 分）	效果	严肃、迅速、有条不紊地进行抢救	2	一项不符合要求扣2分	
	操作	①动作迅速，定位准确，手法正确，两名护士有效沟通，配合默契，操作熟练	2	配合不好扣3分	
		②物品按《消毒技术规范》和《医疗废物管理条例》做相应处理	1		
理论知识 （10分）		1. 心肺复苏的有效指征？ 2. 心肺复苏的注意事项？ 3. 心肺复苏并发症的预防？	2 4 4	少答或错答一项扣2分	
总分	100分				

五十、成人电除颤术操作考核评分标准

项目		技术操作要求	分值	扣分细则	扣分
准备 （5分）	护士	着装整洁、洗手、戴口罩	1	一项不符合要求扣1分	
	物品	除颤物品准备齐全，仪器性能完好	2	物品少1件扣1分	
	环境	环境安静，减少陪人，周围无电磁干扰	1	不符合要求扣1分	
	病人	病人去枕平卧于硬板床上	1	体位不符合要求扣1分	
实施 （80分）	评估 心脏 骤停	确认现场安全，检查病人有无反应	1	一项未检查扣0.5分	
		启动急救反应系统，获取除颤仪	2	未启动EMS扣1分	
		同时检查病人呼吸和脉搏5～10秒，如除颤仪在身边，应先进行除颤	2	检查、方法不正确各扣1分	
	病人准备	病人仰卧于硬板床上，充分暴露除颤部位，去除病人身体上的所有金属物品	10	未暴露部位扣5分，未卧硬板床扣5分	
	准备除颤	一旦取回除颤仪，立即连接除颤仪上的心电监护仪，打开除颤仪，设置为"非同步"，将除颤仪电极板均匀涂抹导电糊	10	一项不合要求扣2分	
	放置电极板	将两电极板分别放置于病人胸骨右缘锁骨下区及左腋中线第5肋间，两电极板之间至少相距10cm，以适当压力将电极板与胸壁紧密接触	10	导电糊涂抹不均匀扣2分	
	充电	单相波除颤仪选择360J，双相波除颤仪选择200J，按下"充电"按钮	10	方式不正确扣5分，选择能量错扣5分	
	除颤	充电完毕，确保无人接触病人，按"放电"按钮放电	20	除颤方法不正确扣10分	
	继续 心肺复苏	除颤后立即进行以胸外按压为开始的高质量的心肺复苏。5组心肺复苏后（约2分钟），根据心电监护的心律情况决定是否再进行下一次除颤	10	一处位置错误扣3分	
	观察	除颤完成后连续心电监护，密切观察除颤效果	2	未观察扣2分	
	病人管理	擦净病人皮肤导电糊，观察局部皮肤有无灼伤，协助病人穿衣，取舒适体位	1	一项不符合要求扣1分	
	物品	整理物品，清洁、消毒除颤电极板备用	1	未正确整理物品扣1分	
	记录	洗手，做好记录	1	未记录扣1分	
评价 （5分）	效果	动作迅速、安全、有效抢救、皮肤无灼伤	2	一项不符合要求扣2分	
	操作	①操作手法熟练、有效除颤 ②物品按《消毒技术规范》和《医疗废物管理条例》做相应处理	1 1	一项不符合要求扣1分	
	沟通	沟通亲切、自然、有效（与家属沟通）	1	沟通无效扣1分	
理论知识 （10分）		1. 电除颤的目的？ 2. 电除颤的注意事项？ 3. 电除颤术并发症的预防？	2 4 4	少答或错答一项扣1分	
总分	100分				

五十一、动脉血标本采集法操作考核评分标准

项目		技术操作要求	分值	扣分细则	扣分
评估（5分）		病人病情、意识、治疗情况及配合程度	2	一项未评估扣0.5分	
		病人吸氧状况及呼吸机参数	1	一项未评估扣0.5分	
		病人穿刺部位皮肤、动脉情况	1	一项未评估扣0.5分	
		环境是否符合操作要求	1	未评估扣1分	
准备（5分）	护士	着装整洁、洗手、戴口罩	1	一项不符合要求扣0.5分	
	物品	物品准备齐全，质量符合要求	1	物品少1件扣0.5分	
		物品摆放合理有序	1	不符合要求扣1分	
	环境	环境安静、温度适宜，遮挡病人	1	不符合要求扣1分	
	病人	病人体位舒适，理解配合	1	体位不合适扣1分	
实施（75分）	准备容器	查对检验申请单、标签（或条形码），贴标签（或条形码）	3	一项不符合要求扣2分	
	核对解释	依据检验申请单核对病人床号、姓名，向病人说明采血的目的及配合方法	5	未核对扣2分，未沟通扣3分	
	选择动脉	选择合适动脉并定位	5	不符合要求扣3分	
	垫枕铺巾	小垫枕铺上治疗巾，放于穿刺部位下	2	不符合要求扣2分	
	消毒	消毒直径大于8cm，共消毒两遍	10	一项不符合要求扣5分	
	二次核对	核对病人床号、姓名和标本容器	3	未核对扣3分	
	采血	穿刺前做好采血器的准备工作	2	不符合要求扣2分	
		穿刺手法正确，一针见血	10	穿刺不成功扣10分	
		针头插入橡胶塞，隔绝空气	3	不符合要求扣3分	
		标本与肝素混匀	2	不符合要求扣2分	
		遵守无菌操作原则	10	不符合要求扣10分	
	按压	垂直按压穿刺部位5～10分钟	5	不符合要求扣3分	
	核对	操作后核对，检验申请单上签名	5	未核对扣2分，未签名扣3分	
	病人管理	整理床单位，协助病人取舒适体位，观察病人有无病情变化，交代注意事项	5	未协助病人扣3分，未观察病人情况扣2分	
	物品	整理用物，分类处置	2	一项不符合要求扣1分	
	记录	洗手、记录，标本送检及时	3	一项不符合要求扣1分	
评价（5分）	效果	标本采集准确有效，未发生并发症	2	一项不符合要求扣1分	
	操作	①操作动作轻柔、规范、熟练	1	一项不符合要求扣1分	
		②物品按《消毒技术规范》和《医疗废物管理条例》做相应处理	1		
	沟通	自然、关爱、有效，注重健康教育	1	沟通无效扣1分	
理论知识（10分）		1. 采集动脉血标本的目的？	2	少答或错答一项扣2分	
		2. 采集动脉血标本的注意事项？	4		
		3. 采集动脉血标本并发症的预防及处理？	4		
总分	100分				

五十二、静脉血标本采集法操作考核评分标准

项目		技术操作要求	分值	扣分细则	扣分
评估（5分）		病人病情、意识、治疗情况及配合程度	2	一项未评估扣0.5分	
		病人穿刺部位皮肤、血管以及肢体活动状况	1	一项未评估扣0.5分	
		病人是否按照要求进行采血前准备	1	未评估扣1分	
		环境是否符合操作要求	1	未评估扣1分	
准备（5分）	护士	着装整洁、洗手、戴口罩	1	一项不符合要求扣0.5分	
	物品	物品准备齐全，质量符合要求	1	物品少1件扣0.5分	
		物品摆放合理有序	1	不符合要求扣1分	
	环境	环境安静、温度适宜，遮挡病人	1	不符合要求扣1分	
	病人	病人体位舒适，理解配合	1	体位不合适扣1分	
实施（75分）	准备容器	容器选择恰当，查对检验申请单、标签（或条形码），贴标签（或条形码）	3	一项不符合要求扣1分	
	核对解释	依据检验申请单核对病人床号、姓名，向病人说明采血的目的及配合方法	5	未核对扣2分，未沟通扣3分	
	选择静脉	选择合适静脉，并定位正确	5	不符合要求扣3分	
	铺巾	小垫枕铺上治疗巾，放于穿刺部位下	2	未放置垫枕扣1分	
	扎止血带	穿刺部位上方约6cm处扎止血带	5	距离不对扣3分	
	消毒	直径大于5cm	5	一项不符合要求扣3分	
	二次核对	核对病人床号、姓名和标本容器	2	未核对扣2分	
	采血	穿刺手法正确，一针见血，并遵守无菌操作原则	20	穿刺不成功扣10分，违反无菌原则扣10分	
	拔针	松开止血带，拔针，按压	3	一项不符合要求扣1分	
	血标本处理	血液注入试管的方式正确，注入后的处理正确	10	一项不符合要求扣5分	
	核对	操作后核对，检验申请单上签名	5	未核对扣2分，未签名扣3分	
	病人管理	整理床单位，协助病人取舒适体位，交代注意事项	5	未协助病人扣3分，未交代注意事项扣2分	
	物品	整理用物，分类处置	2	一项不符合要求扣1分	
	记录	洗手、记录，标本送检及时	3	一项不符合要求扣1分	
评价（5分）	效果	标本采集准确有效，未发生并发症	2	一项不符合要求扣1分	
	操作	①操作动作轻柔、规范、熟练	1	一项不符合要求扣1分	
		②物品按《消毒技术规范》和《医疗废物管理条例》做相应处理	1		
	沟通	自然、关爱、有效，注重健康教育	1	沟通无效扣1分	
理论知识（10分）		1. 采集静脉血标本的目的？	2	少答或错答一项扣2分	
		2. 采集静脉血标本的注意事项？	4		
		3. 采集静脉血标本并发症的预防及处理？	4		
总分	100分				

五十三、痰标本采集法操作考核评分标准

项目		技术操作要求	分值	扣分细则	扣分
评估(5分)		病人病情、意识、治疗情况及配合程度	2	一项未评估扣0.5分	
		病人口腔黏膜、咽部情况及咳嗽、咳痰情况	2	一项未评估扣0.5分	
		环境是否符合操作要求	1	未评估扣1分	
准备(5分)	护士	着装整洁、洗手、戴口罩	1	一项不符合要求扣0.5分	
	物品	物品准备齐全,质量符合要求	1	物品少1件扣0.5分	
		物品摆放合理有序	1	不符合要求扣1分	
	环境	环境安静、温度适宜,遮挡病人	1	不符合要求扣1分	
	病人	病人体位舒适,理解配合	1	体位不合适扣1分	
实施(75分)	准备容器	容器选择恰当,查对检验申请单、标签(或条形码),贴标签(或条形码)	5	一项不符合要求扣2分	
	核对解释	依据检验申请单核对病人床号、姓名,向病人说明采集痰标本的目的及配合方法	5	未核对扣3分,未沟通扣2分	
	漱口	漱口液选择正确,漱口方式正确	5	一项不符合要求扣3分	
	收集痰标本	采集时间正确	5	不符合要求扣5分	
		指导病人咳痰方式正确	10	一项不符合要求扣2分	
		痰液未被污染	10	不符合要求扣10分	
		为无法自行排痰病人留痰标本方法正确	15	方法错误扣5分,违反无菌操作原则扣10分	
	口腔护理	根据病人需要给予漱口或口腔护理	5	不符合要求扣5分	
	核对	操作后核对,检验申请单上签名	5	未核对扣2分,未签名扣3分	
	病人管理	整理床单位,协助病人取舒适体位,观察病人有无病情变化,交代注意事项	5	未协助病人扣3分,未观察病人情况扣2分	
	物品	整理用物,分类处置	2	一项不符合要求扣1分	
	记录	洗手、记录,标本送检及时	3	一项不符合要求扣1分	
评价(5分)	效果	标本采集准确有效,病人无不适	2	一项不符合要求扣1分	
	操作	①操作动作轻柔、规范、熟练 ②物品按《消毒技术规范》和《医疗废物管理条例》做相应处理	1 1	一项不符合要求扣1分	
	沟通	自然、关爱、有效,注重健康教育	1	沟通无效扣1分	
理论知识(10分)		1. 采集痰标本的目的? 2. 采集痰标本的注意事项?	5 5	少答或错答一项扣2分	
总分	100分				

五十四、咽拭子标本采集法操作考核评分标准

项目		技术操作要求	分值	扣分细则	扣分
评估(5分)		病人病情、意识、治疗情况及配合程度	2	一项未评估扣0.5分	
		病人口腔黏膜和咽部情况、进食时间	2	一项未评估扣0.5分	
		环境是否符合操作要求	1	未评估扣1分	
准备(5分)	护士	着装整洁、洗手、戴口罩	1	一项不符合要求扣0.5分	
	物品	物品准备齐全,质量符合要求	1	物品少1件扣0.5分	
		物品摆放合理有序	1	不符合要求扣1分	
	环境	环境安静、温度适宜,遮挡病人	1	不符合要求扣1分	
	病人	病人体位舒适,理解配合	1	体位不合适扣1分	
实施(75分)	准备容器	查对检验申请单、标签(或条形码),贴标签(或条形码)	5	未查对扣2分,未贴标签(或条形码)扣2分	
	核对解释	依据检验申请单核对病人床号、姓名,向病人说明采集咽拭子的目的及配合方法	5	未核对扣2分 未沟通扣3分	
	漱口	用清水漱口	5	不符合要求扣5分	
	暴露咽喉部	指导病人张口,有效暴露咽喉部	5	张口方法不正确扣2分,咽喉部暴露不完扣3分	
	观察	观察病人咽喉情况	5	未观察扣5分	
	湿润拭子	用无菌生理盐水湿润拭子	5	不符合要求扣5分	
	采集标本	擦拭位置,取样有效,动作轻柔	20	擦拭位置缺一项扣2分,拭子碰触口腔其他位置扣5分,动作粗暴扣5分	
	放置	将拭子插入试管中,盖紧瓶塞	10	拭子碰触试管外其他位置扣5分,试管污染扣5分	
	核对	操作后核对,检验申请单上签名	5	未核对扣2分,未签名扣3分	
	病人管理	整理床单位,协助病人取舒适体位,观察病人有无病情变化,交代注意事项	5	未协助病人扣3分,未观察病人情况扣3分	
	物品	整理用物,分类处置	2	一项不符合要求扣1分	
	记录	洗手、记录,标本送检及时	3	一项不符合要求扣1分	
评价(5分)	效果	标本采集准确有效,未发生并发症	2	一项不符合要求扣1分	
	操作	①操作动作轻柔、规范、熟练	1	一项不符合要求扣1分	
		②物品按《消毒技术规范》和《医疗废物管理条例》做相应处理	1		
	沟通	自然、关爱、有效,注重健康教育	1	沟通无效扣1分	
理论知识(10分)		1. 采集咽拭子标本的目的?	2	少答或错答一项扣2分	
		2. 采集咽拭子标本的注意事项?	4		
		3. 采集咽拭子标本并发症的预防及处理?	4		
总分	100分				

五十五、尿标本采集法操作考核评分标准

项目		技术操作要求	分值	扣分细则	扣分
评估（5分）		病人病情、意识、治疗情况及配合程度	2	一项未评估扣0.5分	
		病人膀胱充盈程度、会阴部皮肤黏膜情况以及清洁程度	2	一项未评估扣0.5分	
		环境是否符合操作要求	1	未评估扣1分	
准备（5分）	护士	着装整洁、洗手、戴口罩	1	一项不符合要求扣0.5分	
	物品	物品准备齐全，质量符合要求	1	物品少1件扣0.5分	
		物品摆放合理有序	1	不符合要求扣1分	
	环境	环境安静、温度适宜，遮挡病人	1	不符合要求扣1分	
	病人	病人体位舒适，理解配合	1	体位不合适扣1分	
实施（75分）	准备容器	查对检验申请单、标签（或条形码），贴标签（或条形码）	5	未查对扣2分，未贴标签（或条形码）扣2分	
	核对解释	依据检验申请单核对病人，向病人说明采集尿标本的目的及配合方法	5	未核对扣2分，未沟通扣3分	
	清洁	指导或协助病人清洁会阴部	5	不符合要求扣5分	
	收集尿标本	采集时间正确	5	时间错误扣5分	
		留取尿标本方法正确	10	方法不正确扣10分	
		根据不同目的留取合适尿量	5	一项不符合要求扣1分	
		尿液未被污染，保存方法正确	10	一项不符合要求扣5分	
		为无法自行排尿病人留尿标本方法正确	15	方法错误扣5分，违反无菌操作原则扣10分	
	核对	操作后核对，检验申请单上签名	5	未核对扣2分，未签名扣3分	
	病人管理	整理床单位，协助病人取舒适体位，观察病人有无病情变化，交代注意事项	5	未协助病人扣3分，未观察病人情况扣3分	
	物品	整理用物，分类处置	2	一项不符合要求扣1分	
	记录	洗手、记录，标本送检及时	3	一项不符合要求扣1分	
评价（5分）	效果	标本采集准确有效，病人无不适	2	一项不符合要求扣1分	
	操作	①操作动作轻柔、规范、熟练 ②物品按《消毒技术规范》和《医疗废物管理条例》做相应处理	1 1	一项不符合要求扣1分	
	沟通	自然、关爱、有效，注重健康教育	1	沟通无效扣1分	
理论知识（10分）		1. 采集尿标本的目的？ 2. 采集尿标本的注意事项？	5 5	少答或错答一项扣2分	
总分	100分				

五十六、心电监测及血氧饱和度监测法考核评分标准

项目		技术操作要求	分值	扣分细则	扣分
评估（5分）		病人意识状态、病情	1	未评估扣0.5分	
		病人皮肤、指（趾）甲状况	1	未评估扣0.5分	
		病人心理状态及合作程度	1	未评估扣0.5分	
		环境是否符合操作要求	2	未评估扣1分	
准备（5分）	护士	仪表整洁、洗手、戴口罩	1	一项不符合要求扣1分	
	物品	物品齐全，质量符合要求	1	物品少1件扣1分	
		摆放合理，有序	1	放置顺序不合理扣1分	
	环境	安静、整洁，光线充足，保护病人隐私	1	不符合要求扣1分	
	病人	病人体位舒适，皮肤及指（趾）甲清洁	1	不符合要求扣1分	
实施（75分）	核对解释	核对医嘱、执行单、病人腕带等信息 向病人解释心电监测的目的及配合要点	5	未核对扣3分 未解释扣2分	
	接通电源	心电监护仪指示灯亮，检查监护仪功能	5	未接电源扣5分	
	病人准备	体位舒适，清洁胸前区及指（趾）甲	5	体位不适扣2分，未清洁扣3分	
	连接	连接心电导联线：①RA：胸骨右缘锁骨中线第1肋间；②RL：右锁骨中线剑突水平处；③C：胸骨左缘第4肋间；④LA：胸骨左缘锁骨中线第1肋间；⑤LL：左锁骨中线剑突水平处	15	放置不正确，每个位置扣2分 放置不符合要求扣3分 选择导联错误扣10分	
		将传感器安放于病人手指、足趾或耳郭处	5	放置不正确扣5分	
		将血压袖带缠于一侧上臂肘窝上2~3cm肱动脉搏动处，松紧可容纳一指	10	袖带不合要求扣10分	
	设置参数	选择导联，设置波幅及心率报警限	5	不符合要求扣5分	
		设置血压测量周期及报警限	5	不符合要求扣5分	
		氧饱和度报警限设置正确	5	不符合要求扣5分	
	打开报警	将报警开关调至"开"，调整报警音量	5	未打开报警扣5分	
	病人管理	协助病人整理衣物及床单位 向病人说明使用监护仪的注意事项	5	未整理扣3分 未说明扣2分	
	物品	整理用物，分类处理	3	未整理扣3分	
	记录	洗手、记录	2	不符合要求扣2分	
评价（5分）	效果	心电电极片、氧饱和度传感器放置部位准确；血压袖带位置正确，松紧适宜	2	一项不符合要求扣1分	
	操作	①操作规范、熟练；无过度暴露病人 ②物品按相关规定处理	1 1	一项不符合要求扣1分	
	沟通	自然、亲切、有效，注重健康教育	1	沟通无效扣1分	
理论知识（10分）		1. 心电及氧饱和度监测术的目的？ 2. 心电及氧饱和度监测术的注意事项？ 3. 心电监测术并发症的预防及处理？	2 4 4	少答或错答一项扣2分	
总分	100分				

五十七、心电图机使用法考核评分标准

项目		技术操作要求	分值	扣分细则	扣分
评估（5分）		病人病情、意识状态	1	未评估扣0.5分	
		放置导联部位皮肤状况	2	未评估扣1分	
		病人心理状态及合作程度	1	未评估扣0.5分	
		病室环境是否符合操作要求	1	未评估扣1分	
准备（5分）	护士	仪表整洁、洗手、戴口罩	1	不符合要求扣1分	
	物品	物品齐全，质量符合要求	1	物品少1件扣1分	
		摆放合理、有序	1	放置顺序不合理扣1分	
	环境	安静、整洁，光线充足，遮挡病人	1	不符合要求扣1分	
	病人	病人安静休息5～10分钟，配合操作	1	不符合要求扣1分	
实施（75分）	核对解释	核对医嘱、执行单、病人腕带等信息，向病人解释操作目的取得配合	5	未核对扣3分 未解释扣2分	
	开关	接好心电图机电源线，同时打开电源开关	3	未连接电源扣2分	
	体位	病人取平卧位，解开衣扣，暴露胸部、腕部及踝部，生理盐水棉球擦拭皮肤	5	一处未清洁扣1分	
	连接导联线	1. 肢体导联：红色-右上肢；黄色-左上肢；蓝色-左下肢；黑色-右下肢	10	肢体导联连接错误扣10分	
		2. 胸前导联：① V_1：胸骨右缘第4肋间；② V_2：胸骨左缘第4肋间；③ V_3：位于 V_2 与 V_4 连线中点；④ V_4：左锁骨中线第5肋间；⑤ V_5：左腋前线第5肋间与 V_4 平行；⑥ V_6：左腋中线第5肋间，与 V_4、V_5 平行	10	胸导联连接错误扣10分	
	做心电图	①打开开关依次按下抗干扰键、预热键及选择走纸速度；②按"start"键，走纸，打标准电压，选择合适振幅；③依次记录心电波形；④关闭心电图机开关	30	未打标准电压扣3分 振幅不符合要求扣2分 漏描记或描记不合格各扣2分 未关机器扣2分	
	病人管理	依次取下各导联线，协助病人擦净皮肤，穿衣服，整理床单位	5	一项不符合要求扣1分 未擦净皮肤扣2分	
	物品	整理物品，分类处理	2	不符合要求扣1分	
	记录	洗手，按顺序依次记录各导联心电图	5	不符合要求扣1分	
评价（5分）	效果	各导联心电图位置正确，波形清晰	2	不符合要求扣1分	
	操作	①操作规范、熟练 ②物品按相关规定处理	1 1	一项不符合要求扣1分	
	沟通	自然、亲切、有效，注重健康教育	1	沟通无效扣1分	
理论知识（10分）		1. 心电图操作的目的？ 2. 心电图操作的注意事项？	4 6	少答或错答一项扣2分	
总分	100分				

五十八、胰岛素笔使用法考核评分标准

项目		技术操作要求	分值	扣分细则	扣分
评估（5分）		病人病情、意识状态及治疗情况、过敏史	1	一项未评估扣0.5分	
		注射部位皮肤及皮下组织状况，肢体活动能力	1	一项未评估扣0.5分	
		病人对给药计划的了解、合作程度	1	一项未评估扣0.5分	
		病室环境是否符合操作要求	2	未评估扣1分	
准备（5分）	护士	仪表整洁、洗手、戴口罩	1	不符合要求扣1分	
	物品	物品齐全，质量符合要求	1	物品少1件扣1分	
		摆放合理、有序	1	放置顺序不合理扣1分	
	环境	安静、整洁，光线明亮	1	不符合要求扣1分	
	病人	病人注射后用餐准备好，体位舒适，配合操作	1	不符合要求扣1分	
实施（75分）	核对解释	核对医嘱、注射单、病人腕带等信息 向病人解释注射胰岛素的目的及配合注意事项	5	未核对医嘱扣3分	
	检查	查对胰岛素笔芯与注射单一致，在有效期内，安装笔芯；检查针头型号合适、在有效期内	5	一项不符合要求扣2分	
		确认病人已经备好食物	3	不符合要求扣2分	
	体位	协助取舒适体位	2	体位不符合要求扣1分	
	部位	选择皮下注射部位正确	10	选择部位不正确扣3分	
	消毒	用75%乙醇消毒注射部位皮肤	5	方法、范围不正确各扣2分	
	排气	正确排气	2	方法不正确扣2分	
	选择剂量	确定刻度位置，选择所需注射的胰岛素正确剂量	5	剂量不正确扣3分	
	二次核对	注射前再次核对病人信息	3	未核对扣3分	
	注射	根据病人注射部位情况选择不同进针方法，但应确保胰岛素注入皮下组织	20	违反无菌原则扣5分，位置不正确扣5分	
		注射结束停留15秒后拔针，观察病人反应	5	不符合要求扣1分	
	拔针	拔针后取下针头置入锐器盒，盖好笔帽，将胰岛素笔放入盒内	3	不符合要求扣2分	
	再次核对	注射后再次核对，签名	2	不符合要求扣1分	
	病人管理	整理床单位，及时提醒病人就餐，观察有无低血糖反应，告知注意事项	2	未观察扣2分	
	物品	整理物品，分类处置	1	未口述说明扣2分	
	记录	洗手，记录	2	不符合要求扣2分	
评价（5分）	效果	注射剂量及部位准确，无痛注射	2	不符合要求扣2分	
	操作	①操作规范、熟练，遵守无菌操作原则 ②物品按《消毒技术规范》和《医疗废物管理条例》做相应处理	1 1	一项不符合要求扣1分	
	沟通	自然、亲切、有效，注重健康教育	1	沟通无效扣1分	
理论知识（10分）		1. 应用胰岛素笔的目的？ 2. 应用胰岛素笔的注意事项？ 3. 应用胰岛素笔并发症的预防及处理？	2 4 4	少答或错答一项扣2分	
总分	100分				

五十九、PICC 置管术操作考核评分标准

项目		技术操作要求	分值	扣分细则	扣分
评估(5分)		病人病情、年龄、意识状态、出凝血时间	1	一项未评估扣0.5分	
		穿刺部位皮肤、血管情况	2	一项未评估扣1分	
		病人的心理状态及合作程度	1	一项未评估扣0.5分	
		病室环境是否符合无菌操作要求	1	未评估扣1分	
准备(5分)	护士	着装整洁、洗手、戴口罩	1	一项不符合要求扣0.5分	
	物品	物品齐全,质量符合要求	1	物品少1件扣0.5分	
		摆放合理、有序	1	放置顺序不合理扣0.5分	
	环境	安静、整洁,光线充足,符合无菌要求	1	不符合要求扣0.5分	
	病人	清洗穿刺侧手臂,排空大小便,签署知情同意书	1	一项不符合要求扣0.5分	
实施(75分)	核对解释	核对医嘱、执行单、病人腕带等信息 向病人解释目的、方法及配合要点	5	未核对扣3分 未解释扣2分	
	体位	取平卧位,穿刺侧手臂外展与躯干呈90°	2	体位不合适扣2分	
	评估	评估血管、选择穿刺部位、确定穿刺点	3	评估不准确扣3分	
	测量	从穿刺点沿静脉走向到右胸锁关节反折再向下至第3肋间;测量臂围:距肘窝横线上10cm处测量	5	选择穿刺位置不正确扣2分 测量方法不正确扣1分	
	核对	二次核对病人信息	3	未核对扣3分	
	建立无菌区	消毒范围为上至穿刺点上20cm,下至穿刺点下20cm,肘上、肘下全臂消毒,方法正确	10	消毒方法不正确扣5分 消毒范围不正确扣5分	
	扩大无菌区域	穿手术衣,更换无菌手套,扩大无菌区(共四块无菌治疗巾)准备无菌物品,预冲导管	5	污染扣5分	
	穿刺置管	①穿刺者以15°~30°角进针,见回血,立即减小穿刺角度,推进导入鞘确保管鞘进入静脉;②一只手按压导入鞘尖端处静脉,另一只手撤出针芯;③自导入鞘处置入PICC导管,至腋静脉时,病人向静脉穿刺侧偏头,以防止导管误入颈静脉;④退针送鞘,送导管至测量长度,撤导丝;修剪导管,安装连接器,抽回血,正压封管	25	撤导丝时导管脱出扣20分 一项不符合要求扣5分	
	固定	清理穿刺点血迹,无菌敷料妥善固定	5	固定不符合要求扣3分	
	核对	再次核对病人信息	3	未核对扣3分	
	病人管理	取舒适体位,告知PICC相关注意事项;观察输液通畅情况,发现异常及时处理,X线摄片定位	5	未核对扣1分	
	物品	整理物品,分类处置	2	物品处理不符合要求扣1分	
	记录	洗手,记录	2	一项不符合要求扣1分	
评价(5分)	效果	穿刺一次成功,位置正确,妥善固定,导管尖端位置正确	2	一项不符合要求扣1分	
	操作	①操作动作轻柔、规范、熟练,遵守无菌操作原则 ②物品按《医疗废物管理条例》做相应处理	1 1	一项不符合要求扣1分	
	沟通	自然、亲切、有效,注重健康教育	1	沟通无效扣1分	
理论知识(10分)		1. PICC置管的目的? 2. PICC置管的注意事项? 3. PICC置管并发症的预防及处理?	2 4 4	少答或错答一项扣1分	
总分	100分				

六十、PICC 导管维护术操作考核评分标准

项目		技术操作要求	分值	扣分细则	扣分
评估（5分）		病人病情、年龄、意识状态、出凝血时间	1	一项未评估扣0.5分	
		穿刺部位皮肤、导管情况，上臂活动情况及臂围	2	一项未评估扣1分	
		病人的心理状态及合作程度	1	一项未评估扣0.5分	
		病室环境是否符合无菌操作要求	1	未评估扣1分	
准备（5分）	护士	着装整洁、洗手、戴口罩	1	一项不符合要求扣0.5分	
	物品	物品齐全，质量符合要求	1	物品少1件0.5分	
		摆放合理、有序	1	放置顺序不合理扣0.5分	
	环境	安静、整洁，光线充足，符合无菌要求	1	不符合要求扣0.5分	
	病人	舒适体位，知晓配合要点	1	一项不符合要求扣0.5分	
实施（75分）	核对解释	核对医嘱、执行单、病人腕带等信息 解释PICC换药方法及配合要点	5	未核对扣3分 解释不到位扣1分	
	测量	测量臂围，测量肘窝上10cm	5	测量不正确扣5分	
	体位	取平卧位，头偏向一侧，手臂外展45°	2	一项不符合要求扣1分	
	清洁连接器	戴手套，打开正压接头包装，连接预冲注射器 取下旧正压接头，用乙醇棉片消毒导管接头15秒	5	清洁不到位扣2分 污染扣5分	
	换接头	按规范更换新的正压接头	5	污染扣5分	
	冲洗导管	冲洗导管，先用生理盐水预冲正压接头，并连接正压接头，用生理盐水脉冲式冲洗导管、正压封管	10	冲洗导管方法不正确扣10分	
	评估	去除原有贴膜，观察穿刺点周围情况	3	未观察扣3分	
	消毒	1. 按无菌原则铺无菌巾，戴手套 2. 以穿刺点为中心用75%乙醇棉签"顺-逆-顺"消毒三遍，直径20cm，再用2.5%聚维酮碘棉签以穿刺点为中心顺-逆-顺消毒3遍，消毒范围应不超过乙醇消毒范围	20	消毒不合要求扣20分	
	固定	合理放置导管位置，透明贴膜无张力固定	5	一项不符合要求扣3分	
	标注	脱去无菌手套，用胶布在左上角记录穿刺时间，左下角记录换药时间，右上角记录导管外露刻度，右下角记录操作者姓名，贴于贴膜上方	5	未标注扣5分，标注少一项扣1分	
	病人管理	协助病人取舒适体位，整理床单位，向病人说明注意事项	5	一项不符合要求扣1分	
	物品	整理物品，分类处理	3	物品处理不合要求扣1分	
	记录	洗手，记录	2	一项不符合要求扣1分	
评价（5分）	效果	导管固定良好，管路通畅，置管处皮肤无感染征象	2	一项不符合要求扣1分	
	操作	①操作动作轻柔、规范、熟练	1	一项不符合要求扣1分	
		②遵守无菌操作原则；物品按《消毒技术规范》和《医疗废物管理条例》做相应处理	1		
	沟通	自然、亲切、有效，注重健康教育	1	沟通无效扣1分	
理论知识（10分）		1. PICC导管维护的目的？ 2. PICC导管维护的注意事项？ 3. PICC导管维护并发症的预防及处理？	2 4 4	少答或错答一项扣1分	
总分	100分				

六十一、微量注射泵使用法技术考核评分标准

项目		技术操作要求	分值	扣分细则	扣分
评估（5分）		病人病情、年龄、意识状态、心肺功能	1	一项未评估扣0.5分	
		穿刺部位皮肤、血管情况，肢体活动度	2	一项未评估扣1分	
		病人的心理状态及合作程度	1	一项未评估扣0.5分	
		病室环境是否符合操作要求	1	未评估扣1分	
准备（5分）	护士	仪表整洁、洗手、戴口罩	1	一项不符合要求扣1分	
	物品	物品齐全，质量符合要求	1	物品少1件扣1分	
		摆放合理、有序	1	放置顺序不合理扣1分	
	环境	安静、整洁，光线充足	1	一项不符合要求扣1分	
	病人	病人排空大小便，体位舒适，解释泵入药物的名称、作用、泵速，配合操作	1	一项不符合要求扣1分	
实施（75分）	核对解释	核对医嘱、执行单。核对病人床号、姓名及腕带	3	未核对扣3分	
		向病人解释使用微量注射泵的目的及配合要求	2	未解释扣2分	
	固定	微量注射泵平稳放置固定于输液架上，打开微电源开关	10	放置不平稳扣10分	
	配制药液	按医嘱配制药液，使用泵用注射器抽吸，注明药物名称、用量、浓度、给药速度	10	配制不正确扣10分	
	连接	正确连接微量注射泵管路，再次检查泵管或专用注射器，排净管路内气泡	10	污染扣5分，有气泡扣5分	
	安装	将注射器置入微量注射泵槽内，再次排气	10	放置不符合要求扣5分	
	设定流速	按医嘱设定泵入药液速度及其他各项参数准确	10	流速不对扣10分	
	核对	二次核对	3	未核对扣3分	
	泵药	微量注射泵管路与病人静脉输液通路连接正确，按"start"键泵药	5	污染扣5分	
	再次核对	再次核对医嘱及病人信息	3	未核对扣3分	
	病人管理	体位正确，关心体贴病人 观察微量注射泵运行是否正常，告知注意事项	5	一项不符合要求扣1分 未观察扣3分	
	物品	整理物品，分类处置	2	不合要求扣1分	
	记录	洗手，记录	2	一项不符合要求扣1分	
评价（5分）	效果	注射泵管路连接准确，输液速度准确	2	一项不符合要求扣1分	
	操作	①操作规范、熟练，遵守无菌操作原则 ②物品按《消毒技术规范》和《医疗废物管理条例》做相应处理	1 1	一项不符合要求扣1分	
	沟通	自然、亲切、有效，注重健康教育	1	沟通无效扣1分	
理论知识（10分）		1. 应用微量注射泵的目的？ 2. 应用微量注射泵的注意事项？ 3. 应用微量注射泵常见并发症的预防及处理？	2 4 4	错答或少答一项扣2分	
总分	100分				

六十二、输液泵使用法技术考核评分标准

项目		技术操作要求	分值	扣分细则	扣分
评估（5分）		病人病情、年龄、意识状态、心肺功能	1	一项未评估扣0.5分	
		穿刺部位皮肤、血管情况，肢体活动度	2	一项未评估扣1分	
		病人的心理状态及合作程度	1	一项未评估扣0.5分	
		病室环境是否符合操作要求	1	未评估扣1分	
准备（5分）	护士	仪表整洁、洗手、戴口罩	1	一项不符合要求扣1分	
	物品	物品齐全，质量符合要求	1	物品少1件扣1分	
		摆放合理、有序	1	放置顺序不合理扣1分	
	环境	安静、整洁，光线充足	1	一项不符合要求扣1分	
	病人	病人体位舒适，了解使用输液泵的目的、输入药物名称、作用、输液速度，配合操作	1	一项不符合要求扣1分	
实施（75分）	核对解释	核对医嘱、执行单、病人床号、姓名及腕带	3	未核对扣3分	
		向病人说明用药目的、使用输液泵的必要性及配合要点	2	未解释扣2分	
	配制药液	遵医嘱按照无菌原则配制药液，注明输入药液名称、剂量、浓度、方法、时间等信息	10	配制不正确扣10分	
	固定	安全准确地放置输液泵，连接电源	5	放置不平稳扣5分	
	核对	二次核对病人信息	3	未核对扣3分	
	排气	悬挂液体并排气	5	有气泡扣5分	
	安装输液管	将输液管正确安装至输液泵的管道槽中	10	安装不正确扣10分	
	设置	打开电源开关，设置速度时间及总量	10	设置不正确扣10分	
	连接静脉通路	常规静脉穿刺或连接已经建立的静脉通路，打开调节夹	10	污染扣5分	
	输液	按输液泵的"开始/停止"键启动输液泵，开始输液	5	未启动输液泵扣5分	
	再次核对	再次核对病人信息和医嘱	3	未核对扣3分	
	病人管理	体位正确，关心体贴病人 观察输液泵运行是否正常，告知注意事项	5	一项不符合要求扣1分 未观察扣3分	
	物品	整理物品，分类处置	2	不符合要求扣1分	
	记录	洗手，记录	2	一项不符合要求扣1分	
评价（5分）	效果	输液速度准确，病人感觉良好，达到治疗目的	2	一项不符合要求扣1分	
	操作	①操作规范、熟练，遵守无菌操作原则	1	一项不符合要求扣1分	
		②物品按《消毒技术规范》和《医疗废物管理条例》做相应处理	1		
	沟通	自然、亲切、有效，注重健康教育	1	沟通无效扣1分	
理论知识（10分）		1. 应用微量输液泵的目的？ 2. 应用微量输液泵的注意事项？ 3. 应用微量输液泵常见并发症的预防及处理？	2 4 4	错答或少答一项扣2分	
总分	100分				

六十三、换药术操作考核评分标准

项目		技术操作要求	分值	扣分细则	扣分
评估（5分）		病人年龄、病情、手术名称、日期、部位	1	一项未评估扣0.5分	
		病人伤口深浅、大小、有无出血、分泌物等	2	一项未评估扣0.5分	
		病人心理状态及合作能力	1	一项未评估扣0.5分	
		环境是否符合无菌操作要求	1	未评估扣1分	
准备（5分）	护士	着装整洁、洗手、戴口罩	1	一项不符合要求扣0.5分	
	物品	换药物品准备齐全，质量符合要求	1	物品少1件扣0.5分	
		物品摆放有序	1	不符合要求扣1分	
	环境	环境安静、整洁、光线明亮，温湿度适宜，关闭门窗，用隔帘或屏风遮挡病人	1	不符合要求扣1分	
	病人	病人体位舒适，理解配合	1	体位不合适扣1分	
实施（75分）	核对解释	查对床号、病人姓名及腕带	3	未查对扣3分	
		向病人说明换药的目的及配合方法	2	未沟通扣2分	
	体位	协助病人取舒适体位，暴露伤口	3	体位不符合要求扣3分	
	取下污染敷料	铺治疗巾于伤口下，弯盘置近侧	2	一项不符合要求扣1分	
		揭开绷带或外层敷料，放置于医疗垃圾袋	3	方法不正确扣3分	
		用镊子取下内层敷料，若与伤口粘连用生理盐水浸湿后再取下	2	方法不正确扣2分	
	观察	观察伤口情况，区分伤口类型，以采取相应的换药方法（口述）	5	未检查扣4分	
	消毒	消毒伤口：左手镊子夹取无菌物品，右手镊子消毒接触伤口，用消毒液棉球擦拭伤口及周围皮肤2~3遍	20	镊子使用不正确扣5分 消毒不正确扣15分	
		消毒范围：清洁伤口由内向外，5~8cm，感染伤口由外向内：8~10cm	15	方法不正确扣10分，范围不正确扣5分	
	更换敷料	选择合适的无菌纱布或敷料覆盖伤口，胶布固定	10	方法不正确扣10分	
		撤去弯盘及治疗巾	1	不合要求扣1分	
	病人管理	协助病人取舒适体位，整理床单位，观察、询问病人有无不适，交代注意事项	5	未安置体位扣2分 一项不符合要求扣1分	
	物品	整理用物，分类处置	2	一项不符合要求扣1分	
	记录	洗手，记录	2	一项不符合要求扣1分	
评价（5分）	效果	无菌敷料覆盖伤口，粘贴牢固，病人舒适	2	一项不符合要求扣1分	
	操作	①操作动作轻柔、规范、熟练，遵守无菌操作原则	1	一项不符合要求扣1分	
		②物品按《消毒技术规范》和《医疗废物管理条例》做相应处理	1		
	沟通	自然、亲切、有效，注重健康教育	1	沟通无效扣1分	
理论知识（10分）		1. 换药的目的？ 2. 换药的注意事项？ 3. 换药并发症的预防及处理？	2 4 4	少答或错答一项扣1分	
总分	100分				

六十四、气管切开换药术操作考核评分标准

项目		技术操作要求	分值	扣分细则	扣分
评估（5分）		病人年龄、病情及气管切开时间等	1	一项未评估扣0.5分	
		病人气管切口处情况，呼吸道是否通畅等	2	一项未评估扣0.5分	
		病人心理状态及合作能力	1	一项未评估扣0.5分	
		环境是否符合无菌操作要求	1	未评估扣1分	
准备（5分）	护士	着装整洁、洗手、戴口罩	1	一项不符合要求扣0.5分	
	物品	换药物品准备齐全，质量符合要求	1	物品少1件扣0.5分	
		物品摆放有序	1	不符合要求扣1分	
	环境	环境安静、整洁、光线明亮，温湿度适宜	1	不符合要求扣1分	
	病人	病人体位舒适，理解配合	1	体位不合适扣1分	
实施（75分）	核对解释	查对床号、病人姓名及腕带	3	未查对扣3分	
		向病人说明换药的目的及配合方法	2	未沟通扣2分	
	体位	协助病人取去枕仰卧位，充分暴露颈部	3	体位不符合要求扣3分	
	取下污染敷料	铺治疗巾于病人颈、肩下，弯盘置近侧	2	一项不符合要求扣1分	
		戴手套检查气管套管位置、固定带松紧度	2	未检查扣2分	
		充分吸痰、取出内套管另行消毒	3	未口述扣2分	
		用镊子取下套管口覆盖纱布及套管下敷料	2	方法不正确扣2分	
	观察	观察伤口渗血、渗液情况（口述）	3	未口述扣2分	
	消毒伤口	更换镊子，左手持镊子提起固定带，右手持血管钳夹取聚维酮碘棉球依次上下环形擦拭伤口、气管套管托盘、固定带及周围皮肤。消毒范围直径大于15cm，由内而外	25	消毒方法不正确扣15分 消毒顺序不正确扣10分	
	更换敷料	更换镊子将无菌开口纱布按照先对侧、后近侧的原则从套管托盘下分别轻轻塞入，铺平，开口处重叠（或胶布固定）	10	方法不正确扣10分	
		放置好无菌内套管	3	不合要求扣3分	
		检查气管套管位置，固定带松紧度	3	不合要求扣3分	
		取无菌纱布覆盖气管套管口，纱布两端可嵌于固定带内，生理盐水棉球浸湿中心	5	方法不正确扣5分	
	病人管理	协助病人取舒适体位，整理床单位，观察、询问病人有无不适，交代注意事项	5	未安置体位扣2分 一项不符合要求扣1分	
	物品	整理用物，分类处置	2	一项不符合要求扣1分	
	记录	洗手，记录	2	一项不符合要求扣1分	
评价（5分）	效果	无菌敷料覆盖伤口，气管套管无移位、脱出，病人舒适	2	一项不符合要求扣1分	
	操作	①操作动作轻柔、规范、熟练，遵守无菌操作原则 ②物品按《消毒技术规范》和《医疗废物管理条例》做相应处理	1 1	一项不符合要求扣1分	
	沟通	自然、亲切、有效，注重健康教育	1	沟通无效扣1分	
理论知识（10分）		1. 气管切开换药的目的？ 2. 气管切开换药的注意事项？ 3. 气管切开换药并发症的预防及处理？	2 4 4	少答或错答一项扣1分	
总分	100分				

六十五、T管引流护理法操作考核评分标准

项目		技术操作要求	分值	扣分细则	扣分
评估（5分）		病人病情、意识状态、腹部体征，消化道症状，治疗情况等	1	一项未评估扣0.5分	
		病人局部皮肤情况、T管引流情况	2	一项未评估扣0.5分	
		病人心理状态和合作能力	1	一项未评估扣0.5分	
		环境是否符合无菌操作要求	1	未评估扣1分	
准备（5分）	护士	着装整洁、洗手、戴口罩	1	一项不符合要求扣0.5分	
	物品	T管引流护理物品准备齐全，质量符合要求	1	物品少1件扣0.5分	
		物品摆放有序	1	不符合要求扣1分	
	环境	环境安静、整洁、光线明亮，温度适宜，用隔帘或屏风遮挡病人	1	不符合要求扣1分	
	病人	病人体位舒适，理解配合	1	体位不合适扣1分	
实施（75分）	核对解释	查对床号、病人姓名及腕带	3	未查对扣3分	
		向病人说明T管引流护理的目的及配合方法	2	未沟通扣2分	
	体位	协助病人取舒适卧位，暴露T管及右腹壁	3	体位不符合要求扣3分	
	取下引流袋	治疗巾铺于T管接口处的下方，弯盘置近侧	2	一项不符合要求扣1分	
		检查、打开新的引流袋外包装，检查引流袋，塞紧引流袋下方的活塞盖，接头放治疗巾上	5	方法不正确扣5分	
		用血管钳夹住T管末端，分离导管与引流袋，将旧引流袋放于医疗垃圾袋中	10	方法不正确扣5分，污染扣5分	
	消毒更换引流袋	0.5%聚维酮碘环形消毒T管末端切面及外面2遍	10	消毒方法不正确扣5分	
		将无菌引流袋接头与导管相连，松开止血钳	10	污染扣10分	
		引流袋垂挂于床缘，低于T管引流口平面	10	方法不正确扣5分	
		观察引流是否通畅，引流液的颜色、性质和量	5	未口述扣3分	
		在引流袋上记录更换日期、时间	5	未标记扣3分	
		撤去弯盘及治疗巾	1	未清理扣1分	
	病人管理	协助病人取舒适体位，整理床单位，观察、询问病人有无不适，交代注意事项	5	未安置体位扣2分 一项不符合要求扣1分	
	物品	整理用物，分类处置	2	一项不符合要求扣1分	
	记录	洗手，记录	2	一项不符合要求扣1分	
评价（5分）	效果	T管连接紧密、引流通畅	2	一项不符合要求扣1分	
	操作	①操作动作轻柔、规范、熟练，遵守无菌操作原则	1	一项不符合要求扣1分	
		②物品按《消毒技术规范》和《医疗废物管理条例》做相应处理	1		
	沟通	自然、亲切、有效，注重健康教育	1	沟通无效扣1分	
理论知识（10分）		1. T管引流护理的目的？	2	少答或错答一项扣1分	
		2. T管引流护理的注意事项？	4		
		3. T管引流并发症的预防及处理？	4		
总分	100分				

六十六、造瘘口护理法操作考核评分标准

项目		技术操作要求	分值	扣分细则	扣分
评估（5分）		病人病情、自理程度，对造瘘口护理知识及方法的掌握程度	1	一项未评估扣0.5分	
		病人造瘘口情况，造瘘口周围皮肤情况等	2	一项未评估扣0.5分	
		病人心理状态和合作能力	1	一项未评估扣0.5分	
		环境是否符合无菌操作要求	1	未评估扣1分	
准备（5分）	护士	着装整洁、洗手、戴口罩	1	一项不符合要求扣0.5分	
	物品	造瘘口护理物品准备齐全，质量符合要求	1	物品少1件扣0.5分	
		物品摆放有序	1	不符合要求扣1分	
	环境	环境安静、整洁、明亮，温度适宜，屏风遮挡，无其他病人进食	1	不符合要求扣1分	
	病人	病人体位舒适，理解配合	1	体位不合适扣1分	
实施（75分）	核对解释	查对床号、病人姓名及腕带	3	未查对扣3分	
		向病人说明造瘘口护理的目的及配合方法	2	未沟通扣2分	
	体位	协助病人取舒适卧位，暴露造瘘口处	3	体位不符合要求扣3分	
	取下造瘘口袋	铺治疗巾于造瘘口处身下，弯盘置近侧	2	一项不符合要求扣1分	
		由上向下揭开已用的造瘘口袋，观察排泄物	5	方法不正确扣3分	
	清洁造瘘口及周围皮肤	用清洁柔软的毛巾或纱布蘸生理盐水或温水彻底清洗造瘘口和周围皮肤，擦干周围皮肤	10	方法不正确扣5分，清洁不干净扣5分	
		观察造瘘口色泽、血运及有无水肿	2	未观察扣2分	
		必要时可使用造瘘口粉和皮肤保护膜	3	未观察扣3分	
	准备造瘘口袋	根据造瘘口种类、情况、造瘘口时间及病人的需求选择合适的造瘘口袋	5	不符合要求扣5分	
		用造瘘口量度表量度造瘘口的大小、形状；在造瘘口底盘上划出造瘘口大小、形状做好记号；沿记号修剪造瘘口袋底盘，根据情况可使用防漏膏或防漏条	15	方法不正确扣5分，不符合要求扣5分	
	粘贴造瘘口袋	揭去底板的粘贴保护纸，将造瘘口袋底板由下而上平整地粘贴在造瘘口皮肤上，由内圈向外圈用手均匀按压粘贴部位，使其与皮肤贴合紧密，扣好造瘘口袋尾部夹子	15	方法不正确扣5分，不合要求扣5分	
	病人管理	协助病人取舒适体位，整理床单位，观察、询问病人有无不适，交代注意事项	5	未安置体位扣2分 一项不符合要求扣1分	
	物品	整理用物，分类处置	2	一项不符合要求扣1分	
	记录	洗手，记录	3	一项不符合要求扣1分	
评价（5分）	效果	造瘘口袋粘贴紧密、舒适美观、安全	2	一项不符合要求扣1分	
	操作	①操作动作轻柔、规范、熟练，遵守无菌操作原则 ②物品按《消毒技术规范》和《医疗废物管理条例》做相应处理	1 1	一项不符合要求扣1分	
	沟通	自然、亲切、有效，注重健康教育	1	沟通无效扣1分	
理论知识（10分）		1. 造瘘口护理的目的？ 2. 造瘘口护理的注意事项？ 3. 造瘘口护理并发症的预防及处理？	2 4 4	少答或错答一项扣1分	
总分	100分				

六十七、膀胱冲洗法操作考核评分标准

项目		技术操作要求	分值	扣分细则	扣分
评估（5分）		病人病情、意识状态及手术情况	1	一项未评估扣0.5分	
		病人尿液的性状，尿管是否通畅等	2	一项未评估扣0.5分	
		病人心理状态和合作能力	1	一项未评估扣0.5分	
		环境是否符合无菌操作要求	1	未评估扣1分	
准备（5分）	护士	着装整洁、洗手、戴口罩	1	一项不符合要求扣0.5分	
	物品	膀胱冲洗物品准备齐全，质量符合要求	1	物品少1件扣0.5分	
		物品摆放有序	1	不符合要求扣1分	
	环境	环境安静、整洁、明亮，温湿度适宜，隔帘或屏风遮挡	1	不符合要求扣1分	
	病人	病人体位舒适，理解配合	1	体位不符合要求扣1分	
实施（75分）	核对解释	查对床号、病人姓名，手腕带	3	未查对扣3分	
		向病人说明膀胱冲洗的目的及配合方法	2	未沟通扣2分	
	体位	协助病人取舒适卧位，暴露导尿管	3	体位不符合要求扣3分	
	准备冲洗液	排空尿液后关闭集尿袋调节夹	2	一项不符合要求扣1分	
		核对、检查膀胱冲洗液温度35～37℃（前列腺肥大术后用4℃）悬挂在输液架上排气后夹闭冲洗管，冲洗液液面距床面60cm	10	一项不符合要求扣2分	
	连接Y形管	铺无菌治疗巾于尿管下方，弯盘置近侧。夹闭导尿管，分离导尿管与集尿袋，消毒导尿管口及集尿袋接头，并包裹于无菌纱布内	10	消毒方法不正确扣5分，污染扣5分	
		将冲洗管与Y形管主管连接，两个分管分别与导尿管和集尿袋连接	5	方法不正确扣5分	
	冲洗	确认引流管关闭，打开冲洗管和导尿管，根据医嘱调节冲洗速度（一般60～80滴/分）	10	方法不正确扣10分	
		待病人有尿意或滴入200～300ml后，关闭冲洗管，打开引流管，待冲洗液全部引流出后，再关闭引流管，按需要如此反复进行	10	方法不正确扣10分	
		观察病人反应及引流液的量、颜色及性质	5	未观察扣5分	
		冲洗完毕，取下冲洗管，用0.5%聚维酮碘棉球消毒导尿管口及集尿袋接头并连接，固定尿管	5	方法不正确扣5分	
	病人管理	协助病人取舒适体位，整理床单位，观察、询问病人有无不适，交代注意事项	5	未安置体位扣2分 一项不符合要求扣1分	
	物品	整理用物，分类处置	2	一项不符合要求扣1分	
	记录	洗手，记录	3	一项不符合要求扣1分	
评价（5分）	效果	导管连接紧密、冲洗、引流通畅，病人舒适	2	一项不符合要求扣1分	
	操作	①操作动作轻柔、规范、熟练，遵守无菌操作原则 ②物品按《消毒技术规范》和《医疗废物管理条例》做相应处理	1 1	一项不符合要求扣1分	
	沟通	自然、亲切、有效，注重健康教育	1	沟通无效扣1分	
理论知识（10分）		1. 膀胱冲洗的目的？ 2. 膀胱冲洗的注意事项？ 3. 膀胱冲洗并发症的预防及处理？	2 4 4	少答或错答一项扣1分	
总分	100分				

六十八、胸腔闭式引流护理法操作考核评分标准

项目		技术操作要求	分值	扣分细则	扣分
评估（5分）		病人病情、意识状态及呼吸情况	1	一项未评估扣0.5分	
		病人胸腔闭式引流情况	2	一项未评估扣0.5分	
		病人心理状态和合作能力	1	一项未评估扣0.5分	
		环境是否符合无菌操作要求	1	未评估扣1分	
准备（5分）	护士	着装整洁、洗手、戴口罩	1	一项不符合要求扣0.5分	
	物品	胸腔闭式引流护理物品准备齐全，质量符合要求	1	物品少1件扣0.5分	
		物品摆放有序	1	不符合要求扣1分	
	环境	环境安静、整洁、光线明亮、温湿度适宜，用隔帘或屏风遮挡病人	1	不符合要求扣1分	
	病人	病人体位舒适，理解配合	1	体位不符合要求扣1分	
实施（75分）	核对解释	查对床号、病人姓名及腕带	3	未查对扣3分	
		说明胸腔闭式引流护理的目的及配合方法	2	未沟通扣2分	
	准备引流瓶	打开无菌胸腔引流瓶，倒入无菌生理盐水，使长玻璃管埋于水下3～4cm，在引流瓶的水平线上注明日期和水量，连接管道	10	一项不符合要求扣2分	
	体位	协助病人取舒适卧位，暴露胸腔引流管	3	体位不符合要求扣3分	
	分离	铺无菌治疗巾于引流管下方，弯盘置近侧	2	一项不符合要求扣1分	
		用两把止血钳双向夹闭引流管，分离引流管	5	方法不正确扣5分	
	消毒	用0.5%聚维酮碘消毒引流管连接处，由远端向近端环形消毒引流管2遍	10	消毒方法不正确扣5分，污染扣5分	
	连接	将引流管与无菌胸腔引流瓶长管上的塑料管连接	10	方法不正确扣10分	
	检查	自上而下检查管路，确认连接紧密、无误后，松开血管钳	5	未检查扣5分	
	观察	嘱病人深吸气，有效咳嗽，观察水封瓶水柱波动情况，引流管是否通畅	5	未观察扣5分	
	固定	将引流瓶放于安全处，妥善固定引流管，引流瓶低于胸腔引流口平面60～100cm	10	高度不正确扣10分	
	病人管理	协助病人取舒适体位，整理床单位，观察、询问病人有无不适，交代注意事项	5	未安置体位扣2分，一项不符合要求扣1分	
	物品	整理用物，分类处置	2	一项不符合要求扣1分	
	记录	洗手，记录	3	一项不符合要求扣1分	
评价（5分）	效果	引流管连接紧密、通畅密闭，病人舒适	2	一项不符合要求扣1分	
	操作	①操作动作轻柔、规范、熟练，遵守无菌操作原则 ②物品按《消毒技术规范》和《医疗废物管理条例》做相应处理	1 / 1	一项不符合要求扣1分	
	沟通	自然、亲切、有效，注重健康教育	1	沟通无效扣1分	
理论知识（10分）		1. 胸腔闭式引流的目的？ 2. 胸腔闭式引流的注意事项？ 3. 胸腔闭式引流并发症的预防及处理？	2 / 4 / 4	少答或错答一项扣1分	
总分	100分				

六十九、胃肠减压法操作考核评分标准

项目		技术操作要求	分值	扣分细则	扣分
评估（5分）		病人病情、意识状态、治疗情况	1	一项未评估扣0.5分	
		病人鼻黏膜有无肿胀、炎症及鼻中隔情况	2	一项未评估扣0.5分	
		病人心理状态及合作能力	1	一项未评估扣0.5分	
		环境是否符合操作要求	1	未评估扣1分	
准备（5分）	护士	着装整洁、洗手、戴口罩	1	一项不符合要求扣0.5分	
	物品	胃肠减压物品准备齐全，质量符合要求	1	物品少1件扣0.5分	
		物品摆放有序	1	不符合要求扣1分	
	环境	环境安静、整洁、明亮，温湿度适宜	1	不符合要求扣1分	
	病人	病人体位舒适，理解配合	1	体位不符合要求扣1分	
实施（75分）	核对解释	查对床号、病人姓名，手腕带	3	未查对扣3分	
		向病人说明胃肠减压的目的及配合方法	2	未沟通扣2分	
	体位	协助病人取坐位或仰卧位，适当暴露病人，确定剑突的位置	3	体位不符合要求扣3分	
	插胃管前准备	备胶布，铺治疗巾，置弯盘，清洁鼻孔	2	一项不符合要求扣0.5分	
		检查打开灌注器、胃管外包装，置治疗盘内	3	方法不正确扣3分	
		检查胃管是否通畅：将注射器与胃管末端衔接，左手用纱布持胃管，右手持镊子将胃管前端置于温水碗内，用注射器推入空气，碗内有气泡逸出	5	方法不正确扣5分	
		测量胃管插入长度（约45～55cm，从前发际至剑突），必要时以胶布粘贴做标记	5	方法不正确扣5分	
		用液状石蜡棉球润滑胃管前段15～20cm	2	方法不正确扣2分	
	插管	右手持胃管前端，沿一侧鼻孔缓缓插入，到咽喉部时（10～15cm），清醒病人嘱其做吞咽动作，昏迷病人抬起头部，使下颌靠近胸骨柄；将胃管插至所需长度	20	方法不正确扣20分	
	确认	①接注射器抽吸，观察抽出物外观特点并测量pH值。②注射器向胃内注入10～20ml空气，听诊器在胃部能听到气过水声。③将胃管开口端置于温水碗内，无气泡逸出	10	方法不正确扣10分	
	固定	胶布固定，将标签贴于胃管末端	2	固定不牢扣2分	
	连接减压装置	检查打开并调整减压装置，将胃管与胃肠减压器连接，固定于床旁，粘贴注明时间的标签	5	方法不正确扣5分	
		观察引流是否通畅及引流液颜色、量、性状	3	未口述扣2分	
	病人管理	协助病人取舒适体位，整理床单位，观察、询问病人有无不适，交代注意事项	5	未安置体位扣2分 一项不符合要求扣1分	
	物品	整理用物，分类处置	2	一项不符合要求扣1分	
	记录	洗手，记录	3	一项不符合要求扣1分	
评价（5分）	效果	胃肠减压装置有效、引流通畅，病人舒适	2	一项不符合要求扣1分	
	操作	①操作动作轻柔、规范、熟练，遵守无菌操作原则 ②物品按《消毒技术规范》和《医疗废物管理条例》做相应处理	1 1	一项不符合要求扣1分	
	沟通	自然、亲切、有效，注重健康教育	1	沟通无效扣1分	
理论知识（10分）		1. 胃肠减压的目的？ 2. 胃肠减压的注意事项？ 3. 胃肠减压并发症的预防及处理？	2 4 4	少答或错答一项扣1分	
总分	100分				

七十、坐浴法操作考核评分标准

项目		技术操作要求	分值	扣分细则	扣分
评估（5分）		病人病情及生命体征	1	一项未评估扣0.5分	
		病人外阴是否适宜坐浴，排除并发症	2	一项未评估扣0.5分	
		自理能力及配合程度	1	一项未评估扣0.5分	
		环境温度是否符合操作要求	1	未评估扣1分	
准备（5分）	护士	着装整洁、洗手、戴口罩	1	一项不符合要求扣0.5分	
	物品	坐浴物品准备齐全，质量符合要求	1	物品少1件扣0.5分	
		物品摆放有序	1	不符合要求扣1分	
	环境	环境安静、温度适宜，遮挡病人	1	不符合要求扣1分	
	病人	病人排空大小便，洗净双手，理解配合	1	体位不合适扣1分	
实施（75分）	核对解释	查对床号、病人姓名，向病人说明坐浴的目的及配合方法	5	未查对扣2分，未沟通扣3分	
	配制溶液	按照医嘱配制坐浴液，量至坐浴盆2/3处，温度38～42℃	10	配制不正确扣5分，未测温扣5分	
	移动病人	协助病人移至坐浴间，安全舒适	5	病人不适扣3分	
	协助坐浴	会阴及臀部浸入水中，用纱布或干净毛巾蘸水清洗局部	10	病人不适扣5分，擦拭方法不正确扣5分	
	坐浴时间	10～30分钟，过程安全	15	时间不正确扣5分，过程无防范扣10分	
	观察	过程中密切观察病情变化	5	未观察病人情况扣5分	
	保持水温	水温变凉，正确添加热水	5	方法不正确扣5分	
	擦干	先擦前阴，后擦臀部，最后擦干肛门	5	一项顺序不正确扣2分	
	病人管理	协助病人穿好裤子，移至安全区域，交代注意事项	5	未协助病人扣5分	
	物品	消毒洗净，整理物品，分类处置	5	一项不符合要求扣2分	
	净化环境	开窗通风，清理水渍	3	未开窗通风扣1分，未清理房间扣2分	
	记录	洗手，记录	2	一项不符合要求扣1分	
评价（5分）	效果	病人坐浴有效，未发生并发症	2	一项不符合要求扣1分	
	操作	①操作动作轻柔、规范、熟练	1	一项不符合要求扣1分	
		②物品按《消毒技术规范》和《医疗废物管理条例》做相应处理	1		
	沟通	自然、关爱、有效，注重健康教育	1	沟通无效扣1分	
理论知识（10分）		1. 坐浴的目的？ 2. 坐浴的注意事项？ 3. 坐浴并发症的预防及处理？	2 4 4	少答或错答一项扣1分	
总分	100分				

七十一、阴道冲洗法操作考核评分标准

项目		技术操作要求	分值	扣分细则	扣分
评估（5分）		病人病情、生命体征	1	一项未评估扣0.5分	
		病人外阴、阴道有无冲洗禁忌证	2	一项未评估扣0.5分	
		自理能力及配合程度	1	一项未评估扣0.5分	
		环境是否符合操作要求	1	未评估扣1分	
准备（5分）	护士	着装整洁、洗手、戴口罩	1	一项不符合要求扣0.5分	
	物品	阴道冲洗物品准备齐全，质量符合要求	1	物品少1件扣0.5分	
		物品摆放有序	1	不符合要求扣1分	
	环境	环境整洁、温度适宜，遮挡病人	1	不符合要求扣1分	
	病人	病人排空膀胱，体位舒适，理解配合	1	体位不合适扣1分	
实施（75分）	核对解释	查对床号、病人姓名，向病人说明阴道冲洗的目的及配合方法	5	未查对扣2分，未沟通扣3分	
	体位	协助病人取膀胱截石位，垫一次性臀垫	3	体位不符合要求扣3分	
	准备冲洗液	冲洗液浓度合格、温度41～43℃，冲洗桶悬挂高度60～70cm，排气备用	5	一项不符合要求扣2分	
	使用窥阴器	戴一次性手套，用窥阴器窥开阴道，手法正确	5	未戴手套扣2分，窥阴器使用不正确扣3分	
	擦洗阴道	肥皂液棉球依次擦洗阴道穹窿部及阴道壁	5	漏擦洗1处扣2分	
	冲洗外阴	顺序为从上到下，自外向内	5	顺序不对扣5分	
	冲洗阴道	充分冲洗阴道穹窿部及阴道各壁，顺序自内向外	20	顺序错误扣5分，漏冲洗1处扣5分，阴道内有分泌物扣10分	
	再次冲洗外阴	顺序为从上到下，自内向外。按下窥阴器，使阴道内的残留液完全流出，用干棉球擦干阴道积液	5	顺序错误扣3分，一项不符合要求扣2分	
	消毒阴道	聚维酮碘棉球擦洗阴道，充分擦洗阴道穹窿部及阴道各壁，顺序自内向外	10	顺序错误扣5分，漏擦洗1处扣5分，阴道内有分泌物扣5分	
	取窥器	取出窥器，擦干外阴部	2	一项不符合要求扣1分	
	病人管理	冲洗过程中密切观察病人情况，协助病人穿好衣服，安全护送回房间	5	未观察病情扣5分	
	物品	整理用物，分类处置	3	一项不符合要求扣1分	
	记录	洗手，记录	2	一项不符合要求扣1分	
评价（5分）	效果	病人阴道清洁无分泌物，符合手术要求，未发生并发症	2	一项不符合要求扣1分	
	操作	①无菌观念强，操作规范、动作轻柔 ②物品按《消毒技术规范》和《医疗废物管理条例》做相应处理	1 1	一项不符合要求扣1分	
	沟通	自然、亲切、有效，注重健康教育	1	沟通无效扣1分	
理论知识（10分）		1. 阴道冲洗的目的？ 2. 阴道冲洗的注意事项？ 3. 阴道冲洗的流程？	2 4 4	少答或错答一项扣1分	
总分	100分				

七十二、会阴消毒法操作考核评分标准

项目		技术操作要求	分值	扣分细则	扣分
评估（5分）		病人的病情	1	一项未评估扣0.5分	
		病人会阴部情况、带尿管或阴道引流管情况	2	一项未评估扣0.5分	
		心理状态及合作程度	1	一项未评估扣0.5分	
		环境是否符合操作要求	1	未评估扣1分	
准备（5分）	护士	着装整洁、洗手、戴口罩	1	一项不符合要求扣0.5分	
	物品	会阴消毒物品准备齐全，质量符合要求	1	物品少1件扣0.5分	
		物品摆放有序	1	不符合要求扣1分	
	环境	环境整洁、温度适宜，有私密性	1	不符合要求扣1分	
	病人	病人体位舒适，理解配合	1	体位不合适扣1分	
实施（75分）	核对解释	查对床号、病人姓名，向病人说明会阴消毒的目的及配合方法	5	未查对扣2分，未沟通扣3分	
	体位	协助病人取屈膝仰卧体位，臀下垫一次性臀垫	5	体位不符合要求扣3分	
	取放棉球	戴一次性手套，夹取传递消毒棉球方法正确，一个棉球只用1次	10	未戴手套扣2分，棉球使用不正确1处扣2分	
	擦洗第一遍	擦洗顺序从上到下，自外向内依次擦洗	12	顺序错误扣5分，漏擦洗1处扣2分	
	擦洗第二遍	擦洗顺序从上到下，自外向内依次擦洗	10	顺序错误扣5分，漏擦洗1处扣2分	
	有尿管引流管	第二遍擦洗顺序从上到下，自内向外依次擦洗，擦干净管上的血迹及分泌物	10	顺序错误扣5分，漏擦洗1处扣2分，尿管不干净扣2分	
	有伤口	第二遍擦洗顺序，从上到下，自内向外依次擦洗	10	顺序错误扣5分，漏擦洗1处扣2分	
	观察	擦洗过程中密切观察病情变化、会阴伤口有无红、肿、热、痛，阴道分泌物情况	5	未观察病情扣5分	
	病人管理	协助更换会阴垫，协助病人取舒适体位，有伤口取伤口对侧体位，整理床单位	3	不符合要求扣2分	
	物品	整理用物，分类处置	2	一项不符合要求扣1分	
	记录	洗手，记录	3	一项不符合要求扣1分	
评价（5分）	效果	病人外阴清洁、无异味，病人舒适感增加，未发生并发症	2	一项不符合要求扣1分	
	操作	①无菌观念强，操作规范、动作轻柔 ②物品按《消毒技术规范》和《医疗废物管理条例》做相应处理	1 1	一项不符合要求扣1分	
	沟通	自然、亲切、有效，注重健康教育	1	沟通无效扣1分	
理论知识（10分）		1. 会阴消毒的目的？ 2. 有尿管病人会阴消毒的顺序？ 3. 有伤口病人会阴消毒时注意事项？	2 4 4	少答或错答一项扣1分	
总分	100分				

七十三、产时会阴消毒法操作考核评分标准

项目		技术操作要求	分值	扣分细则	扣分
评估（5分）		孕妇孕周、产程进展情况	1	一项未评估扣0.5分	
		会阴部情况	2	一项未评估扣0.5分	
		心理状态及合作程度	1	一项未评估扣0.5分	
		环境是否符合操作要求	1	未评估扣1分	
准备（5分）	护士	着装整洁、洗手、戴口罩	1	一项不符合要求扣0.5分	
	物品	会阴消毒物品准备齐全，质量符合要求	1	物品少1件扣0.5分	
		物品摆放有序	1	不符合要求扣1分	
	环境	环境清洁安全，温度适宜，有私密性	1	不符合要求扣1分	
	病人	病人排空膀胱，体位舒适，理解配合	1	体位不合适扣1分	
实施（75分）	核对解释	查对孕妇姓名，向孕妇说明目的、方法及配合技巧	5	未查对扣2分，未沟通扣3分	
	体位	协助病人取膀胱截石位，调整好产床的高度及坡度，垫一次性臀垫	5	1处不符合要求扣2分	
	准备	戴一次性手套，按照流程依次准备洗消棉球及消毒物品	10	污染1处扣2分	
	会阴冲洗1遍	夹取肥皂液纱球进行擦洗、冲洗会阴，顺序为从上到下，自外向内	10	漏擦洗、冲洗1处扣2分	
	会阴冲洗2遍	更换无菌镊子，擦洗、冲洗顺序为从上到下，自内向外	10	漏擦洗、冲洗1处扣2分	
	会阴消毒1遍	更换无菌镊子，夹取0.5%聚维酮碘纱球进行消毒，顺序为从上到下，自内向外	10	不符合要求1处扣2分	
	会阴消毒2遍	更换无菌镊子，顺序同上	10	不符合要求1处扣2分	
	观察	密切观察产程进展、胎头下降情况	5	未观察孕妇情况扣5分	
	消毒后	撤出一次性臀垫，垫无菌治疗巾	5	一项不符合要求扣2分	
	物品	消毒用物归位，准备上台接生用物	2	一项不符合要求扣1分	
	记录	分娩前记录	3	一项不符合要求扣1分	
评价（5分）	效果	孕妇外阴清洁、无污染，孕妇无不适感	2	一项不符合要求扣1分	
	操作	①无菌观念强，操作规范、动作轻柔 ②物品按《消毒技术规范》和《医疗废物管理条例》做相应处理	1 1	一项不符合要求扣1分	
	沟通	关心、体贴孕妇，沟通自然、有效，注重健康教育	1	沟通无效扣1分	
理论知识（10分）		1. 产时会阴消毒的目的？ 2. 产时会阴消毒的顺序？ 3. 产时会阴消毒的注意事项？	2 4 4	少答或错答一项扣1分	
总分	100分				

七十四、胎心音听诊法操作考核评分标准

项目		技术操作要求	分值	扣分细则	扣分
评估（5分）		孕妇的孕周、胎方位、胎动情况	1	一项未评估扣0.5分	
		局部皮肤情况	2	一项未评估扣1分	
		孕妇的自理能力及合作程度	1	一项未评估扣0.5分	
		环境是否符合操作要求	1	未评估扣1分	
准备（5分）	护士	着装整洁、洗手、戴口罩	1	一项不符合要求扣0.5分	
	物品	胎心听诊物品齐全	1	物品少1件扣1分	
		仪器性能完好，物品摆放有序	1	不符合要求扣1分	
	环境	环境整洁、安静，温度适宜	1	不符合要求扣1分	
	孕妇	体位舒适，精神放松	1	体位不合适扣1分	
实施（75分）	核对解释	查对床号、姓名，向孕妇说明目的、注意事项及配合技巧	5	未查对扣2分，未沟通扣3分	
	体位	协助排空膀胱后取平卧位，关闭门窗，遮挡孕妇	5	一项不符合要求扣2分	
	暴露	合理暴露孕妇腹部	5	不合理扣5分	
	判断胎方位	用四部触诊法判断胎方位	10	一项手法不正确扣5分	
	涂耦合剂	探头耦合剂均匀适量	5	不正确扣5分	
	听诊区域	听诊位置正确 枕先露位于脐下方（左或右） 臀先露位于脐上方（左或右） 横位位于脐周围	10	位置不正确扣10分	
	时间	选择宫缩间歇期听诊，时间1分钟	10	时机和时间不对扣5分	
	计数	正确计数	5	计数不准确扣5分	
	观察	听诊过程中如有异常及时处理	5	未观察病情扣5分	
	孕妇复位	听诊完毕，擦去皮肤上的耦合剂，协助整理衣裤，取舒适体位	5	一项不符合要求扣1分	
	指导	说明孕妇听诊结果及自我检测胎动方法	5	未指导扣5分	
	物品	整理物品，分类处置	2	一项不符合要求扣1分	
	记录	洗手，记录	3	一项不符合要求扣1分	
评价（5分）	效果	计数胎心音正确，孕妇无不适感	2	一项不符合要求扣1分	
	操作	①操作规范、动作轻柔 ②物品按《消毒技术规范》和《医疗废物管理条例》做相应处理	1 1	一项不符合要求扣1分	
	沟通	自然、亲切、有效，注重健康教育	1	沟通无效扣1分	
理论知识（10分）		1. 胎儿心音听诊的目的？ 2. 正常胎心音？ 3. 何为胎儿呼吸窘迫综合征？	2 4 4	少答或错答一项扣1分	
总分	100分				

七十五、新生儿脐带护理法操作考核评分标准

项目		技术操作要求	分值	扣分细则	扣分
评估（5分）		新生儿的一般状况	2	一项未评估扣1分	
		新生儿脐部有无血肿、渗血、渗液、异常气味、结扎线是否脱落	2	一项未评估扣1分	
		环境是否符合操作要求	1	未评估扣1分	
准备（5分）	护士	着装整洁、洗手、戴口罩	1	一项不符合要求扣0.5分	
	物品	脐带护理物品齐全，质量符合要求	1	物品少1件扣0.5分	
		物品摆放有序	1	不符合要求扣1分	
	环境	安静、整洁、安全，室温适宜	1	不符合要求扣1分	
	新生儿	已沐浴和卫生处置	1	体位不合适扣1分	
实施（75分）	核对	查对新生儿，向家属说明目的及注意事项	5	未查对扣2分，未沟通扣3分	
	体位	关闭门窗，新生儿取仰卧位	5	体位不符合要求扣3分	
	局部暴露	垫好尿布，合理暴露新生儿脐部	5	未垫好尿布扣2分	
	检查脐带	戴手套，查看脐带情况，左手轻轻上提结扎线暴露脐带根部	5	未检查扣5分	
	消毒	右手用乙醇棉签消毒脐带残端及脐带，更换棉签消毒脐轮周围，顺序从内到外消毒	15	消毒方法不正确扣10分	
	次数	消毒3遍，每根棉签只用1次	10	少一遍扣3分	
	有分泌物	清理分泌物至干净，符合无菌原则，必要时送检	10	清理分泌物不干净扣10分	
	局部包扎	护脐带药物包处对准脐带贴紧固定，也可直接暴露脐带	5	包扎错误扣5分	
	观察	脐带处理过程中密切观察新生儿有无不适	5	未观察病情扣5分	
	新生儿管理	新生儿垫好尿布，穿好衣服，包好被子，向家属交代注意事项，整理婴儿车	5	一项不符合要求扣1分	
	物品	整理用物，分类处置	2	一项不符合要求扣1分	
	记录	洗手，记录	3	一项不符合要求扣1分	
评价（5分）	效果	新生儿脐部无感染现象，新生儿表现舒适，包被清洁整齐	2	一项不符合要求扣1分	
	操作	①无菌观念强，操作规范、动作轻柔 ②物品按《消毒技术规范》和《医疗废物管理条例》做相应处理	1 1	一项不符合要求扣1分	
	沟通	注意观察新生儿表情，有眼神交流	1	沟通无效扣1分	
理论知识（10分）		1. 新生儿脐部护理的目的？ 2. 新生儿脐部护理的注意事项？ 3. 新生儿脐部护理并发症的预防及处理？	2 4 4	少答或错答一项扣2分	
总分	100分				

七十六、新生儿沐浴法操作考核评分标准

项目		技术操作要求	分值	扣分细则	扣分
评估（5分）		新生儿的一般状况，安静，不哭闹	2	一项未评估扣1分	
		新生儿哺乳后30分钟以上	2	未评估扣2分	
		环境是否符合操作要求	1	未评估扣1分	
准备（5分）	护士	仪表整洁，取下饰品，剪短指甲，洗手	1	一项不符合要求扣0.5分	
	物品	沐浴物品准备齐全，符合要求	1	物品少1件扣0.5分	
		按照使用顺序摆放合理，排列有序	1	不符合要求扣1分	
	环境	清洁、安静，室温24～28℃	1	不符合要求扣1分	
	新生儿	安静，舒适，全身有无异常	1	不符合要求扣1分	
实施（75分）	核对解释	核对新生儿腕带，向产妇及家属说明沐浴的目的、操作过程、注意事项	5	未查对扣2分，未沟通扣3分	
	测体重	正确脱去新生儿衣服、保留尿布、测量体重	5	一项不符合要求扣2分	
	体位手法	新生儿仰卧在操作者的左侧大腿上，固定新生儿头部、颈部、躯干部，翻折耳郭	5	手法不正确扣5分	
	洗脸洗头	专用小毛巾依次擦洗新生儿眼睑、嘴、鼻、面额及耳。婴儿洗发精洗头部、清水洗净擦干	10	1处不洁扣2分，顺序不对扣5分	
	洗颈部躯体前侧	新生儿安全放入浴盆，固定头、背和腋窝，依次清洗，顺序颈部、胸腹部、下肢前侧及会阴部	10	1处不洁扣2分，顺序不对扣5分	
	洗背部及臀部	新生儿安全俯卧在浴盆，托住下颌及前腋胸，依次清洗，顺序背部、臀部及下肢背侧	10	1处不洁扣2分，顺序不对扣5分	
	保暖	沐浴后即用干浴巾拭干，保暖	5	未擦干保暖扣2分	
	局部护理	依次行眼鼻护理、脐部护理和臀部护理，必要时在皮肤皱褶处撒爽身粉，在臀部涂抹护肤油	10	一项不符合要求扣2分	
	观察反应	沐浴过程中密切观察新生儿反应，水温，室温，有问题及时处理	5	未观察扣5分	
	新生儿管理	新生儿垫好尿布，穿好衣服，包好包被，整理婴儿车	5	一项不符合要求扣1分	
	物品	整理用物，分类处置	2	一项不符合要求扣1分	
	记录	洗手，记录	3	一项不符合要求扣1分	
评价（5分）	效果	新生儿表现舒适，包被清洁整齐	2	一项不符合要求扣1分	
	操作	①认真执行查对制度，操作规范、动作轻柔，时间不超过10分钟	1	一项不符合要求扣1分	
		②物品按《消毒技术规范》和《医疗废物管理条例》做相应处理	1		
	沟通	注意观察新生儿反应，有眼神和语言交流	1	无观察交流扣1分	
理论知识（10分）		1. 新生儿沐浴的目的？	2	少答或错答一项扣2分	
		2. 新生儿沐浴的注意事项？	4		
		3. 新生儿沐浴并发症的预防及处理？	4		
总分	100分				

七十七、新生儿抚触法操作考核评分标准

项目		技术操作要求	分值	扣分细则	扣分
评估（5分）		新生儿的一般状况,安静,不哭闹	2	一项未评估扣1分	
		了解头颈部,脐部,会阴部情况	2	一项未评估扣1分	
		环境是否符合操作要求	1	未评估扣1分	
准备（5分）	护士	仪表整洁,洗手,剪指甲,手上无饰品	1	一项不符合要求扣0.5分	
	物品	物品齐全,质量符合要求	1	物品少1件扣0.5分	
		摆放有序	1	物品1件不符合要求扣1分	
	环境	房间内温暖、播放舒缓音乐	1	一项不符合要求扣0.5分	
	新生儿	舒适,无疲劳、饥饿和烦躁	1	一项不符合要求扣1分	
实施（75分）	核对解释	核对新生儿手镯,检查有无异常,向产妇和家属介绍新生儿抚触的好处,注意事项	5	未查对扣2分,未沟通扣3分	
	调节室温	室内温度保持在26℃左右,播放轻柔音乐	5	一项不符合要求扣3分	
	温暖双手	将婴儿润肤液倒在掌心,双手揉搓	2	未放置扣2分	
	头面部按摩	鼻上、眉弓、两鬓、额头、脸颊。并用拇指在新生儿上唇、下唇画微笑状,最后头枕部	8	一处不正确扣1分	
	胸部按摩	右手自左侧肋线向上滑向新生儿右肩,复原。左手自右侧肋线向上滑向新生儿左肩,复原	8	一处不正确扣5分	
	腹部按摩	四指相拼沿着脐周顺时针方向做圆圈按摩动作	8	一处不正确扣2分	
	背部按摩	双手平放从颈部第七颈椎向下平行按摩背部至骶尾部,指尖纵行按摩脊柱两边的肌肉	8	一处不正确扣2分	
	上肢按摩	挤捏上臂、手腕,按摩手背、手心、手指。同样方法按摩另一上肢	10	一处不正确扣1分	
	下肢按摩	挤捏大腿、膝部、小腿,按摩脚踝及足部、脚趾。同样方法按摩另一下肢	10	一处不正确扣1分	
	观察讲解	操作过程中密切观察新生儿反应,全程边做边给新生儿父母讲解示范	5	未观察病情扣2分,未讲解示范扣3分	
	新生儿管理	操作完成为新生儿穿好衣服,包好包被,整理婴儿床	2	一项不符合要求扣1分	
	物品	整理物品,分类处置	2	一项不符合要求扣1分	
	记录	洗手,记录	2	一项不符合要求扣1分	
评价（5分）	效果	新生儿表现舒适,每个按摩动作重复3～5次,按摩力度新生儿皮肤微微发红	2	一项不符合要求扣1分	
	操作	①操作规范、动作轻柔 ②全程10～15分钟	1 1	一项不符合要求扣1分	
	沟通	与家属沟通自然、亲切、有效,按摩时与新生儿眼睛对视,进行语言交流	1	沟通无效扣1分	
理论知识（10分）		1. 新生儿抚触护理的目的? 2. 新生儿抚触护理的注意事项?	4 6	少答或错答一项扣1分	
总分	100分				

七十八、新生儿复苏术操作考核评分标准

项目		技术操作要求	分值	扣分细则	扣分
评估(5分)		产妇 孕周、胎次、合并症,是否难产或危产	2	一项未评估扣0.5分	
		新生儿 ①是否足月？②有呼吸或哭声吗？③肌张力好吗？④羊水清吗？	2	一项未评估扣0.5分	
		环境是否符合操作要求	1	未评估扣1分	
准备(5分)	护士	仪表整洁、洗手、戴口罩	1	一项不符合要求扣1分	
	物品	物品齐全,质量符合要求,摆放有序	1	物品少1件扣1分	
		辐射保暖台预热	1	未准备扣1分	
	环境	安静、整洁,光线及室温适宜急救	1	一项不符合要求扣1分	
	新生儿	充分了解新生儿情况	1	一项不符合要求扣1分	
实施(75分)	评估	呼吸、心率、肌张力、反射和肤色	5	一项未评估扣1分	
	保温	迅速擦干,置新生儿于预热的辐射台上,调温至32℃或其他方法保暖	5	方法不对扣2分	
	体位	仰卧位,头轻度仰伸位	2	颈部屈曲或过仰扣1分	
	清理呼吸道	先吸口腔分泌物,后吸鼻腔分泌物,负压不应超过100mmHg,吸引时间不超过10秒	5	方法、压力不正确各扣2分	
	刺激呼吸	轻拍足底或弹足跟,摩擦背部	5	手法不正确扣2分	
	正压通气	E-C手法使用呼吸囊;通气频率40~60次/分;通气压力20~25cmH$_2$O	15	面罩手法不对扣5分,频率不对扣5分,通气无效每次扣0.1分	
	气管插管	1. 正确插入气管导管,在20秒内完成 2. 正确确定导管位置 ①听诊双肺呼吸音一致,胃部无气过水声;②呼气时导管内有雾气;③呼气末CO$_2$监测	15	持镜手法错误扣1分,插入方式错误扣2分,未记唇处导管标记扣1分,确定导管位置方法不正确扣5分,插管失败扣15分	
	建立循环	1. 按压部位 新生儿两乳头连线中点的下方 2. 按压深度 胸廓前后径的1/3 3. 按压方法 ①拇指法;②双指法 4. 按压频率 90次/分 5. 按压-通气比 按压:通气为3:1	15	按压部位错误扣5分 按压方法不对扣2分 按压深度不正确每次扣0.1分 按压频率不正确每次扣0.1分 按压-通气比不正确扣5分	
	观察评估	每30秒评估1次;注意保暖 监测生命体征及重要器官的功能	5	未观察病情扣2分,未评估扣3分	
	物品	整理用物,分类处置	1	一项不符合要求扣1分	
	记录	洗手,记录	2	一项不符合要求扣1分	
评价(5分)	效果	新生儿抢救及时有效	2	一项不符合要求扣1分	
	操作	①分工明确,配合到位,操作规范、动作轻柔 ②物品按《消毒技术规范》和《医疗废物管理条例》做相应处理	1 1	一项不符合要求扣1分	
	沟通	与家属沟通自然、亲切、有效	1	沟通无效扣1分	
理论知识(10分)		1. 新生儿复苏的目的？ 2. 新生儿复苏的注意事项？ 3. 新生儿复苏并发症的预防及处理？	2 4 4	少答或错答一项扣1分	
总分	100分				

七十九、新生儿头皮静脉穿刺法考核评分标准

项目		技术操作要求	分值	扣分细则	扣分
评估（5分）		患儿病情、年龄、意识状态、心肾功能等	2	一项未评估扣0.5分	
		患儿穿刺部位皮肤完整性及血管情况	1	一项未评估扣0.5分	
		患儿合作程度	1	未评估扣1分	
		环境是否符合操作要求	1	未评估扣1分	
准备（5分）	护士	着装整洁、洗手、戴口罩	1	一项不符合要求扣0.5分	
	物品	所需物品齐全，质量符合要求	1	物品少1件扣0.5分	
		物品摆放合理、有序	1	放置顺序不合理扣1分	
	新生儿	患儿裹尿布，穿刺部位毛发剃除干净	1	不符合要求扣1分	
	环境	环境安静、整洁、30分钟内病房未打扫卫生，光线适宜	1	不符合要求扣1分	
实施（75分）	核对解释	核对床号、患儿姓名、腕带，医嘱、执行单，向患儿家属说明操作过程引起的不适及配合要点	5	未查对医嘱扣3分 未解释扣2分	
	加药	按医嘱及无菌操作原则抽取药液，贴输液贴	3	不符合要求扣3分	
	插输液器	将输液器插头插入瓶塞直至根部	2	不符合要求扣1分	
	排气	倒置茂菲滴管，当茂菲滴管内的液面达到滴管的1/2～2/3时，迅速转正滴管，直至排尽空气	3	未一次性排尽空气扣3分	
	体位	协助患儿横卧于床中央，穿刺者立于患儿头端	2	体位不符合要求扣2分	
	消毒	消毒范围直径要大于5cm	5	消毒不符合要求扣5分	
	二次核对	核对床号、患儿姓名及腕带	3	未核对扣3分	
	穿刺	在距静脉最清楚点向后移0.3cm处将针头沿静脉向心方向，右手拇示指持针头以5°～10°角刺入皮肤后平行缓慢进针，然后沿静脉方向略前行，感觉有落空且有回血	25	一次穿刺不成功扣10分	
	固定	妥善固定胶布	10	未妥善固定扣5分	
	调节滴速	根据患儿年龄、病情及药液选择适合的滴速	5	滴速不符合病情扣5分	
	再次核对	再次核对患儿及医嘱信息	3	未查对扣3分	
	患儿管理	协助患儿取合适体位，观察患儿有无输液反应，如有输液反应，停止输液应及时通知医生	5	未观察扣3分	
	物品	整理物品，分类处置	2	未按要求处理扣1分	
	记录	洗手，记录	2	一项不符合要求扣1分	
评价（5分）	效果	穿刺部位正确，穿刺一次成功，针翼妥善固定，静脉滴注通畅，未发生并发症	2	一项不符合要求扣1分	
	操作	①操作动作轻柔、熟练，遵守无菌操作原则 ②物品按《消毒技术规范》和《医疗废物管理条例》做相应处理	1 1	一项不符合要求扣1分	
	沟通	与家属沟通自然、亲切、有效，注重健康教育	1	沟通无效扣1分	
理论知识（10分）		1. 新生儿头皮静脉穿刺的目的？ 2. 新生儿头皮静脉穿刺的注意事项？ 3. 新生儿头皮静脉穿刺常见并发症的预防及处理？	2 4 4	错答或少答一项扣1分	
总分	100分				

八十、早产儿暖箱应用法考核评分标准

项目		技术操作要求	分值	扣分细则	扣分
评估（5分）		早产儿出生孕周、出生体重、日龄、生命体征、有无并发症	2	一项未评估扣0.5分	
		暖箱性能	2	未评估扣2分	
		病室环境是否有阳光直射或其他辐射热源存在	1	未评估扣1分	
准备（5分）	护士	着装整洁、洗手、戴口罩	1	一项不符合要求扣1分	
	物品	执行单、仪器性能良好	1	少1件扣1分	
	环境	整洁、周围无辐射散热装置	1	不符合要求扣1分	
	早产儿	穿单衣、裹尿布，进暖箱前测体重与体温	1	一项不符合要求扣1分	
实施（75分）	检查	检查暖箱各部件性能	5	未检查扣5分	
	注水	将无菌注射用水加入暖箱湿化器中至水位标示线	5	不符合要求扣5分	
	开机	接通电源，将暖箱调温至所需温度预热	5	未调温度扣3分	
	核对	核对早产儿床号、姓名及暖箱温度湿度	5	一项未核对扣1分	
	观察	密切观察早产儿面色、呼吸、心率、体温及皮肤变化	10	一项未观察扣2分	
	保温	各种操作尽量在箱内集中进行，动作轻柔、熟练、准确	5	未按要求操作扣5分	
	交接班	交接班时各班应交接暖箱使用情况，每周在固定时间测体重1次并记录	10	未交接班及交接不清各扣10分	
	更换用水	湿化器内注射用水每日更换1次	5	未更换注射用水扣3分	
	出箱	①早产儿体重达2000g或以上，体温稳定3天以上者；②在室温24～26℃的情况下，早产儿穿衣在不加热的暖箱内，能维持正常体温；③早产儿在暖箱内生活了1个月以上，体重虽不到2000g，但一般情况良好	10	一项不符合扣3分	
	关机	切断电源，放掉水槽内的蒸馏水	5	未切断电源、未放水各扣2分	
	保养	用消毒液擦拭、清洁暖箱	5	未擦拭扣3分	
	消毒	用紫外线灯照射30分钟后，表面置遮盖物，挂备用标志	5	一项不符合要求扣3分	
评价（5分）	效果	暖箱清洁，各部件功能正常，箱内温度及相对湿度稳定。早产儿舒适，体温维持在正常范围	2	一项不符合要求扣1分	
	操作	①操作熟练，动作轻巧	1	一项不符合要求扣1分	
		②物品按《消毒技术规范》和《医疗废物管理条例》做相应处理	1	无菌观念差扣1分	
	沟通	自然、亲切、有效（向家属解释）	1	沟通无效扣1分	
理论知识（10分）		1. 暖箱使用的目的？	2	错答或少答一项扣1分	
		2. 使用暖箱的注意事项？	4		
		3. 使用暖箱并发症的预防及处理？	4		
总分	100分				

八十一、光照疗法操作考核评分标准

项目		技术操作要求	分值	扣分细则	扣分
评估（5分）		患儿诊断、性别、日龄、体重、黄疸程度、胆红素检查结果、生命体征、精神反应	3	一项未评估扣0.5分	
		光疗箱性能	1	未评估扣1分	
		病室环境是否符合光疗箱操作要求	1	未评估扣1分	
准备（5分）	护士	着装整洁、洗手、戴口罩及墨镜	1	一项不符合要求扣1分	
	物品	仪器性能完好	1	少1件扣1分	
		遮光眼罩、遮光尿裤、注射用水、执行单等	1	一项不符合要求扣1分	
	环境	整洁、周围无辐射散热及制冷装置	1	不符合要求扣1分	
	患儿	患儿皮肤清洁、全身裸露，佩戴遮光眼罩，裹尿布，男婴注意保护阴囊	1	一项不符合要求扣1分	
实施（75分）	开机	接通电源，检查线路及灯管亮度，箱温升至患儿适中温度	5	未检查扣2分 未调温度扣3分	
	核对解释	核对医嘱、光疗箱的温湿度，患儿床号、姓名、腕带。向家属解释蓝光治疗的有关问题	5	一项未核对扣1分 未解释扣1分	
	准备	患儿测量体温、体重；将患儿全身裸露，戴遮光眼罩，更换尿裤并遮盖会阴部	5	一项不符合要求扣1分	
	光疗	灯管距患儿皮肤33~50cm。记录照射时间，患儿皮肤均匀受热，单面光疗箱每2小时更换体位1次	10	灯管照射距离不正确扣3分 未更换体位扣5分	
	测体温	每2~4小时测体温1次或根据病情、体温情况随时测量，根据体温调节箱温	10	未测温及调温各扣2分	
	操作	各项治疗、护理应尽量在光疗箱内集中进行	5	未按要求扣3分	
	观察	密切观察病情，向医生汇报及时	5	观察病情不及时扣5分	
	光疗时间	总光照时间按医嘱执行	5	未按医嘱执行扣5分	
	出箱	出箱时先将患儿衣服预热，再给患儿穿好衣服，先关蓝光灯再关电源	5	未预热患儿衣服扣2分 未关闭电源扣3分	
	整理衣物	给患儿穿好已预热好的衣服，除去眼罩	5	一项不符合要求扣1分	
	记录	抱回病床，做好记录	5	一项不符合要求扣1分	
	设备处理	切断电源，将湿化器水箱内水倒尽	5	一项不符合要求扣1分	
	仪器消毒	做好整机的清洗消毒工作	5	一项不符合要求扣1分	
评价（5分）	效果	光疗箱清洁，各部件功能正常，箱内温度及相对湿度稳定。患儿黄疸症状改善，体温维持在正常范围	2	一项不符合要求扣1分	
	操作	①操作熟练，动作轻巧	1	一项不符合要求扣1分	
		②物品按《消毒技术规范》和《医疗废物管理条例》做相应处理	1		
	沟通	自然、亲切、有效（向家属解释）	1	沟通无效扣1分	
理论知识（10分）		1. 光照疗法的目的？ 2. 光照疗法的注意事项？ 3. 光照疗法并发症的预防及处理？	2 4 4	少答或错答一项各扣1分	
总分	100分				

八十二、儿童单人心肺复苏术操作考核评分标准

项目		技术操作要求	分值	扣分细则	扣分
准备（5分）	护士	洗手、戴手套	2	一项不符合要求扣1分	
	物品	便携面罩或隔离膜，必要时备硬木板	1	物品少1件扣1分	
	环境	环境宽敞、安全，适合抢救	2	不符合要求扣1分	
实施（80分）	评估心脏骤停	确认现场安全，检查患儿有无反应	2	一项未检查扣1分	
		启动急救反应系统，获取AED	2	未启动EMS、未取AED各扣1分	
		同时检查患儿呼吸和脉搏5～10秒	1	检查、方法不正确各扣0.5分	
	高质量胸外按压	去枕平卧于硬板床或坚硬平坦的表面，解开患儿衣服，暴露胸部	3	一项不符合要求扣1分	
		位置：护士位于患儿的一侧	1	一项不符合要求扣1分	
		按压部位：胸骨下半部分	5	按压部位不正确扣5分	
		按压方法：快速用力按压（单手或双手）	5	方法不对扣5分	
		按压深度：胸廓前后径的1/3（约5cm）	5	一次深度不达标扣0.1分	
		按压频率：100～120次/分（30次需15～18秒）	5	按压频率每大于或小于1秒扣0.1分	
		胸廓回弹：每次按压后要确保胸廓完全回弹	5	一次回弹不充分扣0.1分	
		尽量减少按压中断：2次人工呼吸在10秒内	5	每大于1秒扣0.1分	
	开放气道	仰头提颏法（或推举下颌法）打开气道	5	未打开气道扣5分	
	人工呼吸	给予2次人工呼吸，每次吹气1秒以上	10	吹气时间或潮气量不正确每次扣0.5分	
	复苏周期	按压与吹气比为30:2，5组心肺复苏或2分钟评估患儿1次，并重复上述操作	20	做5组心肺复苏，少做一组扣4分	
	复苏判断	检查呼吸和脉搏动5～10秒，观察血压、呼吸、面色及瞳孔	2	判断不准确各扣1分	
	患儿管理	密切观察病情，实施儿童高级心血管生命支持	2	未观察及实施儿童高级心血管生命支持扣2分	
	物品	整理物品，分类处置	1	一项不符合要求扣1分	
	记录	洗手，做好记录	1	一项不符合要求扣1分	
评价（5分）	效果	严肃、迅速、高质量地进行心肺复苏	3	一项不符合要求扣2分	
	操作	①动作迅速，定位准确，手法正确，操作熟练	1	一项不符合要求扣1分	
		②物品按《消毒技术规范》和《医疗废物管理条例》做相应处理	1		
理论知识（10分）		1. 儿童心肺复苏的有效指征？ 2. 儿童心肺复苏的注意事项？ 3. 儿童心肺复苏并发症的预防？	2 4 4	少答或错答一项扣2分	
总分	100分				

八十三、儿童双人心肺复苏术操作考核评分标准

项目		技术操作要求	分值	扣分细则	扣分
准备（5分）	护士	洗手、戴手套	2	一项不符合要求扣1分	
	物品	简易呼吸器、手套，必要时备硬木板	1	物品少1件扣1分	
	环境	环境宽敞、安全，适合抢救	2	不符合要求扣1分	
实施（80分）	第一名护士职责				
	评估心脏骤停	确认现场安全，检查患儿有无反应	2	一项未检查扣1分	
		启动急救反应系统，获取AED	2	未启动EMS扣分	
		检查患儿呼吸和脉搏（同时进行，5～10秒）	1	检查、方法不正确各扣0.5分	
	高质量胸外按压	患儿去枕平卧于硬板床或坚硬、平坦的表面，解开患儿衣服，暴露胸部	3	一项不符合要求扣1分	
		位置：护士位于患儿的一侧	1	一项不符合要求扣1分	
		按压部位：胸骨下半部分	5	按压部位不正确扣5分	
		按压方法：快速用力按压（单手或双手）	5	方法不对扣5分	
		按压深度：胸廓前后径的1/3（约5cm）	5	一次深度不达标扣0.1分	
		按压频率：100～120次/分（30次需15～18秒）	5	按压频率每大于或小于1秒扣0.1分	
		胸廓回弹：每次按压后要确保胸廓完全回弹	5	一次回弹不充分扣0.1分	
		尽量减少按压中断：2次人工呼吸在10秒内	5	每大于1秒扣0.1分	
	第二名护士职责				
	开放气道	采用仰头提颏法或推举下颌法开放气道	5	判断不准确各扣1分	
	人工呼吸	用简易呼吸器给予2次人工呼吸，每次时间1秒以上，使患儿的胸廓隆起	10	一次人工呼吸不达标扣1分	
	沟通	鼓励第一名护士进行足够深、足够快的胸外按压，并使胸廓在按压期间完全回弹	5	未沟通扣5分	
	交换职责	10组心肺复苏后，第二名护士给予胸外按压，第一名护士使用简易呼吸器进行人工呼吸	5	10组心肺复苏，与第1名护士交换职责，交换用时小于5秒	
	复苏周期	按压与通气比为15:2，如有可能，尽早使用AED除颤	10	10组心肺复苏，少一组扣2分	
	复苏判断	检查呼吸和脉搏动5～10秒，观察血压、呼吸、面色及瞳孔	2	判断不准确各扣1分	
	患儿管理	密切观察病情，实施儿童高级心血管生命支持	2	未观察及实施儿童高级心血管生命支持扣2分	
	物品	整理物品，分类处置	1	一项不符合要求扣1分	
	记录	洗手，做好记录	1	一项不符合要求扣1分	
评价（5分）	效果	严肃、迅速、高质量地进行心肺复苏	3	一项不符合要求扣2分	
	操作	①动作迅速，定位准确，手法正确，两名护士有效沟通，配合默契，操作熟练	1	一项不符合要求扣1分	
		②物品按《消毒技术规范》和《医疗废物管理条例》做相应处理	1		
理论知识（10分）		1. 心肺复苏的有效指征？ 2. 心肺复苏的注意事项？ 3. 心肺复苏并发症的预防？	2 4 4	少答或错答一项扣2分	
总分	100分				

八十四、婴儿单人心肺复苏术操作考核评分标准

项目		技术操作要求	分值	扣分细则	扣分
准备 （5分）	护士	洗手、戴手套	2	一项不符合要求扣1分	
	物品	便携面罩或隔离膜、手套，必要时备硬木板	1	物品少1件扣1分	
	环境	环境宽敞、安全，适合抢救	2	不符合要求扣1分	
实施 （80分）	评估 心脏 骤停	确认现场安全，检查患儿有无反应（拍足底）	2	一项未检查扣1分	
		启动急救反应系统，获取AED	2	未启动EMS扣分，未取AED扣1分	
		检查患儿呼吸和脉搏（同时进行检查5～10秒，婴儿检查肱动脉脉搏）	1	检查、方法不正确各扣0.5分	
	高质量 胸外按压	患儿去枕平卧于坚硬、平坦的表面，解开患儿衣服，暴露胸部	3	一项不符合要求扣1分	
		位置：护士位于患儿的一侧	1	一项不符合要求扣1分	
		按压部位：婴儿胸骨下半部，双乳头连线的正下方	5	按压部位不正确扣5分	
		按压方法：用双指法快速用力按压	5	方法不对扣5分	
		按压深度：胸廓前后径的1/3（约4cm）	5	一次深度不达标扣0.1分	
		按压频率：100～120次/分（30次需15～18秒）	5	按压频率每大于或小于1秒扣0.1分	
		胸廓回弹：每次按压后要确保胸廓完全回弹	5	一次回弹不充分扣0.1分	
		尽量减少按压中断：2次人工呼吸在10秒内	5	每大于1秒扣0.1分	
	开放气道	仰头提颏法（或推举下颌法）打开气道	5	未打开气道扣5分	
	人工呼吸	给予2次人工呼吸，每次吹气1秒以上	10	吹气时间或潮气量不正确每次扣0.5分	
	复苏周期	按压与吹气比为30:2，5组心肺复苏或2分钟评估患儿1次，并重复上述操作	20	做5组心肺复苏，少做一组扣4分	
	复苏判断	检查呼吸和肱动脉搏动5～10秒，观察血压、呼吸、面色及瞳孔	2	判断不准确各扣1分	
	患儿管理	密切观察病情，实施儿童高级心血管生命支持	2	未观察及实施儿童高级心血管生命支持扣2分	
	物品	整理物品，分类处置	1	一项不符合要求扣1分	
	记录	洗手，做好记录	1	一项不符合要求扣1分	
评价 （5分）	效果	严肃、迅速、高质量地进行心肺复苏	3	一项不符合要求扣2分	
	操作	①动作迅速，定位准确，手法正确，操作熟练 ②物品按《消毒技术规范》和《医疗废物管理条例》做相应处理	1 1	一项不符合要求扣1分	
理论知识 （10分）		1. 婴儿心肺复苏的有效指征？ 2. 婴儿心肺复苏的注意事项？ 3. 婴儿心肺复苏并发症的预防？	2 4 4	少答或错答一项扣2分	
总分	100分				

八十五、婴儿双人心肺复苏术操作考核评分标准

项目		技术操作要求	分值	扣分细则	扣分
准备 (5分)	护士	洗手、戴手套	2	一项不符合要求扣1分	
	物品	简易呼吸器、手套,必要时备硬木板	1	物品少1件扣1分	
	环境	环境宽敞、安全,适合抢救	2	不符合要求扣1分	
		第一名护士职责			
实施 (80分)	评估 心脏 骤停	确认现场安全,检查患儿有无反应(拍足底)	2	一项未检查扣1分	
		启动急救反应系统,获取AED	2	未启动EMS扣1分	
		同时检查患儿呼吸和肱动脉脉搏5～10秒	1	检查、方法不正确各扣0.5分	
	高质量 胸外 按压	去枕平卧于坚硬、平坦的表面,暴露胸部	3	一项不符合要求扣1分	
		位置:护士位于患儿的一侧	1	一项不符合要求扣1分	
		按压部位:胸骨下半部,双乳头连线的正下方	5	按压部位不正确扣5分	
		按压方法:使用双指法快速用力按压	5	方法不对扣5分	
		按压深度:胸廓前后径的1/3(约4cm)	5	一次深度不达标扣0.1分	
		按压频率:100～120次/分(30次15～18秒)	5	按压频率每大于1秒扣0.1分	
		胸廓回弹:每次按压后要确保胸廓完全回弹	5	一次回弹不充分扣0.1分	
		尽量减少按压中断:2次人工呼吸在10秒内	5	每大于1秒扣0.1分	
		第一名护士职责			
	交换	第二名护士到达,立即与其交换角色	2	交换时间大于5秒扣2分	
	开放 气道	采用仰头提颏法或推举下颌法开放气道	3	过度开放气道扣3分	
	人工 呼吸	用简易呼吸器进行2次人工呼吸,每次时间1秒以上,使患儿的胸廓隆起	5	一次人工呼吸不达标扣1分	
	沟通	鼓励第二名护士进行足够深、足够快的胸外按压,并使胸廓在按压期间完全回弹	2	未沟通扣5分	
		第二名护士职责			
	交换	第二名护士到达后立即与第一名护士交换角色	3	交换时间大于5秒扣2分	
	胸外 按压	立即用双拇指环绕法,给予15次胸外按压(7～9秒)	10	扣分方法同上	
	交换 职责	10组心肺复苏后,第一名护士继续胸外按压,第二名护士用简易呼吸器进行人工呼吸,按压与通气比为15:2,如有可能,给予除颤	10	交换职责,交换用时小于5秒,10组心肺复苏,少一组扣2分	
	复苏 判断	检查呼吸和肱动脉搏动5～10秒,观察血压、呼吸、面色及瞳孔	2	判断不准确各扣1分	
	患儿 管理	密切观察病情,实施儿童高级心血管生命支持	2	未观察及实施儿童高级心血管生命支持扣2分	
	物品	整理物品,分类处置	1	一项不符合要求扣1分	
	记录	洗手,做好记录	1	一项不符合要求扣1分	
评价 (5分)	效果	严肃、迅速、高质量地进行心肺复苏	3	一项不符合要求扣2分	
	操作	①定位准确,手法正确,两名护士有效沟通,配合默契,操作熟练 ②物品按《消毒技术规范》和《医疗废物管理条例》做相应处理	1 1	一项不符合要求扣1分	
理论知识 (10分)		1. 婴儿心肺复苏的有效指征? 2. 婴儿双人心肺复苏的注意事项? 3. 婴儿双人心肺复苏并发症的预防?	2 4 4	少答或错答一项扣2分	
总分	100分				

八十六、外科手消毒法操作考核评分标准

项目		技术操作要求	分值	扣分细则	扣分
评估（5分）		护士手（臂）皮肤有无破损及指甲情况	2	一项未评估扣0.5分	
		外科手消毒设施及物品是否齐全	2	一项未评估扣0.5分	
		环境是否符合外科手消毒的要求	1	未评估扣1分	
准备（5分）	护士	穿洗手服和手术防护鞋，摘除首饰，剪指甲；戴口罩、帽子	2	一项不符合要求扣0.5分	
	物品	手消毒物品设施齐全，质量符合要求	1	物品少1件扣0.5分	
		物品摆放有序	1	不符合要求扣0.5分	
	环境	在无菌区，符合外科手消毒的要求	1	不符合要求扣1分	
实施（75分）	准备	挽袖过肩，调节合适的水流和水温	3	一项不符合要求扣1分	
	湿手	在流动水下，使双手及双臂充分淋湿	3	不符合要求扣3分	
	洗手及手臂	洗手：取适量的清洁剂于掌心，按六步洗手法洗手	5	方法不正确扣5分	
		洗手臂：一手握住另一手的腕部、前臂和上臂下1/2，自下而上依次旋转揉搓，两手交换进行	5	遗漏部位一处扣1分	
		冲洗：用流动水冲洗双手、前臂和上臂下1/2	5	方法不正确扣5分	
		干手：用清洁纸巾或无菌毛巾擦干双手及双臂	3	方法不正确扣3分	
	冲洗手消毒法	消毒双臂：取适量消毒剂于掌心，将另一手指尖在该掌心内揉搓，用剩余消毒液均匀涂抹于另一手的手背，旋转揉搓手腕、前臂、上臂下1/3，双手交换	5	方法不正确扣5分	
		消毒双手：按六步洗手法消毒双手，认真揉搓双手、双臂2~6分钟	5	方法、时间不正确扣5分	
		冲洗：从手指到肘部，沿一个方向用流动水彻底冲洗双手、前臂和上臂下1/3	5	方法不正确扣5分	
		干手：用无菌毛巾擦干双手及双臂，擦洗方法正确	3	方法不正确扣3分	
	免冲洗手消毒方法	消毒双臂：方法同上	5	方法不正确扣5分	
		消毒双手：另取适量消毒剂于掌心，按六步洗手法消毒双手，揉搓至消毒剂干燥，认真揉搓双手、双臂2~6分钟	5	方法不正确扣5分	
	刷手消毒方法	刷手：取无菌手刷，取适量清洁剂或消毒剂，分段交替刷左右手掌、手背、前臂至上臂下1/3	5	方法不正确扣5分	
		冲洗：方法同上	5	方法不正确扣5分	
		干手：方法同上	3	方法不正确扣3分	
		消毒：方法同上	5	方法不正确扣5分	
	待干	双手悬空上举，置于胸前	5	不符合要求扣5分	
评价（5分）	效果	方法正确规范，手消毒符合无菌要求，皮肤无遗漏，衣裤无溅湿	3	一项不符合要求扣1分	
	操作	①操作动作规范、熟练，遵守无菌操作原则	1	一项不符合要求扣1分	
		②物品按《消毒技术规范》和《医疗废物管理条例》做相应处理	1		
理论知识（10分）		1. 外科手消毒的目的及原则？	5	少答或错答一项扣1分	
		2. 外科手消毒的注意事项？	5		
总分	100分				

八十七、穿无菌手术衣法操作考核评分标准

项目		技术操作要求	分值	扣分细则	扣分
评估（5分）		护士是否外科手消毒，皮肤是否干燥	2	一项未评估扣0.5分	
		穿无菌手术衣物品是否齐全	2	一项未评估扣0.5分	
		环境是否符合穿无菌手术衣要求	1	未评估扣1分	
准备（5分）	护士	穿洗手服和手术防护鞋，戴口罩、帽子；规范进行外科手消毒，皮肤干燥	2	一项不符合要求扣0.5分	
	物品	穿无菌手术衣物品齐全，质量符合要求	1	物品少1件扣0.5分	
		物品摆放有序	1	一项不符合要求扣0.5分	
	环境	在无菌手术间，符合穿无菌手术衣要求	1	不符合要求扣1分	
实施（75分）	开包	打开手术衣包布，查看灭菌化学指示物	5	未查看扣5分	
	取衣	外科手消毒后，拿取无菌手术衣，手提衣领，正面向外，轻轻抖开使其下垂，手臂与肩平齐	5	一项不符合要求扣2分 方法不正确扣3分	
	穿衣	将手术衣向上轻轻抛起，双手同时伸进袖内，两臂平行向前，手臂不可高举过肩	5	一项不符合要求扣2分 方法不正确扣3分	
	系领口	手臂向前伸展，但手不能超出袖口。巡回护士系好领带和背部腰带	5	一项不符合要求扣2分 方法不正确扣3分	
	戴手套	按无接触式戴无菌手套法戴手套	5	方法不正确扣5分	
	系腰带	打开手术衣外面腰带，巡回护士用无菌持物钳夹取腰带，绕一周后交于穿衣者自行在腰前方系好腰带	5	污染扣3分 方法不正确扣2分	
	整理	整理手套、手术衣袖口。双手放在胸前视线范围内	5	方法不正确扣5分	
	脱衣	解开腰带，巡回护士解开手术衣领带、背部腰带，左手抓住右肩部手术衣，自上向下牵拉，同法牵拉下左肩部手术衣，使衣袖由内向外翻转脱下，放入污衣袋	5	一项不符合要求扣2分 方法不正确扣3分	
	洗手	脱手套后，洗手	5	未洗手扣5分	
	协助穿无菌手术衣	协助其他手术人员穿衣	5	方法不正确扣5分	
		器械护士双手持号码适中的手术衣衣领，内面朝向手术者打开，器械护士双手套入手术衣肩部的外面并举至与肩同齐水平，手术者面对器械护士跨前一步，将双手同时伸入袖管至上臂中部	10	污染扣5分 方法不正确扣5分	
		巡回护士协助系衣领及腰带	5	方法不正确扣5分	
		器械护士协助手术者无接触戴手套	5	方法不正确扣5分	
		器械护士协助打开腰带并拽住，手术者自行系带	5	方法不正确扣5分	
评价（5分）	效果	穿手术衣方法正确规范，无污染	2	一项不符合要求扣1分	
	操作	①操作规范、熟练，遵守无菌操作原则 ②物品按《消毒技术规范》和《医疗废物管理条例》做相应处理	1 1	一项不符合要求扣1分	
	沟通	自然、亲切、及时、有效	1	沟通无效扣1分	
理论知识（10分）		1. 穿无菌手术衣的目的是什么？ 2. 穿无菌手术衣的注意事项？	4 6	少答或错答一项扣1分	
总分	100分				

八十八、无接触式戴无菌手套法操作考核评分标准

项目		技术操作要求	分值	扣分细则	扣分
评估（5分）		护士手（臂）皮肤有无破损，指甲情况；是否外科手消毒，皮肤是否干燥	2	一项未评估扣0.5分	
		无接触式戴无菌手套物品是否齐全	2	一项未评估扣0.5分	
		环境是否符合无接触式戴无菌手套要求	1	未评估扣1分	
准备（5分）	护士	穿洗手服和手术防护鞋，戴口罩、帽子；规范外科手消毒后着装无菌手术衣	2	一项不符合要求扣0.5分	
	物品	物品齐全，质量符合要求	1	物品少1件扣0.5分	
		物品摆放有序	1	一项不符合要求扣0.5分	
	环境	在无菌区，符合无接触式戴无菌手套要求	1	不符合要求扣1分	
实施（75分）	穿衣	按规范穿好无菌手术衣，双手不露出袖口	5	手露出袖口扣5分	
	打开	助手打开无菌手套外包装	5	方法不正确扣5分	
	取出手套	右手隔衣袖拿取左手手套放在隔着衣袖的左手掌上，将手套反折部对向袖口，手套指端朝向手臂	10	方法不正确扣10分	
	戴手套	左手隔着衣袖固定手套口下侧反折边，右手提拉手套反折部，翻转包住左手袖口	5	一项不符合要求扣2分 方法不正确扣3分	
		右手隔着衣袖向上轻拉左侧衣袖，左手手指对准伸入手套内	10	方法不正确扣10分	
		再用已戴手套的手同法戴右侧手套	15	方法不正确扣15分	
	脱手套	手套边反折于双手上，右手抓住左手手套反折部，将手套翻转退至拇指虎口处，左手抓住右手手套反折部，将右手手套翻转脱至手指处，右手拇指伸入左手手套内，将手套脱下并弃于医疗垃圾桶	5	一项不符合要求扣2分 方法不正确扣3分	
	洗手	按一般洗手法洗手	5	方法不正确扣5分	
	协助戴无菌手套法	洗手护士自行无触式戴无菌手套后，打开术者合适的手套，取一只手套，轻轻伸拉，使手套手指自然伸开。双手四指从手套反折处撑开手套将双手手指（除拇指外）插入手套反折边外面的两侧，四指用力稍向外拉开，将手套的手心面朝向术者，双手用力将手套口向外撑开	5	一项不符合要求扣2分 方法不正确扣3分	
		术者手掌朝向自己，五指向下插入手套，洗手护士同时向上提拉手套，将手套翻折边翻转包住术者手术衣袖口，同法戴另一只手套	10	方法不正确扣10分	
评价（5分）	效果	方法正确规范，手套符合无菌要求，无污染	3	一项不符合要求扣1分	
	操作	①操作规范、熟练，遵守无菌操作原则 ②物品按《消毒技术规范》和《医疗废物管理条例》做相应处理	1 1	一项不符合要求扣1分	
理论知识（10分）		1. 洗手护士应该采用什么方法戴无菌手套？ 2. 无接触戴无菌手套的注意事项？	5 5	少答或错答一项扣1分	
总分	100分				

八十九、铺置无菌器械台法操作考核评分标准

项目		技术操作要求	分值	扣分细则	扣分
评估（5分）		护士手（臂）皮肤有无破损，指甲情况	2	一项未评估扣0.5分	
		铺置无菌器械台物品是否齐全	2	一项未评估扣0.5分	
		环境是否符合铺置无菌器械台要求	1	未评估扣1分	
准备（5分）	护士	巡回护士着装规范，器械护士穿洗手服和手术防护鞋；戴口罩、帽子	2	一项不符合要求扣0.5分	
	物品	铺置无菌器械台物品设备齐全，质量符合要求	1	物品少1件0.5分	
		物品设备摆放有序	1	不符合要求扣1分	
	环境	在无菌区，宽敞、洁净，符合铺无菌器械台要求	1	不符合要求扣1分	
实施（75分）	准备	选择近手术区较宽敞区域，选择适宜清洁的器械车	2	不符合要求扣2分	
	物品检查	器械护士依次检查所有无菌包及无菌物品，撕掉所有化学指示胶带	3	一项不符合要求扣1分 一项未检查扣2分	
	取无菌持物钳	器械护士打开包布取出无菌持物钳，检查包内灭菌化学指示物，注明开启日期及时间，并签名	3	方法不正确扣2分 污染扣3分	
	打开第一层包布	器械护士徒手打开第一层包布，只能接触包布外面，顺序为先打对侧，再打两侧，最后打近侧	2	方法不正确扣1分 污染一处扣1分	
	手消毒	器械护士进行外科手消毒	5	一项不符合要求扣2分	
	铺台	由巡回护士和器械护士配合完成	5	不符合要求扣2分	
	打开第二层包布	巡回护士用无菌持物钳打开无菌包内层无菌单，顺序为先打近侧，检查包内灭菌化学指示物合格，再走到对侧并打对侧；先无菌盆包布，后无菌器械包布	5	方法不正确扣2分 污染一处扣2分	
	器械护士准备	穿无菌手术衣、无接触式戴无菌手套后，巡回护士协助系好腰间系带	5	一项不符合要求扣2分	
	铺无菌器械台	器械护士取一块治疗巾横折1/2折后铺于器械车左侧，建立相对污染区域。铺巾保证4～6层，无菌单下垂部分应超过车缘30cm，四周边缘距离均匀，并保证无菌单下缘在回风口以上	10	一项不符合要求扣2分 方法不正确扣2分 污染一处扣2分	
	打开一次性物品	巡回护士与器械护士一对一打开无菌纱布、无菌缝针、缝线、无菌刀片等一次性无菌物品至无菌器械台内	10	方法不正确扣2分 污染一处扣2分	
	摆放物品	按要求摆放无菌辅料及物品	10	方法不正确扣2分 污染一处扣2分	
	摆放器械	取器械筐放于器械车上，与明细单核对器械数目，依次取出并按顺序分类摆放整齐	10	方法不正确及污染各扣2分	
	清点物品	器械护士与巡回护士共同清点物品后，将用物归右侧放置，器械车右侧建立相对无菌区域	5	区域不正确扣2分	
评价（5分）	效果	方法正确规范，器械台符合无菌要求，物品齐全、摆放整齐、区域划分合理	2	一项不符合要求扣1分	
	操作	①操作规范、熟练，遵守无菌操作原则 ②物品按《消毒技术规范》和《医疗废物管理条例》做相应处理	1 1	一项不符合要求扣1分	
	沟通	自然、亲切、及时、有效	1	沟通无效扣1分	
理论知识（10分）		1. 铺无菌手术台的目的？ 2. 铺无菌手术台应该注意什么问题？	5 5	少答或错答一项扣1分	
总分	100分				

九十、手术器械传递法操作考核评分标准

项目		技术操作要求	分值	扣分细则	扣分
评估（5分）		护士手（臂）皮肤有无破损，指甲情况；心理状态稳定	2	一项未评估扣0.5分	
		手术器械传递物品是否齐全	2	一项未评估扣0.5分	
		环境是否符合手术级别要求	1	未评估扣1分	
准备（5分）	护士	器械护士穿洗手服和手术防护鞋，戴口罩、帽子；规范外科手消毒、穿无菌手术衣、无接触式戴无菌手套	2	一项不符合要求扣0.5分	
	物品	手术器械、物品齐全，质量符合要求	1	物品少1件扣0.5分	
		物品摆放有序	1	不符合要求扣1分	
	环境	在无菌区，净化级别符合手术要求	1	不符合要求扣1分	
实施（75分）	铺台	建立无菌器械台，按标准摆放器械及物品	5	不符合要求扣5分	
	清点	巡回护士、器械护士共同清点手术器械物品数量	5	不符合要求扣5分	
	手术刀片	安装：持针器夹持刀片前端背侧，将刀片与刀柄槽相对合	5	安装方法不正确扣5分	
		拆卸：用持针器夹住尾端背侧，向上轻抬，推出刀柄槽	2	拆卸方法不正确扣2分	
		传递：采用弯盘进行无触式传递方法，水平传递给术者	5	未无触式传递扣5分	
	剪刀	右手握住剪刀的中部，适力将柄环部拍打在术者掌心上	5	传递方法不正确扣5分	
	持针器	用持针器开口处的前1/3夹住缝针的后1/3；缝线卡入持针器的前1/3，右手捏住持针器的中部，针尖端向手心，针弧朝背，利用手腕部适当力度将柄环部拍打在术者掌心上	5	一项不符合要求扣2分 传递方法不正确扣3分	
	止血钳（单手）	器械护士右手握住止血钳前1/3处，弯侧向掌心，利用腕部运动，将环柄部拍打在掌心上	5	一项不符合要求扣2分 方法不正确扣3分	
	止血钳（双手）	双手交叉同时传递止血钳，注意传递对侧器械的手在上，同侧手在下，不可从术者肩或背后传递，其余同单手法	5	一项不符合要求扣2分 传递方法不正确扣3分	
	镊子	右手握住镊子夹端，并闭合开口，水平式或直立式传递	5	传递方法不正确扣5分	
	拉钩	器械护士右手握住拉钩前端，将柄端水平传递	5	传递方法不正确扣5分	
	骨刀骨锤	器械护士左手递骨刀，右手递骨锤，左手捏刀（凿）端、右手握锤，水平递给术者	5	传递方法不正确扣5分	
	徒手缝线	器械护士左手拇指与示指捏住缝线的前1/3处并拉出缝线，右手持线的中后1/3处，水平递给术者	5	一项不符合要求扣2分 传递方法不正确扣3分	
	血管钳带缝线	器械护士用止血钳纵向夹紧结扎线一端2mm，传递时手持轴部，弯曲向上，用柄端轻击术者手掌传递	5	一项不符合要求扣2分 传递方法不正确扣3分	
	处置	污染的器械物品放置规定位置，术后器械按照规范处置	5	不符合要求扣5分	
	洗手	脱手套后洗手	3	不符合要求扣3分	
评价（5分）	效果	传递规范，符合手术要求，及时准确，无职业暴露发生	2	一项不符合要求扣1分	
	操作	①操作规范、熟练，遵守无菌操作原则 ②物品按《消毒技术规范》和《医疗废物管理条例》做相应处理	1 1	一项不符合要求扣1分	
	沟通	自然、亲切、及时、有效	1	沟通无效扣1分	
理论知识（10分）		1. 应该怎样正确传递锐利（刀、剪、缝针）手术器械？ 2. 传递器械应该注意什么问题？	5 5	少答或错答一项扣1分	
总分	100分				

九十一、手术物品清点法操作考核评分标准

项目		技术操作要求	分值	扣分细则	扣分
评估(5分)		器械护士、巡回护士是否着装规范;心理状态稳定	2	一项未评估扣0.5分	
		手术物品清点器械物品是否齐全	2	一项未评估扣0.5分	
		环境是否安静、符合手术物品清点要求	1	未评估扣1分	
准备(5分)	护士	器械护士穿洗手服和手术防护鞋,戴口罩、帽子;外科手消毒、穿无菌手术衣、无接触式戴无菌手套;巡回护士着装规范	2	一项不符合要求扣0.5分	
	物品	手术物品清点器械物品齐全,质量符合要求	1	物品少1件扣0.5分	
		器械物品摆放有序	1	不符合要求扣1分	
	环境	在无菌区,净化级别符合手术要求;安静、整洁	1	不符合要求扣1分	
实施(75分)	手术开始前 准备	巡回护士将《手术物品清点》单眉栏信息填写完整	2	不符合要求扣2分	
	核对	器械护士、巡回护士按顺序清点,如缝针→纱垫→纱布→棉球→普通器械→腔镜器械→特殊器械→器械配件	10	方法不正确扣5分 清点少一项扣5分	
	器械	器械护士、巡回护士同时唱点器械物品,每次两遍	5	清点方法不正确扣5分	
	缝针	缝针采用持刀柄柄端展示、清点计数,清点两遍	5	清点方法不正确扣5分	
	敷料	纱布、沙垫、棉球、备皮球等,清点两遍	5	清点方法不正确扣5分	
	配件	器械物品所带的配件单独清点计数,清点两遍	3	清点方法不正确扣3分	
	记录	清点过程随时记录,严禁终末记录	5	记录方法不正确扣5分	
	复述确认	清点结束,由巡回护士将《手术物品清点单》记录的数目复述一遍,器械护士进行核对	5	未复述扣5分	
	手术中 术中增减	术中添加或减少器械物品,按照上述流程严格清点计数并及时记录	5	清点方法不正确扣5分	
	掉落	巡回护士及时收起手术台上掉落物品,放固定位置	2	不符合要求扣2分	
	关闭体腔前后	关闭体腔前、后,按照首次清点流程核对器械、敷料	5	清点少一次扣5分	
	术中清点	先清点纱布、纱布垫,再棉球、缝针及其他小件无菌物品,最后按《手术物品清点单》记录顺序清点	5	清点方法不正确扣5分	
	增加清点次数	手术切口涉及两个或两个以上部位或腔隙,关闭每个部位或腔隙时均需清点	5	清点方法不正确扣5分	
	告知	清点后告知主刀医生器械物品清点正确并及时记录	3	未告知扣3分	
	手术后 记录	器械护士、巡回护士共同核对器械、敷料等物品无误后,双方于《手术物品清点单》上签名	5	一项不符合要求扣2分 未签名扣3分	
	整理	器械护士再次按包内器械明细数量核对器械,清点无误后在包内器械明细单上签名确认,分类处理	5	未核对扣5分	
评价(5分)	效果	四次清点规范,记录符合要求,无物品遗留发生	2	一项不符合要求扣1分	
	操作	①操作规范、熟练,遵守无菌操作原则 ②物品按《消毒技术规范》和《医疗废物管理条例》做相应处理	1 1	一项不符合要求扣1分	
	沟通	自然、亲切、及时、有效	1	沟通无效扣1分	
理论知识(10分)		1. 在清点手术器械过程中应该注意什么问题? 2. 手术器械物品清点的时机?	5 5	少答或错答一项扣1分	
总分	100分				

参考文献

1. 李小寒，尚少梅. 基础护理学. 第5版. 北京：人民卫生出版社，2012.
2. 赵佛容，温贤秀，邓立梅. 临床护理技术操作难点及对策. 北京：人民卫生出版社，2015.
3. 刘成玉，沈建箴. 临床技能学. 第2版. 北京：人民卫生出版社，2015.
4. 吴惠平，罗伟香. 护理技术操作并发症及处理. 第2版. 北京：中国医药科技出版社，2015.
5. 张爱珍. 临床营养学. 第3版. 北京：人民卫生出版社，2012.
6. 杜光，胡俊波. 临床营养支持与治疗学. 北京：科学出版社，2016.
7. 尤黎明. 内科护理学. 第5版. 北京：人民卫生出版社，2012.
8. 李乐之，路潜. 外科护理学. 第5版. 北京：人民卫生出版社，2012.
9. 郑修霞. 妇产科护理学. 第5版. 北京：人民卫生出版社，2012.
10. 陈晓莉. 妇产科护理技术. 北京：人民卫生出版社，2011.
11. 钱晓路，桑未心. 临床护理技术操作规程. 北京：人民卫生出版社，2011.
12. 蒋晓莲，吴小玲. 成人护理学. 北京：人民卫生出版社，2012.
13. 吴小玲，万群芳. 呼吸内科护理手册. 第2版. 北京：科学出版社，2015.
14. 田永明，廖燕. ICU护理手册. 第2版. 北京：科学出版社，2015.
15. 崔焱. 儿科护理学. 第5版. 北京：人民卫生出版社，2012.
16. 王卫平. 儿科学. 第8版. 北京：人民卫生出版社，2013.
17. 席淑新. 眼耳鼻咽喉口腔科护理学. 第3版. 北京：人民卫生出版社，2012.
18. 张美琴，邢爱红. 护理综合实训. 北京：人民卫生出版社，2014.
19. 尚红，王毓三，申子瑜. 全国临床检验操作规程. 第4版. 北京：人民卫生出版社，2015.
20. 于洪宇，崔慧霞. 护理基本技术. 北京：科学出版社，2015.
21. 潘瑞红，陆贞，程辉. 临床护理技术操作常见并发症的预防与处理. 武汉：华中科技大学出版社，2014.
22. 郭莉. 手术室护理实践指南. 第3版. 北京：人民卫生出版社，2016.
23. 杨辉. 新编ICU常用护理操作指南. 北京：人民卫生出版社，2015.
24. 张小利. 新生儿窒息复苏及并发症的防治. 吉林医学，2014，35（3）：578.
25. 胡延秋，程云等. 成人经鼻胃管喂养临床实践指南的构建. 中华护理杂志，2016，51（2）：133-141.
26. 闫焕娣，孙桂萍等. 成人鼻胃管置入位置判定方法研究进展. 世界最新医学信息文摘，2016，16（57）：52-54.
27. 郭月琼，陈锐. 手术医护人员无接触式无菌手套佩戴执行现状调查分析. 护理学杂志，2015，11：42-43.
28. 郭莉莉，王超洋，祝小英. 手术室护士锐器伤调查分析与防范管理措施. 中医药管理杂志，2015，3：376.
29. 卫生标准和行业标准：
   WS/T 433-2013　静脉治疗护理技术操作规范
   WS/T313-2009　医务人员手卫生规范
30. 心肺复苏及心血管急救指南更新摘要. AMERICAN HEART ASSOCIATION，2015.
31. WHO. Guidelines on Drawing: Blood Best Practices in Phlebotomy. 2010.
32. WHO. Hand hygiene technical reference manual. Geneva，WHO，2012.

索　引

03检